Application pratique de l'anatomie humaine

Ahmed Mellal

Application pratique de l'anatomie humaine

Tome 1 - Viscères du tronc

Publibook

Retrouvez notre catalogue sur le site des Éditions Publibook :

http://www.publibook.com

Éditions Publibook
14, rue des Volontaires
75015 PARIS – France
Tél. : +33 (0)1 53 69 65 55

IDDN.FR.010.0115386.000.R.P.2010.030.31500

Cet ouvrage a fait l'objet d'une première publication aux Éditions Publibook en 2010

Je dédie ce livre à ma femme, mes enfants, mes parents et mes beaux-parents

Table des matières

APPAREIL RESPIRATOIRE

APPAREIL DIGESTIF

APPAREIL URINAIRE

APPAREIL GENITAL DE L'HOMME

APPAREIL GENITAL DE LA FEMME

TRONC

FORME GENERALE, DIVISION ET TOPOGRAPHIE

Le tronc renferme les organes constituant les appareils : circulatoire, respiratoire, digestif et uro-génital. Limité en haut par l'orifice supérieur du thorax qui se continue avec le cou, en bas le tronc est fermé par le plancher périnéal livrant passage aux conduits évacuateurs des trois réservoirs : digestif, urinaire et génital.

Latéralement, le tronc est relié aux membres supérieurs et inférieurs au niveau de leurs racines.

Le tronc renferme et protège les organes de la vie végétative des différents appareils : cardio-vasculaire, respiratoire, digestif et uro-génital. Il est formé de haut en bas, par trois étages : le thorax, l'abdomen et le bassin.

La limite entre le thorax et l'abdomen est marquée par le rebord costal ; celui-ci dessine depuis le dos une courbe d'abord descendante d'arrière en avant, puis ascendante au niveau de la paroi antérieure du tronc ; de cette manière, thorax et abdomen se chevauchent au niveau d'une zone constituant un étage thoraco-abdominal dont les cavités sont séparées par le muscle diaphragme.

En bas, l'abdomen empiète sur le bassin, formant ainsi un étage mixte abdomino-pelvien.

L'empiètement de l'abdomen en haut sur le thorax et en bas sur le bassin, entraîne une grande étendue de l'abdomen en avant qu'en arrière, alors que le thorax et le bassin sont plus étendus en arrière qu'en avant.

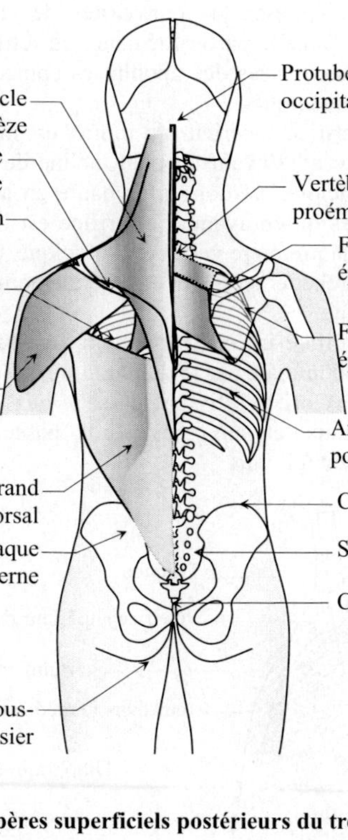

Repères superficiels postérieurs du tronc

Repères superficiels du tronc. – Ces repères sont les endroits où certaines structures sont sous-cutanées et palpables. Ils sont donc d'un grand intérêt pratique puisqu' ils nous permettent de situer les structures sous-jacentes non visibles et non palpables.

Face antérieure. – *L'angle sternal* correspondant au 2e cartilage costal ; – *Epine iliaque antéro-supérieure* ; – Symphyse pubienne ; – Clavicule ; – Appendice xiphoïde ; –Rebord costal. – L'ombilic correspondant à L4 située à hauteur du sommet des crêtes iliaques.

Face postérieure. – Les muscles trapèze et grand dorsal sont sous-cutanés ; ils délimitent le triangle d'auscultation pulmonaire. – L'apophyse épineuse de la vertèbre proéminente C7 est la plus saillante ; elle est donc facilement repérable à la palpation. – T7 se situe au même niveau que la pointe de l'omoplate. – L'épine iliaque postéro-supérieure se situe au niveau de S2. – Les muscles des gouttières vertébrales sont palpables de chaque côté de la ligne des épineuses. – Le coccyx est palpable entre les sillons sous-fessiers.

THORAX

Le thorax ou cage thoracique a la forme d'un tronc de cône à base inférieure, aplati d'avant en arrière. Il est délimité par la colonne vertébrale thoracique, les côtes, les cartilages costaux et le sternum. Limité en haut par l'orifice supérieur du thorax qui se continue avec le cou, en bas le thorax est séparé de l'abdomen par le muscle diaphragme.

La paroi antérieure du thorax est limitée en bas par le rebord chondro-sternal. Cette paroi est recouverte en avant par les muscles pectoraux sur lesquels reposent les seins constituant de chaque côté du sternum la région mammaire.

En arrière, le thorax est plus étendu et légèrement convexe ; il constitue le dos. Dans la partie supérieure du dos, la face antérieure de l'omoplate épouse la convexité de la cage thoracique. Dans la partie médiane, on retrouve les saillies sous-cutanées des apophyses épineuses des vertèbres thoraciques.

L'orifice supérieur du thorax est incliné en bas et en avant, suivant un plan incliné de 45°. La cavité thoracique est donc plus haute en arrière et sur les côtés qu'en avant. Cet orifice est limité en arrière par la première vertèbre thoracique, en avant par la fourchette sternale et latéralement par la première côte.

L'orifice inférieur du thorax est séparé de la cavité abdominale par le diaphragme qui présente de nombreux orifices livrant passage aux organes, aux vaisseaux et aux nerfs qui passent d'un compartiment à l'autre.

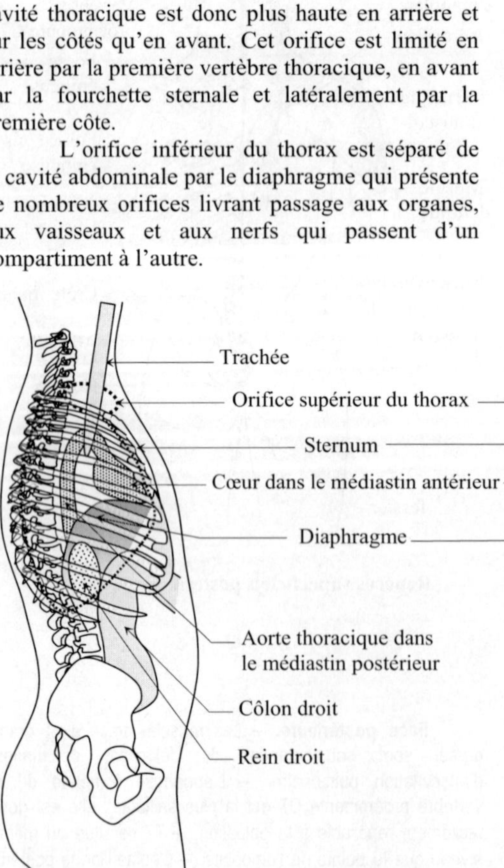

← **Vue latérale droite du tronc**

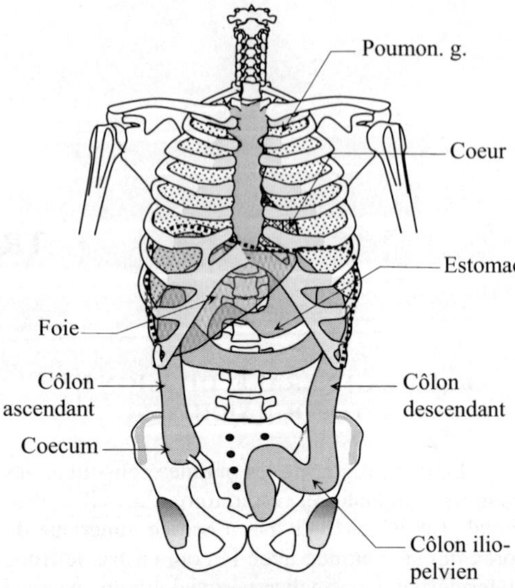

Régions topographiques du tronc et projection des organes thoraco-abdominaux sous-jacents

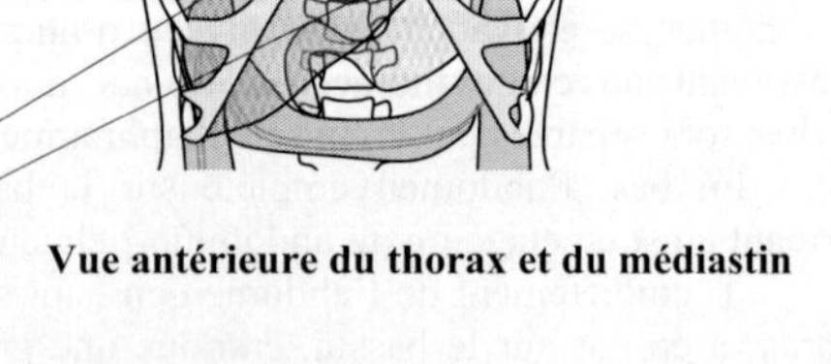

Vue antérieure du thorax et du médiastin

Le thorax comporte trois régions :

- *deux régions latérales,* occupées par les deux poumons et les plèvres ;
- *une région médiane,* le médiastin qui se situe entre la colonne vertébrale en arrière et le sternum en avant.

L'axe trachéo-bronchique divise le médiastin en deux parties :

- *le médiastin antérieur,* contenant le cœur, les gros vaisseaux supracardiaques et le thymus ;
- *le médiastin postérieur*, contenant l'œsophage, l'aorte thoracique, le canal thoracique et les veines azygos.

ABDOMEN

Division topographique de la paroi abdominale. – Sur une vue antérieure, l'abdomen est limité en haut par le rebord costal et en bas par une ligne passant par le sommet des deux crêtes iliaques. Deux lignes horizontales et deux verticales permettent de délimiter la paroi antérieure de l'abdomen. La ligne horizontale inférieure passe par l'extrémité antérieure des dixièmes côtes, l'inférieure par le sommet des deux crêtes iliaques. On distingue deux lignes médio-inguinales droite et gauche. Ces lignes divisent la paroi abdominale en neuf régions dont :

- trois sont impaires et médianes ; de haut en bas : *La région épigastrique ; la région ombilicale ; la région hypogastrique ;*

- trois autres régions sont paires et latérales ; de haut en bas : *les hypochondres droit et gauche ou régions sous-phréniques droite et gauche ; les flancs droit et gauche ; les fosses iliaques droite et gauche* limitées en bas par la région inguinale.

Projection pariétale des viscères abdominaux. – A chaque région de la paroi abdominale correspond une projection des organes abdominaux sous-jacents. – L'hypochondre droit : correspond au foie ; – l'épigastre : pancréas, estomac ; – l'hypochondre gauche : estomac, rate ; – le flanc droit : côlon ascendant ; – le flanc gauche : angle colique gauche et côlon descendant ; – la région ombilicale : estomac, côlon transverse et intestin grêle ; la fosse iliaque droite : caecum ; – l'hypogastre : intestin grêle ; – la fosse iliaque gauche : côlon ilio-pelvien.

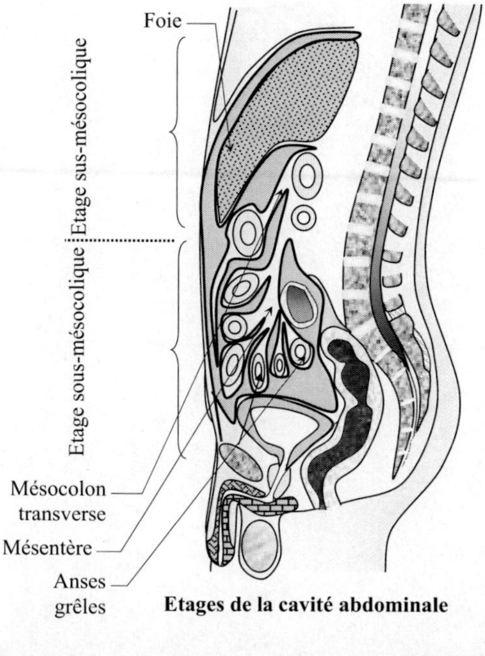

Etages de la cavité abdominale

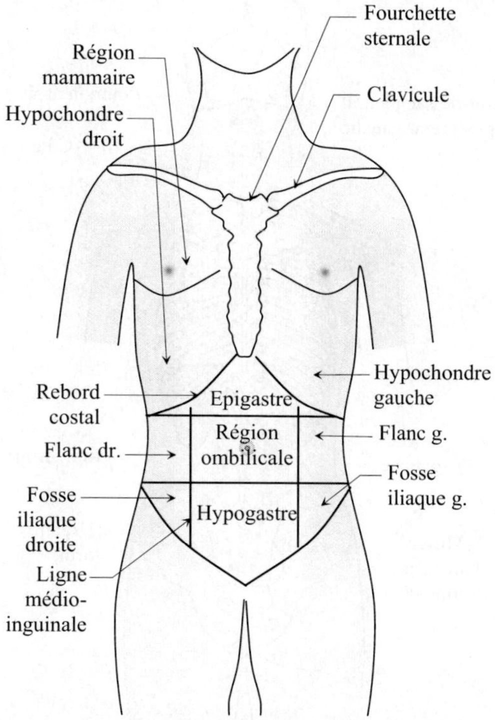

Division topographique des parois thoraco-abdominales et du petit bassin

Régions topographiques de la cavité abdominale. – Sur une coupe sagittale médiane, la cavité abdominale est divisée en deux étages par la racine du mésocolon transverse.

- *L'étage sus-mésocolique :* contenant le foie, la partie moyenne de l'estomac, le pancréas et la rate.
- *L'étage sous-*mésocolique : contenant la petite tubérosité de l'estomac, l'intestin grêle et le côlon.

Une coupe transversale de l'abdomen montre que celui-ci contient certains organes rétro-péritonéaux, plaqués contre la paroi lombaire ; ce sont : les reins, les surrénales et les uretères ; ces organes sont situés de part et d'autre des gros vaisseaux de l'abdomen (aorte abdominale et veine cave inférieure).

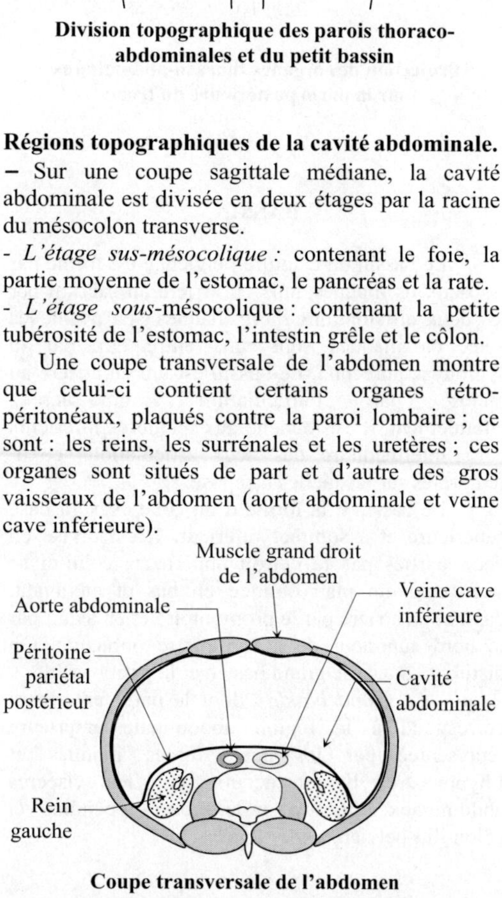

Coupe transversale de l'abdomen

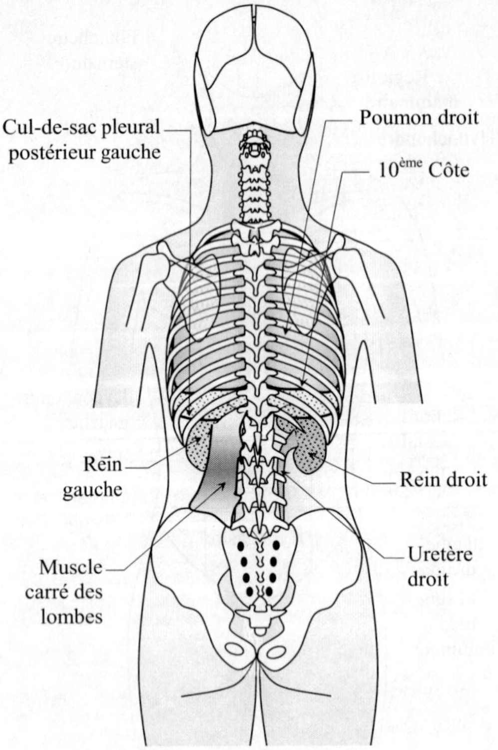

Projection des organes thoraco-abdominaux sur la paroi postérieure du tronc

BASSIN

Le bassin ou ceinture pelvienne est formé par les deux os iliaques, unis en arrière au sacrum par les deux articulations sacro-iliaques ; en avant, les deux os iliaques sont unis entre eux par la symphyse pubienne. Le bassin est uni en arrière au rachis par l'articulation lombo-sacrée ; latéralement, il est rattaché aux membres inférieurs par l'intermédiaire des deux articulations coxo-fémorales sur lesquelles il repose.

Le bassin a la forme d'un cône évasé à base supérieure et à sommet inférieur. Il est divisé en deux parties par le détroit supérieur ; celui-ci se situe dans un plan oblique en bas et en avant, passant en arrière par le promontoire et en avant par le bord supérieur de la symphyse pubienne. On distingue donc : le grand bassin et le petit bassin.

- *Le grand bassin* : dont la paroi antérieure correspond à la région abdominale antérieure représentée par les deux fosses iliaques et l'hypogastre. Il est occupé par les viscères abdominaux : intestin grêle, coeco-appendice et côlon ilio-pelvien.

- *Le petit bassin* : contient d'avant en arrière : la vessie, les organes génitaux internes et le rectum pelvien.

Par ailleurs, le bassin est fermé en bas par le plancher périnéal présentant les orifices d'évacuation des trois appareils : urinaire, génital et digestif.

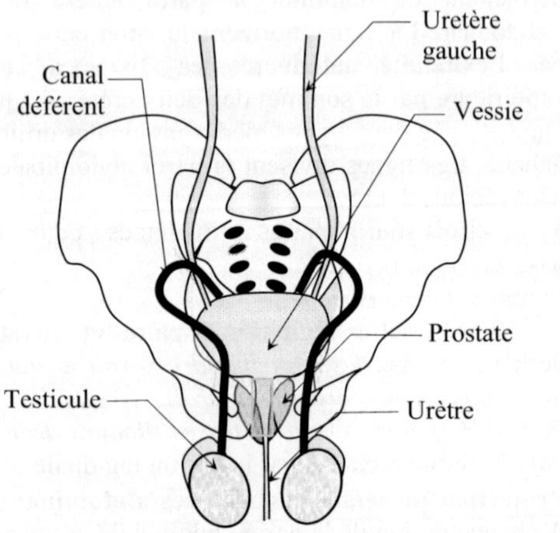

Vue antéro-supérieure du bassin

I. Appareil cardio-vasculaire

Développement du coeur

Développement du système artériel

Développement du système veineux

Modifications circulatoires à la naissance

Coeur

Aorte

Système de la veine cave

Système des veines azygos

Système de la veine porte

Vaisseaux de la tête et du cou

Système lymphatique

DEVELOPPEMENT DU COEUR

L'étude morphologique du cœur, notamment la configuration des cavités cardiaques, doit se faire de préférence en même temps que le développement cardiaque, ceci afin de faciliter la compréhension. La connaissance du développement cardiaque est aussi indispensable, afin de mieux appréhender les anomalies congénitales qui peuvent en découler et le cortège de signes cliniques qui les accompagnent.

FORMATION ET MISE EN PLACE DU TUBE CARDIAQUE

Le cœur naît primitivement à partir de deux ébauches latérales : les tubes endocardiques. Ces deux tubes se fusionnent sur la ligne médiane et forment un seul *tube cardiaque primitif* ; celui-ci est situé en avant de l'intestin antérieur, et enveloppé d'une cavité séreuse, la cavité pleuro-péricardique. Cette cavité forme en arrière le *mésocarde dorsal* qui rattache le tube cardiaque à la paroi antérieure du tube digestif primitif. Le tube cardiaque présente deux extrémités : - l'extrémité supérieure ou *artérielle* d'où partent les deux aortes primitives ; - l'extrémité inférieure ou *veineuse* qui reçoit les veines, notamment les veines ombilicales.

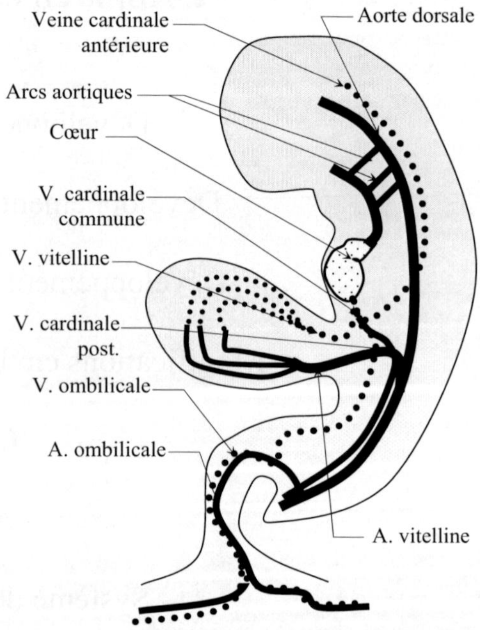

Schéma représentant le tube cardiaque primitif, ainsi que les principaux vaisseaux, chez un embryon de 4 semaines

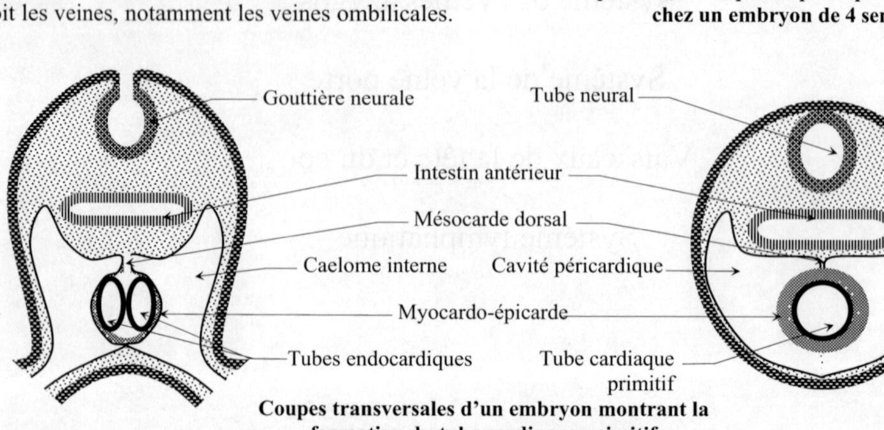

Coupes transversales d'un embryon montrant la formation du tube cardiaque primitif

Division du tube cardiaque primitif. – Le tube cardiaque est divisé par des rétrécissements transversaux, en plusieurs segments dilatés, qui sont de l'extrémité supérieure vers l'extrémité inférieure : le **bulbe**, le **ventricule primitif** et **l'oreillette primitive**. Le bulbe et le ventricule primitif sont séparés par une zone rétrécie appelée *détroit de Haller.* Le ventricule primitif et l'oreillette primitive communiquent entre eux par un rétrécissement, le *canal auriculaire*. Par ailleurs, la zone de séparation entre l'oreillette primitive et le sinus veineux, est représentée par un rétrécissement qui correspond superficiellement à un sillon.

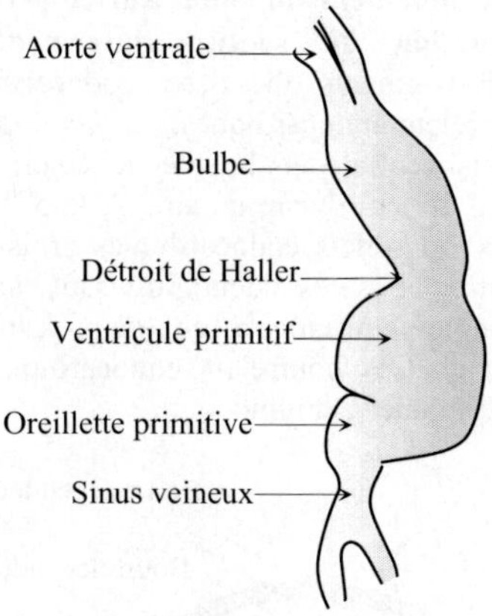

Inflexion du tube cardiaque d'un embryon au stade 8 somites

Inflexion du tube cardiaque. – Depuis sa naissance, le tube cardiaque se place dans une direction cranio-caudale. Par la suite, celui-ci se développe beaucoup plus vite que la cavité dans laquelle il se trouve, pour cela, il doit nécessairement se replier sur lui-même. C'est la raison pour laquelle, l'extrémité veineuse du tube cardiaque est repoussée en haut et en arrière, de telle manière que l'oreillette primitive et le sinus veineux se retrouvent en arrière du ventricule primitif et du bulbe. A partir de l'oreillette primitive se développent deux prolongements antérieurs droit et gauche, recouvrant latéralement le bulbe : ce sont les auricules. L'inflexion vers la droite de l'extrémité veineuse du tube cardiaque, ainsi qu'un accroissement important de la partie droite de l'oreillette primitive, entraîne un déplacement vers la droite du sinus veineux qui s'ouvre dans la partie droite de l'oreillette primitive correspondant à la future oreillette droite.

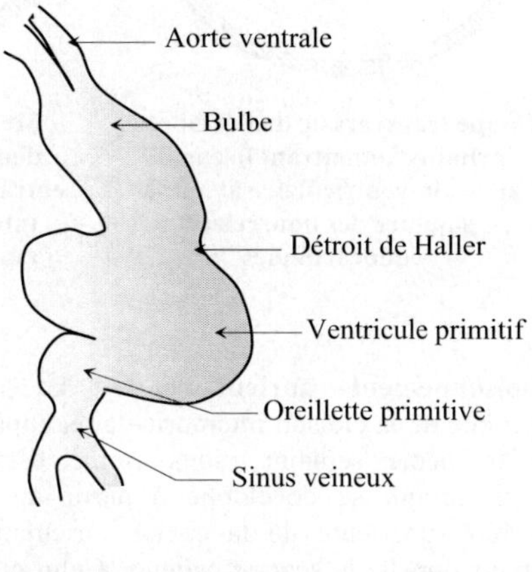

Inflexion du tube cardiaque au stade 11 somites

Formation du sinus transverse de Theile. – L'inflexion du tube cardiaque, projette la partie moyenne de celui-ci vers l'avant, ceci entraîne une traction sur le mésocarde dorsal qui va se rompre et se résorber. Il en résulte la formation, en arrière du cœur, d'un canal faisant communiquer les deux moitiés droite et gauche de la cavité péricardique. Ce canal représente le sinus transverse de Theile.

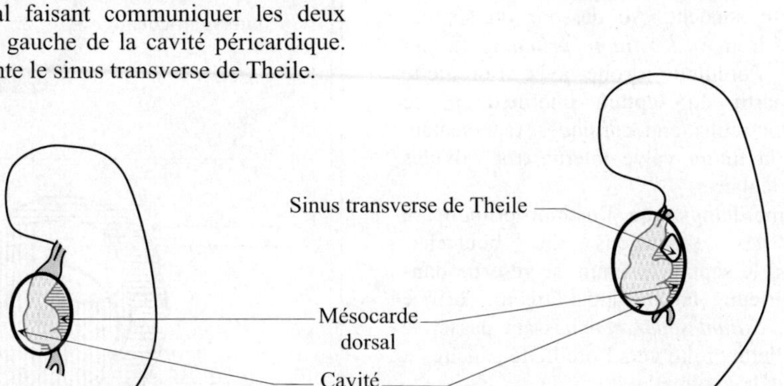

Vue latérale gauche du tube cardiaque, à l'intérieur de la cavité péricardique

Vue latérale gauche du tube cardiaque à un stade plus évolué, montrant la formation du sinus transverse de Theile

CLOISONNEMENT DU COEUR

Cloisonnement du canal auriculo-ventriculaire - formation du septum intermédium. – Les épaississements du tissu endocardique, appelés bourrelets endocardiques, se développent dans les parois ventrale et dorsale du cœur, en regard du canal auriculo-ventriculaire. A la 5ème semaine, ces deux bourrelets endocardiques croissent l'un vers l'autre et se soudent, divisant ainsi le canal auriculo-ventriculaire en deux canaux droit et gauche. Ces bourrelets endocardiques forment le septum intermédium.

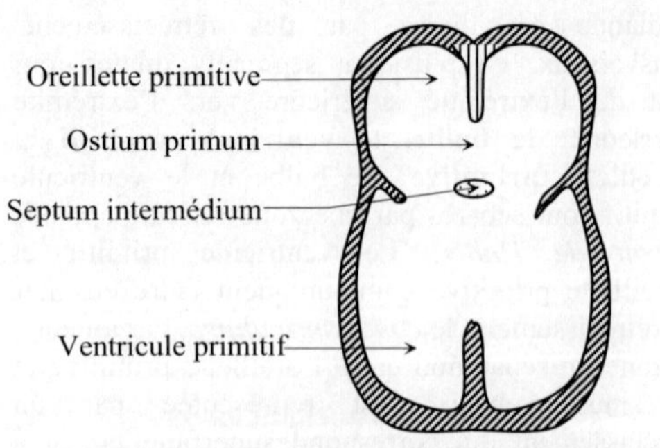

Coupe longitudinale du cœur passant par le canal auriculo-ventriculaire

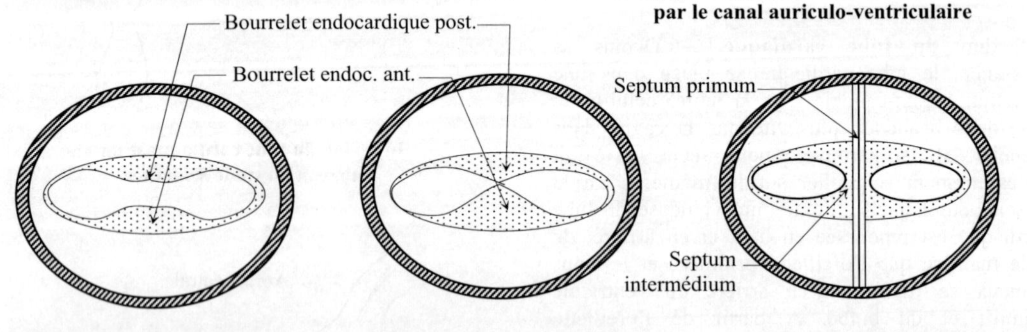

Coupe transversale de l'oreillette primitive, montrant le canal auriculo-ventriculaire avant la soudure des bourrelets endocardiques

Même coupe, avec soudure des deux bourrelets endocardiques entraînant la formation du septum intermédium, divisant le canal auriculo-ventriculaire en deux parties droite et gauche

Même coupe, montrant le septum primum uni au septum intermédium

Cloisonnement auriculaire. – La première ébauche de la cloison interauriculaire, apparaît vers la troisième semaine, sous forme d'une lame verticale qui se développe à partir de la paroi postéro-supérieure de la cavité auriculaire. Cette lame s'appelle le *septum primum.* Celui-ci présente un bord inférieur concave, dont les deux extrémités progressent en direction du septum intermédium, auquel elles se soudent. Au dessous du septum primum, se trouve *l'ostium primum* faisant communiquer l'oreillette droite avec l'oreillette gauche. A partir du septum intermédium, se détachent deux replis endocardiques représentant l'ébauche de la future valve interne des valvules auriculo-ventriculaires.

En même temps que l'ostium primum se ferme par des expansions des bourrelets endocardiques, le septum primum se résorbe dans sa partie supérieure, faisant apparaître un orifice ovale, appelé, *ostium secundum* laissant passer le sang de l'oreillette droite vers l'oreillette gauche, et ce, durant toute la vie fœtale.

Par la suite, se développe à droite du septum primum, une autre cloison verticale qui se détache de la paroi antéro-supérieure de l'oreillette primitive : c'est le *septum secundum.*

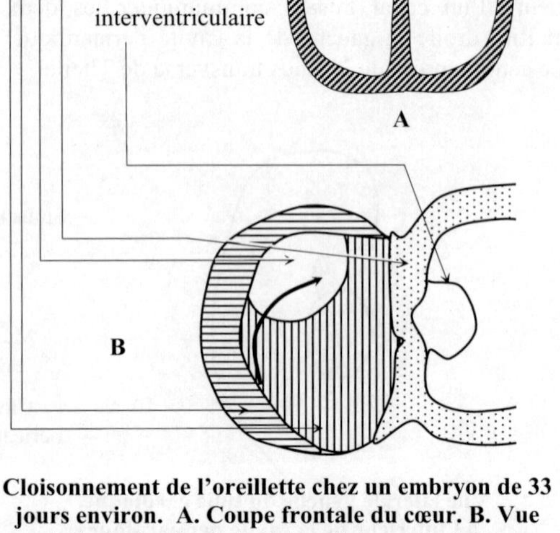

Cloisonnement de l'oreillette chez un embryon de 33 jours environ. A. Coupe frontale du cœur. B. Vue latérale droite de la cloison interauriculaire.

Le bord inférieur, libre, du septum secundum, recouvre l'ostium secundum, de tel sorte que le sang passe de l'oreillette droite vers l'oreillette gauche, à travers une fente oblique, appelée *foramen ovale* ou *trou de Botal.* A la naissance, lorsque la respiration pulmonaire se met en route et que la pression sanguine dans l'oreillette gauche dépasse celle de l'oreillette droite, le bord supérieur du septum primum est repoussé contre le septum secundum, entraînant ainsi l'oblitération du trou de Botal. Sur la face droite de la cloison interauriculaire, on retrouve une empreinte, appelée *fosse ovale*, qui est le vestige du trou ovale obturé ; le fond de cette fosse est formé par la *valvule de Vieussens.* **La non fermeture de cet orifice à la naissance, réalise la communication interauriculaire congénitale.**

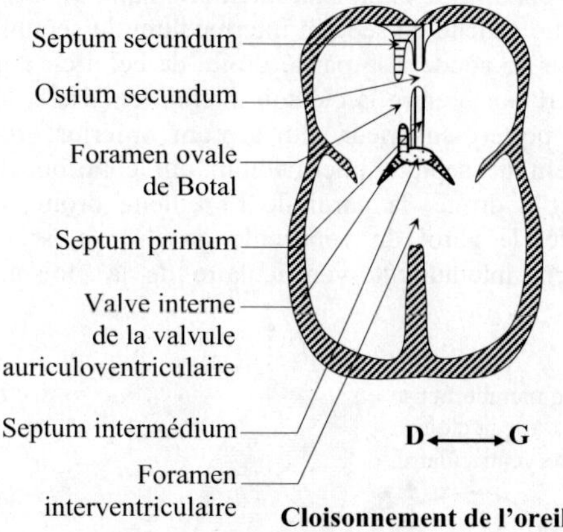

Cloisonnement de l'oreillette au stade 37 jours environ

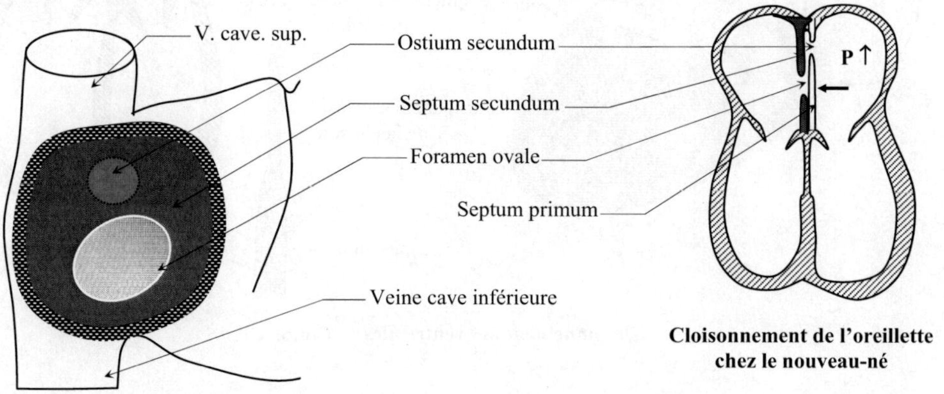

Aspect de la face droite de la cloison interauriculaire chez le nouveau-né

Cloisonnement de l'oreillette chez le nouveau-né

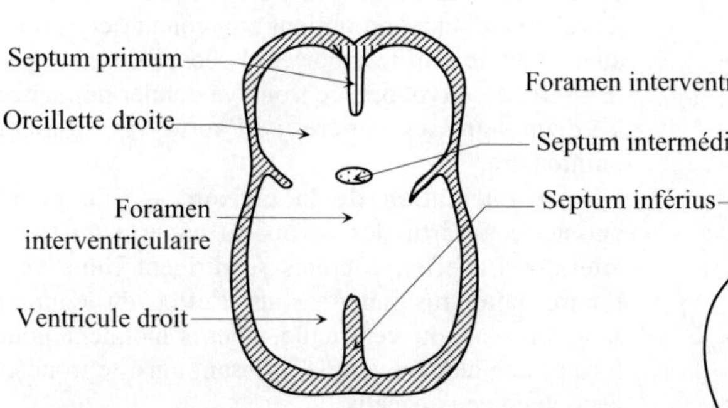

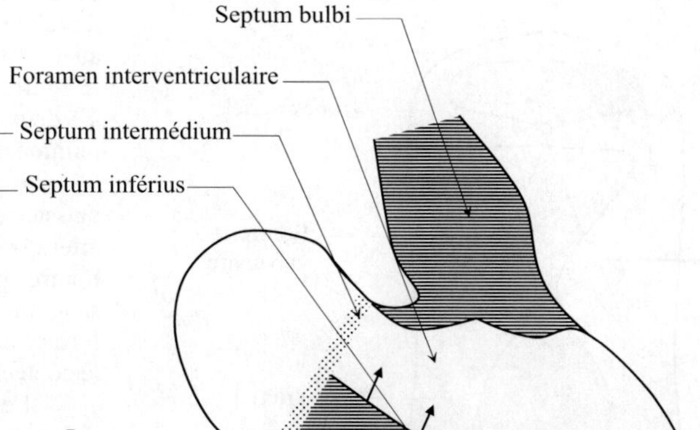

Cloisonnement des ventricules. – Le cloisonnement du ventricule primitif, s'effectue à partir de 3 septums : le septum inférius, le septum intermèdium et le septum bulbi. En effet, pendant que se fait le cloisonnement de l'oreillette primitive, une lame verticale, le septum inférius, se détache de la paroi postéro-inférieure du ventricule primitif. Ce septum s'élève dans la cavité ventriculaire vers le septum intermédium, avec lequel il se soude.

Cloisonnement du ventricule primitif. A/ Coupe frontale. B/ Coupe sagittale.

Tandis que la cloison interauriculaire s'unit à la partie gauche du septum intermédium, le septum inférius se soude à la partie droite de celui-ci. Par suite, il existe entre la cloison interauriculaire et le bord postéro-supérieur du septum inférius, un segment de septum intermédium qui contribue à former à droite, la paroi de l'oreillette droite, à gauche, la paroi du ventricule gauche : c'est le segment interauriculo-ventriculaire de la cloison. En regard du bulbe et de l'extrémité antérieure du septum intermédium, le septum inférius cesse de s'accroître ; la cloison interventriculaire sera complétée à partir du septum bulbi : c'est la partie membraneuse de la cloison, dans son segment interventriculaire.

Une anomalie du développement de la cloison interventriculaire, peut être à l'origine d'une malformation congénitale, appelée communication interventriculaire.

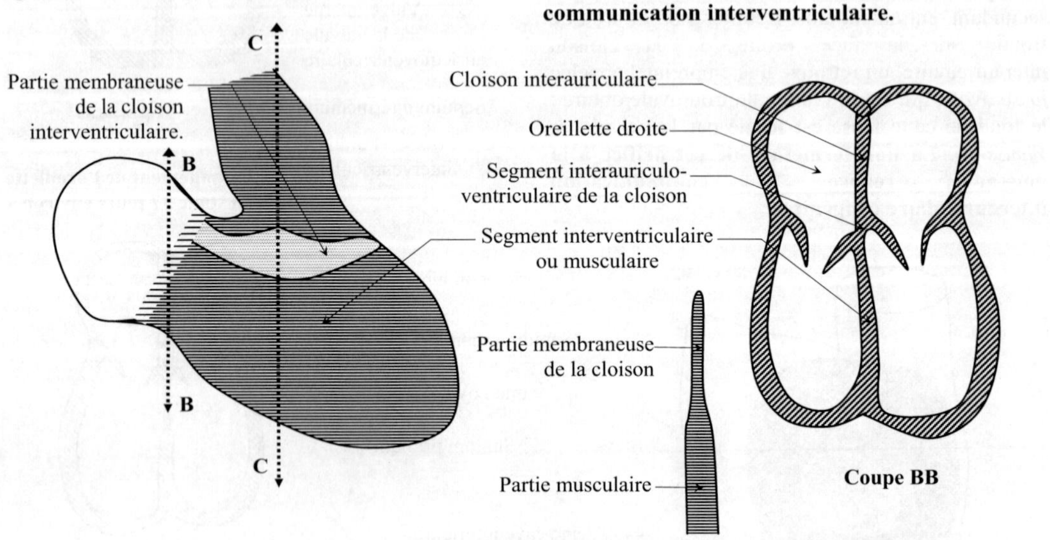

Cloisonnement des ventricules **Coupe CC**

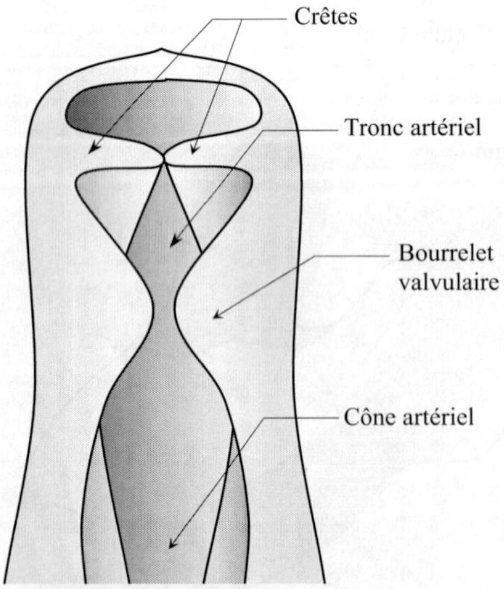

Coupe sagittale montrant le cloisonnement du bulbe artériel

Cloisonnement du bulbe artériel. – Après des transformations au niveau de l'extrémité artérielle du tube cardiaque, on obtient : un cône artériel relié au ventricule ; un tronc artériel séparé du cône par le bourrelet valvulaire, ce tronc va donner naissance à deux grosses artères : l'aorte et l'artère pulmonaire.

• **Formation de la cloison.** – Elle prend naissance à partir des parois du cône et du tronc artériels. En effet, 2 crêtes se dirigent l'une vers l'autre pour fusionner ; sous l'effet du courant sanguin venu du ventricule, elles s'inclinent pour former une cloison spirale, divisant ainsi le tronc et le cône en deux canaux.

Les 2 troncs artériels, en l'occurrence l'aorte et l'artère pulmonaire, subissent comme la cloison qui les sépare, une torsion, de telle sorte que l'artère pulmonaire s'enroule autour de l'aorte. Les deux parties issues du cône artériel, sont progressivement incorporées dans les ventricules, et deviennent respectivement : à droite, l'infundibulum pulmonaire, à gauche, le vestibule aortique. Après la fermeture du foramen interventriculaire, le tronc pulmonaire communique avec le ventricule droit et l'aorte avec le ventricule gauche.

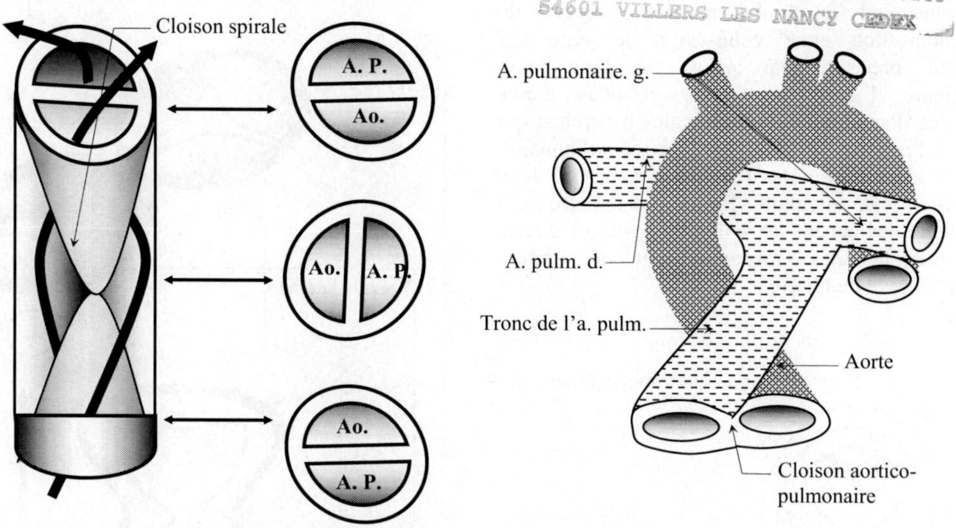

Schémas destinés à montrer la forme spiralée de la cloison interaortico-pulmonaire, ainsi que l'enroulement de l'aorte et de l'artère pulmonaire

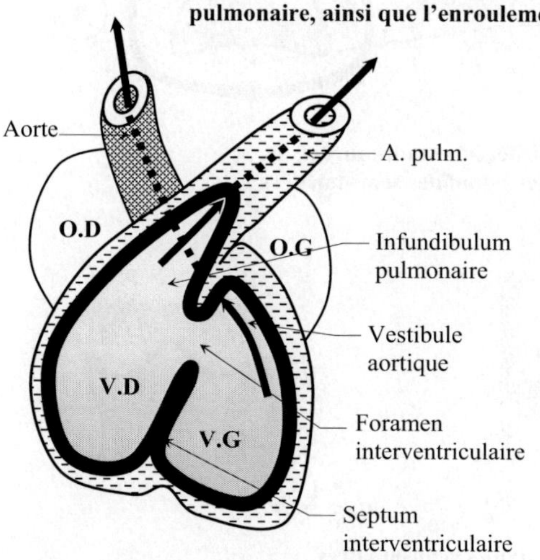

Coupe frontale schématique montrant le cloisonnement du bulbe artériel

Formation des parois du cœur, des colonnes charnues et des valvules auriculo-ventriculaires. – La paroi des ventricules est formée par une couche superficielle de fibres musculaires. Cette couche est doublée en dedans par des fibres musculaires s'anastomosant entre elles et délimitant des fentes, donnant ainsi à l'endocarde ventriculaire, un aspect spongieux. Par la suite, la paroi ventriculaire s'épaissit superficiellement, alors qu'en profondeur le nombre de faisceaux musculaires se raréfie ; ces faisceaux s'épaississent au voisinage de la paroi pour former les colonnes charnues, et s'atrophient en regard des orifices auriculo-ventriculaires pour donner les cordages tendineux. Ces cordages rattachent les colonnes charnues aux bords libres des valves auriculo-ventriculaires ; ces dernières sont constituées par du tissu conjonctif recouvert par de l'endocarde.

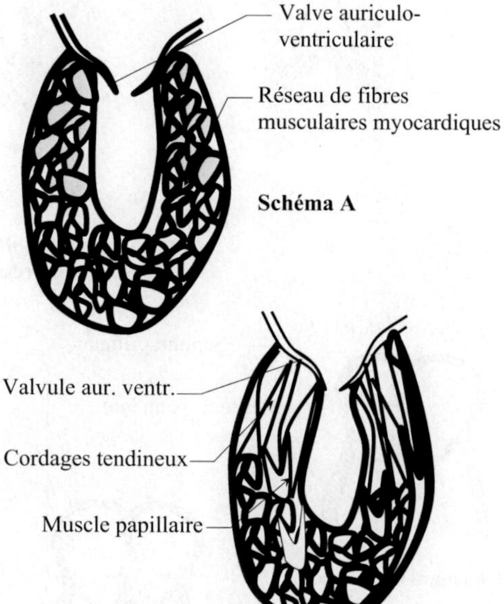

Schéma A

Schéma B

Les schémas A et B, sont destinés à montrer le mode de formation : des colonnes charnues, des cordages tendineux et des valvules auriculo-ventriculaires.

Formation des valvules sigmoïdes. – Avant le cloisonnement du bulbe artériel, l'orifice de communication entre celui-ci et le ventricule primitif, présente déjà quatre valvules : l'une, antérieure, l'autre, postérieure et deux autres latérales. Par la suite, la fusion des bourrelets qui sont à l'origine de la cloison aortico-pulmonaire, aboutit à la division des valvules latérales en deux parties : l'une, antérieure, l'autre, postérieure ; ces dernières deviennent les valvules postéro-latérales et antéro-latérales, respectivement de l'artère pulmonaire et de l'aorte.

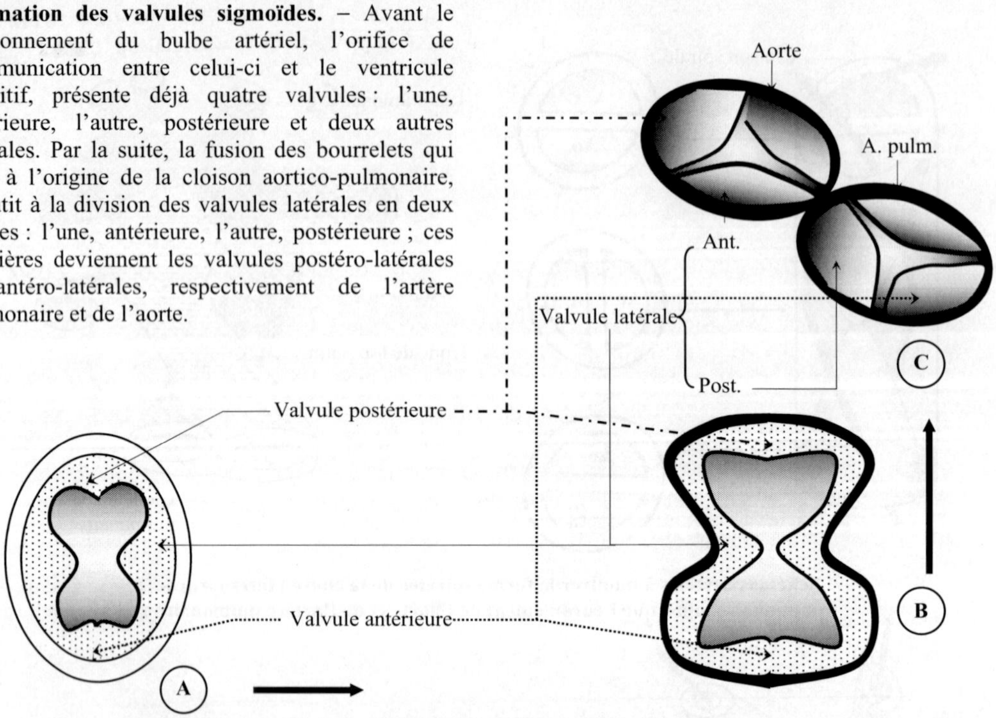

Coupes transversales du tronc artériel, à différents stades successifs, montrant le mode de formation des valvules sigmoïdes semi-lunaires

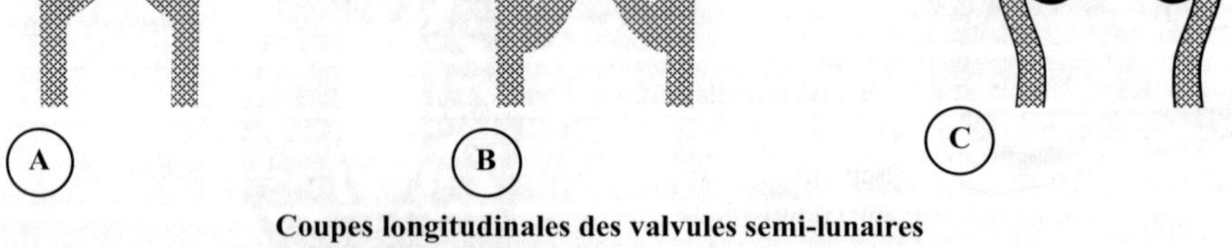

Coupes longitudinales des valvules semi-lunaires à des stades successifs de leur développement

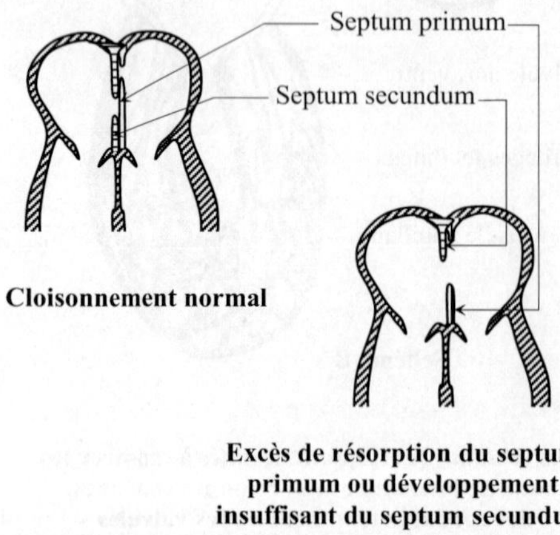

Cloisonnement normal

Excès de résorption du septum primum ou développement insuffisant du septum secundum

ANOMALIES DU DEVELOPPEMENT DU CŒUR

Anomalie du septum interauriculaire. – L'anomalie la plus sévère est représentée par la persistance de l'ostium secundum, réalisant une communication interauriculaire avec shunt intra-cardiaque. Cette cardiopathie résulte : soit d'une résorption excessive du septum primum ; soit d'un développement inachevé du septum secundum.

Anomalies du canal atrioventriculaire. – La *persistance du canal auriculo-ventriculaire,* est associée à une communication interauriculaire et interventriculaire, et ceci est du au fait que la fusion des bourrelets endocardiques qui divisent le canal auriculo-ventriculaire en deux orifices, contribue aussi à former la cloison interauriculaire, ainsi que la partie membraneuse de la cloison interventriculaire.

Anomalie du septum interventriculaire. – Elle intéresse souvent la partie membraneuse de la cloison interventriculaire, dont la formation est liée au développement des bourrelets aortico-pulmonaires.

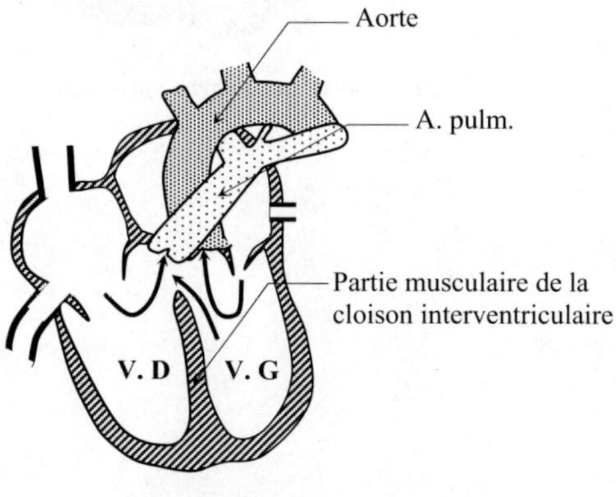

Agénésie de la partie membraneuse du septum interventriculaire

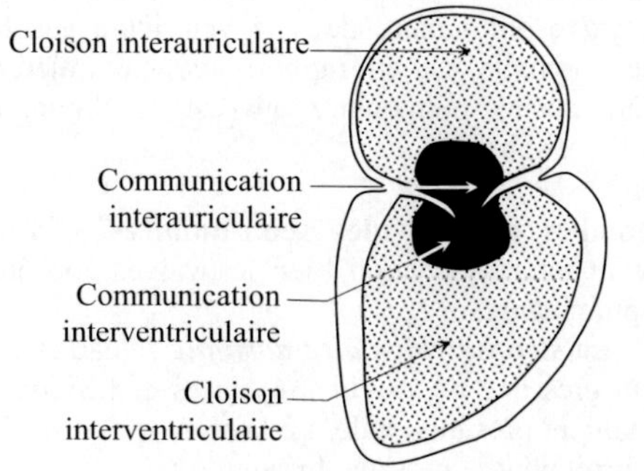

Persistance du canal atrio-ventriculaire

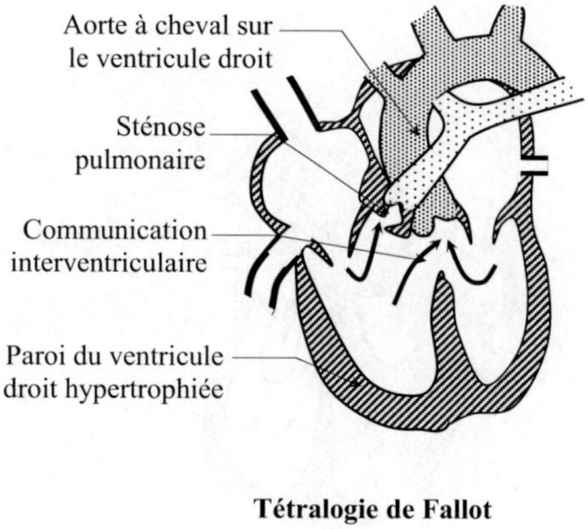

Tétralogie de Fallot

Anomalies du tronc et du cône artériel. – L'anomalie la plus fréquente, est **la *tétralogie de Fallot*,** associant : une sténose artérielle pulmonaire ; une communication inter-ventriculaire ; une dextroposition de l'aorte ; une hypertrophie ventriculaire droite. Cette malformation est due à une division inégale du cône artériel, aboutissant à un rétrécissement de l'infundibulum pulmonaire avec une communication interventriculaire. Le ventricule droit est hypertrophié, car il doit fournir un travail supplémentaire en luttant contre l'obstacle pulmonaire. Cette cardiopathie congénitale est cyanogène à cause du passage du sang appauvri en oxygène, du ventricule droit vers le ventricule gauche. Cependant, cette anomalie est compatible avec la vie.

Le ***tronc artériel commun*** est une anomalie caractérisée par : une absence de fusion ou une fusion incomplète des bourrelets aortico-pulmonaires. Cette cardiopathie réalise une artère pulmonaire qui nait plus haut du tronc artériel, s'ajoute également une communication interventriculaire, étant donné que la partie membraneuse du septum interventriculaire se développe à partir des bourrelets aortico-pulmonaires. Le tronc artériel s'abouche à cheval sur les deux ventricules et reçoit du sang des deux cavités.

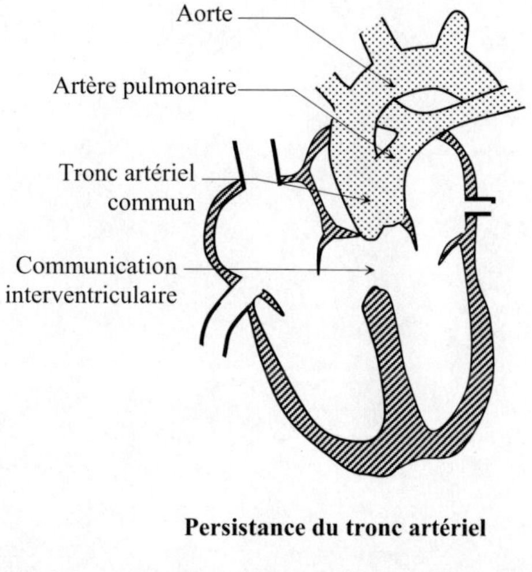

Persistance du tronc artériel

La ***transposition des gros vaisseaux*** est une cardiopathie congénitale, caractérisée par : un abouchement de l'aorte dans le ventricule droit et de l'artère pulmonaire dans le ventricule gauche. Cette anomalie est en rapport avec le trajet du septum aortico-pulmonaire qui est rectiligne, au lieu d'être spiralé.

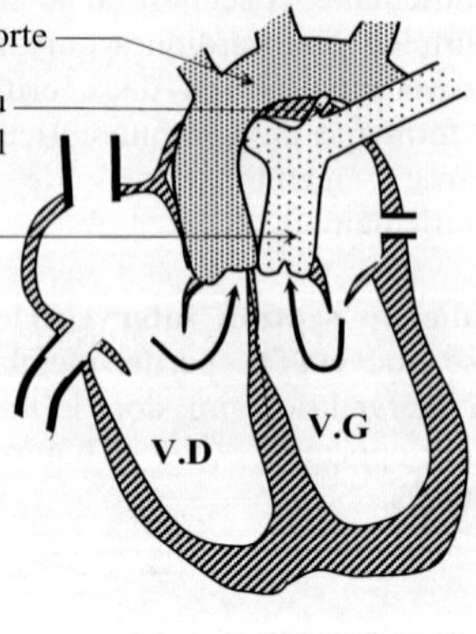

Transposition des gros vaisseaux

Anomalies des valvules semi-lunaires. – Elles peuvent intéresser, aussi bien les valves aortiques que pulmonaires.

La ***sténose valvulaire aortique*** se caractérise par la présence de valvules épaisses et fusionnées de manière presque totale, ne laissant qu'un orifice très étroit pour le passage du sang.

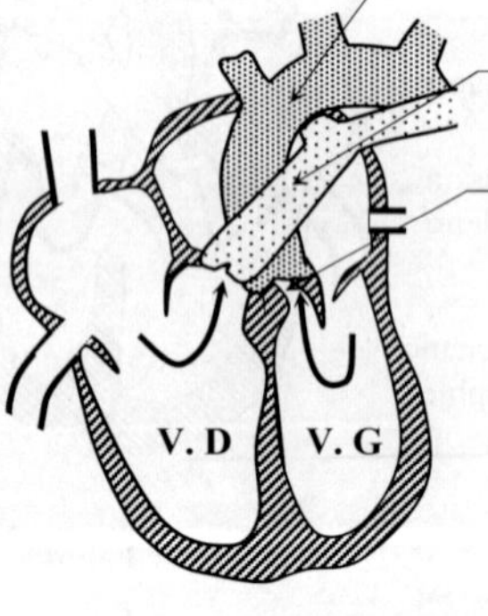

Sténose valvulaire aortique

DEVELOPPEMENT DU SYSTEME ARTERIEL

Dans la région céphalique de l'embryon, les 6 arcs branchiaux reçoivent chacun, dès leur apparition, une branche artérielle en provenance du renflement aortique, soit 6 paires d'arcs aortiques au total. Ces arcs aortiques anastomosent les aortes ventrales aux aortes dorsales, en croisant les faces latérales de l'intestin antérieur. Au cours du développement ultérieur, certains arcs aortiques disparaissent pendant que d'autres se modifient pour donner naissance aux artères définitives.

Les aortes dorsales s'étendent depuis la région crâniale jusqu'à la région caudale de l'embryon, elles donnent naissance aux artères segmentaires paires, correspondant aux somites.

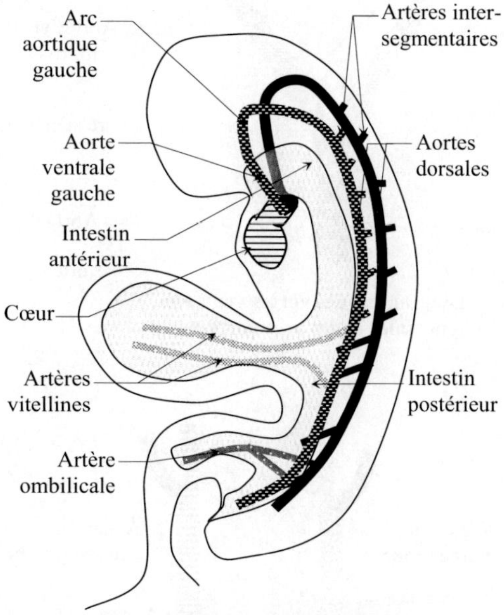

Circulation artérielle chez l'embryon de 3 semaines

MODIFICATIONS DU SYSTEME ARTERIEL

Le système artériel ainsi formé va subir au cours du développement ultérieur plusieurs transformations dans les régions : antérieure, moyenne et postérieure.

Dans la région antérieure - arcs aortiques. – Il existe 6 paires d'arcs aortiques qui se forment successivement.

Le 1er arc aortique : est formé par l'enroulement de l'aorte ventrale en aorte dorsale. Il est creusé dans l'arc mandibulaire. Il disparaît au 31e jour après avoir donné l'artère maxillaire interne.

Le 2e arc aortique : donne naissance à l'artère de la caisse du tympan et à l'artère hyoïdienne, puis régresse au 31e jour.

Le 3e arc aortique : participe à la formation de la partie initiale de la carotide interne.

Le 4e arc aortique : a une évolution différente à droite et à gauche. *A gauche,* il persiste comme crosse aortique définitive, qui se continue par l'aorte dorsale primitive gauche. L'artère sous-clavière gauche ou 7eme artère segmentaire, provient directement de l'aorte. *A droite,* le 4e arc participe à la formation de la portion initiale de la sous-clavière droite qui se prolonge par la sous-clavière proprement dite ou 7ème artère segmentaire. La partie de l'aorte primitive ventrale droite, qui reste entre le 4e et le 6e arc, contribue à la formation du tronc artériel brachio-céphalique et de la portion initiale de la crosse aortique. L'aorte dorsale primitive droite disparaît dans sa partie caudale, située en aval du 4e arc.

Le 6e arc : donne naissance aux artères pulmonaires droite et gauche. Dès que la vascularisation pulmonaire se réalise, la communication avec l'aorte dorsale primitive correspondante s'interrompt ; c'est ainsi que : à droite, la régression est complète ; à gauche, la communication se prolonge jusqu'à la naissance, par le biais du canal artériel.

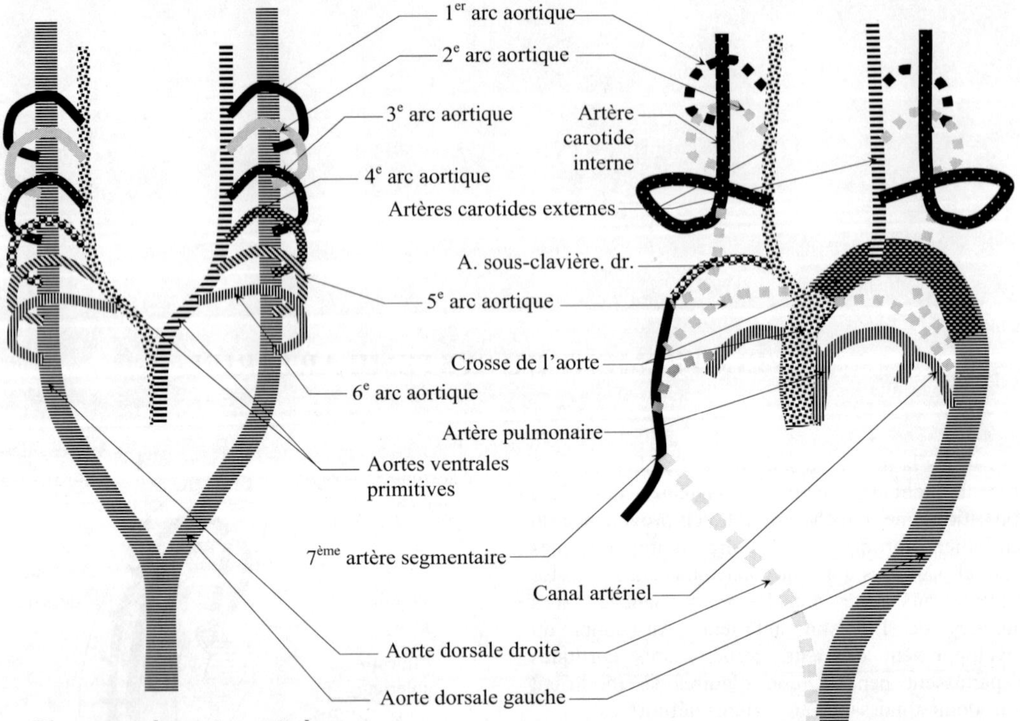

Diagramme des aortes ventrales, dorsales et des arcs aortiques

Dérivés des aortes primitives et des arcs aortiques

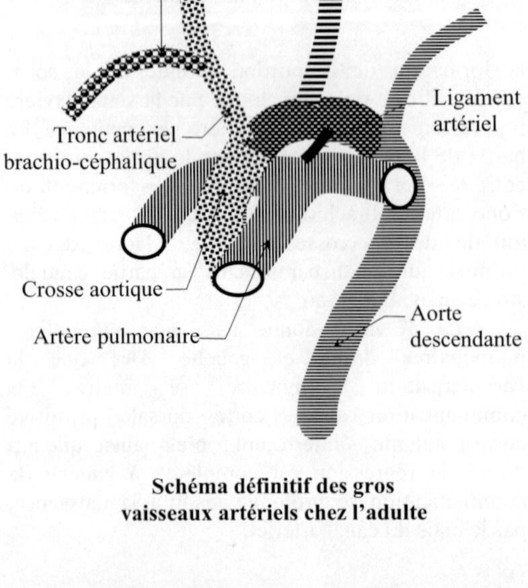

Schéma définitif des gros vaisseaux artériels chez l'adulte

Dans la région moyenne. – Les deux aortes dorsales se rapprochent puis fusionnent, aboutissant ainsi à une aorte dorsale unique au bout de la 5ème semaine. Celle-ci va donner les artères segmentaires : ventrales, dorsales et latérales.

Les artères segmentaires ventrales : sont paires, elles se rapprochent deux à deux sur la ligne médiane, mais certaines d'entre elles vont fusionner en un seul vaisseau médian, c'est ainsi qu'on obtient 3 principaux vaisseaux artériels médians : le tronc cœliaque, l'artère mésentérique supérieure et l'artère mésentérique inférieure.

Les artères segmentaires dorsales : sont impaires, elles se distribuent au tube neural, et donnent également les artères intercostales.

Les artères segmentaires latérales : sont symétriques, elles sont destinées au mésonéphros et aux gonades.

Dans la région postérieure. – Les artères ombilicales proviennent chacune de l'extrémité postérieure de l'aorte dorsale. A la naissance, les artères ombilicales deviennent fibreuses, à l'exeption de leur partie proximale qui donne les artères iliaque primitive, hypogastrique et vésicale supérieure.

ANOMALIES DES GROS VAISSEAUX ARTERIELS

Persistance du canal artériel. – C'est une anomalie congénitale fréquente qui peut survenir de manière isolée ou associée à d'autres malformations cardiaques. **Cliniquement, la persistance du canal artériel se manifeste par : un souffle continu, traduisant le passage permanent du sang, de l'aorte vers l'artère pulmonaire.**

Coarctation de l'aorte. – C'est une anomalie congénitale, qui se caractérise par un rétrécissement de la lumière aortique, siégeant en aval de l'origine de l'artère sous-clavière gauche. Elle entraîne l'installation d'une circulation collatérale au niveau des artères intercostales et mammaires internes. **Cliniquement, la coarctation de l'aorte se manifeste par les signes suivants : hypertension artérielle systolo-diastolique aux deux membres supérieurs ; - diminution ou abolition des pouls fémoraux ; - présence d'un souffle systolique à l'auscultation.**

Double crosse aortique. – Elle s'explique par la persistance du segment distal de l'aorte dorsale droite. Il en résulte la formation d'une deuxième crosse aortique à droite, formant avec son homologue gauche un anneau autour de la trachée et de l'œsophage. **Cliniquement, cette anomalie se manifeste par une dyspnée et une dysphagie ; ces troubles sont liés à la compression de la trachée et de l'œsophage.**

Absence de crosse aortique. – Cette anomalie est liée à une oblitération anormale du 4e arc aortique. Elle s'accompagne souvent d'une sous-clavière droite d'origine anormale.

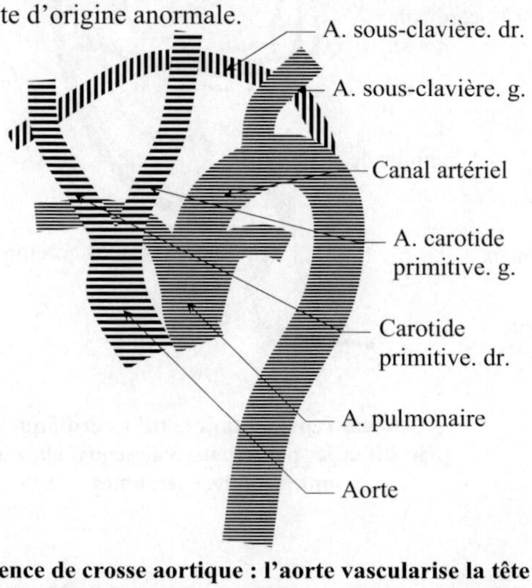

Absence de crosse aortique : l'aorte vascularise la tête par l'intermédiaire des carotides primitives ; l'artère pulmonaire envoie du sang peu oxygéné vers le reste du corps, par l'intermédiaire du canal artériel

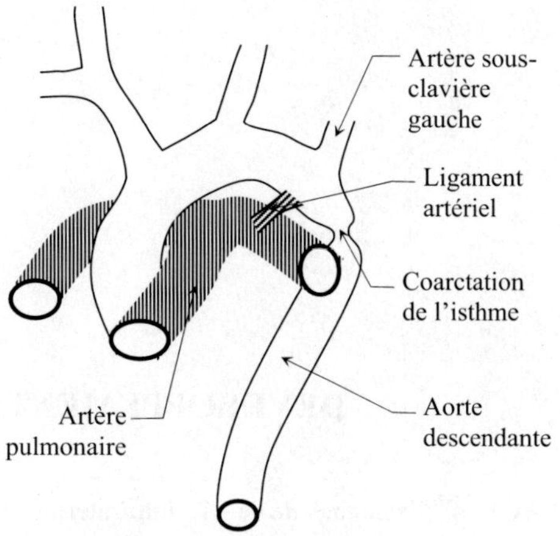

Coarctation de l'isthme de l'aorte en aval du ligament artériel

Crosse aortique à droite. – Cette anomalie est due à une oblitération anormale du 4e arc aortique et de l'aorte dorsale gauches. Ceux-ci sont remplacés par leurs homologues droits. Le ligament artériel se trouve à gauche, derrière l'œsophage, ce qui peut être à l'origine d'une dysphagie.

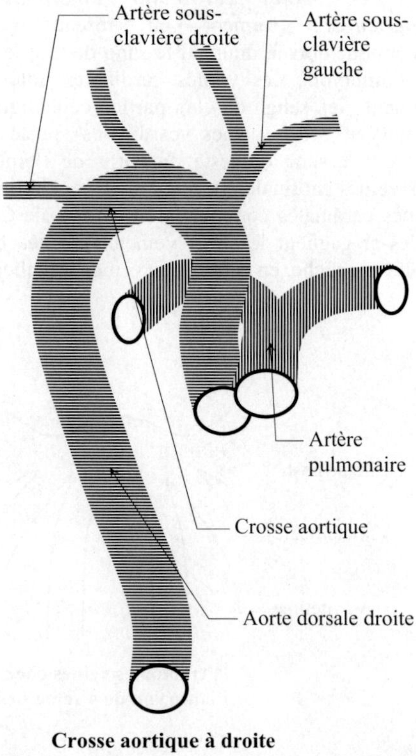

Crosse aortique à droite

DEVELOPPEMENT DU SYSTEME VEINEUX

A la 4ème semaine de la vie intra-utérine, le système veineux embryonnaire comporte 3 paires de veines principales : les veines vitellines, les veines ombilicales et les veines cardinales.

Les veines vitellines : ou omphalo-mésentériques, constituent un réseau veineux nutritionnel, ramenant le sang de la vésicule vitelline vers le cœur.

Les veines ombilicales : prennent naissance au niveau du placenta, et transportent vers l'embryon du sang oxygéné venu de la mère.

Les veines cardinales antérieures et postérieures : forment un réseau veineux systémique dorsal, drainant le sang de tout le corps de l'embryon. Les veines cardinales antérieures drainent le sang de la partie céphalique de l'embryon ; les veines cardinales postérieures drainent le sang du reste du corps de l'embryon. Ces veines cardinales se réunissent pour former les veines cardinales communes ou canaux de Cuvier, celles-ci gagnent le sinus veineux par ses cornes droite et gauche, en dehors des veines ombilicales.

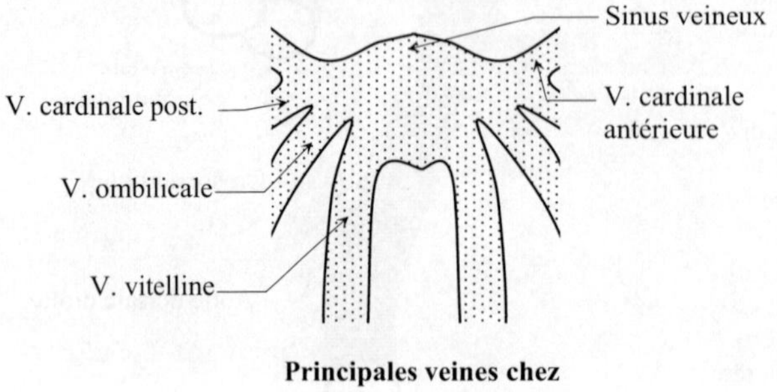

Principales veines chez l'embryon de 4 semaines

Ces trois systèmes veineux qui sont initialement pairs et symétriques, vont s'anastomoser au cours du développement ultérieur pour aboutir à des troncs principaux impairs, déportés vers le côté droit de l'embryon.

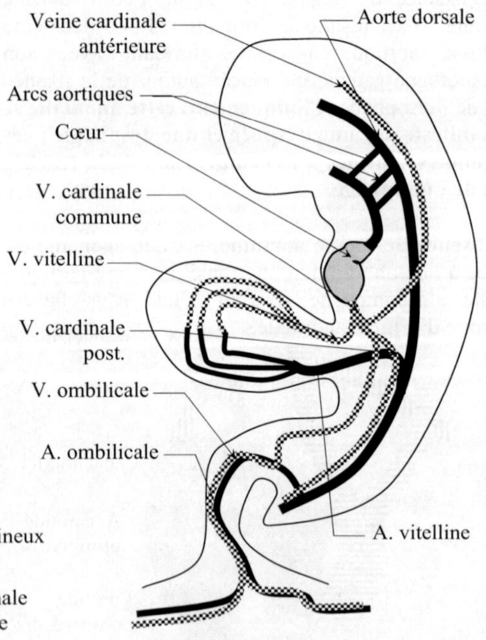

Schéma représentant le tube cardiaque primitif et les principaux vaisseaux, chez un embryon de 4 semaines

VEINES VITELLINES : DEVELOPPEMENT DU SYSTEME PORTE

Les veines vitellines ou omphalo-mésentériques, annexées au tube digestif, forment avant d'atteindre le sinus veineux, un réseau anastomotique autour du duodénum. Elles traversent ensuite le foie, où elles sont fragmentées par l'ébauche hépatique issue de la prolifération des cordons hépatiques. Il en résulte la formation d'un véritable réseau vasculaire constituant les sinusoïdes hépatiques. Plus tard, les veines vitellines fusionnent en un vaisseau unique, la veine porte située au dessous du foie. Lorsque la corne gauche du sinus veineux régresse, la veine vitelline droite prend la relève de la circulation de la moitié gauche du foie, aboutissant ainsi à la formation d'un canal hépato-cardiaque droit qui deviendra la portion terminale ou sus-hépatique de la veine cave inférieure.

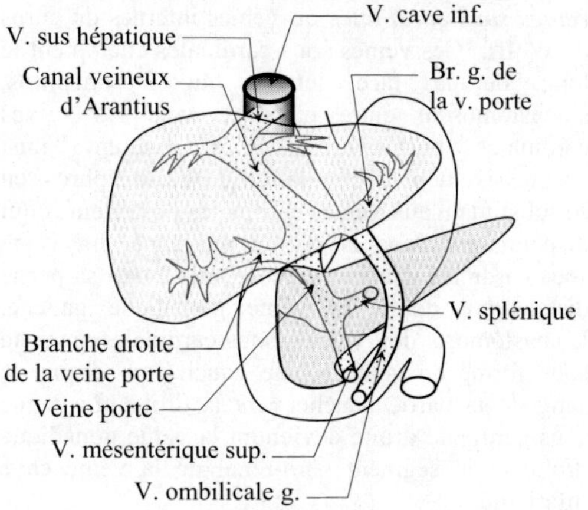

Disposition du système porte avant la naissance

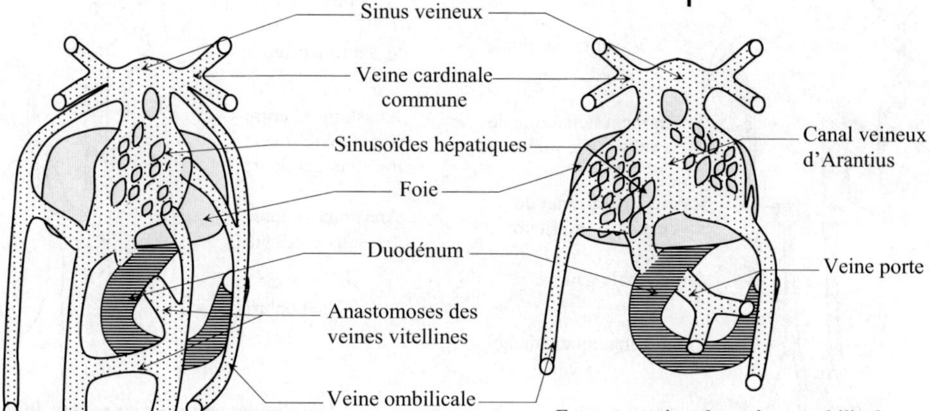

Fragmentation des veines vitellines par l'ébauche hépatique

Fragmentation des veines ombilicales par l'ébauche hépatique

VEINES OMBILICALES

Initialement, les veines ombilicales cheminent latéralement au foie ; par la suite, elles sont à leur tour fragmentées par le développement du foie, et rentrent ainsi en connexion avec les sinusoïdes hépatiques. La partie proximale des veines ombilicales disparaît, le reste de la veine ombilicale droite finit par disparaître également. En définitive, seule la veine ombilicale gauche continue à drainer le sang du placenta vers le foie. Ultérieurement, lors de l'accroissement de la circulation placentaire, une communication directe entre la veine ombilicale gauche et la veine cave inférieure s'installe : c'est le ***canal veineux d'Arantius*** qui court-circuite le foie.

A la naissance, le canal veineux d'Arantius et la veine ombilicale gauche s'oblitéreront et deviendront respectivement, le *ligament veineux d'Arantius* et le ligament rond.

VEINES CARDINALES : DEVELOPPEMENT DU SYSTEME CAVE

Développement du système cave inférieur. – Il existe plusieurs réseaux qui apparaissent au fur et à mesure du développement ultérieur, et qui vont contribuer à la formation de ce système. Vers la 4ème semaine, alors que le mésonéphros augmente considérablement de volume, se développe un nouveau système veineux : c'est le **système *des veines sous-cardinales*** ou veines internes du corps de Wolff. Ces veines sous-cardinales cheminent le long de la face interne du mésonéphros, s'anastomosent entre elles et avec les veines cardinales postérieures. Elles assurent ainsi progressivement la circulation du mésonéphros, en se substituant aux veines cardinales postérieures qui disparaissent dans la région moyenne. La veine sous-cardinale gauche régresse, mis à part sa partie distale qui donne la veine gonadique gauche. L'anastomose des veines sous-cardinales persiste sous forme de veine rénale gauche qui draine le sang de la partie gauche vers la droite. La veine sous-cardinale droite deviendra la veine gonadique droite et le segment para-rénal de la veine cave inférieure.

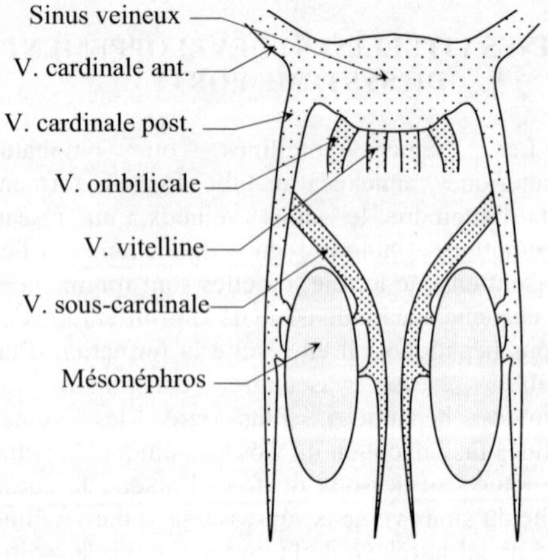

Développement de la veine cave inférieure à la 4ème semaine

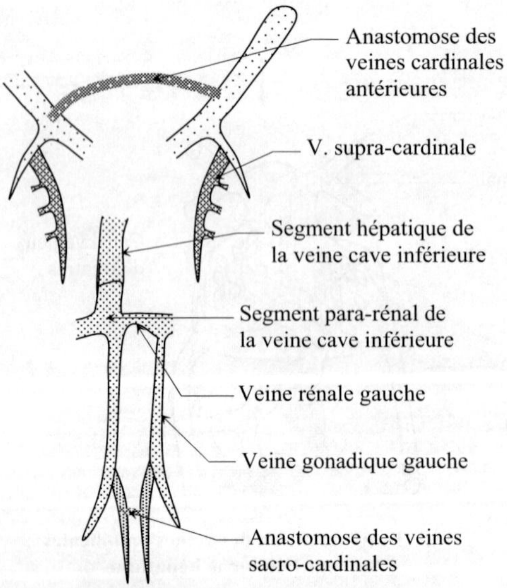

Développement des veines cave inférieure, cave supérieure et azygos, à la 7ème semaine

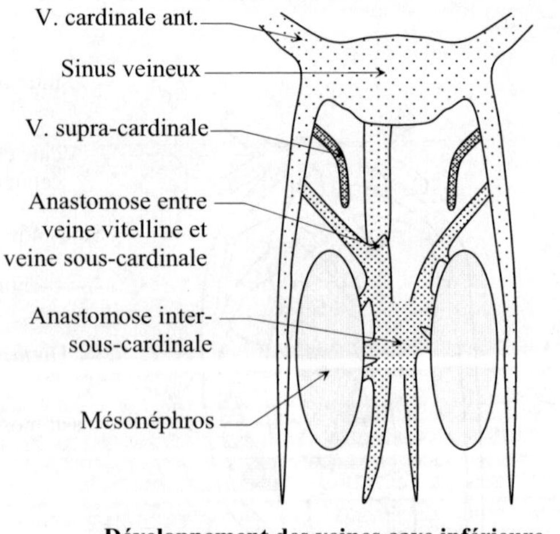

Développement des veines cave inférieure, cave supérieure et azygos, à la 6ème semaine

Au cours du développement des membres inférieurs de l'embryon, un 3e réseau veineux apparaît : c'est le système des veines sacro-cardinales. Ces veines sacro-cardinales droite et gauche s'anastomosent entre elles et avec le système sous-cardinal. L'anastomose des deux veines sacro-cardinales donne la veine iliaque primitive gauche ; la veine sacro-cardinale droite forme le segment sacro-cardinal ou lombo-sacré de la veine cave inférieure ; la veine sacro-cardinale gauche régresse au dessus de son anastomose avec celle de droite.

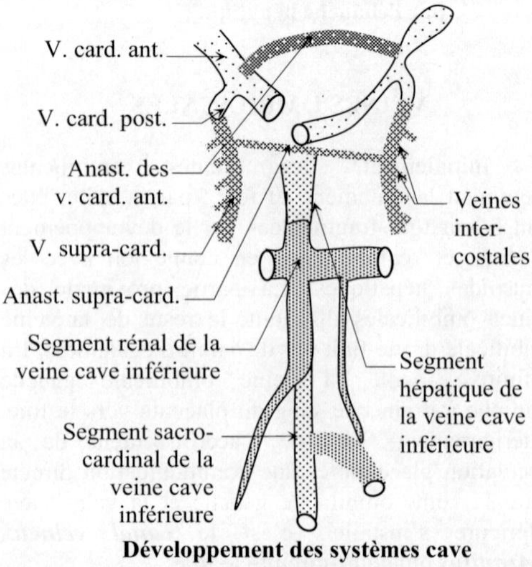

Développement des systèmes cave et azygos à 9 semaines

Développement du système cave supérieur et du système azygos. – Après la régression des veines cardinales postérieures, apparaît un 4e réseau veineux formé par les *veines supra-cardinales.* Ces veines sont à l'origine des veines azygos qui vont drainer les parois du tronc par l'intermédiaire des veines intercostales. L'extrémité proximale de la veine supra-cardinale droite rejoint la partie terminale de la veine cardinale postérieure pour former la grande veine azygos. A gauche, la veine supra-cardinale gauche devient le veine hémiazygos qui va se jeter dans la veine azygos.

L'anastomose entre les deux veines cardinales antérieures forme le tronc *veineux brachio-céphalique gauche* qui va ramener le sang de la partie gauche de la tête vers la droite. La partie terminale de la veine cardinale postérieure et le segment crânial de la veine supra-cardinale gauche forment la veine intercostale supérieure gauche qui va se jeter dans le tronc veineux brachio-céphalique gauche. La veine cardinale commune droite et la partie terminale de la veine cardinale antérieure droite, deviennent la *veine cave supérieure.*

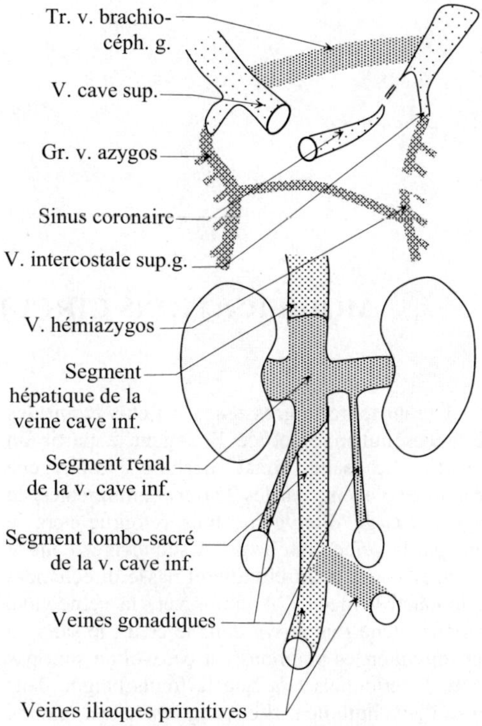

Disposition des systèmes veineux cave et azygos, à la naissance

ANOMALIES DU DEVELOPPEMENT VEINEUX

Les malformations congénitales touchant le système cave sont fréquentes, eu égard du développement complexe de ce système. La plus fréquente de ces malformations est l'absence de veine cave inférieure ou *agénésie de la veine cave inférieure.* **Il faut noter que ces malformations ne manifestent pas de signes cliniques, car il existe toujours une possibilité de dérivation du sang par un autre système veineux constituant. Cependant, celles-ci peuvent être l'objet d'une découverte fortuite, à l'occasion d'une intervention chirurgicale ou d'une exploration radiologique, elles sont donc intéressantes à connaître à cet effet.**

Agénésie de la veine cave inférieure. – Cette anomalie est due au fait que la veine sous-cardinale droite n'entre pas en relation avec le foie, par conséquent cette veine se jette dans la veine supra-cardinale droite. Ainsi, le sang de la partie inférieure du corps est dérivé par la grande veine azygos vers la veine cave supérieure, afin de rejoindre le cœur. Quant aux veines sus-hépatiques, elles se jettent directement dans l'oreillette droite.

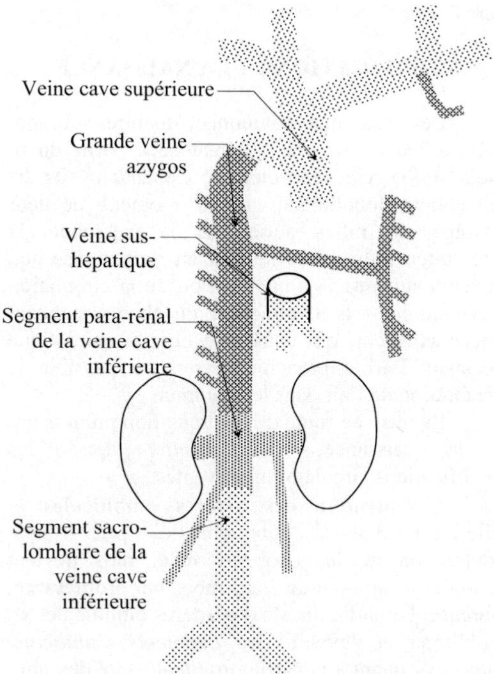

Agénésie de la veine cave inférieure

MODIFICATIONS CIRCULATOIRES A LA NAISSANCE

Durant toute la grossesse, le fœtus reçoit des substances nutritives et de l'oxygène à partir du placenta. Le sang fœtal déchargé d'oxygène parvient au placenta par les 2 artères ombilicales, ce sang se charge d'oxygène, puis retourne vers le fœtus par la veine ombilicale. A son arrivée dans le foie, le sang est court-circuité et passe directement par le canal veineux d'Arantius vers la veine cave inférieure. Une fois arrivé dans le cœur, le sang va court-circuiter les poumons car ceux-ci ne sont pas encore fonctionnels tant que le fœtus baigne dans son milieu liquidien. Le sang est ainsi shunté directement de droite à gauche, par un double dispositif : le **trou de Botal** qui dérive le sang de l'oreillette droite vers l'oreillette gauche ; le **canal artériel** qui dérive le sang de l'artère pulmonaire vers l'aorte.

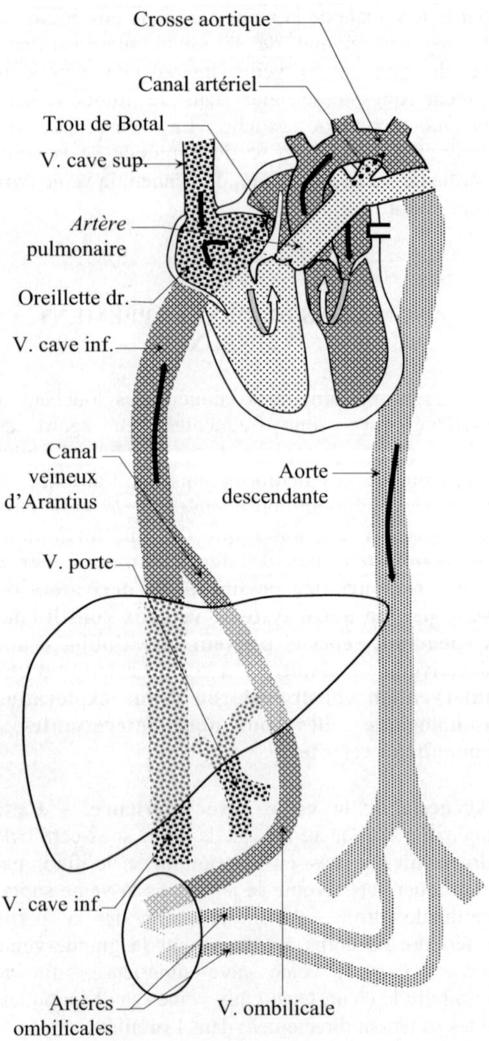

Schéma de la circulation fœtale, les flèches en pointillé indiquent les deux lieux de dérivation du courant sanguin

MODIFICATIONS A LA NAISSANCE

Les poumons deviennent matures et sont prêts à jouer leur rôle d'hématose à partir du 6e mois de la vie intra-utérine. Cependant, ils ne deviennent fonctionnels qu'au moment de leur passage en milieu aérien. A la naissance, la circulation pulmonaire se met en route grâce aux facteurs suivants : - l'interruption de la circulation placentaire ; - la contraction du thorax pendant l'accouchement, qui chasse le liquide amniotique occupant l'arbre bronchique, rendant possible la pénétration de l'air dans les poumons.

La mise en route de la circulation pulmonaire à la naissance, s'accompagne donc des modifications circulatoires suivantes.

L'obturation des artères ombilicales. – Elle est d'abord fonctionnelle, par simple contraction de la paroi artérielle, puis devient anatomique au bout de 2 à 3 mois, par prolifération fibreuse. La partie distale des artères ombilicales va s'oblitérer et devenir : les *ligaments ombilicaux latéraux ;* quant à la partie proximale, elle devient : les artères vésicales supérieures.

Obturation du canal veineux d'Arantius et des veines ombilicales. – Sa survenue après celle des artères, fait que le sang du placenta continue à passer dans la circulation de l'enfant quelques temps après la naissance ; ceci explique l'augmentation du poids du bébé pendant les premiers jours, avant de revenir à la normale. Après sa fermeture, la veine ombilicale devient le *ligament rond* du foie, situé au dessous du ligament falciforme. Le canal veineux d'Arantius devient le *ligament veineux* situé sous la face inférieure du foie, et s'étend du ligament rond à la veine cave inférieure.

Obturation du canal artériel. – Elle est d'abord fonctionnelle par contraction de la paroi musculaire artérielle, et survient juste après la naissance. La fermeture anatomique par prolifération de l'intima survient 1 à 3 mois plus tard, elle aboutit à la constitution du *ligament artériel.*

Fermeture du trou de Botal. – Elle résulte de l'association de deux phénomènes : - augmentation de la pression dans l'oreillette gauche, suite à une élévation brusque du débit sanguin pulmonaire ; - diminution de la pression sanguine dans l'oreillette droite par interruption de la circulation placentaire. Le septum primum est donc poussé contre le septum secundum, ce qui entraîne une fermeture fonctionnelle du foramen ovale. La fermeture définitive survient au bout d'une année.

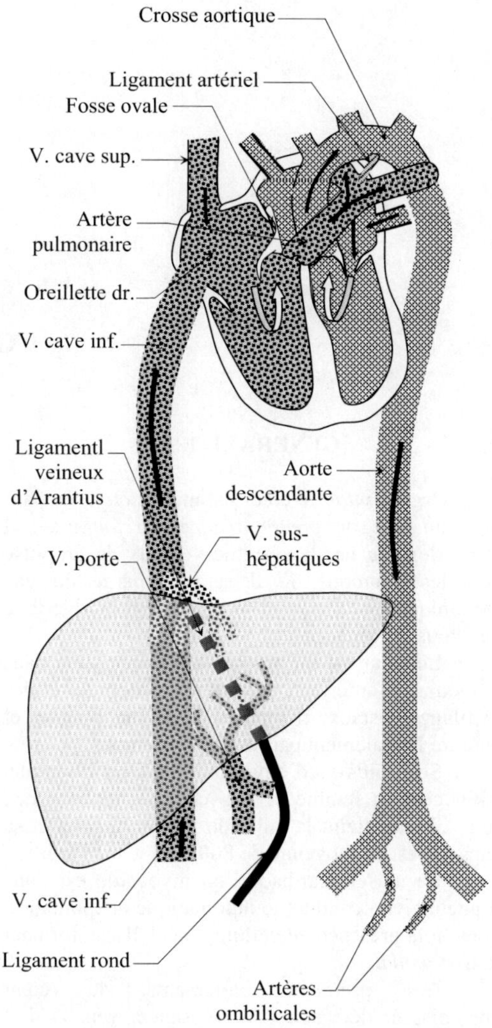

Schéma de la circulation après la naissance, les flèches indiquent le sens du courant sanguin

COEUR

GENERALITES

Organe *vital,* le cœur est un *muscle creux* qui joue un rôle de *pompe aspirante-refoulante* ; il aspire le sang par le système veineux, le propulse vers les poumons où il sera déchargé du gaz carbonique et chargé d'oxygène, et le distribue vers tous les organes.

Le cœur est un organe thoracique situé dans le médiastin antérieur, en arrière du sternum et des cartilages costaux. Il repose sur le diaphragme et entouré latéralement par les deux poumons.

Son poids est d'environ 300 g chez l'homme, 250g chez la femme et 50g chez le nouveau-né ; son volume atteint la taille du poing du sujet et sa capacité est en moyenne de 800 cm3 chez l'adulte

Le muscle cardiaque ou myocarde est doué d'une activité contractile automatique et spontanée, grâce à la présence de cellules spécialisées formant le *tissu nodal.*

Les premiers battements du cœur apparaissent déjà avant la naissance, vers la 4ème semaine de la vie intra-utérine ; l'examen échographique permet de les détecter dés la 6ème semaine.

Forme et orientation. – Le cœur a la forme d'une pyramide triangulaire dont la base est postéro-droite et le sommet antéro-gauche. Son axe principal est orienté en bas, en avant et à gauche.

Position du cœur. – La position du cœur varie avec les mouvements du diaphragme pendant la respiration. En effet, pendant l'inspiration profonde le cœur suit le diaphragme vers le bas, le mouvement inverse se produit pendant l'expiration profonde.

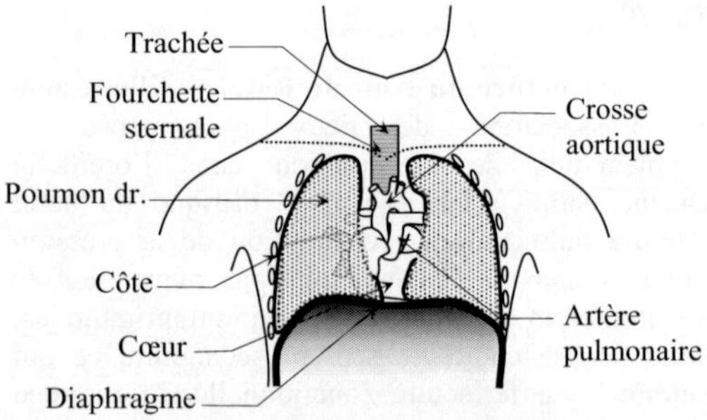

Mise en place du cœur dans le médiastin antérieur, vue antérieure

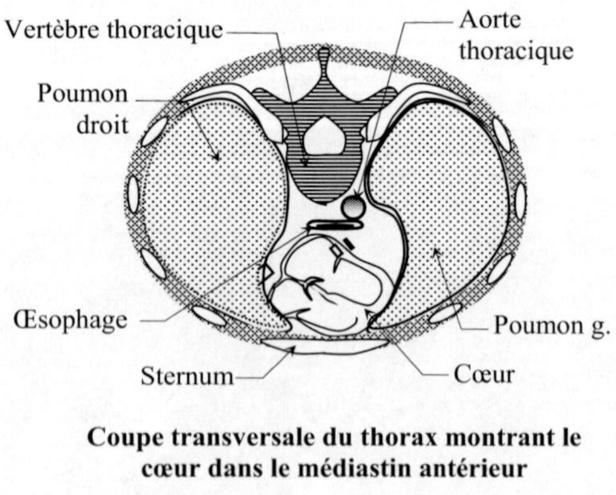

Coupe transversale du thorax montrant le cœur dans le médiastin antérieur

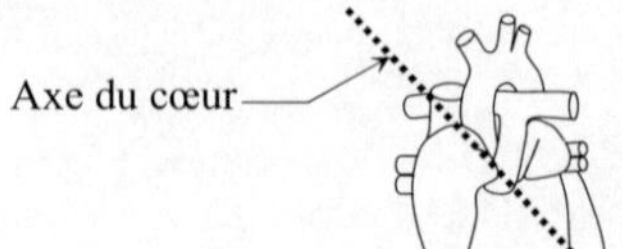

Orientation du cœur

CONFIGURATION EXTERNE DU CŒUR

De forme pyramidale, le cœur présente à décrire : trois faces, séparées par trois bords, une base et un sommet.

Les faces. – On décrit au cœur, une face antérieure, une face gauche et une face inférieure.

La face antérieure : ou *sterno-costale,* est représentée essentiellement par le ventricule droit qui se prolonge vers le haut par le tronc de l'artère pulmonaire. La face antérieure est marquée par le sillon interventriculaire antérieur séparant le ventricule droit du ventricule gauche, ce dernier se continue vers le haut par la crosse de l'aorte. L'oreillette droite est située à droite et en arrière du ventricule droit dont elle est séparée par le sillon interauriculo-ventriculaire.

La face gauche : ou *pulmonaire*, répond à la face médiastinale du poumon gauche.

La face inférieure : ou *diaphragmatique*, est occupée principalement par le ventricule gauche, cette face est parcourue par le sillon interventriculaire postérieur séparant les deux ventricules.

Les bords. – Ils sont au nombre de trois.

Le bord droit : séparant les faces antérieure et inférieure.

Le bord supérieur gauche : séparant les faces antérieure et gauche.

Le bord inférieur gauche : séparant les faces gauche et inférieure.

La base. – Elle est *postéro-droite*, et représentée par les deux oreillettes droite et gauche, cette dernière n'apparaît entièrement que sur une vue postérieure du cœur, et séparée du ventricule gauche par le sillon interauriculo-ventriculaire. Les deux oreillettes se prolongent en avant par deux expansions appelées auricules, cachant la partie initiale des troncs artériels.

Le sommet. – Le sommet ou *apex,* est représenté par la pointe du ventricule gauche ; il frappe contre la paroi thoracique à chaque battement cardiaque : c'est le *choc de pointe* que l'on perçoit sous le mamelon gauche.

En outre, l'oreillette droite reçoit la veine cave supérieure et la veine cave inférieure, ramenant le sang de tous les organes du corps, alors que l'oreillette gauche reçoit les veines pulmonaires droites et gauches ramenant le sang des poumons.

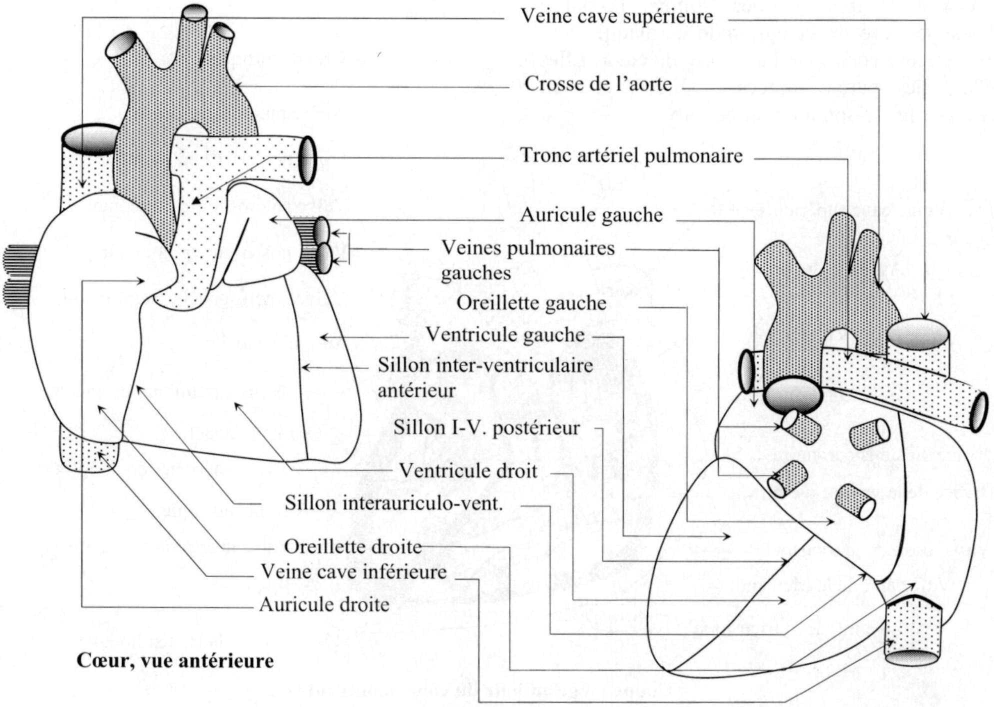

Cœur, vue antérieure

Cœur, vue postérieure

CONFIGURATION INTERNE DU CŒUR

Le cœur comporte deux parties droite et gauche, séparées par une cloison musculo-membraneuse. Chacune d'elle est subdivisée en deux compartiments : l'un, postérieur, *l'atrium* ou *oreillette*, recevant le sang arrivant vers le cœur par les veines ; l'autre, antérieur, le *ventricule,* qui propulse le sang par l'intermédiaire des artères. Chacune des oreillettes communique avec le ventricule correspondant par l'intermédiaire *de l'orifice auriculo-ventriculaire.* C'est ainsi qu'on individualise au cœur deux pompes : le cœur droit et le cœur gauche.

Le cœur droit, contient du sang non oxygéné, il comporte les deux cavités droites : l'oreillette droite qui reçoit le sang veineux venu de tout l'organisme ; le ventricule droit qui propulse le sang vers les poumons par l'intermédiaire de l'artère pulmonaire.

Le cœur gauche, contient du sang oxygéné, il est composé des deux cavités gauches : l'oreillette gauche qui reçoit le sang oxygéné venant des poumons ; le ventricule gauche qui envoie le sang vers tout l'organisme par l'intermédiaire de l'aorte.

Cavités cardiaques. – Le cœur comporte 4 cavités : 2 oreillettes droite et gauche ; 2 ventricules droit et gauche.

Les oreillettes. – Elles forment la partie postéro-supérieure de la pyramide cardiaque, leur face postérieure correspond à la base du cœur. Elles possèdent des parois minces et lisses, et sont séparées par la cloison interauriculaire.

L'oreillette droite a la forme d'un cube à 6 parois : - la paroi externe ou droite, concave, présentant quelques piliers ou muscles pectinés ; - la paroi interne qui correspond à la cloison interauriculaire, présentant la *fosse ovale* vestige du trou de Botal oblitéré ; - la paroi supérieure, occupée par l'orifice de la veine cave supérieure avalvulaire ; - la paroi inférieure présentant en arrière, l'orifice de la veine cave inférieure muni de la *valvule d'Eustache ;* en avant et en dedans, l'orifice du *sinus coronaire,* au contact de la cloison et muni de la *valvule de Thébésius ;* - la paroi postérieure, lisse ; - la paroi antérieure, occupée par *l'orifice auriculo-ventriculaire droit* fermé par la *valvule tricuspide.*

L'oreillette gauche, plus arrondie que son homologue droite, présente à décrire 6 parois : - la paroi externe ou gauche, lisse, présentant en avant l'orifice d'ouverture de l'auricule gauche, **par lequel on peut introduire le doigt à l'intérieur de l'oreillette, au cours de la commissurotomie pour rétrécissement mitral ;** - la paroi interne ou septale, correspondant à la cloison interauriculaire, marquée par la présence du repli semi-lunaire arciforme limitant la fente ou reliquat du trou de Botal ; - la paroi postérieure, marquée par la présence des orifices des 4 veines pulmonaires, 2 droites et 2 gauches ; - la paroi antérieure, répondant à l'orifice mitral ; - la paroi supérieure ou toit, lisse ; - la paroi inférieure, concave.

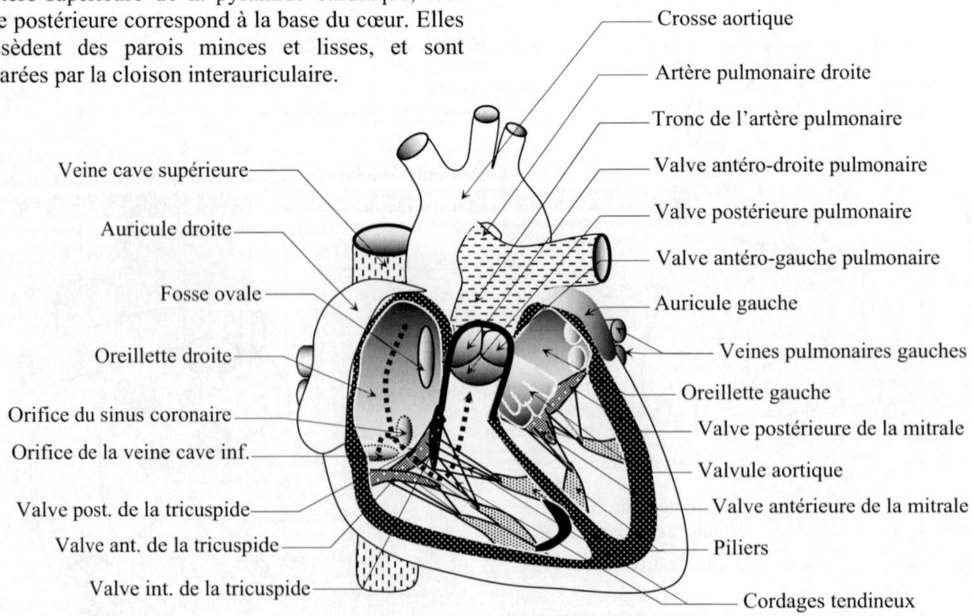

Coupe longitudinale du cœur montrant la configuration interne des oreillettes et des ventricules

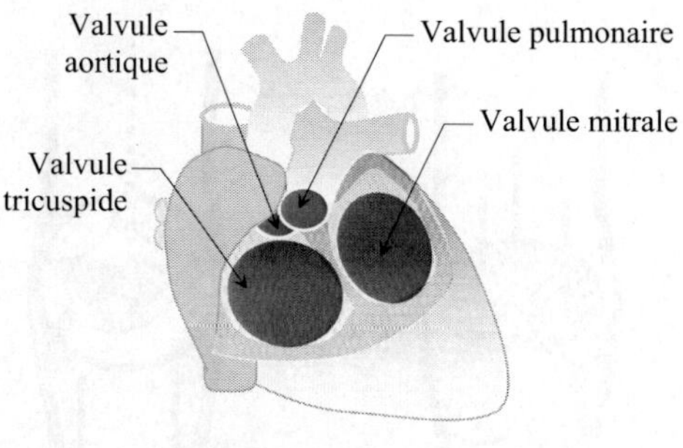

Situation des valvules du cœur, vue de face

Les ventricules. – Les ventricules droit et gauche, sont deux cavités pyramidales, avec une base orientée en arrière vers les oreillettes et un sommet qui correspond à la pointe du cœur.

*Le **ventricule droit :*** présente à décrire 3 parois, une base occupée par 2 orifices, et un sommet.

• **Les parois :** sont au nombre de 3, l'antérieure, la postérieure et l'interne ou septale. Chaque paroi présente des reliefs musculaires ou colonnes charnues, dont les plus importantes forment les piliers du cœur ou muscles papillaires sur lesquels s'attachent les cordages tendineux.

• **La base :** présente dans sa partie inférieure ***l'orifice auriculo-ventriculaire droit,*** vertical, orienté en arrière et à droite, celui-ci est obturé par la valvule tricuspide composée de 3 valves amarrées aux piliers correspondant par des cordages tendineux. Dans la partie supérieure de la base, se trouve ***l'orifice de l'artère pulmonaire,*** constituant la partie supérieure du cône artériel ou ***infindibulum pulmonaire.***

• **Le sommet :** est occupé par plusieurs colonnes charnues donnant au ventricule un aspect caverneux.

*Le **ventricule gauche :*** est de forme conique, aplati transversalement et présente à décrire : une paroi externe, une paroi interne, un sommet antérieur et une base postérieure.

• **Les parois :** comportent des piliers qui donnent attache aux cordages tendineux.

• **La base :** est occupée par deux orifices : - ***l'orifice auriculo-ventriculaire gauche*** fermé par la ***valvule mitrale*** composée de 2 valves droite et gauche, celles-ci sont fixées aux piliers par l'intermédiaire des cordages ; - ***l'orifice aortique*** occupant la partie supérieure de la base, orienté en haut, à droite et en arrière, et obturé par la ***valvule sigmoïde aortique*** composée de 3 valves.

Orifices et valvules du cœur. – Le cœur présente 4 orifices obturés chacun par une valvule : 2 orifices auriculo-ventriculaires mitral et tricuspide ; 2 orifices artériels aortique et pulmonaire. Chaque orifice est circonscrit par un anneau fibreux constituant le squelette cardiaque sur lequel se fixe les valvules.

Valvules atrio-ventriculaires. – Elles sont au nombre de deux : - la ***valvule mitrale*** à gauche, comprenant 2 valves : l'une antérieure ou septale, l'autre postérieure ou pariétale ; - la ***valvule tricuspide*** à droite, comprenant 3 valves ou cuspides : l'antérieure, l'inférieure et l'interne ou septale.
Ces valvules sont formées par des replis de l'endocarde ; elles sont fixées aux piliers des parois du cœur, par l'intermédiaire des cordages tendineux ; ces derniers empêchent ces valvules de faire irruption dans l'oreillette au cours de leur fermeture.

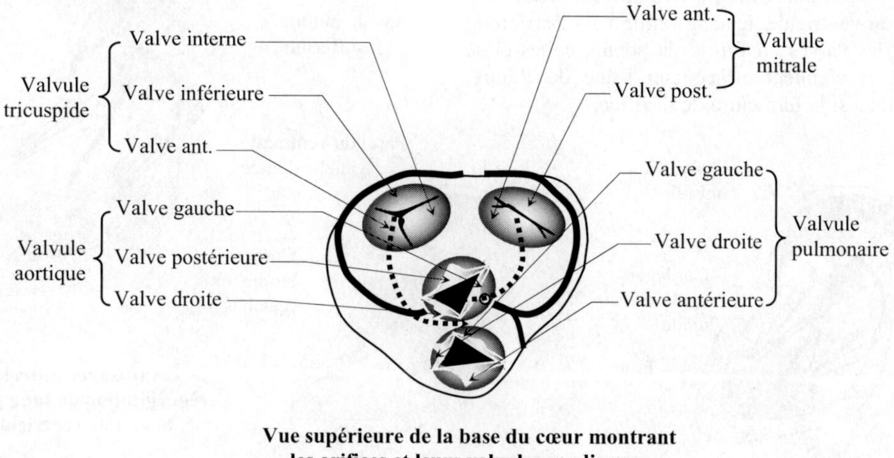

Vue supérieure de la base du cœur montrant les orifices et leurs valvules cardiaques

Valvules artérielles ou sigmoïdes. – Les valvules aortique et pulmonaire sont formées chacune de 3 valves ou cuspides, qui sont des replis endocardiques en forme de poches ou de nids de pigeon. La ***valvule sigmoïde pulmonaire*** est formée de 3 valves semi-lunaires : antérieure, droite et gauche, leur bord libre est dilaté et forme un nodule, le *nodule de Morgagni,* celui ci permet d'augmenter l'étanchéité de la valvule ; - La ***valvule sigmoïde aortique*** est constituée par 3 valves semi-lunaires : postérieure, droite et gauche, leur bord libre comporte également un nodule, le *nodule d'Arantius* qui renforce la fermeture de la valvule.

Mécanisme du fonctionnement valvulaire. – La pompe cardiaque dispose de 4 valvules qui s'ouvrent et se ferment automatiquement, de telle sorte que le sang ne puisse circuler que dans une seule direction. Le mécanisme de fonctionnement est lié à la structure même de ces valves, par conséquent les valves atrio-ventriculaires fonctionnent différemment par rapport aux valves sigmoïdes.

Fonctionnement des valvules auriculo-ventriculaires. – Lors du passage du sang de l'oreillette vers le ventricule, les valvules mitrale et tricuspide sont ouvertes, les cordages tendineux sont relâchés ; une fois que le ventricule se remplit, celui-ci se contracte et les valvules sont repoussées vers les oreillettes par la pression sanguine ; pendant ce temps, leurs bords libres se mettent en contact et les cordages tendineux sont tendus et empêchent ainsi les valves de se retourner vers les oreillettes.

Fonctionnement des valvules sigmoïdes. – Au cours de la contraction ventriculaire, les valvules sigmoïdes aortique et pulmonaire s'ouvrent sous l'effet de la pression sanguine ; lorsque la pression dans l'artère devient supérieure à celle du ventricule, le sang reflue vers l'arrière et remplit les valves en forme de poche, celles-ci se dilatent et viennent en contact l'une de l'autre, réalisant ainsi la fermeture de l'orifice.

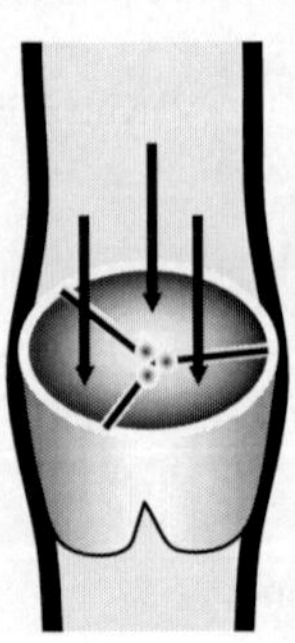

Valvule sigmoïde fermée au cours de la diastole ventriculaire

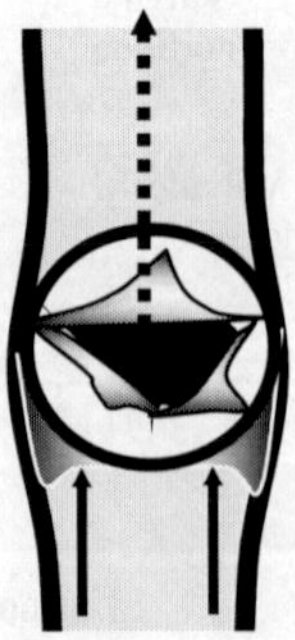

Valvule sigmoïde ouverte au cours de la systole ventriculaire

APPLICATION PRATIQUE

A la suite d'une inflammation, les valves cardiaques peuvent être le siège d'une sclérose, des dépôts calcaires peuvent se former sur les bords valvulaires, réalisant ainsi une sténose de l'orifice valvulaire. On parle alors de rétrécissement valvulaire organique à cause de la présence de lésions anatomiques visibles. Cliniquement, la sténose valvulaire se traduit par un souffle, qui s'explique par un obstacle au passage du sang à travers un orifice rétréci.

Une insuffisance cardiaque avec hypertrophie dilatation ventriculaire, entraîne un écartement entre les piliers et l'insertion valvulaire des cordages tendineux, la fermeture valvulaire est donc rendue impossible. Dans ce cas, il existe une insuffisance valvulaire fonctionnelle qui se traduit par un souffle de régurgitation pendant la systole ventriculaire.

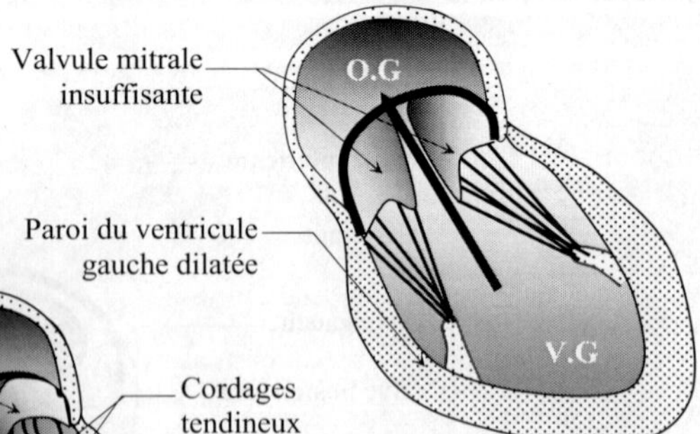

Insuffisance mitrale par régurgitation de sang pendant la systole ventriculaire

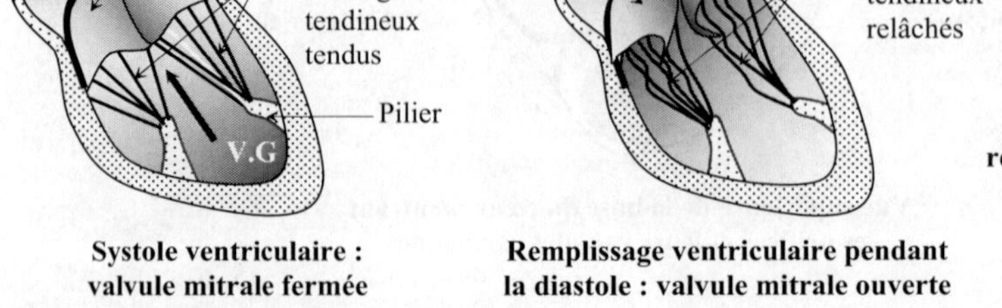

Systole ventriculaire : valvule mitrale fermée

Remplissage ventriculaire pendant la diastole : valvule mitrale ouverte

Fonctionnement cardiaque. – Le cycle cardiaque présente deux phases successives : ***La systole*** qui correspond à la contraction du ventricule aboutissant à sa vidange ; ***la diastole*** qui correspond au remplissage ventriculaire.

Systole. – Au début de la systole, la contraction du myocarde entraîne une augmentation brutale de la pression sanguine à l'intérieur du ventricule. Pendant cette période de *contraction isovolumétrique,* le volume du ventricule reste inchangé, la valvule auriculo-ventriculaire et la valvule sigmoïde artérielle sont fermées. Lorsque la pression dans le ventricule dépasse celle de l'artère, la valvule sigmoïde artérielle s'ouvre, le ventricule se vide (période d'éjection) jusqu'à ce que sa pression devienne de nouveau inférieure à celle de l'artère, alors la valvule artérielle se ferme.

Diastole. – Elle se caractérise au début par un relâchement du myocarde ventriculaire, c'est la période de *relâchement isovolumétrique,* pendant laquelle le volume ventriculaire est constant et la valvule auriculo-ventriculaire reste fermée. Lorsque la pression du ventricule chute au dessous de celle de l'oreillette, la valvule auriculo-ventriculaire s'ouvre et le sang passe de l'oreillette vers le ventricule : c'est la période de *remplissage ventriculaire.* La diastole ventriculaire est suivie d'une contraction auriculaire, c'est la systole auriculaire qui permet d'achever la vidange des oreillettes. **La systole auriculaire joue un rôle essentiel, surtout dans la tachycardie où elle permet un meilleur remplissage ventriculaire. Dans les troubles du rythme avec augmentation de la fréquence cardiaque, le temps de la diastole diminue, le remplissage ventriculaire est insuffisant, le volume d'éjection systolique diminue, par conséquent le débit cardiaque chute.**

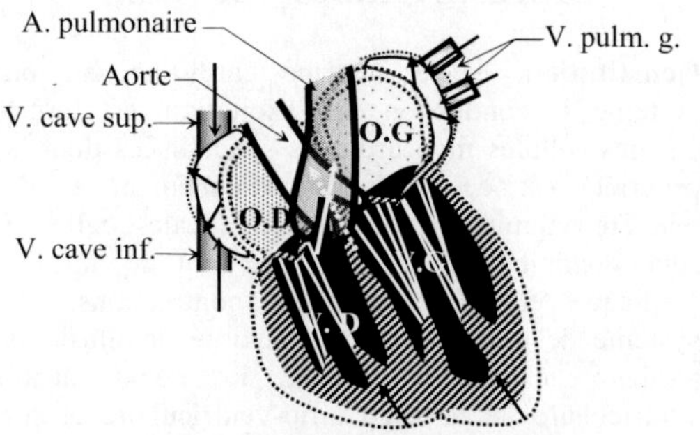

Systole ventriculaire : contraction ventriculaire avec les valvules auriculo-ventriculaires fermées et les valvules artérielles ouvertes

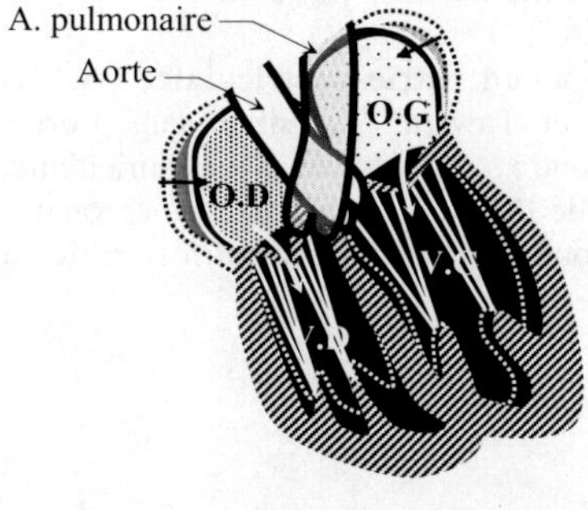

Diastole ventriculaire : remplissage ventriculaire avec les valvules Auriculo-ventriculaires ouvertes et les valvules artérielles fermées

Cathétérisme cardiaque. – Le cathétérisme cardiaque permet de mesurer les pressions régnant dans les cavités cardiaques, au moyen d'un cathéter comportant à son extrémité un capteur de pression. **Le cathéter est introduit dans les cavités cardiaques par voie rétrograde, en empruntant les gros vaisseaux périphériques, notamment : la veine fémorale pour le cathétérisme droit ; l'artère fémorale pour le cathétérisme gauche.**

Bruits du cœur. – Les bruits du cœur traduisent les vibrations engendrées par la fermeture des valvules cardiaques. A l'état normal, il existe 2 bruits audibles à l'auscultation cardiaque : le premier bruit **(B1)** correspond à la fermeture des valvules auriculo-ventriculaires mitrale et tricuspide ; le deuxième bruit **(B2)** correspond à la fermeture des valvules sigmoïdes aortique et pulmonaire. Entre le premier et le deuxième bruit, existe un petit silence qui correspond à la systole ventriculaire ; le deuxième bruit **(B2)** est suivi du grand silence qui dure jusqu'au premier bruit **(B1)**, il correspond à la diastole ventriculaire. **La fermeture non simultanée des valvules cardiaques droite et gauche, se traduit par un dédoublement des bruits, soit de B1 pour les valvules auriculo-ventriculaires, soit de B2 pour les valvules sigmoïdes.**

Tableau récapitulatif des éléments de l'auscultation cardiaque.

Fermeture des valvules mitrale et tricuspide	Systole ventriculaire	Fermeture des valvules aortique et pulmonaire	Diastole ventriculaire
*Premier bruit **(B1)***	Petit silence	*Deuxième bruit **(B2)***	Grand silence

SYSTEME CARDIO-NECTEUR

Constitution. – Le système cardio-necteur ou système de conduction de l'excitation, est formé par des cellules myocardiques spécialisées dont la propriété est de produire spontanément et de manière rythmique des excitations locales, celles-ci sont conduites à distance, excitent le muscle cardiaque et engendrent des contractions. Ce système de conduction est constitué de plusieurs parties : le nœud sinusal, le nœud atrio-ventriculaire, le faisceau atrio-ventriculaire et ses branches.

Le nœud sinusal ou nœud de Keith et Flack ou nœud sinu-atrial : est situé au niveau de l'abouchement de la veine cave supérieure dans l'oreillette droite. Ce nœud est une masse de cellules musculaires, il est situé sous l'endocarde, irradie dans la musculature de l'oreillette droite et conduit l'excitation jusqu'au nœud atrio-ventriculaire.

Le nœud atrio-ventriculaire ou nœud d'Aschoff et Tawara : est situé dans l'oreillette droite, contre la cloison interauriculaire, à proximité de l'abouchement du sinus coronaire. Ce nœud se poursuit par le faisceau atrio-ventriculaire.

Le faisceau atrio-vantriculaire ou faisceau de His : prolonge le nœud d'Aschoff et Tawara, perfore le septum atrio-ventriculaire, puis chemine à droite de la partie membraneuse du septum interventriculaire, où il croise l'insertion de la valve interne de la tricuspide ; **il constitue donc à ce niveau, un risque au cours de la fermeture chirurgicale des communications interventriculaires.**

Les branches du faisceau de His : au bord supérieur de la partie musculaire du septum interventriculaire, le faisceau de His se bifurque en deux branches droite et gauche, qui descendent de part et d'autre de la cloison interventriculaire. ***La branche droite*** chemine sous l'endocarde ventriculaire et gagne le muscle papillaire antérieur en empruntant la bandelette ansiforme ; elle se termine en s'épanouissant dans les parois du ventricule droit, sous forme du ***réseau de Purkinje.*** ***La branche gauche*** traverse la cloison interventriculaire, chemine sous l'endocarde de la face gauche de cette cloison, et se termine en s'épanouissant dans les parois du ventricule gauche sous forme du ***réseau de Purkinje.***

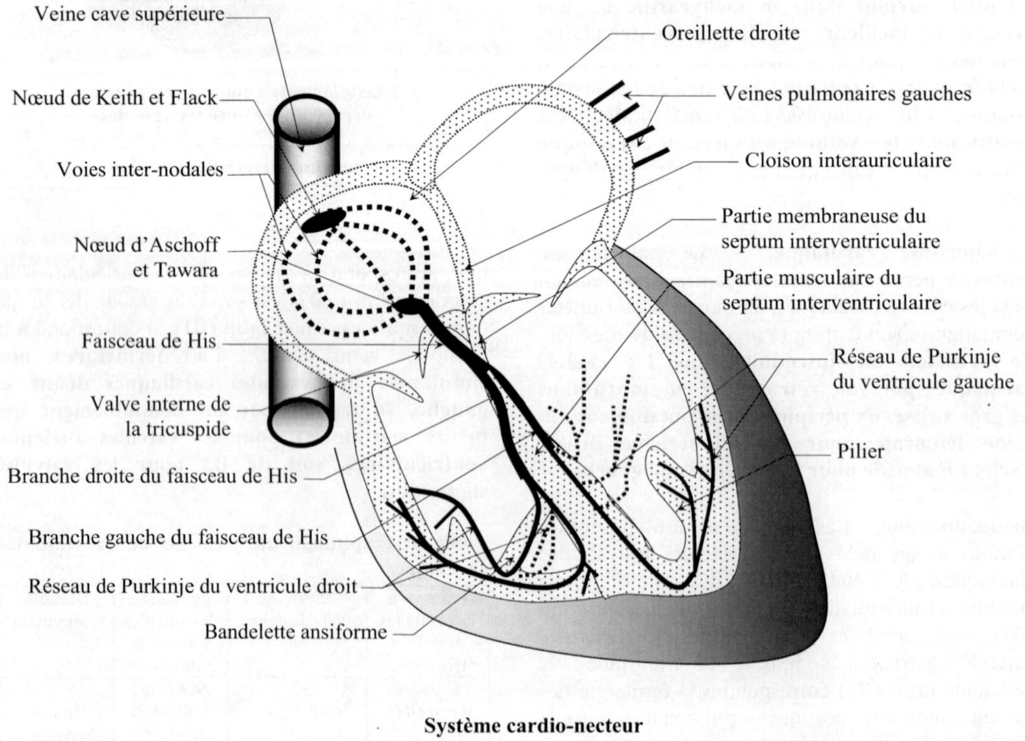

Système cardio-necteur

Anatomie fonctionnelle du système cardio-necteur. – Toutes les cellules du système de conduction du cœur ou du tissu nodal, peuvent être le point de départ d'une excitation ; mais à l'état normal, c'est le *nœud sinusal* qui constitue le **système de commande** à partir duquel prend naissance la dépolarisation myocardique. L'influx se propage ensuite dans les oreillettes, et gagne le *nœud d'Aschoff Tawara.* Il chemine dans le *faisceau de His* et se poursuit dans chacune de ses branches, afin d'atteindre le *réseau de Purkinje* pour dépolariser le myocarde ventriculaire.

Le nœud de Keith et Flack : ou *nœud sinusal,* est le « pace maker » du rythme cardiaque. Il décharge à une fréquence de 80 pulsations par minute, et contrôle en même temps les nœuds sous-jacents.

Le nœud d'Aschoff et Tawara : est sous contrôle du nœud sinusal, il joue un rôle de filtre en ralentissant la propagation de l'influx. **Dans le bloc auriculo-ventriculaire, le rythme sinusal disparaît ; dans ce cas, le nœud d'Aschoff et Tawara devient autonome, et décharge à une fréquence réduite entre 40 et 60 pulsations par minute.**

Le faisceau de His : propage l'influx à la même vitesse jusqu'au réseau de Purkinje. **Cependant, en cas de déficience du nœud d'Ascoff et Tawara, l'excitation peut naître directement de l'une des branches du faisceau de His ou du réseau de purkinje lui-même ; dans ce cas, le rythme devient extrêmement lent, nécessitant un traitement d'urgence.**

Enregistrement de l'activité électrique du cœur – èlectroctrocardiogramme. – L'électrocardiogramme ou E.C.G, est un tracé obtenu par l'enregistrement de l'activité électrique du cœur. La propagation de l'influx nerveux le long des voies de conduction, engendre une onde électrique de dépolarisation qui est transmise vers la surface du corps, à travers les différents tissus conducteurs d'électricité. L'onde électrique est recueillie à l'aide d'électrodes positionnées à certains endroits choisis du corps : poignets, chevilles et thorax. Le cheminement de l'onde d'excitation, depuis sa naissance dans le nœud sinusal jusqu'à son arrivée au niveau du myocarde ventriculaire, se traduit à l'E.C.G par une succession d'ondes électriques.

- *L'onde P :* correspond à la dépolarisation des oreillettes ; elle dure 0,08 à 0,10 seconde.

- *L'espace PR :* s'étend de la fin de l'onde P au début du complexe QRS ; il indique la durée que met l'influx pour traverser les oreillettes, le nœud d'Aschoff Tawara et le faisceau de His ; sa durée est de 0,12 à 0,20 seconde.

- *Le complexe QRS :* traduit la dépolarisation ventriculaire ; sa durée moyenne est de 0,06 à 0,09 seconde.

- *Le segment ST :* traduit la période au cours de laquelle les ventricules sont excités de manière uniforme.

- *L'onde T :* correspond à la repolarisation ventriculaire.

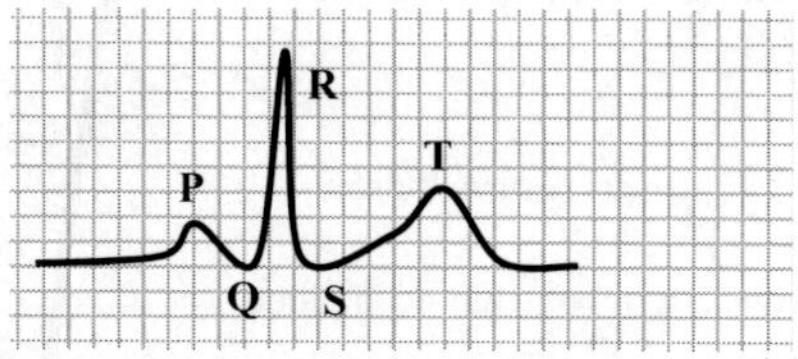

E.C.G normal : P=0,08 sec ; PR= 0,16 sec ; QRS= 0,08 sec.

Troubles du rythme cardiaque. – Il existe deux types de troubles du rythme :

Les troubles de l'excitabilité : où le pace-maker est soit *sinusal :* avec une fréquence de décharge augmentée (tachycardie) ou diminuée (bradycardie) ; soit *ectopique, extra-sinusal :* auriculaire, jonctionnel ou ventriculaire.

Les troubles de la conduction : où le pace-maker est normal, mais la propagation de l'onde d'excitation est soit ralentie, soit bloquée : ce sont les blocs auriculo-ventriculaires.

Exemples de troubles du rythme.

- **La tachycardie sinusale :** est une tachycardie régulière, dont la fréquence est supérieure à 100 pulsations par minute. Elle peut se voir dans l'hyperthyroïdie, l'anémie et le choc cardio-vasculaire.
- **La fibrillation auriculaire :** traduit une excitation anarchique des oreillettes, aboutissant à des contractions inefficaces de celles-ci ; les ventricules répondent seulement à quelques stimulations auriculaires, il en résulte un rythme irrégulier à type de tachyarythmie. **Cliniquement, le pouls est irrégulier, rapide, dont la fréquence est inférieure à la fréquence cardiaque. Les causes de la fibrillation auriculaire sont : le rétrécissement mitral, l'hyperthyroïdie, l'insuffisance coronarienne et l'hypertension artérielle.**

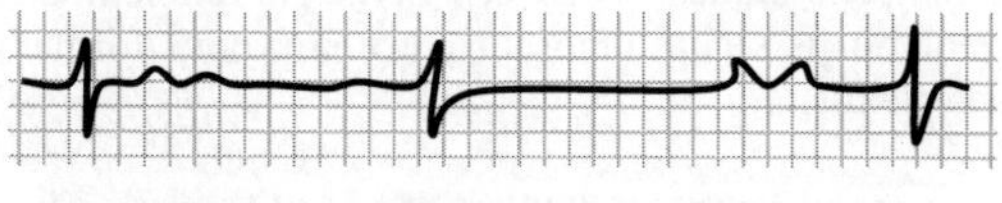

Fibrillation auriculaire : ***ondes P irrégulières, de morphologie anormale, de fréquence 400 à 600 par mn ; bloc auriculo-ventriculaire aboutissant à des complexes QRS inéquidistants, de fréquence 100 à 150 par mn, réalisant une tachyarythmie.***

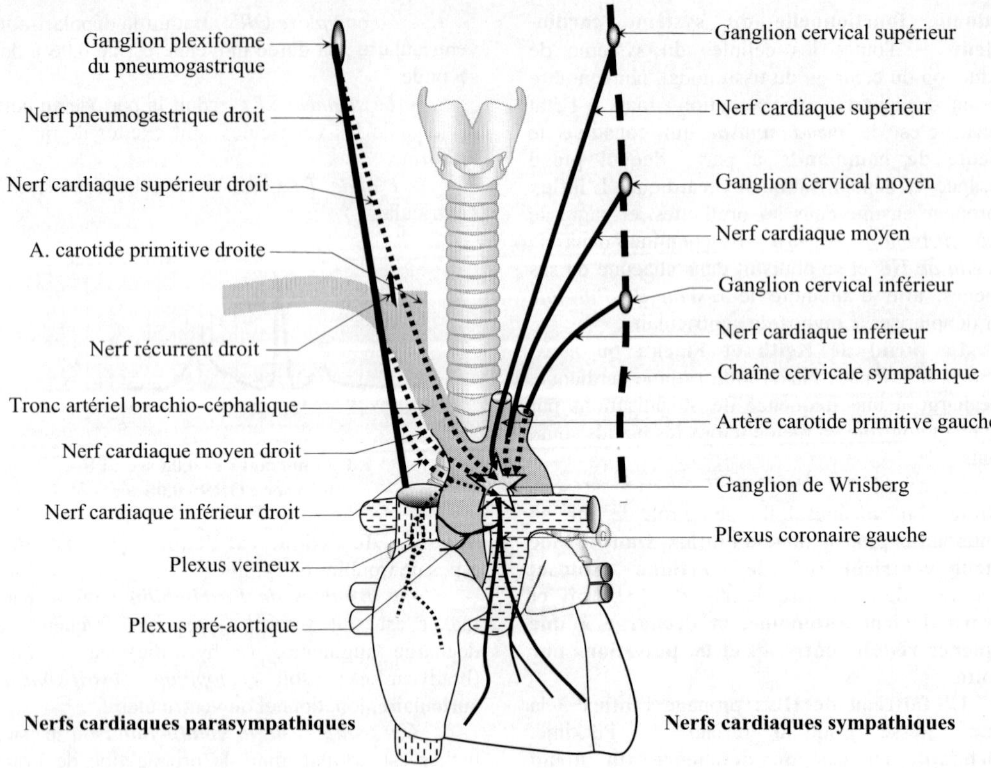

INNERVATION DU COEUR

L'activité électrique automatique du cœur est sous le contrôle du système nerveux organo-végétatif ; en effet, ce système possède deux contingents antagonistes permettant de réguler en toutes circonstances, les différents paramètres de l'activité cardiaque, particulièrement la fréquence et la contractilité cardiaques, afin de les adapter aux besoins du moment. On distingue ainsi :

- **le contingent sympathique :** qui augmente l'activité cardiaque, il est donc cardio-accélérateur ;
- **le contingent parasympathique :** ou vagal, qui ralentit l'activité cardiaque, il est donc cardio-modérateur.

Les nerfs cardiaques. – Le cœur est innervé de chaque côté par deux types de nerfs : les nerfs cardiaques sympathiques et les nerfs cardiaques parasympathiques. Tous ces nerfs parviennent au cœur où ils s'anastomosent entre eux pour former des plexus.

Les nerfs cardiaques sympathiques. – Ils sont constitués par les fibres post-ganglionnaires des ganglions de la chaîne sympathique cervicale. Il existe de chaque côté 3 nerfs cardiaques sympathiques : supérieur, moyen et inférieur.

- **Le nerf cardiaque supérieur** : provient du *ganglion cervical supérieur,* descend en arrière de l'artère carotide interne, puis de la carotide primitive, et se termine dans le thorax au niveau du *plexus sous-aortique ou ganglion de Wrisberg.*
- **Le nerf cardiaque moyen :** prend naissance du *ganglion cervical moyen*, et se termine dans le *ganglion de Wrisberg*.
- **Le nerf cardiaque inférieur :** naît du *ganglion cervical inférieur*, et se termine dans le *plexus sous-aortique.*

Les nerfs cardiaques parasympathiques. – Ils proviennent du nerf pneumogastrique, et sont au nombre de 3 de chaque côté :

- **le nerf cardiaque supérieur :** naît du pneumogastrique, au dessous du ganglion plexiforme, descend en avant de la carotide primitive, et se termine par des rameaux qui passent en avant de la crosse aortique ;
- **le nerf cardiaque moyen :** provient du nerf récurrent, et se termine dans les plexus artériels et veineux ;
- **le nerf cardiaque inférieur** : naît au dessous de l'anse du récurrent, et se termine dans le plexus sous-aortique et à la face postérieure des oreillettes.

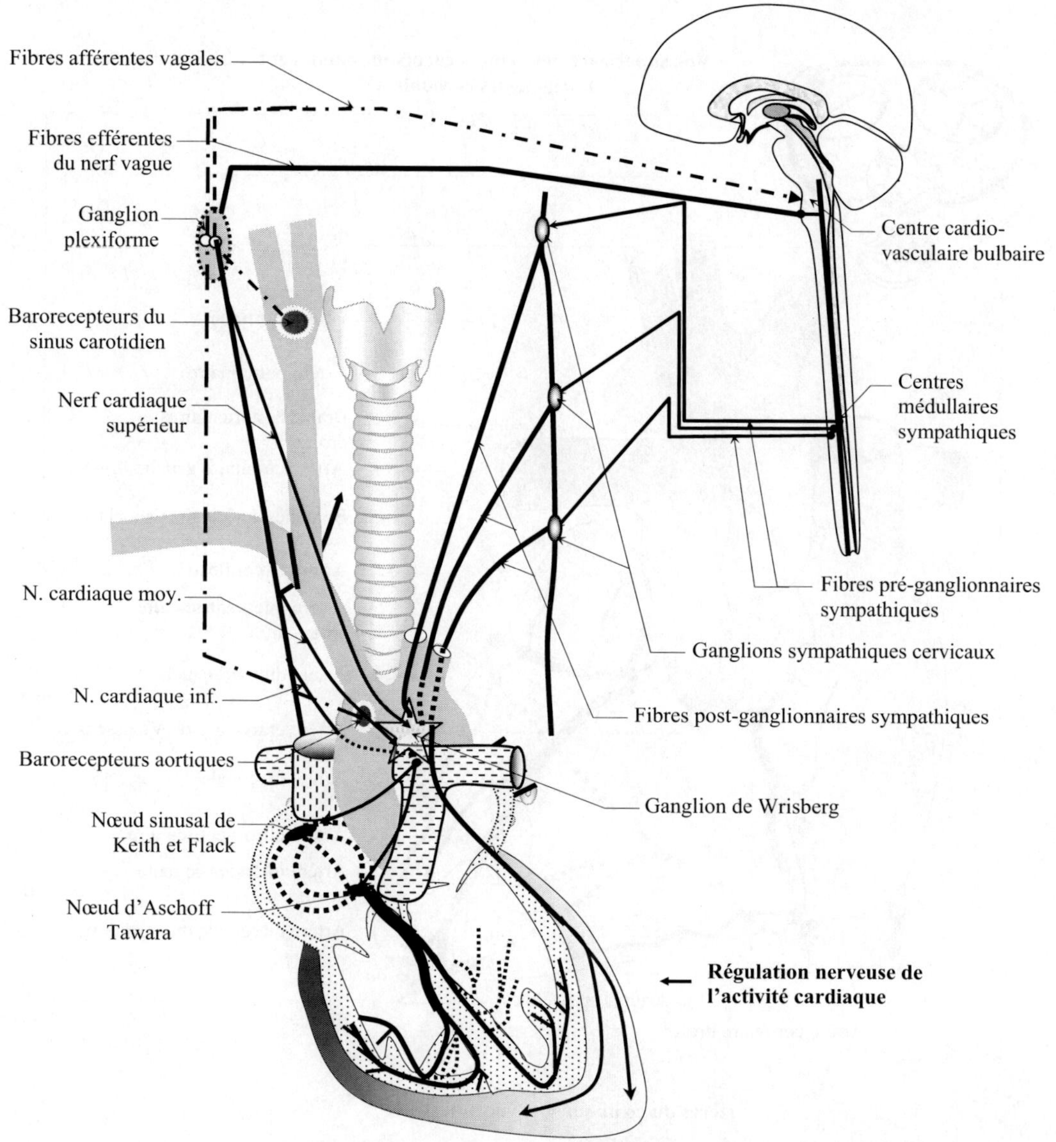

← **Régulation nerveuse de l'activité cardiaque**

REGULATION DE L'ACTIVITE CARDIAQUE

Les différents paramètres de l'activité cardiaque : la fréquence cardiaque et la contractilité cardiaque peuvent être modifiées par le système nerveux autonome, ces variations représentent un élément important pour l'adaptation au débit cardiaque.

DC (débit cardiaque) = **F** (fréquence) x **VES** (volume d'éjection systolique).

La fréquence cardiaque constitue l'élément principal de l'adaptation au débit cardiaque, elle est donc l'un des facteurs de régulation de la pression artérielle.

Régulation à court terme de la pression artérielle. – Il existe un système réflexe de barorecepteurs, qui régule instantanément la pression artérielle. Ces récepteurs sont situés dans les sinus carotidiens et dans la paroi de la crosse aortique. A partir de ces récepteurs, l'information est véhiculée par des fibres nerveuses qui cheminent dans le nerf vague et qui vont rejoindre les centres cardio-vasculaires bulbaires. Ainsi, toute variation de la pression artérielle s'accompagne d'une modification réflexe de la fréquence cardiaque : une augmentation de la pression entraîne une stimulation du tonus vagal parasympathique (bradycardie) ; une diminution de la pression artérielle provoque une inhibition du tonus parasympathique (tachycardie).

Vue supérieure des orifices cardiaques montrant l'origine des coronaires

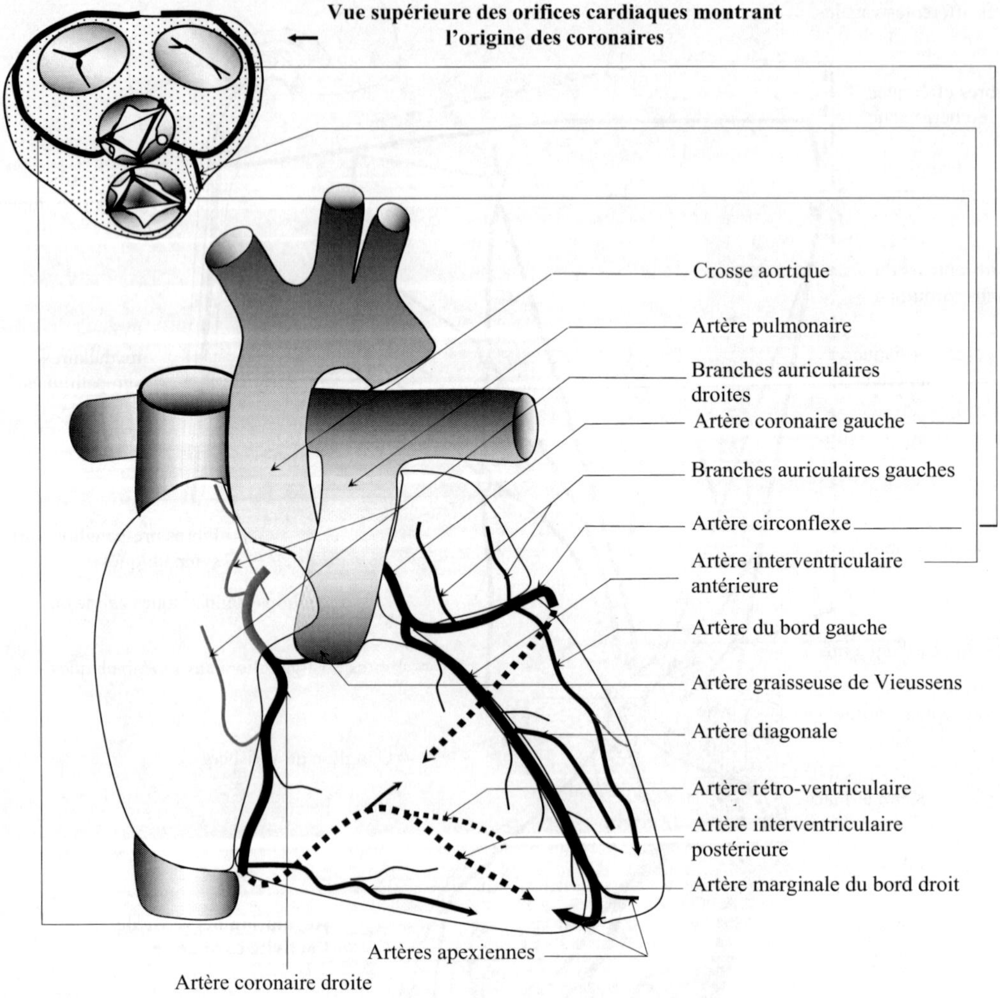

Artères du cœur sur une vue antérieure

VASCULARISATION DU CŒUR

Artères. – Le cœur est vascularisé par les deux *artères coronaires* droite et gauche, provenant de la crosse aortique. Elles donnent des branches qui, en s'anastomosant, forment une couronne autour du cœur, d'où leur nom.

Artère coronaire gauche. – Elle prend naissance au niveau d'une dilatation située à l'origine de la crosse aortique, appelée sinus de Valsalva, en regard de la valve antéro-gauche. Elle contourne en arrière et à gauche le tronc de l'artère pulmonaire, chemine sous l'auricule gauche et se termine au niveau du sillon auriculo-ventriculaire en deux branches : artère circonflexe et artère interventriculaire antérieure.

• **Artère circonflexe.** – Elle chemine dans le sillon auriculo-ventriculaire gauche, vers son extrémité postérieure où elle s'anastomose avec la coronaire droite.

Branches collatérales : elles irriguent le cœur gauche : Artères auriculaires gauches ; – Artère marginale du bord gauche.

• **Artère interventriculaire antérieure.** – Elle chemine dans le sillon interventriculaire antérieur jusqu'à la pointe du cœur où elle se recourbe en arrière pour se terminer par l'artère apexienne qui s'anastomose avec l'interventriculaire postérieure.

Branches collatérales. – Elles sont placées de chaque côté sur les 2 ventricules, ce sont : – les branches ventriculaires, parmi lesquelles, l'artère diagonale du ventricule gauche et l'artère apexienne antérieure ; – les branches septales, destinées au septum interventriculaire.

Artère coronaire droite. – Son diamètre est inférieur à celui de la coronaire gauche ; elle prend son origine du bord droit de l'aorte, au dessus de la valvule sigmoïde aortique. Elle longe le sillon auriculo-ventriculaire droit, puis le sillon interventriculaire postérieur jusqu'au niveau de la pointe.

Branches collatérales de la coronaire droite. – Les branches vasculaires : destinées pour l'aorte et l'artère pulmonaire, dont la plus volumineuse est l'artère graisseuse de Vieussens ; – les branches auriculaires : pour l'oreillette droite et l'auricule ; – les branches ventriculaires : antérieures pour le ventricule droit, dont la plus grosse est l'artère marginale du bord droit, et postérieures pour les deux ventricules, dont l'artère rétro-ventriculaire qui se distribue à la partie postérieure du ventricule gauche.

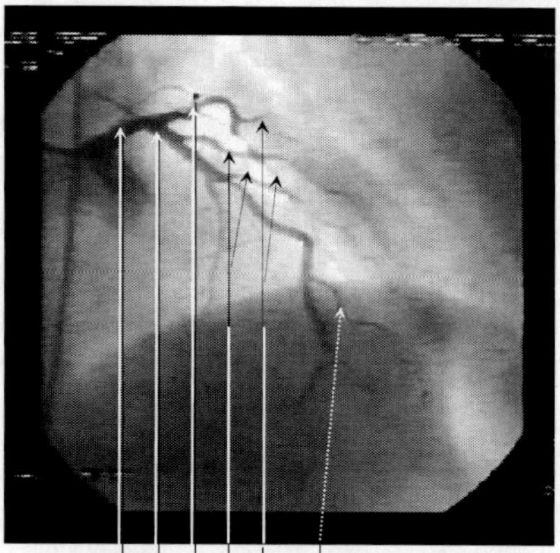

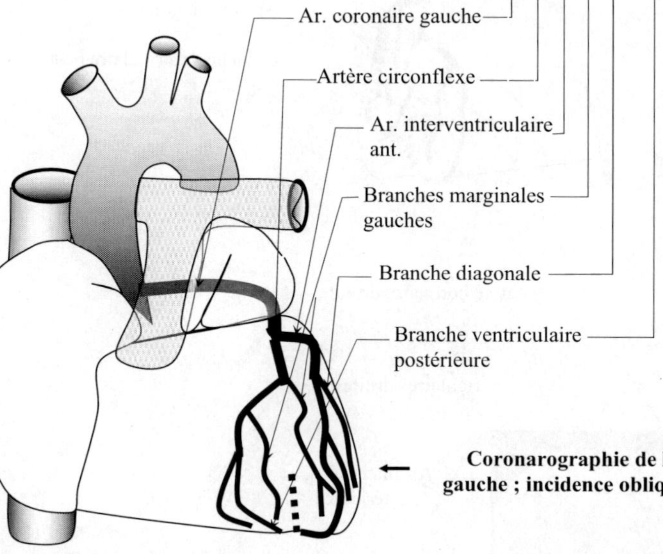

Coronarographie de l'artère coronaire gauche ; incidence oblique antérieure droite

APPLICATION PRATIQUE

• **La coronarographie** : est une radiographie des artères coronaires après leur opacification par un produit de contraste hydrosoluble. Actuellement, la technique utilisée consiste à injecter directement le produit iodé dans l'ostium de chaque artère coronaire, après cathétérisme rétrograde de celui-ci. La coronarographie permet de visualiser les obstructions des artères coronaires, pouvant être à l'origine d'un infarctus du myocarde, par privation en sang du muscle cardiaque.

• **Aspect radiographique des artères coronaires.**

L'artère coronaire gauche : est légèrement ascendante, décrivant une courbe à concavité inférieure.

L'artère coronaire droite : en oblique antérieure gauche, seul son segment vertical est bien visible ; – en oblique antérieure droite, elle décrit un trajet presque vertical dans sa partie moyenne ; puis, elle se coude à angle droit, et devient presque horizontale dans sa partie terminale.

L'artère interventriculaire antérieure : en oblique antérieure droite, elle décrit une courbe à concavité postérieure parallèle au contour du ventricule gauche ; – en oblique antérieure gauche, elle se dirige en bas et en avant, au milieu de la silhouette cardiaque.

L'artère circonflexe : en oblique antérieure gauche, elle décrit une courbe à concavité antérieure le long du bord postérieur de l'ombre cardiaque ; – en oblique antérieure droite, elle est verticale, en avant de la colonne dorsale.

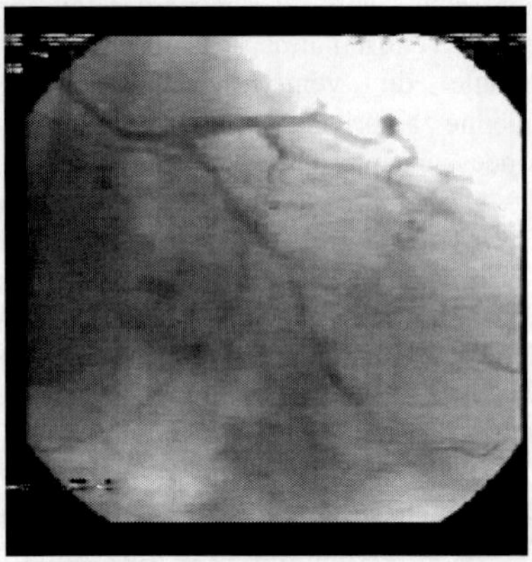

Aspect artériographique de l'artère coronaire gauche, incidence oblique antérieure gauche

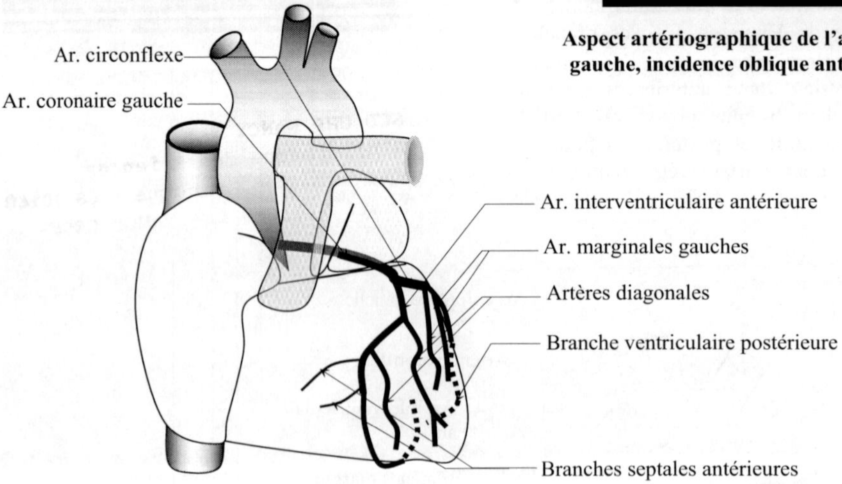

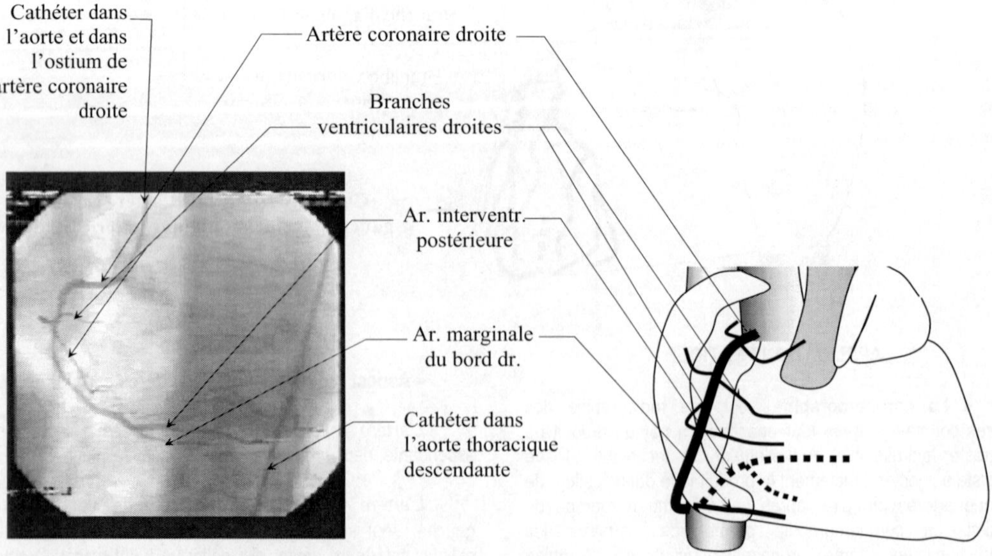

Aspect artériographique de l'artère coronaire droite ; incidence oblique antérieure gauche

Veines. – Les veines du cœur comprennent : les veines superficielles, dont le trajet est calqué sur celui des artères ; les veines profondes.

Veines superficielles. – Elles sont formées par la grande veine coronaire qui se prolonge par le sinus coronaire.

• ***La grande veine coronaire :*** appelée grande veine du cœur, naît de la pointe du cœur et suit le trajet de l'artère interventriculaire antérieure, avant de rejoindre l'artère circonflexe. Elle contourne le bord gauche du cœur, et se termine dans le sillon interventriculaire postérieur où elle se dilate pour former le *sinus coronaire.* Au cours de son trajet, elle reçoit la veine du *bord gauche* et des *rameaux auriculaires.*

Le sinus coronaire : représente le collecteur terminal, dilaté ; il chemine à la partie postérieure du sillon interauriculo-ventriculaire pour s'ouvrir par un orifice dans l'oreillette droite.

Les affluents du sinus coronaire sont : – La veine oblique de l'oreillette gauche ; – la veine coronaire droite ou petite veine coronaire ; – la veine postérieure du ventricule gauche ; – la veine interventriculaire postérieure.

Veines profondes. – Elles sont situées dans le myocarde.

• ***Les petites veines du cœur :*** ou petites veines antérieures, drainent la partie antéro-droite du ventricule droit, et s'ouvrent dans la paroi supérieure de l'oreillette droite par des petits orifices. La plus grosse d'entre elles est la veine de Gallien, satellite de l'artère du bord droit.

• ***Les veines de thébésius :*** sont des petites veines s'ouvrant par des petits orifices, dans les 4 cavités cardiaques.

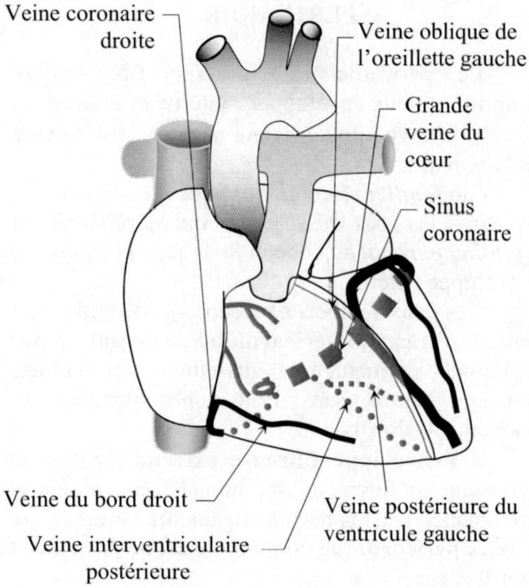

Veines du cœur sur une vue antérieure

Lymphatiques. – Les lymphatiques du cœur prennent naissance à partir de trois réseaux : *sous-endocardique*, *myocardique* et *sous-péricardique*. Ces trois réseaux vont rejoindre deux collecteurs principaux : gauche et droit.

• **Le collecteur gauche** : chemine dans le sillon interventriculaire antérieur, passe devant l'artère pulmonaire, avant de rejoindre les ganglions intertrachéo-bronchiques, puis la chaîne latéro-trachéale droite.

• **Le collecteur droit** : suit le sillon auriculo-ventriculaire droit, puis remonte en avant de l'aorte, avant de rejoindre le ganglion pré-carotidien de la chaîne médiastinale antérieure gauche.

En définitive, les lymphatiques gauches se drainent vers la *grande veine lymphatique,* alors que ceux de droite se jettent dans le *canal thoracique*

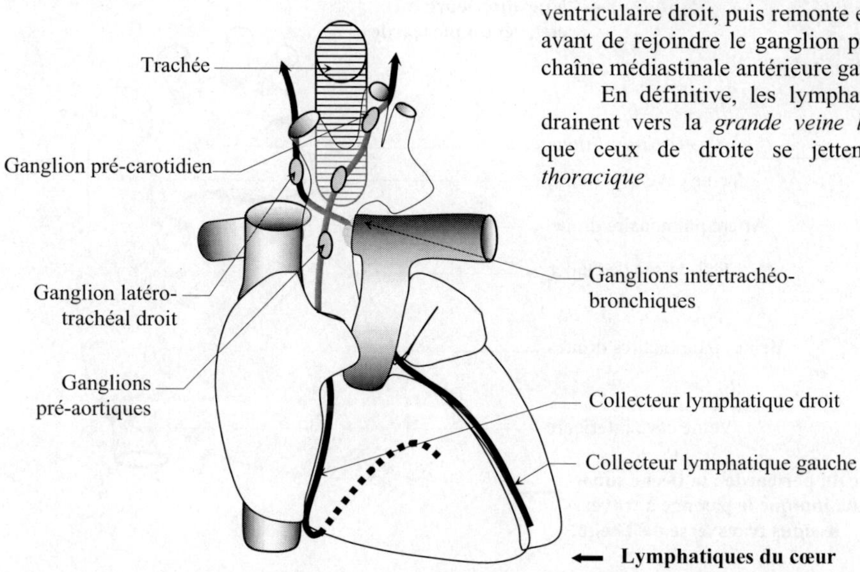

← **Lymphatiques du cœur**

PERICARDE

Le péricarde est un **sac fibro-séreux** composé de deux enveloppes : interne et externe.

• **L'enveloppe interne séreuse,** est formée de deux feuillets :

- un ***feuillet viscéral,*** appliqué directement sur le cœur et les gros vaisseaux, et qui se réfléchit sur le ***feuillet pariétal*** au contact de la face profonde de l'enveloppe externe.

Ces deux feuillets sont séparés par une cavité virtuelle : **la cavité péricardique** contenant un peu de liquide, permettant le glissement des feuillets l'un sur l'autre, sans frottements, pendant les mouvements du cœur.

• **l'enveloppe fibreuse externe**, épaisse et résistante, en forme de sac rattaché aux parois et aux organes voisins par des ligaments : c'est le **sac fibreux péricardique** dont le rôle est de protéger et fixer le cœur.

Le péricarde séreux. – Le feuillet viscéral ou épicarpe recouvre pratiquement tout le cœur sauf en certains endroits des oreillettes où il forme des méso. Les zones de réflexion du péricarde séreux se trouvent autour des vaisseaux.

En avant : la ligne de réflexion remonte sur 2 à 3 cm autour de l'aorte et de l'artère pulmonaire. –*En arrière* : le feuillet viscéral recouvre l'oreillette gauche, en passant entre les veines pulmonaires droites et gauches, puis se réfléchit sur le feuillet pariétal, constituant ainsi un cul-de-sac appelé **cul-de-sac de Haller**, en rapport direct avec **l'œsophage thoracique.**

En outre, la cavité péricardique contient un autre sinus appelé **sinus transverse de Theile**, en forme de tunnel semi-circulaire. Ce sinus est limité : – *en avant :* par l'aorte et l'artère pulmonaire ; – *en arrière :* par la veine cave supérieure ; – *en bas :* par l'oreillette gauche formant le plancher ; – *en haut :* par l'artère pulmonaire droite formant le toit.

Ce tunnel s'ouvre par deux orifices droit et gauche, de telle sorte qu'on peut y introduire le doigt de gauche à droite en passant en arrière de l'aorte et de l'artère pulmonaire, et le ressortir en avant de la veine cave supérieure.

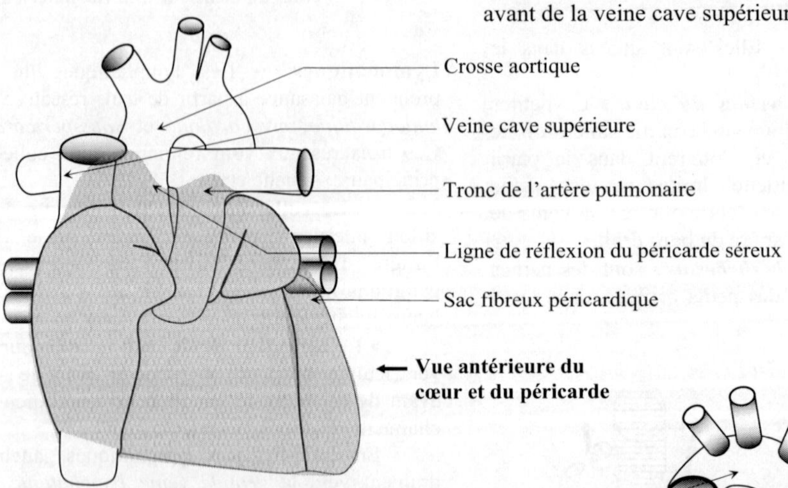

← Vue antérieure du cœur et du péricarde

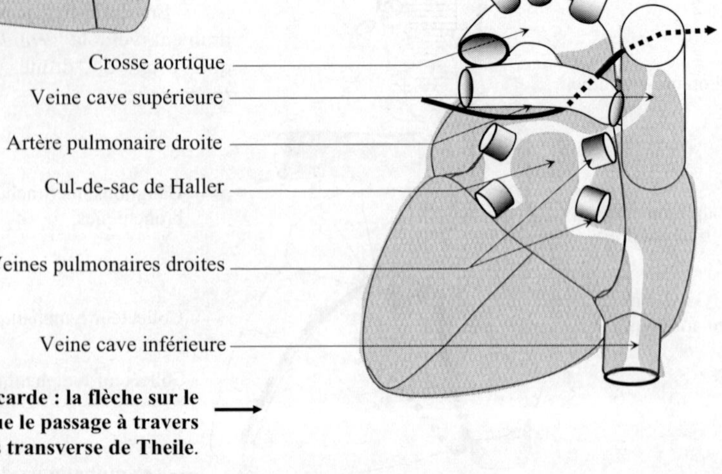

Vue postérieure du péricarde : la flèche sur le schéma, indique le passage à travers le sinus transverse de Theile. →

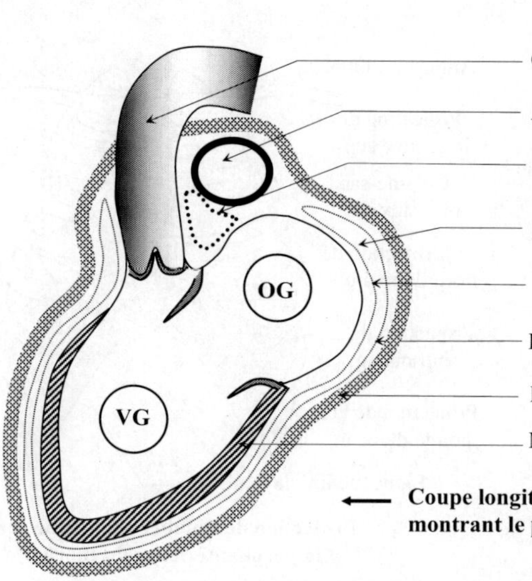

Coupe longitudinale du cœur montrant le péricarde

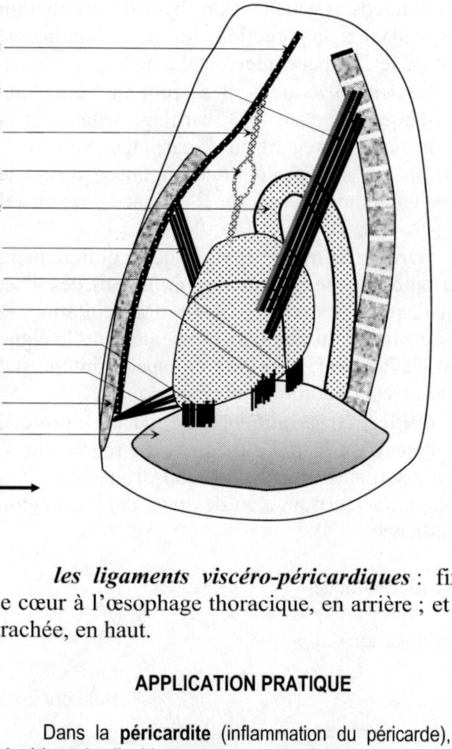

Ligaments péricardiques

Ce sinus s'explique embryologiquement par la plicature du tube cardiaque primitif.

Le péricarde fibreux. – Le péricarde fibreux est un véritable **sac fibreux**, résistant, recouvrant tout le cœur, et traversé par les gros vaisseaux ; il est rattaché aux parois et organes voisins par des **ligaments**, c'est ainsi qu'on distingue :

les ligaments phrénico-péricardiques : rattachant le cœur au diaphragme ;

les ligaments sterno-péricardiques : rattachant le cœur à la face postérieure du sternum et des cartilages costaux ;

les ligaments vertébro-péricardiques : rattachant le cœur aux corps vertébraux ;

les ligaments cervico-péricardiques : constitué par la lame péricardique qui se détache de la gaine viscérale de la glande thyroïde, et qui se termine en avant du cœur.

les ligaments viscéro-péricardiques : fixant le cœur à l'œsophage thoracique, en arrière ; et à la trachée, en haut.

APPLICATION PRATIQUE

Dans la **péricardite** (inflammation du péricarde), une sécrétion de liquide entraîne une dilatation de la cavité péricardique ; cette péricardite peut se traduire par les signes suivants.

Une **dysphagie** (gêne à la déglutition) à cause de la compression de l'œsophage par le cul-de-sac de Haller dilaté ; l'auscultation permet de retrouver un assourdissement des bruits du cœur, associé à un **frottement péricardique**.

Radiologiquement, on constate une **cardiomégalie** avec effacement des arcs donnant l'image de **cœur en goutte**.

La **tamponnade** constitue une compression aiguë du cœur ; elle entraîne une baisse brutale de la TA, nécessitant une ponction péricardique d'urgence, que l'on pratique juste au dessous de l'appendice xiphoïde.

PROJECTION DU CŒUR SUR LA PAROI THORACIQUE ANTERIEURE

Aire cardiaque. – La surface du cœur se projette superficiellement sur la région précordiale. Elle est de forme quadrilatère, et présente 4 bords. – Le *bord supérieur,* joint les 2e espaces intercostaux, débordant en dehors les bords du sternum, sur 15 mm. – Le *bord inférieur,* oblique en bas et à gauche, joignant le 6e cartilage costal droit au 5e espace intercostal gauche sur la ligne médio-claviculaire. – Le *bord droit* est vertical, et placé à 15 mm en dehors du bord droit du sternum. – Le *bord gauche* est oblique en bas et à gauche, et descend jusqu'au 5e espace intercostal gauche.

Projection des orifices cardiaques.

Orifice pulmonaire. – Il est placé selon une surface elliptique horizontale, au niveau du 3e espace intercostal gauche. Son foyer d'auscultation correspondant à la direction du flux sanguin, est situé dans le 2e espace intercostal gauche.

Orifice aortique. – Il se projette selon une ligne oblique, joignant le 3e cartilage gauche et la ligne médiane en regard du 4e cartilage. Son foyer d'auscultation se situe à l'endroit où se dirige le flux sanguin, au niveau du 2e espace intercostal droit.

Orifice mitral. – Il se projette obliquement sur le bord gauche du sternum, en regard des 4e et 5e cartilages costaux. Son foyer d'auscultation se situe au niveau du point de croisement de la ligne médio-claviculaire avec le 5e espace intercostal gauche : c'est l'endroit du *choc de pointe.*

Orifice tricuspidien. – Il se projette obliquement, de la ligne médiane en regard du 4e espace jusqu'au 6e cartilage costal droit. Son foyer d'auscultation se trouve en dessous, dans la région xiphoïdienne.

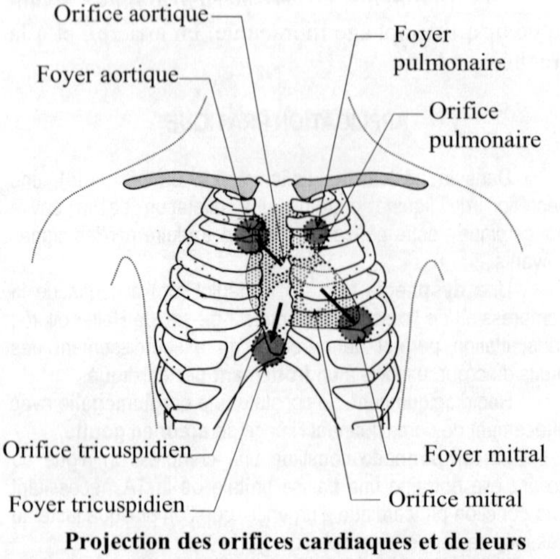

Projection des orifices cardiaques et de leurs foyers d'auscultation sur la paroi thoracique

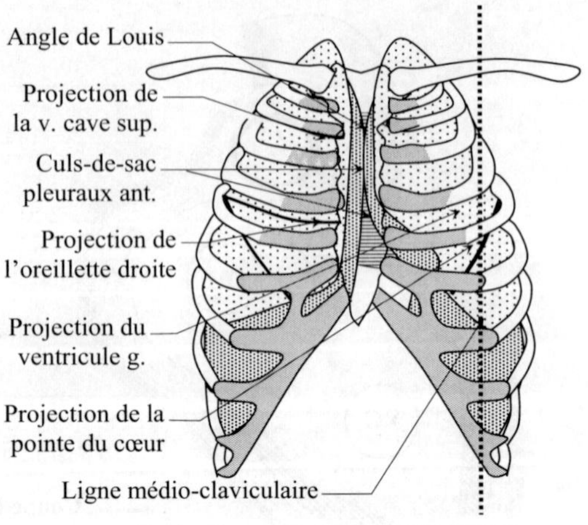

Projection de l'ombre cardiaque sur la paroi antérieure du thorax

APPLICATION PRATIQUE

• La connaissance de la projection de l'ombre cardiaque présente un intérêt certain, notamment dans : la pose d'un drain péricardique par voie sous-endocardique, lors d'un épanchement péricardique ; l'administration en urgence de médicaments par voie intracardiaque.

• La connaissance de la projection des orifices du cœur sur le thorax permet : d'identifier des éventuelles calcifications valvulaires ; et de repérer le siège des prothèses valvulaires sur un cliché radiologique. La connaissance de la projection des foyers sthétacoustiques permet de reconnaître les souffles pathologiques entendus à l'auscultation, et d'établir la relation avec les valves malades.

EXPLORATIONS RADIOLOGIQUES DU CŒUR

L'exploration radiologique du cœur, la plus couramment utilisée, est la radiographie simple de face ou *téléthorax.* Elle permet de donner des renseignements très précieux concernant la taille et la forme du cœur, et des gros vaisseaux.

Diamètres du cœur. – On peut apprécier l'état du cœur en fonction de son volume, ceci peut être évalué en mesurant les différents diamètres du cœur sur une radiographie du thorax de face (**théléthorax**). En pratique, on utilise les diamètres suivants :

Diamètre maximal du cœur = **ØC** = **D**iamètre transversal droit (C1) + Diamètre transversal gauche (C2). C1 et C2 se mesurent à partir de la ligne médiane jusqu'au point le plus saillant des rebords droit et gauche.

- On peut estimer relativement l'augmentation du volume du cœur en comparant son diamètre maximal à celui du **diamètre thoracique (∅ T).**

∅ T = T1 + T2.

L'indice cardio-thoracique (ICT) = **∅C / ∅T.** Il Permet d'apprécier avec précision l'augmentation du volume cardiaque, à l'état normal ce rapport est < ou = **0,55.**

APPLICATION PRATIQUE

Le diamètre transversal du cœur peut être augmenté lors d'une hypertrophie de la paroi du ventricule gauche, et ceci à cause du travail supplémentaire qu'il fournit en luttant contre un obstacle en aval (rétrécissement aortique par exemple). Dans ce cas, l'indice cardio-thoracique est supérieur à 0,55. L'arc inférieur gauche devient alors saillant et allongé, et le choc de pointe se déplace au niveau du 6e espace intercostal, en dehors de la ligne médio-claviculaire.

A **l'électrocardiogramme,** on note une augmentation de l'amplitude de l'onde R du complexe QRS, car l'onde R parcourt une paroi épaisse.

Contours radiologiques du cœur. – Les limites ou *contours* du cœur peuvent être mis en évidence sur une *radiographie standard de face du thorax* ; ceci est possible car l'ombre du cœur et de ses gros vaisseaux, apparaît **opaque** par absorption des rayons X. De part et d'autre du cœur, on distingue nettement les deux poumons dont la silhouette est claire grâce à la présence d'air.

En effet, nous pouvons distinguer sur un **cliché d'une radiographie de face**, deux contours droit et gauche comportant chacun différents arcs.

• **Le contour droit** comporte 2 arcs :

L'arc supérieur droit, vertical et rectiligne, correspondant au tronc veineux brachio-céphalique droit et à la veine cave supérieure.

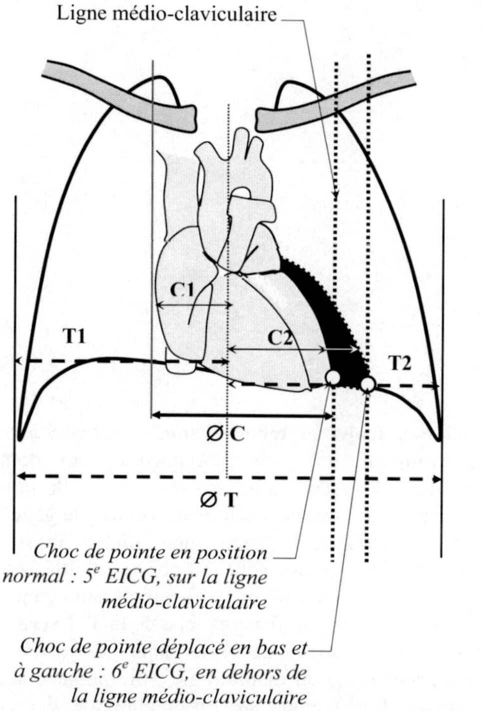

Diamètres normaux du cœur en gris ; en noir hypertrophie du ventricule gauche

L'arc inférieur droit, légèrement convexe, correspondant à l'oreillette droite et à la veine cave inférieure en état inspiratoire du sujet.

• **Le contour gauche** comporte 3 arcs :

L'arc supérieur gauche, convexe, correspondant à l'artère sous-clavière gauche et à la crosse aortique.

L'arc moyen gauche, convexe, correspondant à l'artère pulmonaire et à l'auricule gauche.

L'arc inférieur gauche, convexe et oblique en bas et à gauche, correspondant au ventricule gauche.

Contours du cœur et des gros vaisseaux sur une radiographie thoracique de face →

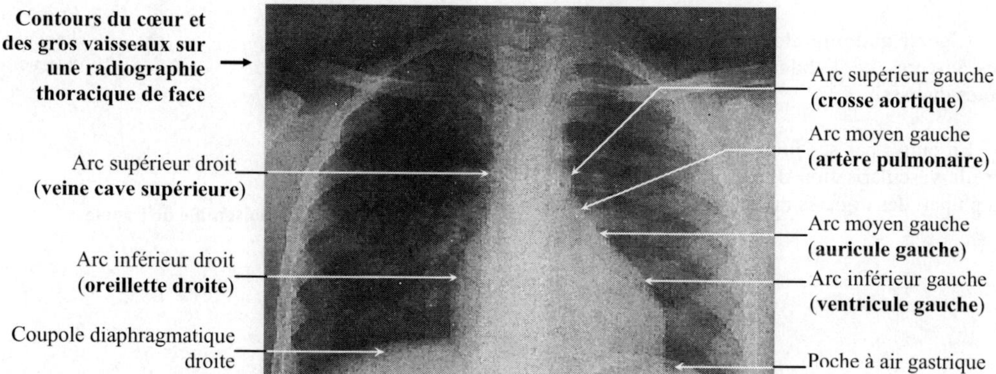

AORTE

Origine, trajet et terminaison. – L'aorte est la plus grosse artère de l'organisme, qui donne naissance à toutes les artères du corps. Elle prend naissance de l'orifice aortique du ventricule gauche, dans le médiastin antérieur, puis elle se dirige en haut en décrivant une courbe à concavité inférieure, qui passe au dessus du pédicule pulmonaire gauche. Arrivé au niveau du flanc gauche de la 4ème vertèbre thoracique, l'aorte descend dans le médiastin postérieur jusqu'au diaphragme. Elle passe ensuite à travers l'orifice aortique du diaphragme, descend dans l'abdomen en avant du rachis, et se termine à hauteur de la 4ème vertèbre lombaire, où elle donne ses branches terminales : les deux artères iliaques primitives droite et gauche, et l'artère sacrée moyenne. On distingue ainsi, 3 segments de l'aorte : la crosse aortique ; l'aorte thoracique descendante, et l'aorte abdominale.

La crosse aortique. – Elle s'étend du ventricule gauche au flanc gauche de T4. Elle donne des branches à destinée brachio-céphalique ; elle vascularise donc : les deux membres supérieurs, le cou et la tête.

L'aorte thoracique descendante. – Elle est destinée à la vascularisation : des parois du thorax, et des organes thoraciques.

L'aorte abdominale. – Elle irrigue les parois et les viscères de l'abdomen, ainsi que certains viscères du bassin.

En outre, par ses branches terminales l'aorte assure la vascularisation des membres inférieurs et de la plupart des organes du bassin.

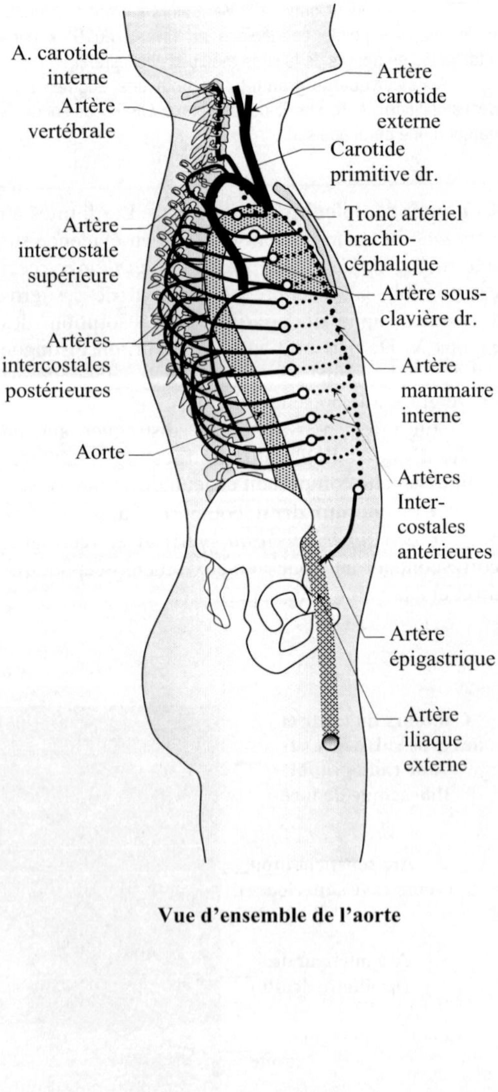

Vue d'ensemble de l'aorte

CROSSE DE L'AORTE

Rapports. – La crosse de l'aorte constitue le premier segment de l'aorte faisant suite à l'orifice artériel du ventricule gauche, et qui se termine au flanc gauche de T4. Elle comprend deux parties :

Une partie ascendante : superficielle, oblique en haut, en avant et à droite, et qui devient verticale jusqu'à hauteur de la première articulation chondro-sternale gauche. Son extrémité inférieure est marquée par 3 dilatations situées en regard des valves sigmoïdes aortiques ; ce sont les *sinus de Valsalva.* En outre, la crosse aortique présente une autre dilatation chez le sujet âgé, appelée *grand sinus de l'aorte.*

Une partie horizontale : qui faisant suite à la partie ascendante, qui se courbe et se dirige obliquement en arrière et à gauche jusqu'au flanc gauche de T4. Dans son trajet, l'aorte présente une concavité qui regarde en arrière et à droite, répondant à la saillie de la trachée et de l'œsophage.

Rapports de la partie ascendante. – Elle est entourée avec l'artère pulmonaire, par la gaine séreuse du péricarde ; l'artère pulmonaire est située en avant puis à gauche de l'aorte. – En arrière, se trouve le sinus transverse de Theile, qui sépare l'aorte et l'artère pulmonaire d'une part, des oreillettes et des auricules d'autre part. – Au dessus du sinus transverse, l'aorte est en rapport avec : à droite, la veine cave supérieure ; en arrière, l'artère pulmonaire droite. – En avant, la crosse de l'aorte entre en rapport, par l'intermédiaire du péricarde avec : en avant, le thymus ou son reliquat graisseux ; latéralement, les plèvres et les poumons. – Sa projection sur le sternum est la suivante : sa face gauche est en regard du bord gauche du sternum ; sa face droite ne dépasse pas le bord droit ; son extrémité supérieure se situe à hauteur de la 1ère articulation chondro-sternale gauche.

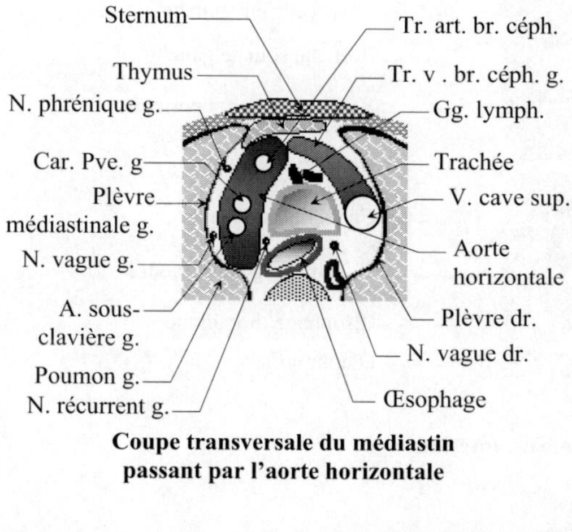

Coupe transversale du médiastin passant par l'aorte horizontale

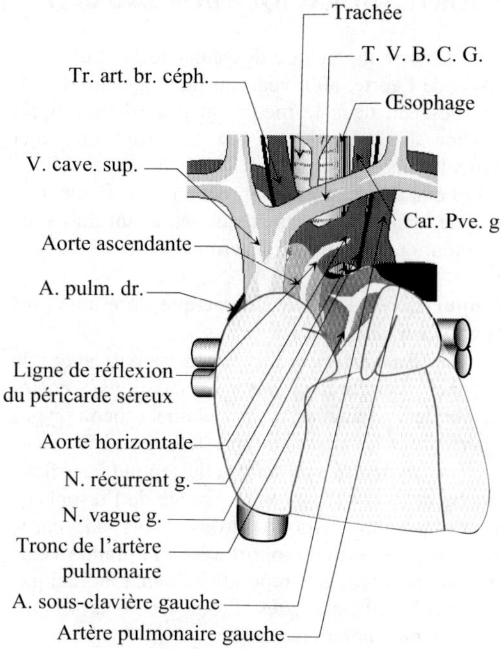

Rapports de la crosse aortique, vue antérieure

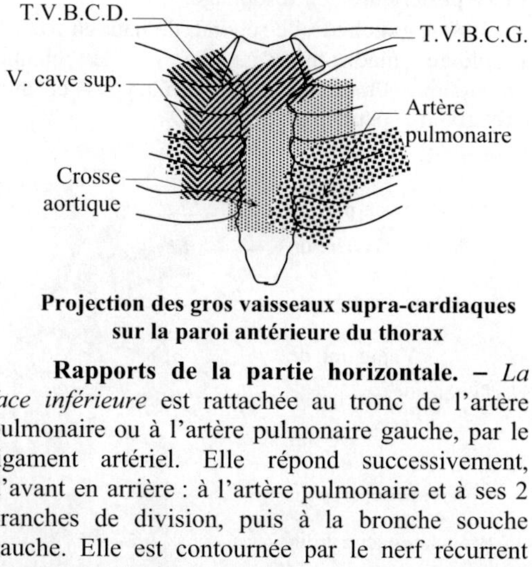

Projection des gros vaisseaux supra-cardiaques sur la paroi antérieure du thorax

Rapports de la partie horizontale. – *La face inférieure* est rattachée au tronc de l'artère pulmonaire ou à l'artère pulmonaire gauche, par le ligament artériel. Elle répond successivement, d'avant en arrière : à l'artère pulmonaire et à ses 2 branches de division, puis à la bronche souche gauche. Elle est contournée par le nerf récurrent gauche. – *La face supérieure* donne naissance, d'avant en arrière : au tronc artériel brachio-céphalique, à l 'artère carotide primitive gauche et à l'artère sous-clavière gauche. – *La face antéro-gauche* répond au nerf vague et aux nerfs du plexus cardiaque antérieur ; plus loin, au nerf phrénique gauche. La plèvre gauche recouvre cette face, dont elle est séparée par les ganglions de la chaîne médiastinale antérieure gauche. *La face postéro-droite* répond, d'avant en arrière : à la trachée, au nerf récurrent gauche, à l'œsophage et au canal thoracique.

AORTE THORACIQUE DESCENDANTE

L'aorte thoracique descendante fait suite à la crosse de l'aorte, au niveau du flanc gauche de T4, puis descend dans le médiastin postérieur jusqu'à l'orifice diaphragmatique, en décrivant un trajet vertical dans l'ensemble. Elle est d'abord oblique en bas et à droite, puis s'approche graduellement de la ligne médiane, pour se placer en avant du rachis à hauteur de T12 où elle se termine.

Rapports. – L'aorte thoracique présente les rapports suivants :

- **En arrière :** elle est en rapport avec : la colonne vertébrale, les articulations costo-vertébrales gauches, la veine hémiazygos supérieure et les artères intercostales postérieures.
- **A droite :** en haut, elle répond : au flanc gauche de T4 et T5, au bord gauche de l'œsophage et au pneumogastrique droit. Dans la partie moyenne, elle est en rapport avec : la grande veine azygos ; plus bas, elle répond : au canal thoracique, aux nerfs splanchniques droits et à la chaîne sympathique thoracique droite.
- **En avant :** dans la partie supérieure elle répond : au pédicule pulmonaire gauche et au nerf récurrent gauche ; plus bas, elle est en rapport avec la face postérieure de l'œsophage.
- **A gauche :** elle répond, de haut en bas : à la plèvre médiastine gauche, à la chaîne sympathique thoracique, à l'hémiazygos et aux nerfs grand et petit splanchniques.

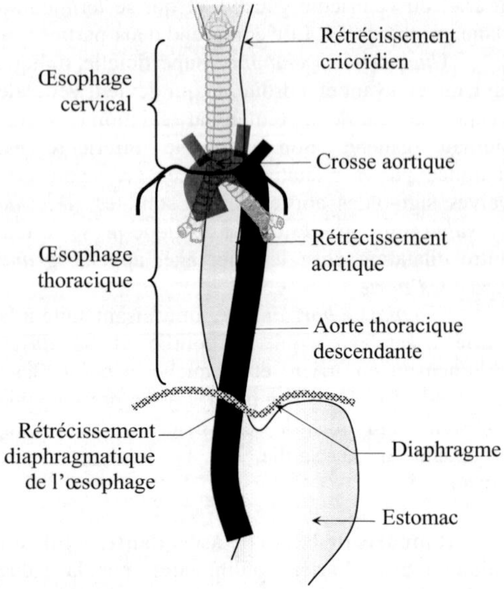

Vue d'ensemble de l'aorte

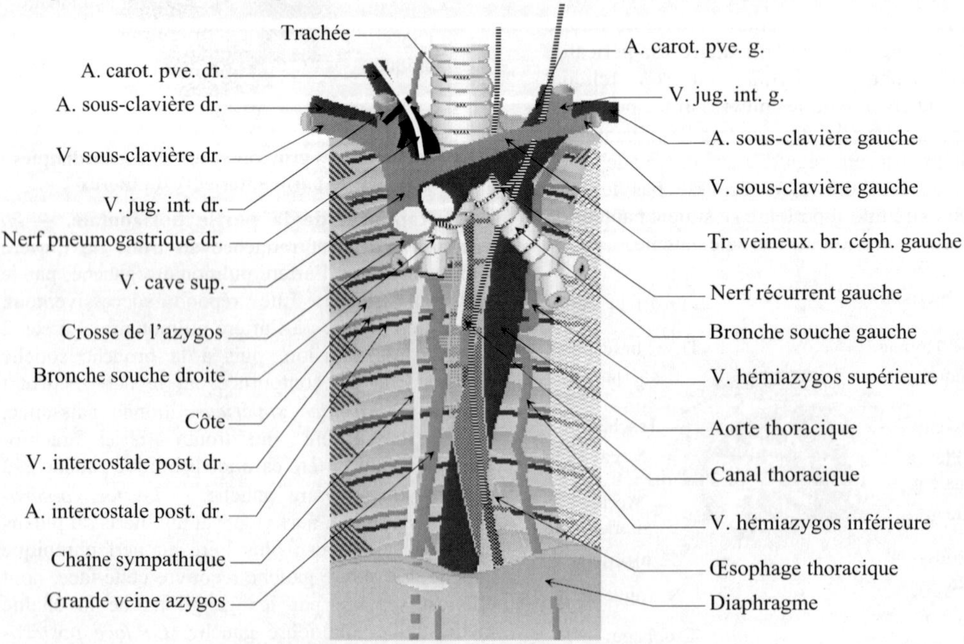

Rapports de l'aorte thoracique, vue antérieure

AORTE ABDOMINALE

L'aorte abdominale débute au niveau de la traversée de l'orifice aortique du diaphragme ; à ce niveau, elle est accompagnée par le canal thoracique et la racine interne de la grande veine azygos. Elle descend verticalement dans l'abdomen, un peu à gauche de la ligne médiane, plaquée contre la paroi postérieure ; elle se termine à hauteur de la 4ème vertèbre lombaire, en donnant ses branches terminales.

Rapports. – Dans l'abdomen, elle répond : *en avant,* à l'arrière cavité des épiploons, au pancréas, au 3e duodénum et aux anses grêles ; – *en arrière,* à la colonne lombaire et au canal thoracique ; – *à droite,* au foie et à la veine cave inférieure ; – *à gauche,* à la capsule surrénale gauche et au rein gauche.

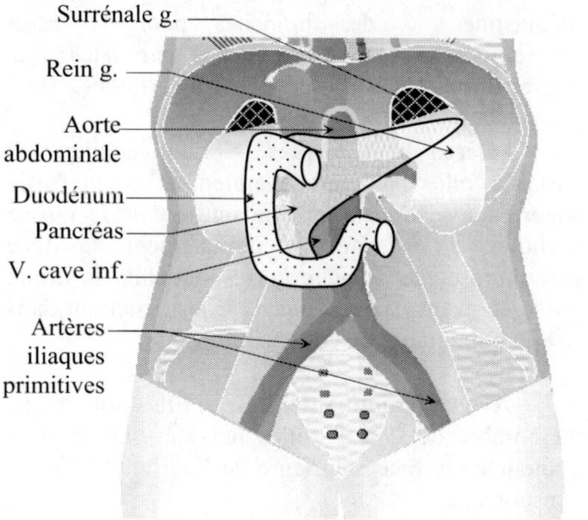

Rapports de l'aorte abdominale, vue antérieure

BRANCHES DE L'AORTE

Branches de la crosse aortique.

Les artères coronaires. – Elles naissent de la partie initiale de la crosse aortique, au dessus de la valvule sigmoïde aortique. Elles sont destinées à l'irrigation du cœur.

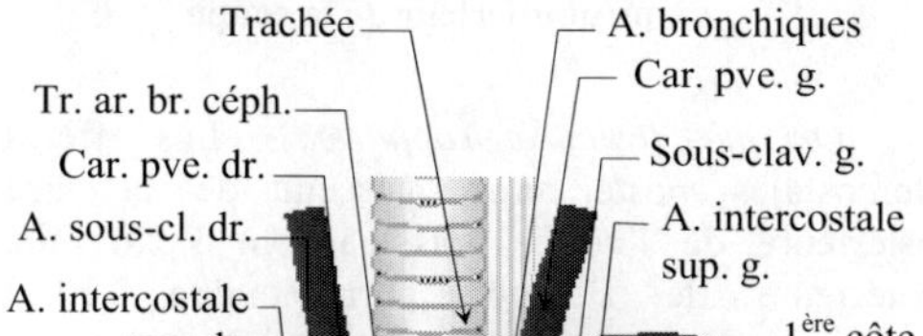

Branches de la crosse aortique et de l'aorte descendante, vue antérieure

Tronc artériel brachio-céphalique. – Il prend naissance de la crosse aortique, à l'union de la partie ascendante et de la partie horizontale. Il monte obliquement en haut, et un peu en arrière ; il se termine en arrière de l'articulation sterno-claviculaire droite, en donnant deux branches terminales : la carotide primitive droite et la sous-clavière droite.

Carotide primitive gauche. – Elle prend naissance de la face convexe de la partie horizontale de la crosse aortique, en arrière et à gauche du tronc brachio-céphalique. Elle se dirige obliquement en haut, en dehors et légèrement en avant, vers la base du cou.

Artère sous-clavière gauche. – Elle prend son origine de la crosse aortique, en arrière de la carotide primitive gauche. Elle se dirige presque verticalement, un peu oblique en dehors et en avant, et gagne la base du cou.

Artère thyroïdienne inférieure de Neubauer. – C'est une artère supplémentaire, anormale, qui naît de la crosse aortique, entre le tronc artériel brachio-céphalique et la carotide primitive gauche. Elle monte en avant de la trachée, et se termine au niveau de l'isthme thyroïdien.

Branches de l'aorte thoracique descendante. – L'aorte thoracique fournit des branches pour les organes thoraciques, ce sont les branches viscérales : bronchiques, œsophagiennes et médiastines ; - des branches pour la paroi thoracique, ce sont les branches pariétales : les artères intercostales postérieures ou aortiques.

Artères bronchiques. – Leur nombre est variable, elles naissent généralement de la partie supérieure de l'aorte descendante ou de la crosse aortique. Elles gagnent obliquement la face antérieure de la bronche correspondante, la droite passe en avant de l'œsophage. Elles pénètrent dans le hile pulmonaire où elles se ramifient.

Artères œsophagiennes. – Elles sont fines, au nombre de 2 à 4 ; elles naissent sur toute la hauteur de la face antérieure de l'aorte, et gagnent l'œsophage.

Artères médiastines. – Ce sont des petites artérioles qui naissent de la face antérieure de l'aorte ; elles se distribuent à la plèvre, au péricarde et aux ganglions.

Artères intercostales postérieures. – Elles sont au nombre de douze, destinées aux espaces intercostaux correspondants ; les 3 premiers espaces reçoivent leurs artères de l'intercostale supérieure, branche de la sous-clavière.

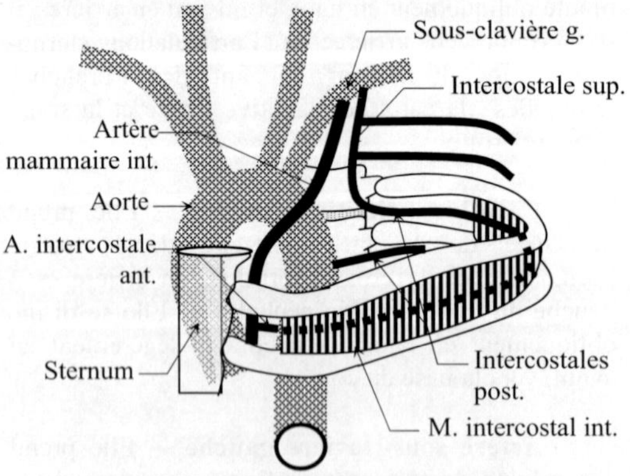

Anastomoses des artères intercostales antérieures et postérieures

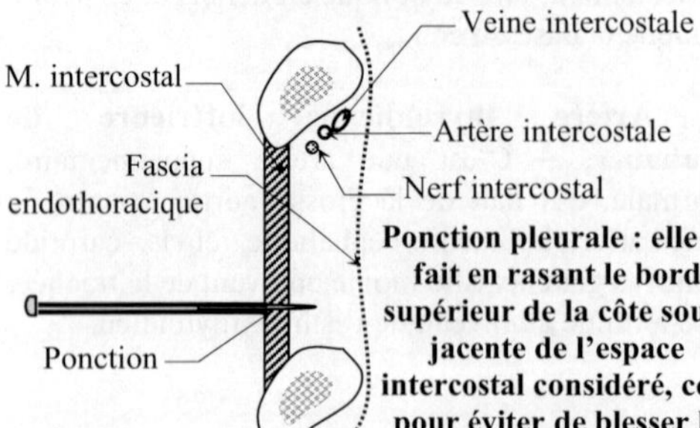

Ponction pleurale : elle se fait en rasant le bord supérieur de la côte sous-jacente de l'espace intercostal considéré, ceci pour éviter de blesser le pédicule vasculo-nerveux

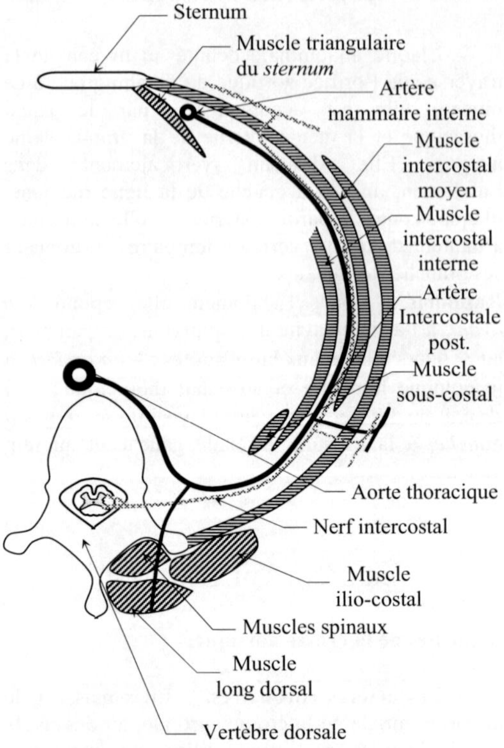

Coupe transversale de l'espace intercostal : segment inférieur de la coupe

Origine, trajet et rapports. – Les artères intercostales postérieures naissent de la face postérieure de l'aorte, puis gagnent l'extrémité postérieure de l'espace correspondant. Elles cheminent en avant des corps vertébraux et en arrière du sympathique ; les premières artères intercostales droites passent en arrière de l'œsophage, du canal thoracique et de la grande veine azygos. En arrivant à l'extrémité postérieure de l'espace intercostal, chaque artère intercostale se divise en deux branches : la branche dorso-spinale et l'intercostale proprement dite.

- *La branche dorso-spinale* donne : un rameau spinal destiné aux vertèbres et au contenu du canal rachidien ; - un rameau dorsal destiné aux muscles et aux téguments du dos.

- *L'intercostale proprement dite :* chemine sous le fascia endothoracique, au dessous du bord inférieur de la côte sus-jacente. La veine intercostale est au dessus de l'artère, et le nerf intercostal est au dessous. L'artère s'engage ensuite entre les muscles intercostal interne et externe, puis entre l'intercostal interne et le moyen. Arrivé à l'extrémité antérieure de l'espace intercostal, l'intercostale postérieure s'anastomose avec les intercostales antérieures provenant de la mammaire interne ou de sa branche musculo-phrénique.

Branches de l'aorte abdominale. – L'aorte abdominale fournit des branches pariétales pour les parois de l'abdomen, et des branches viscérales pour les organes de l'abdomen et certains organes du bassin.

Branches pariétales. – Elles ont comme leurs homologues intercostales, une disposition segmentaire.

• **Artères diaphragmatiques inférieures :** au nombre de 2, une droite et une gauche, elles naissent de la face antérieure de l'aorte à son entrée dans l'abdomen, à hauteur de T12. Elles donnent les artères *surrénales* ou *capsulaires supérieures*, puis se ramifient sur la face inférieure du diaphragme. Leurs ramifications donnent quelques rameaux œsophagiens, puis réalisent des anastomoses entre les deux côtés, et avec les artères intercostales.

• **Artères lombaires :** elles sont au nombre de 5 de chaque côté, dont les 4 premières se détachent de la face postérieure de l'aorte abdominale, et la 5ème naît de l'artère sacrée moyenne. Elles se dirigent en dehors, en passant en arrière de la chaîne sympathique abdominale. Chacune d'elle chemine ensuite dans la gouttière latérale de la vertèbre correspondante, jusqu'au niveau du trou de conjugaison où elle se divise en 2 branches terminales : l'une antérieure ou abdominale, l'autre postérieure ou dorso-spinale.

La branche dorso-spinale, comme celle de l'intercostale, fournit : un rameau spinal pour la vertèbre et le contenu du canal rachidien ; un rameau dorsal pour les muscles et les téguments de la paroi lombaire.

La branche antérieure ou *abdominale,* se porte en dehors et donne des ramifications pour la paroi latérale de la région abdominale. Ces ramifications réalisent des anastomoses de chaque côté de la paroi abdominale, avec : les artères circonflexes iliaques superficielle et profonde, épigastrique, sous-cutanée abdominale, mammaire interne, intercostale aortique, et ilio-lombaire.

Branches viscérales. – On distingue des branches impaires et médianes, et des branches paires et latérales.

Les branches impaires naissent de la face antérieure de l'aorte abdominale, et cheminent à l'intérieur des méso qui fixent les organes correspondants à la paroi postérieure de l'abdomen. Ces branches, au nombre de 3, ce sont les artères digestives suivantes : le tronc cœliaque, l'artère mésentérique supérieure, et l'artère mésentérique inférieure.

Les branches latérales ou paires, ce sont : les artères rénales et gonadiques.

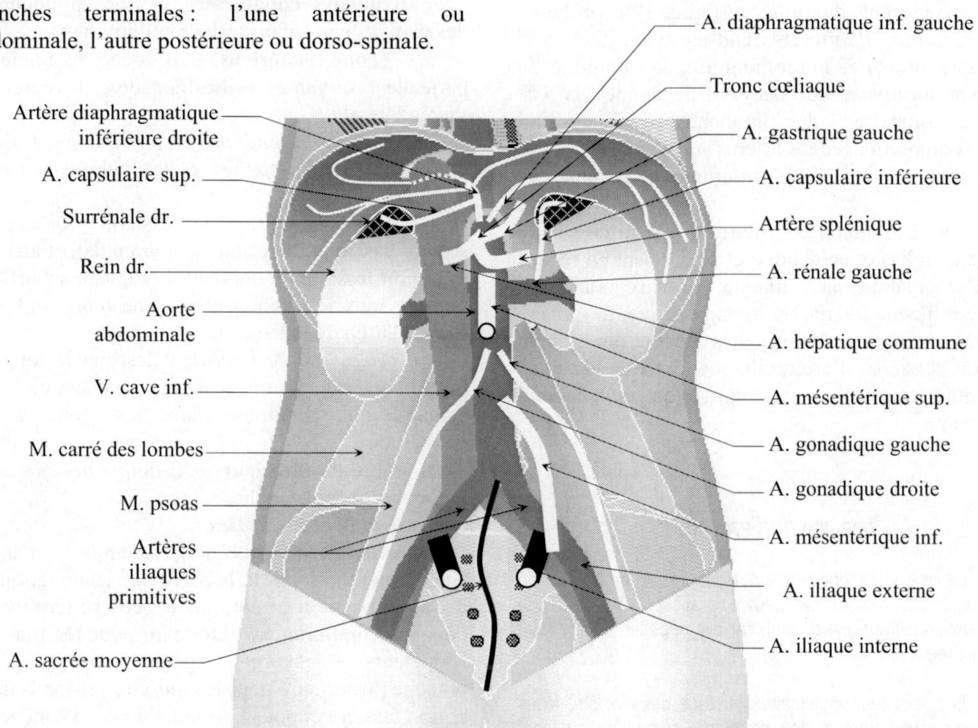

Aorte abdominale et ses branches, vue antérieure

• **Le tronc cœliaque :** se détache de la face antérieure de l'aorte, à hauteur de la 12ème vertèbre thoracique. Il donne 3 branches : - *l'artère hépatique commune, l'artère coronaire stomachique* ou *gastrique gauche,* et *l'artère splénique.* Ces branches sont destinées à la vascularisation du foie, de l'estomac, de la rate, et d'une grande partie du pancréas.

• **L'artère mésentérique supérieure :** se détache de la face antérieure de l'aorte abdominale, au dessous du tronc cœliaque, en regard du bord supérieur de la 1ère vertèbre lombaire. Elle vascularise l'intestin grêle, le colon droit, et une partie du pancréas.

• **L'artère mésentérique inférieure :** naît de la face antérieure de l'aorte, à hauteur de la 3ème vertèbre lombaire. Elle vascularise le colon gauche, et la partie supérieure du rectum.

Branches terminales de l'aorte. – L'aorte se termine en regard du bord inférieur de la 4ème vertèbre lombaire, en donnant 3 branches terminales : l'une médiane, *l'artère sacrée moyenne ;* et deux autres latérales, les *artères iliaques primitives droite et gauche.*

• **L'artère sacrée moyenne :** est le segment pelvien atrophié du tronc aortique. Elle prolonge l'extrémité de l'aorte, descend en avant de la 5ème vertèbre lombaire, du promontoire, du sacrum, et se termine au niveau du coccyx. Elle donne : la 5ème artère lombaire ; des branches latérales qui s'anastomosent avec les artères sacrées latérales ; et des rameaux pour la face postérieure du rectum.

• **Les artères iliaques primitives :** se portent en bas et en dehors, et se divisent en regard de l'articulation sacro-iliaque en deux branches : l'artère iliaque interne ou hypogastrique, destinée à la vascularisation des organes du bassin et à la région fessière ; l'artère iliaque externe, destinée essentiellement à la vascularisation du membre inférieur.

APPLICATION PRATIQUE

La crosse aortique peut être lésée lors d'une fracture du sternum. Chez l'enfant, elle peut être aussi lésée lors d'une intervention chirurgicale du cou, car elle dépasse vers le haut la fourchette sternale.

Les vaisseaux mammaires internes peuvent être lésés au cours d'une fracture des premières côtes ; ce qui peut entraîner une hémorragie intrathoracique de grande abondance.

L'artère thoracique interne est préférentiellement utilisée dans les pontages coronaires, à cause de son repérage facile le long du bord externe du sternum, au niveau de la jonction chondro-costale.

Lors de la thoracotomie, l'incision doit être faite en rasant le bord supérieur de la côte inférieure de l'espace intercostal choisi ; ce qui permet d'éviter la lésion du pédicule vasculo-nerveux intercostal.

ARTERE HYPOGASTRIQUE

L'artère hypogastrique est destinée à la vascularisation : des organes du petit bassin en majorité, de la région fessière, du périnée, des organes génitaux externes, de l'articulation de la hanche en partie, des parois pelviennes, et d'une partie de la paroi lombaire.

Origine, trajet et terminaison. – L'artère hypogastrique naît de la bifurcation de l'artère iliaque primitive, à hauteur de l'articulation sacro-iliaque ; puis elle se dirige en bas en décrivant une courbe concave en dehors et en arrière, et se termine au niveau du bord supérieur de la grande échancrure sciatique, en donnant deux troncs : l'un postérieur et l'autre antérieur.

Branches collatérales. – Elles proviennent des deux troncs : le postérieur et l'antérieur.

• **Tronc postérieur.** – Il donne les branches pariétales suivantes : ilio-lombaire, fessière, et sacrée latérale.

L'artère ilio-lombaire **:** est destinée à l'aile iliaque, au canal vertébral, et aux muscles psoas et carré des lombes.

L'artère fessière ou fessière supérieure : sort du bassin par le canal sus-pyramidal, et arrive à la région fessière en donnant un rameau superficiel pour les muscles fessiers et un rameau profond pour l'articulation de la hanche.

L'artère sacrée latérale **:** descend le long du bord latéral du sacrum, et donne plusieurs rameaux spinaux qui pénètrent dans les trous sacrés antérieurs.

• **Tronc antérieur.** – Il donne des branches pariétales et des branches viscérales.

- ***Branches pariétales.***

L'artère obturatrice **:** chemine d'abord latéralement le long de la paroi pelvienne, et quitte le bassin par le trou obturateur ; elle se termine en donnant : une branche antérieure pour les muscles adducteurs et les organes génitaux externes, une branche postérieure pour les muscles profonds de la région fessière et pour l'articulation de la hanche.

L'artère fessière inférieure ou ischiatique : sort du bassin par le canal sous-pyramidal, et se distribue aux muscles fessiers et adducteurs.

L'artère honteuse interne : sort du bassin en contournant en arrière l'épine sciatique, puis donne des rameaux pour l'anus, le périnée et les organes génitaux externes.

- Branches viscérales.

L'artère ombilicale : provient d'un tronc commun avec l'obturatrice, elle donne les artères vésicales supérieures.

L'artère génito-vésicale : fournit les artères vésico-prostatique et vésiculo-déférentielle chez l'homme, les artères utérine et vaginale chez la femme.

L'artère hémorroïdale moyenne ou rectale moyenne : irrigue l'ampoule rectale et le muscle releveur de l'anus ; chez l'homme, elle donne des branches pour la prostate et les vésicules séminales.

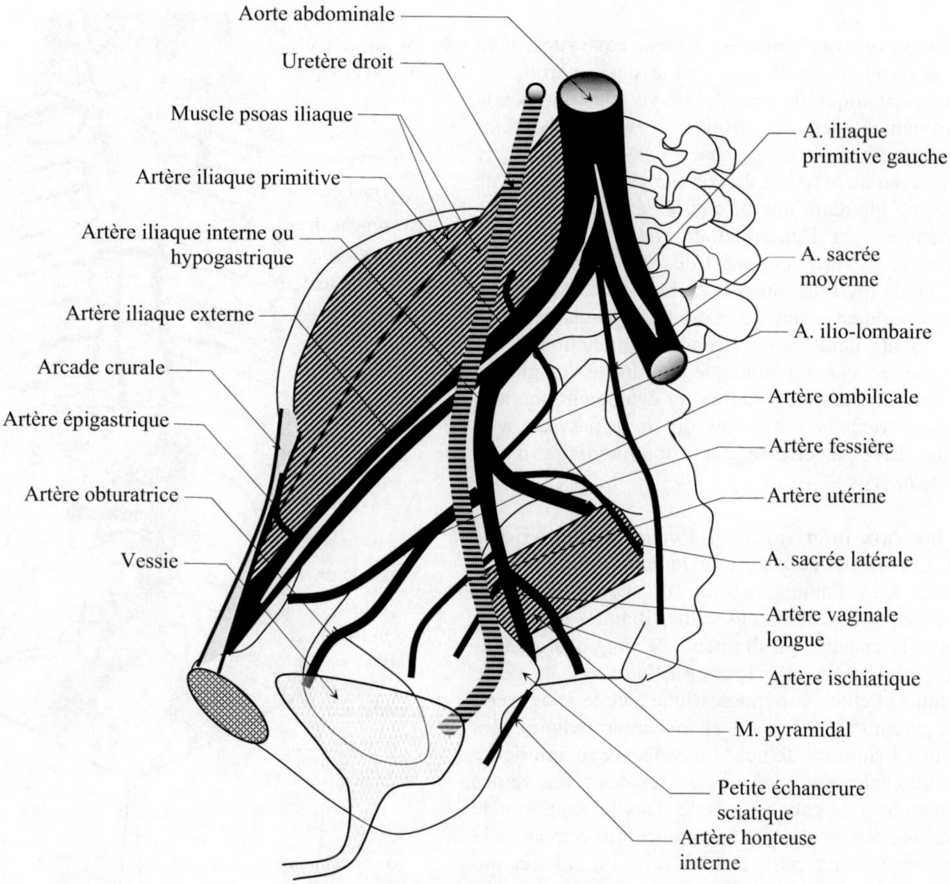

Vue endopelvienne, montrant l'artère hypogastrique et ses branches

SYSTEME DE LA VEINE CAVE

Le sang veineux de la grande circulation est ramené au cœur par la veine cave supérieure et la veine cave inférieure.

Veine cave supérieure. – La veine cave supérieure ou descendante, collecte le sang de la partie sus-diaphragmatique du corps. Elle se constitue par la confluence des 2 troncs veineux brachio-céphaliques droit et gauche. Ceux-ci drainent : le sang venu de la tête et du cou par l'intermédiaire de la veine jugulaire interne ; et le sang des membres supérieurs par l'intermédiaire de la veine sous-clavière. Ils reçoivent aussi des affluents venus de la glande thyroïde, du cou et du thorax. Au niveau du confluent veineux jugulo-sous-clavier, se déversent deux gros troncs lymphatiques : à gauche, le canal thoracique ; à droite, la grande veine lymphatique. Il faut noter également que tout le sang veineux des parois du tronc parvient à la veine cave supérieure par l'intermédiaire de la veine azygos.

Veine cave inférieure. – La veine cave inférieure ou ascendante, collecte tout le sang veineux de la partie sous-diaphragmatique du corps. Elle est formée par la réunion des veines iliaques primitives droite et gauche, qui drainent : le sang des organes du petit bassin par l'intermédiaire de la veine iliaque interne ou hypogastrique ; et le sang venu des membres inférieurs par l'intermédiaire des veines iliaques externes. La veine cave inférieure reçoit également : les veines rénales ; les veines gonadiques, la gauche se jette dans la veine rénale gauche ; les veines sus-hépatiques qui ramènent le sang du système porte ; et les veines lombaires qui drainent les parois du tronc.

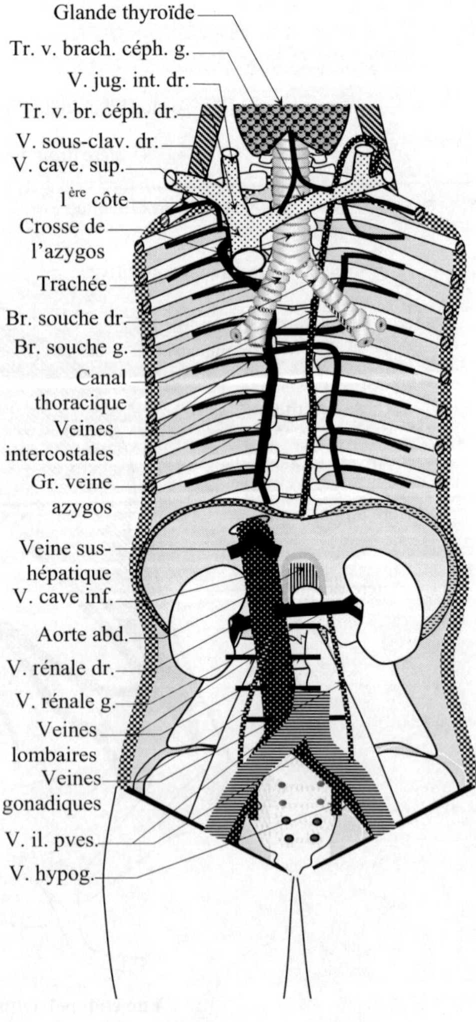

Vue d'ensemble du système cave

SYSTEME DE LA VEINE CAVE SUPERIEURE

Branches d'origine. – La veine cave supérieure est issue de la confluence des deux troncs veineux brachio-céphaliques droit et gauche, en arrière du premier cartilage costal droit.

Tronc veineux brachio-céphalique droit. – Il est situé entièrement à droite de la ligne médiane ; depuis son origine au niveau du confluent jugulo-sous-clavier droit, en arrière de l'extrémité interne de la clavicule, il descend presque verticalement vers le premier cartilage costal droit. Il est en rapport avec : *en avant,* la plèvre et le poumon droit, la clavicule, et le premier cartilage costal ; – *en arrière,* le nerf vague droit et le tronc artériel brachio-céphalique droit qu'il déborde en dehors ; – *à droite,* la plèvre et le poumon droit, le nerf phrénique qui longe ce tronc veineux en dehors ; – *à gauche,* le thymus chez l'enfant, ou son reliquat adipeux chez l'adulte.

Tronc veineux brachio-céphalique gauche. – Il passe obliquement de gauche à droite et de haut en bas, en traversant la ligne médiane. Du fait que la veine cave supérieure soit située à droite de la ligne médiane, la longueur du tronc veineux gauche est presque le double de celle du tronc droit. Le tronc veineux gauche répond : *en avant,* au thymus qui le sépare de l'articulation sterno-claviculaire gauche ; – *en arrière,* aux artères sous-clavière et primitive gauches, au tronc artériel brachio-céphalique, aux nerfs vague et phrénique gauches, et à la chaîne lymphatique médiastinale antérieure gauche ; – *en haut,* aux veines thyroïdiennes inférieures ; – *en bas,* à la crosse aortique.

Branches collatérales des troncs veineux. – Les troncs veineux reçoivent, chacun du même côté : les veines vertébrale, jugulaire postérieure, mammaire interne et diaphragmatique supérieure. Les veines thyroïdiennes inférieures se jettent dans le tronc veineux gauche et dans le confluent des deux troncs brachio-céphaliques.

Origine, trajet et terminaison. – Depuis son origine en arrière du 1er cartilage costal droit, la veine cave supérieure descend légèrement oblique en arrière, en décrivant une courbe concave à gauche et qui épouse la convexité de la crosse aortique. Elle s'abouche dans l'oreillette droite, à hauteur de l'extrémité antérieure du 2e espace intercostal droit.

Rapports. – Dans sa ***portion extrapericardique,*** la veine cave supérieure est en rapport avec : *en avant,* le thymus ou son reliquat graisseux, l'extrémité interne des deux premiers cartilages costaux ; – *en arrière,* et de haut en bas, les ganglions latéro-trachéaux droits, la terminaison de la grande veine azygos, l'artère pulmonaire droite et la veine pulmonaire supérieure droite ; – *en dehors,* la plèvre droite, le nerf phrénique et les vaisseaux diaphragmatiques supérieurs droits qui longent la face externe de la veine ; – *en dedans,* la partie ascendante de la crosse aortique.

Dans sa ***portion intrapéricardique,*** la veine cave supérieure est recouverte sur sa face antéro-externe par la séreuse péricardique ; elle forme le bord postérieur de l'orifice droit du sinus transverse de Theile.

Branches collatérales. – La grande veine azygos, dont la crosse passe d'arrière en avant, au dessus du pédicule pulmonaire droit, pour s'aboucher dans la face postérieure de la veine cave supérieure.

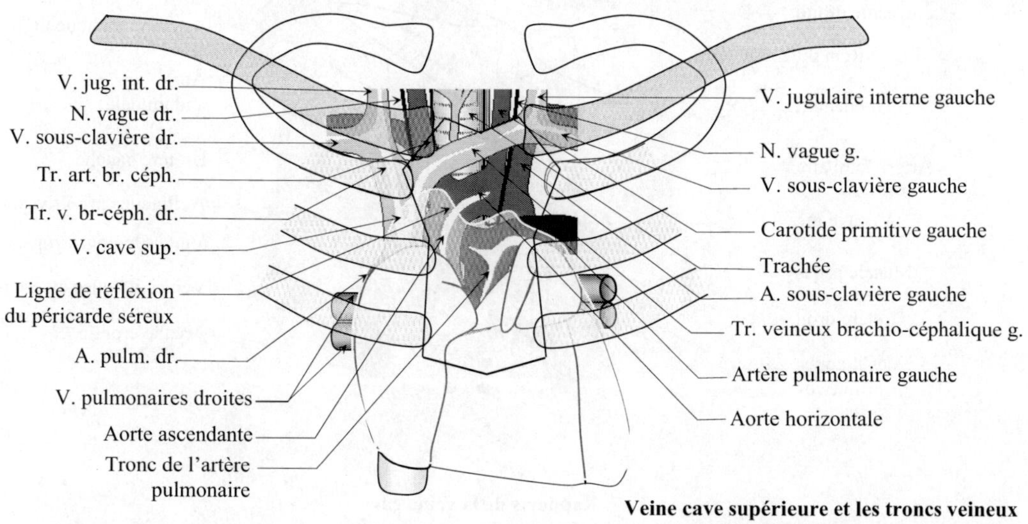

Veine cave supérieure et les troncs veineux brachio-céphaliques : rapports

SYSTEME DE LA VEINE CAVE INFERIEURE

Branches d'origine. – La veine cave inférieure résulte de l'union des deux veines iliaques primitives droite et gauche, à hauteur du bord supérieur de la 5ème vertèbre lombaire ; celles-ci sont issues de la confluence des veines iliaques externe et interne ou hypogastrique, au niveau de l'articulation sacro-iliaque.

Veine iliaque externe. – Origine, trajet et rapports. – La veine iliaque externe continue la veine fémorale au niveau du milieu de l'arcade crurale, puis monte en dedans du muscle psoas pour rejoindre la veine iliaque interne. A son origine, la veine iliaque externe se place en dedans de l'artère ; mais au fur et à mesure qu'elle monte, elle devient de plus en plus postérieure par rapport à l'artère. La veine iliaque externe est surcroisée par le canal déférent chez l'homme, ou le ligament rond chez la femme. Elle est longée par les chaînes moyenne et interne des ganglions iliaques externes.

– *Branches collatérales.* – Ce sont les *veines épigastriques* et *circonflexe iliaque profonde.* Les veines épigastriques réalisent des anastomoses avec : les veines mammaires internes, sous-cutanées abdominales, obturatrice, et para-ombilicale.

Veine iliaque interne ou hypogastrique. – *Origine, trajet et rapports.* – La veine hypogastrique reçoit toutes les veines satellites de l'artère hypogastrique. La veine hypogastrique se place en dehors de l'artère.

Veines iliaques primitives. – La veine iliaque primitive gauche est plus longue et plus oblique que son homologue droite, vu que la veine cave inférieure se place le long du flanc droit de la colonne lombaire. Leurs rapports sont différents à droite et à gauche : la veine iliaque primitive droite s'applique sur le psoas ; en bas, elle est postérieure, puis devient externe par rapport à l'artère, en haut ; – la veine gauche est placée, en arrière et en dedans de l'artère, puis se porte obliquement en dedans, croise la ligne médiane et s'insinue entre la colonne lombaire et la partie initiale de l'artère iliaque primitive droite. Seule la veine iliaque primitive gauche reçoit une collatérale, la *veine sacrée moyenne.*

Origine, trajet et terminaison. – De son origine, sur le flanc droit de la colonne lombaire, à hauteur du bord supérieur de la 5ème vertèbre lombaire ; la veine cave inférieure se dirige verticalement en haut, jusqu'au niveau de la 1ère vertèbre lombaire. Elle se porte ensuite vers la droite, pour passer en arrière de la face postérieure du foie, sur laquelle elle creuse une gouttière. A ce niveau, elle reçoit les veines sus-hépatiques, puis traverse l'orifice diaphragmatique pour s'aboucher dans l'oreillette droite.

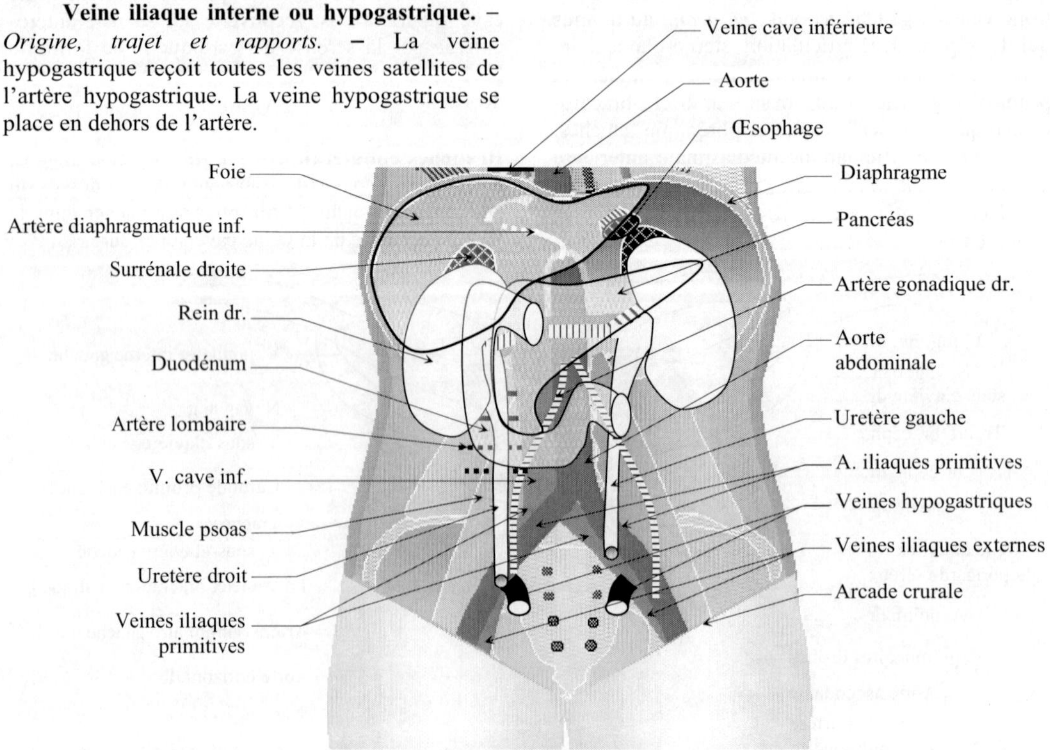

Rapports de la veine cave inférieure, vue antérieure

Rapports. – **Dans l'abdomen**. – La veine cave inférieure répond : en arrière, au muscle psoas, au flanc droit de la colonne lombaire, aux artères lombaires droites, et à la chaîne sympathique ; dans la partie supérieure, elle croise les artères rénale et capsulaire droites, ainsi que la diaphragmatique inférieure ; – en avant, de bas en haut, à la racine du mésentère, au duodénum, à la tête du pancréas, à la veine porte dont elle est séparée par l'hiatus de Winslow, et à la face postérieure du foie ; à hauteur de la 3ème vertèbre lombaire, elle est croisée par l'artère gonadique droite ; – en dehors, au côlon ascendant, à l'uretère droit, au rein droit, à la capsule surrénale droite, et au lobe droit du foie. La veine cave inférieure est entourée tout au long de son trajet, par les ganglions latéro-aortiques droits. – **Dans le thorax**. – La veine cave inférieure est entourée par le péricarde, par l'intermédiaire duquel, elle répond en dehors aux éléments suivants : le ligament phréno-péricardique droit, le nerf phrénique et les ganglions lymphatiques ; et à distance, la plèvre et poumon droits.

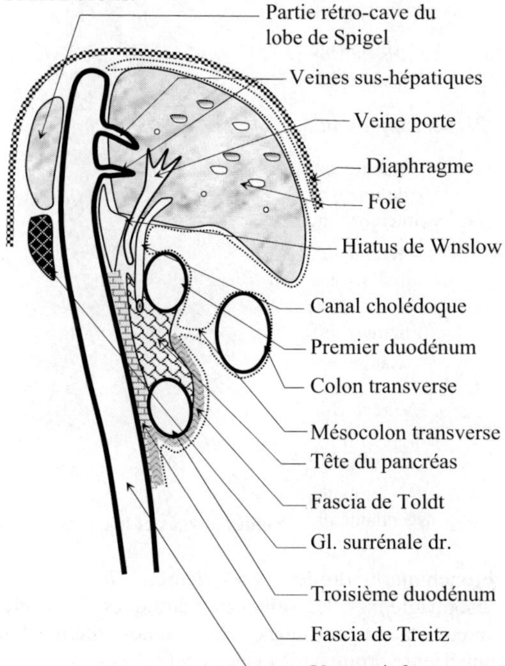

Coupe sagittale de l'abdomen passant par l'hiatus de Winslow

Branches collatérales. – La veine cave inférieure reçoit les affluents suivants.

Veines lombaires. – Elles sont satellites des artères lombaires ; il existe une veine placée au dessus de chaque artère, et s'abouchant en arrière de la veine cave inférieure. Elles réalisent entre elles des anastomoses verticales qui passent en avant des costoïdes lombaires. Ces anastomoses forment la veine lombaire ascendante qui monte le long de la colonne lombaire, entre les deux plans du psoas. La veine lombaire ascendante se termine en s'unissant à la 12ème veine intercostale, pour former la racine externe de la grande veine azygos à droite, et de l'hémiazygos inférieure à gauche.

Veines rénales. – Elles forment deux troncs veineux qui émergent du hile rénal, se dirigeant en dedans et légèrement en haut, et se jetant sur les côtés de la veine cave inférieure, à hauteur de la 1ère vertèbre lombaire.

Veine spermatique ou ovarienne droite. – Elle monte en longeant en dehors la veine cave inférieure, et se termine en dessous de la veine rénale droite. La veine gonadique gauche se jette directement dans la veine rénale gauche.

Veine surrénale ou capsulaire moyenne droite. – Elle se jette dans la face postérieure de la veine cave inférieure. La veine capsulaire gauche se jette dans la veine rénale gauche.

Veines sus-hépatiques. – Elles sont généralement au nombre de deux : l'une, droite, l'autre, gauche ; elles se jettent immédiatement dans la veine cave inférieure, au dessous du diaphragme.

Veines diaphragmatiques inférieures. – Au nombre de deux par artère, elles reçoivent la veine capsulaire supérieure, et se jettent dans la face antérieure de la veine cave inférieure, au niveau de sa traversée diaphragmatique.

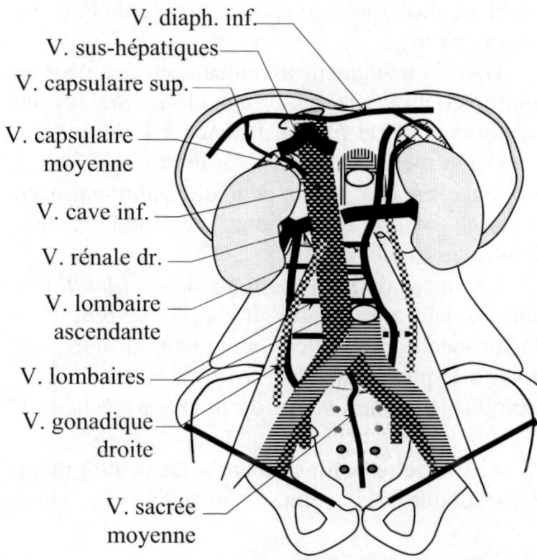

Branches collatérales de la veine cave inférieure

SYSTEME VEINEUX AZYGOS

Le système veineux azygos draine le sang provenant : du dos, des parois thoraciques et abdominales. Les veines terminales de ce système sont formées par : la ***grande veine azygos,*** à droite ; les ***veines hémiazygos,*** à gauche. Tout le sang veineux de ce système, se collecte dans la grande veine azygos qui va rejoindre la veine cave supérieure.

Grande veine azygos. – Elle prend naissance dans le thorax, au niveau du 11e espace intercostal droit, à partir de deux racines externe et interne. La *racine externe* est issue de la fusion de la veine lombaire ascendante droite avec la 12e veine intercostale. La *racine interne,* provient : soit de la face postérieure de la veine cave inférieure, soit de la veine rénale droite.

- **Trajet et rapports.** – Dans la cavité thoracique, la grande veine azygos chemine vers le haut, en avant des corps vertébraux, à droite de la ligne médiane, depuis son origine jusqu'au niveau de la quatrième vertèbre dorsale. La veine décrit ensuite une crosse, en enjambant le pédicule pulmonaire droit, pour se jeter en arrière de la veine cave supérieure.

Dans son segment ascendant, en avant de la colonne vertébrale, la veine répond : *en dedans,* au canal thoracique, et plus à distance à l'aorte ; - *en dehors,* à la plèvre médiastine droite ; - *en avant,* à l'œsophage en bas, et au pédicule pulmonaire en haut ; - *en arrière,* à la colonne vertébrale, et aux artères intercostales droites.

La crosse de l'azygos répond : - *en haut,* aux ganglions latéro-trachéaux droits ; - *en bas,* à la bronche souche et à l'artère pulmonaire droite ; - *en dehors,* à la plèvre médiastine droite ; - *en dedans,* à l'œsophage, au nerf vague droit, et à la trachée.

- **Branches collatérales.** – La veine grande azygos draine les veines suivantes : la veine bronchique droite postérieure, les veines œsophagiennes, les veines péricardiques, les veines intercostales aortiques, la veine intercostale supérieure droite, et les veines petites azygos.

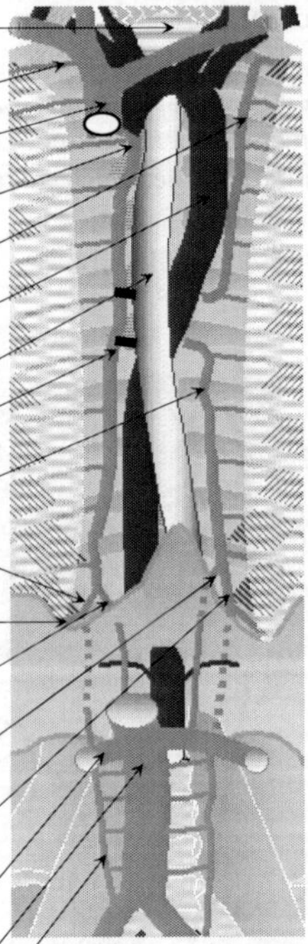

Veines azygos et leurs rapports

Les veines intercostales aortiques : satellites des artères intercostales, sont issues de la réunion de deux branches : une branche intercostale, et une branche dorso-spinale qui draine le sang veineux des plexus intra et extrarachidiens.

La veine intercostale supérieure droite : collecte le sang des premières veines intercostales droites ; elle est l'équivalent de l'artère intercostale supérieure droite, branche de la sous-clavière. Elle se jette dans la crosse de l'azygos.

Veines petites azygos. – Les veines petites azygos ou veines hémiazygos, sont au nombre de deux : l'une, inférieure, l'autre, supérieure.

Veine hémiazygos inférieure. – Elle a son origine dans le thorax, à hauteur du 11e espace intercostal, par la jonction d'une racine externe et d'une racine interne. La *racine externe* est issue de la confluence de la veine lombaire ascendante gauche et de la douzième veine intercostale gauche ; la *racine interne* provient de la veine rénale gauche, ou de l'anastomose unissant celle-ci à la veine lombaire sous-jacente, formant ainsi *l'arc réno-azygo-lombaire* de Lejars.

• **Trajet et rapports.** – La veine hémiazygos inférieure monte le long du flanc gauche de la colonne vertébrale, depuis son origine jusqu'au niveau de la 8ème vertèbre dorsale. Dans ce trajet, elle est en rapport avec : *en dedans,* l'aorte thoracique ; - *en arrière,* les artères intercostales aortiques. La veine hémiazygos se coude transversalement vers la droite, en croisant en arrière l'aorte et le canal thoracique, puis elle rejoint la grande veine azygos.

• **Branches collatérales.** – La veine hémiazygos inférieure draine les 4 ou 5 dernières veines intercostales gauches.

Veine hémiazygos supérieure.

• **Trajet et rapports.** – Elle se dirige vers le bas le long du flanc gauche du rachis, jusqu'au niveau de la septième vertèbre dorsale. Dans ce trajet descendant, la veine longe l'aorte thoracique, en dehors. Elle se coude transversalement à droite, en passant en arrière de l'aorte et du canal thoracique, et se jette dans la grande veine azygos.

• **Branches collatérales.** – La veine hémiazygos supérieure draine les 6 à 7 premières veines intercostales gauches et les veines bronchiques postérieures.

VEINES DU RACHIS

Les veines du rachis forment deux types de plexus : les *plexus intrarachidiens* et les *plexus extrarachidiens.*

Les plexus intrarachidiens. – Ils comprennent 4 plexus veineux longitudinaux, unis entre eux par des plexus veineux transverses.

Les plexus longitudinaux : au nombre de deux de chaque côté du canal rachidien, sont situés à proximité du trou de conjugaison : l'un, antérieur, chemine en avant des racines rachidiennes ; l'autre, postérieur, chemine en arrière de ces racines.

Les plexus transversaux : réalisent des anastomoses entre les différents plexus longitudinaux. On distingue des plexus transversaux : antérieurs, postérieurs et latéraux. Les plexus intrarachidiens se prolongent dans les trous de conjugaison, pour se déverser dans les veines vertébrales, intercostales aortiques, lombaires, et sacrées.

Les plexus extrarachidiens. – On distingue des plexus antérieurs et des plexus postérieurs.

Les plexus antérieurs : cheminent le long des faces antéro-latérales des corps vertébraux.

Les plexus postérieurs : comblent les gouttières vertébrales sur toute leur longueur.

La confluence des plexus extrarachidiens antérieurs et postérieurs, avec les plexus des trous de conjugaison, forment de chaque côté, les branches dorso-spinales des veines intercostales et lombaires.

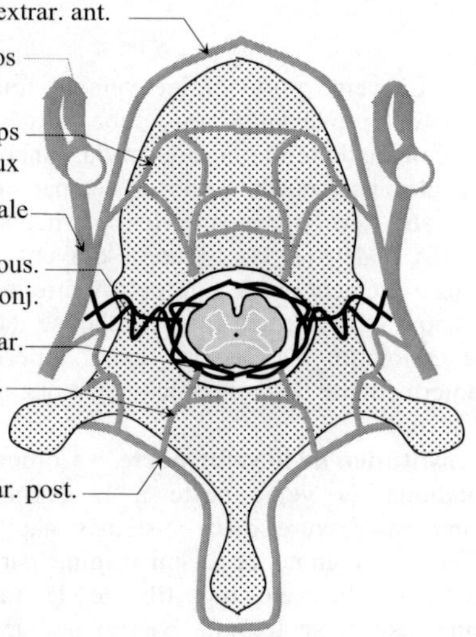

Veines du rachis

Anastomoses. – Les plexus veineux intra et extrarachidiens, communiquent tout au long du rachis : - d'une part, avec la veine cave supérieure, par l'intermédiaire des veines intercostales ; - d'autre part, avec la veine cave inférieure, par l'intermédiaire des veines lombaires.

En définitive, il existe donc deux systèmes anastomotiques entre la veine cave supérieure et la veine cave inférieure : - le premier système est réalisé par les veines azygos qui prennent leur origine dans la veine cave inférieure, et qui se terminent dans la veine cave supérieure ; - le deuxième système est réalisé par les plexus veineux intra et extrarachidiens.

APPLICATION PRATIQUE.

Lors d'une obstruction de la veine cave supérieure, au dessus de l'abouchement de la grande veine azygos, le sang peut passer vers le bas, par les veines thoraciques internes et iliaques, et parvenir ainsi dans le cœur en cheminant dans la veine cave inférieure et les veines azygos.

SYSTEME DE LA VEINE PORTE

La veine porte draine vers le foie, le sang veineux provenant : du tube digestif sous-diaphragmatique, de la rate, et du pancréas. Ainsi, les substances nutritives absorbées par l'estomac et l'intestin, de même que les pigments sanguins libérés dans la rate, doivent transiter obligatoirement par le foie pour y être métabolisés. Le sang veineux, une fois métabolisé dans le foie, va rejoindre la veine cave inférieure par l'intermédiaire des veines sus-hépatiques.

Constitution de la veine porte. – Comme son nom l'indique, la veine porte a la particularité de s'interposer entre deux systèmes capillaires. En effet, elle commence à son origine par le réseau capillaire du tube digestif, de la rate, et du pancréas ; et se termine par un deuxième réseau capillaire au niveau du foie.

La veine porte est formée derrière le pancréas, par la confluence de trois veines : la veine mésentérique supérieure, la veine mésentérique inférieure, et la veine splénique. **Ces veines peuvent être étudiées par la splénoportographie : radiographie de la rate et du système porte, après injection dans la rate d'un produit de contraste par voie transcutanée.**

La veine porte passe derrière le premier duodénum, puis monte obliquement dans le bord libre du petit épiploon, accompagnée par le canal cholédoque et l'artère hépatique. Elle rentre dans le foie par le hile, en se divisant en deux branches terminales.

Pendant la vie fœtale, le sang qui provient de la mère par la veine ombilicale, court-circuite le foie. Il passe directement de la veine porte vers la veine cave inférieure, à travers le canal d'Arantius. Après la naissance, ce canal se ferme, mais il persiste quelques petites anastomoses entre le système porte et le système cave. Ces anastomoses peuvent fonctionner en cas d'obstacle sur la veine porte.

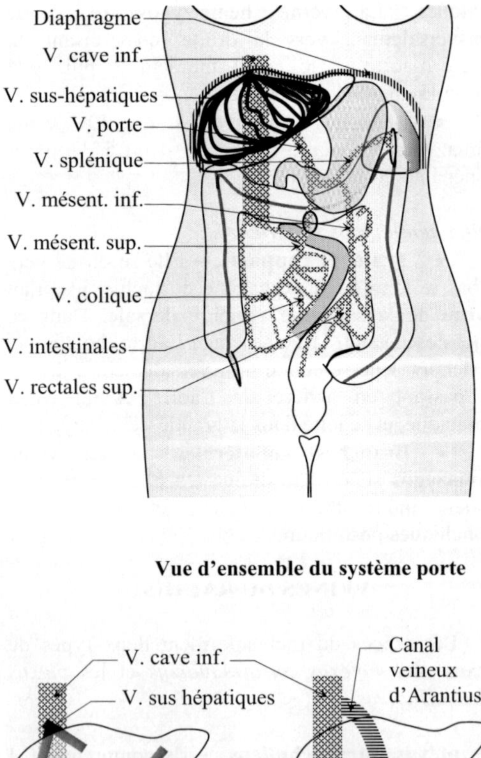

Vue d'ensemble du système porte

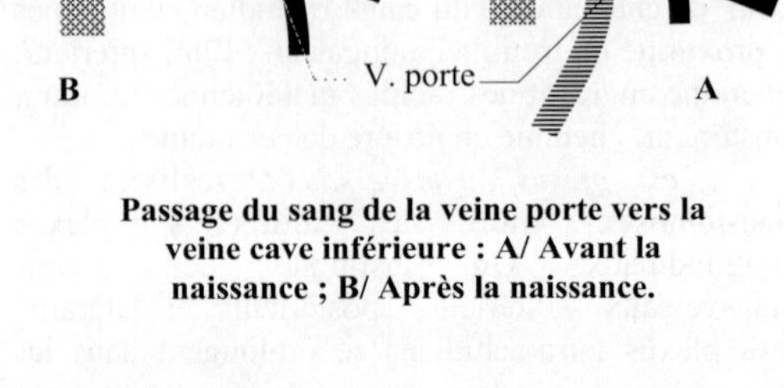

Passage du sang de la veine porte vers la veine cave inférieure : A/ Avant la naissance ; B/ Après la naissance.

VEINES D'ORIGINE DE LA VEINE PORTE

Veine mésentérique supérieure. – Le trajet de la veine mésentérique supérieure est semblable à celui de l'artère. Après sa naissance, la veine monte entre les deux feuillets du mésentère, à droite de l'artère. Elle croise en avant, le troisième duodénum et le crochet du pancréas, puis elle passe en arrière du col du pancréas en s'inclinant vers la droite, et s'unit au tronc spléno-mésaraïque

• **Affluents.** – La veine mésentérique supérieure draine les veines suivantes : les veines intestinales ; - les veines coliques droites ; - la veine gastro-épiploïque droite, dont laquelle se jette la veine pancréatico-duodénale inférieure droite ; - la veine pancréatico-duodénale gauche.

Veine splénique. – La veine splénique naitt des veines qui sortent du hile de la rate. A partir de son origine, elle se dirige de dehors en dedans, en croisant d'abord le bord supérieur de la queue du pancréas, et en passant sous l'artère. Elle chemine ensuite en arrière du pancréas, jusqu'à la ligne médiane où elle passe au dessus de l'origine de l'artère mésentérique supérieure, pour s'unir à la veine mésentérique supérieure.

• **Affluents.** – La veine splénique draine : les veines gastriques courtes, la veine gastro-épiploïque gauche, et les veines pancréatiques.

Veine mésentérique inférieure. – La veine mésentérique inférieure naît de l'union des veines rectales supéricures. Elle se dirige vers le haut en se plaçant à gauche de l'artère, jusqu'au niveau du croisement des vaisseaux iliaques primitifs. Ensuite, la veine monte verticalement, croise l'artère colique supérieure gauche, puis chemine en dedans de cette artère. Au niveau du pôle inférieur du rein gauche, la veine mésentérique inférieure se porte en dedans, passe au dessus de l'angle duodéno-jéjunal, et s'enfonce en arrière du pancréas où elle rejoint la veine splénique pour former le tronc spléno-mésaraïque.

• **Affluents.** – La veine mésentérique inférieure draine les veines coliques gauches.

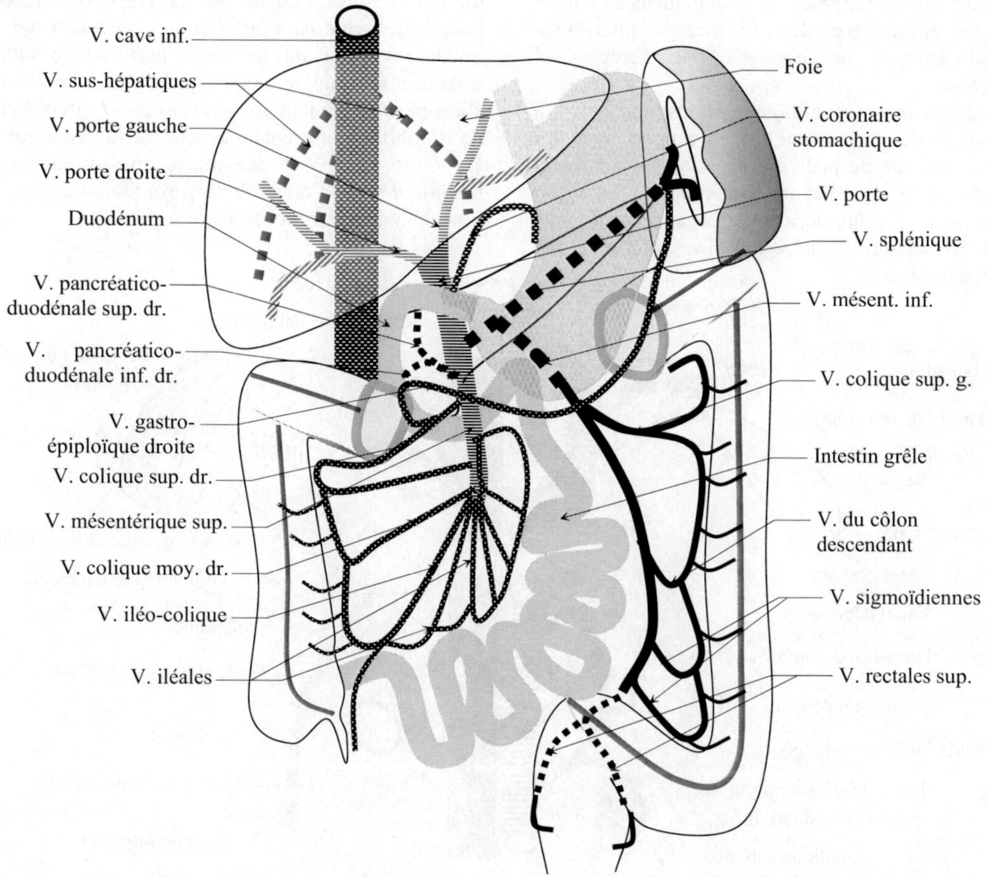

Veine porte et ses branches

TRONC DE LA VEINE PORTE

Origine, trajet et terminaison. – Le tronc de la veine porte est issu de la confluence de la veine mésentérique supérieure et du tronc spléno-mésaraïque, lui-même formé par l'union de la veine splénique avec la veine mésentérique inférieure. Ce tronc prend son origine à mi-hauteur de la face postérieure du col du pancréas, à droite de l'artère mésentérique supérieure. La veine porte monte en prenant une direction oblique en haut, en dehors, et un peu en avant. Elle chemine d'abord en arrière de la face postérieure du col du pancréas, sur laquelle elle imprime une empreinte, passe en arrière du deuxième duodénum, puis monte dans le bord libre du petit épiploon jusqu'au hile du foie.

• **Rapports.** – Le tronc de la veine porte comporte 3 segments, de bas en haut : un segment rétropancréatico-duodénal, un segment épiploïque, et un segment hilaire ou terminal.

Le segment rétropancréatico-duodéna : correspond au 1/3 inférieur du tronc de la veine ; il est situé à droite de la ligne médiane, et répond : - *à gauche,* à l'artère mésentérique en bas, et à l'artère hépatique en haut ; - *à droite,* au canal cholédoque, dont la veine se rapproche graduellement de bas en haut, et limite avec lui, le triangle interporto-cholédocien ; - *en arrière,* à la veine cave inférieure.

Le segment épiploïque : correspond aux 2/3 supérieurs de la veine, il est en rapport avec les autres éléments du pédicule hépatique : - *en avant et à droite,* le canal hépato-cholédoque ; - *en avant et à gauche,* l'artère hépatique. En arrière, la veine porte est séparée de la veine cave inférieure par l'hiatus de Winslow.

Le segment hilaire : correspond à la bifurcation de la veine porte, et occupe le sillon transverse.

• **Affluents.** – La veine porte reçoit les veines suivantes : la veine coronaire stomachique, la veine pylorique, et la veine pancréatico-duodénale supérieure droite. La *veine coronaire stomachique* est d'abord satellite de l'artère coronaire stomachique, puis rejoint la partie initiale de la veine porte. Les *veines pylorique et pancréatico-duodénale supérieure droite,* accompagnent les artères du même nom.

• **Branches terminales.** – La veine porte se termine dans le sillon transverse du hile hépatique, en donnant deux branches : l'une, droite, courte et volumineuse, l'autre, gauche. La partie hilaire de la veine porte et ses branches terminales, sont dans un plan postérieur par rapport aux branches d'origine du canal hépatique, et aux branches terminales de l'artère hépatique. Les branches terminales de la veine porte reçoivent les affluents suivants : les *veines cystiques inférieures* ou *superficielles* se jetant dans la branche droite ; - les *vestiges de la veine ombilicale et du canal d'Arantius,* tributaires de la branche gauche. Pendant la vie fœtale, le sang du placenta est ramené par la veine ombilicale, jusqu'à la veine cave inférieure, en passant par la branche gauche de la veine porte et le canal d'Arantius. Après la naissance, la veine ombilicale s'atrophie et devient le *ligament rond* qui s'étend de l'ombilic à la branche gauche de la veine porte. En outre, il existe également une *veine para-ombilicale,* qui s'étend de la paroi abdominale à la branche gauche de la veine porte.

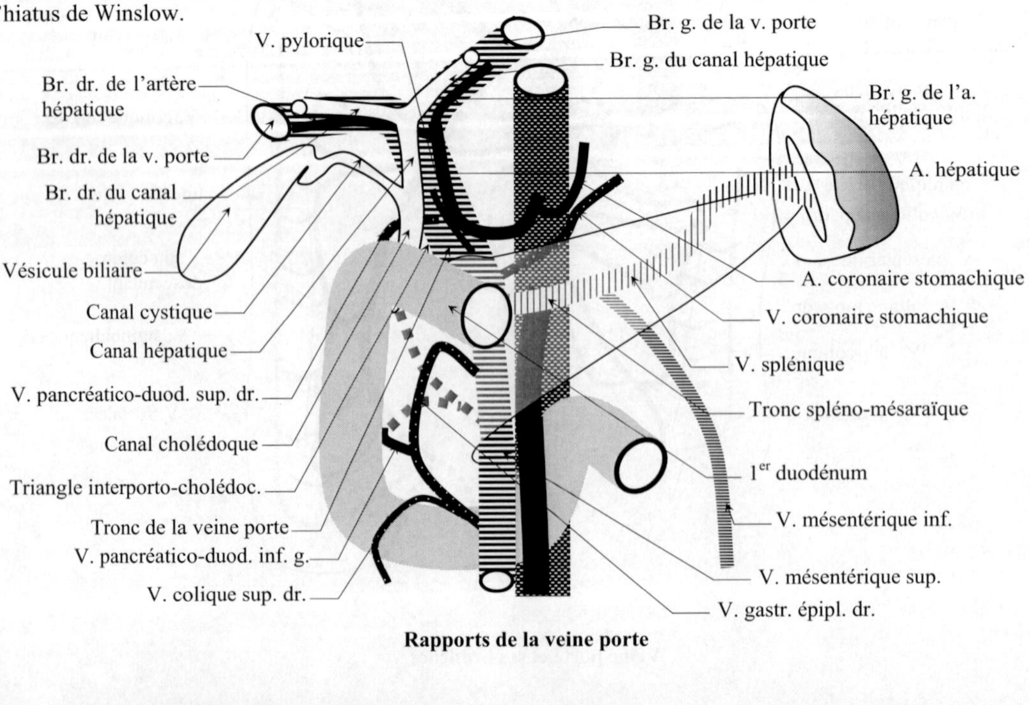

Rapports de la veine porte

ANASTOMOSES PORTO-CAVES

A l'état normal, les deux systèmes veineux cave et porte sont indépendants l'un de l'autre. Le système cave draine vers le cœur le sang venu de tout le corps ; le système porte draine le sang venu du tube digestif sous-diaphragmatique, du pancréas, et de la rate. Cependant, de simples veinules unissent des deux systèmes, au niveau de certaines parties du tube digestif et de la paroi abdominale : **ces communications constituent les anastomoses porto-caves, susceptibles de se dilater, voire même de se rompre au cours de certains obstacles sur le système porte, ce qui justifie donc leur grand intérêt pratique.**

On distingue 3 types d'anastomoses porto-caves : anastomoses digestives, anastomoses pariéto-péritonéales, et anastomoses péri-ombilicales.

• **Anastomoses digestives.** – Elles comportent :

- *les anastomoses œsophagiennes :* qui se font entre : d'une part, les branches de la coronaire stomachique, tributaires du système porte ; d'autre part, les veines de la partie inférieure de l'œsophage et les veines diaphragmatiques, tributaires de la veine cave inférieure et des veines azygos.

- *les anastomoses cardio-diaphragmatiques :* unissant la veine collatérale gastrique irriguant la face postérieure du cardia, tributaire du système porte, et la veine diaphragmatique inférieure tributaire du système cave.

- *les anastomoses rectales :* qui se font entre la veine rectale supérieure, branche terminale de la mésentérique inférieure tributaire de la veine porte, et les veines rectales moyenne et inférieure, affluents de la veine hypogastrique tributaire de la veine cave inférieure.

• **Anastomoses pariéto-péritonéales.** – Elles unissent : les veines de l'intestin grêle aux veines génitales et urétérales ; les veines coliques aux veines pariétales ; la veine splénique à la veine rénale.

• **Anastomoses ombilicales.** – Elles se font entre : d'une part, la veine para-ombilicale tributaire de la veine porte, et d'autre part, les veines épigastriques, sous-cutanées abdominales et mammaire interne, tributaires du système cave.

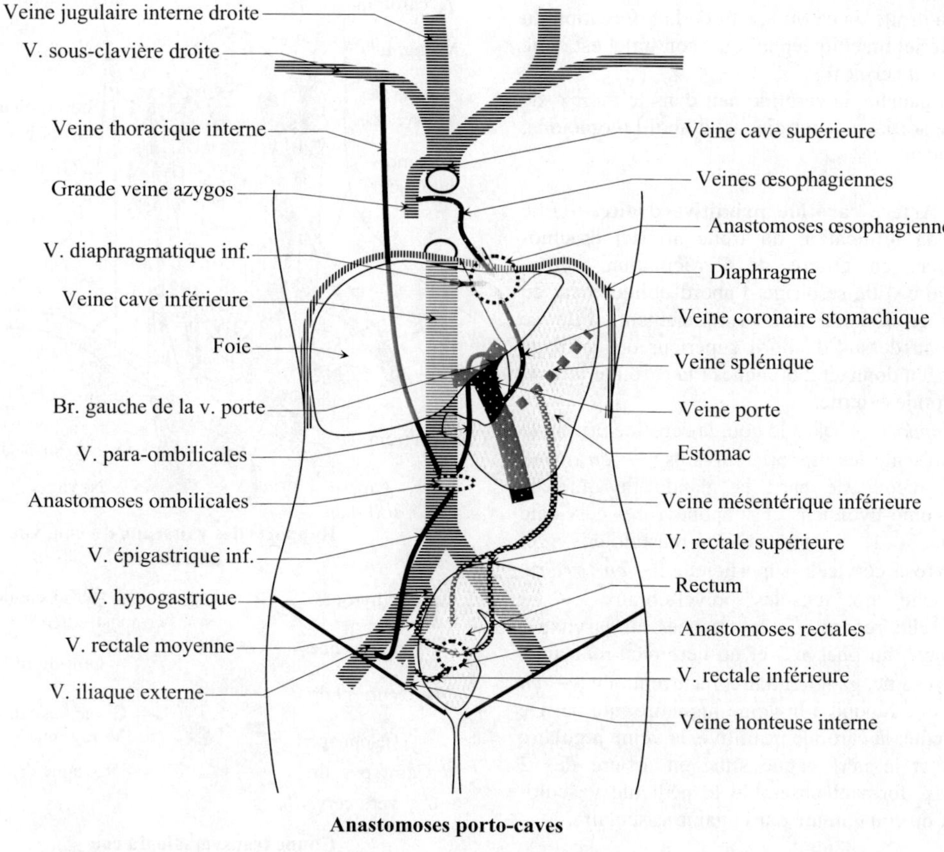

Anastomoses porto-caves

VAISSEAUX DE LA TETE ET DU COU

ARTERES

Les artères qui irriguent la tête et le cou, proviennent des carotides et des sous-clavières.

Artères carotides primitives. – Les artères carotides primitives droite et gauche, sont des vaisseaux de passage vers la tête et le cou, et ne donnent par conséquent aucune branche collatérale. Leur origine et leur trajet, sont différents à droite et à gauche :

- à droite, la carotide naît de la bifurcation du tronc artériel brachio-céphalique, son trajet est donc entièrement cervical ;

- à gauche, la carotide naît dans le thorax, de la crosse aortique, son trajet est d'abord thoracique, puis cervical.

• **Artère carotide primitive droite.** – Elle naît de la bifurcation du tronc artériel brachio-céphalique, en arrière de l'articulation sterno-claviculaire. Elle se dirige d'abord obliquement en haut et en dehors, puis verticalement. Elle se termine au dessus du bord supérieur du cartilage thyroïde, en donnant 2 branches : la carotide interne et la carotide externe.

Rapports. – Dans le cou, la carotide primitive droite présente les rapports suivants : – *en avant,* elle est recouverte par : la glande thyroïde, le muscle omo-hyoïdien et l'aponévrose cervicale moyenne, le sterno-cléïdo-mastoïdien et l'aponévrose cervicale superficielle ; – *en arrière,* elle répond aux muscles prévertébraux ; – *en dedans,* elle répond : à la trachée, au larynx, à l'œsophage, au pharynx, et au nerf récurrent ainsi qu'à la chaîne ganglionnaire récurrentielle ; – *en dehors,* elle répond à la veine jugulaire interne. De chaque côté, la carotide primitive, la veine jugulaire interne, et le nerf vague situé en arrière des 2 vaisseaux, forment ensemble le pédicule vasculo-nerveux du cou entouré par la gaine vasculaire.

• **Artère carotide primitive gauche.** – Après sa naissance dans le thorax, de la partie horizontale de la crosse aortique, la carotide primitive gauche se dirige obliquement en haut, en dehors et un peu en arrière, et gagne la base du cou. Dans le cou, elle présente un trajet et des rapports identiques à ceux de la droite.

Rapports des vaisseaux du cou, vue antérieure

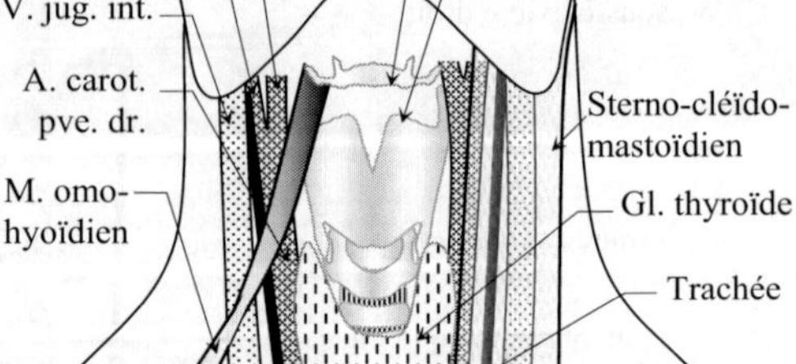

Coupe transversale du cou

Artère carotide externe. – Elle donne de nombreuses collatérales, destinées à la vascularisation de la face et de la région antérieure du cou.

Origine, trajet et terminaison. – Dès son origine, de la bifurcation de la carotide primitive, la carotide externe se place d'abord en avant et en dedans de la carotide interne, se dirige verticalement en haut, puis s'incline en haut et en dehors en croisant la face antérieure de la carotide interne. Elle se redresse, et monte verticalement jusqu'à sa terminaison au niveau de l'angle de la mandibule, en donnant 2 branches terminales : l'artère temporale superficielle et l'artère maxillaire interne.

Rapports. – Dans le cou, la carotide externe répond : *en avant,* au muscle sterno-cléïdo-mastoïdien, à l'aponévrose cervicale superficielle, au nerf grand hypoglosse, et au tronc veineux thyro-lingo-facial ; – *en arrière,* à la carotide interne ; – *en dedans,* au pharynx.

Au niveau de la tête, la carotide externe passe en dedans du ventre postérieur du muscle digastrique, puis pénètre dans la glande parotide où elle se divise en ses branches terminales. Dans la parotide, elle est en rapport avec le nerf facial et la veine jugulaire externe.

Branches collatérales. – La carotide externe donne successivement de haut en bas, les branches suivantes :

- ***L'artère thyroïdienne supérieure :*** se détachant de la face antérieure de la carotide externe juste après sa naissance, et se dirigeant en bas vers le pôle supérieur du lobe thyroïdien correspondant. Elle fournit des branches pour : la glande thyroïde, le larynx, et le muscle sterno-cléïdo-mastoïdien.
- ***L'artère linguale :*** qui prend naissance de la face interne de la carotide externe, puis se dirige obliquement en avant, en dedans et en haut, et se termine sous la langue en se divisant en 2 branches : *l'artère sublinguale et l'artère ranine.* Elle donne 2 branches collatérales : le rameau sus-hyoïdien et l'artère dorsale de la langue.
- ***L'artère pharyngienne ascendante :*** ou pharyngo-méningée, qui naît de la face postérieure de la carotide externe, puis se dirige verticalement en haut, le long de la paroi latérale du pharynx. Elle donne : des rameaux pour le pharynx ; des rameaux prévertébraux ; l'artère méningée moyenne qui pénètre dans le crâne et se ramifie dans la dure-mère.

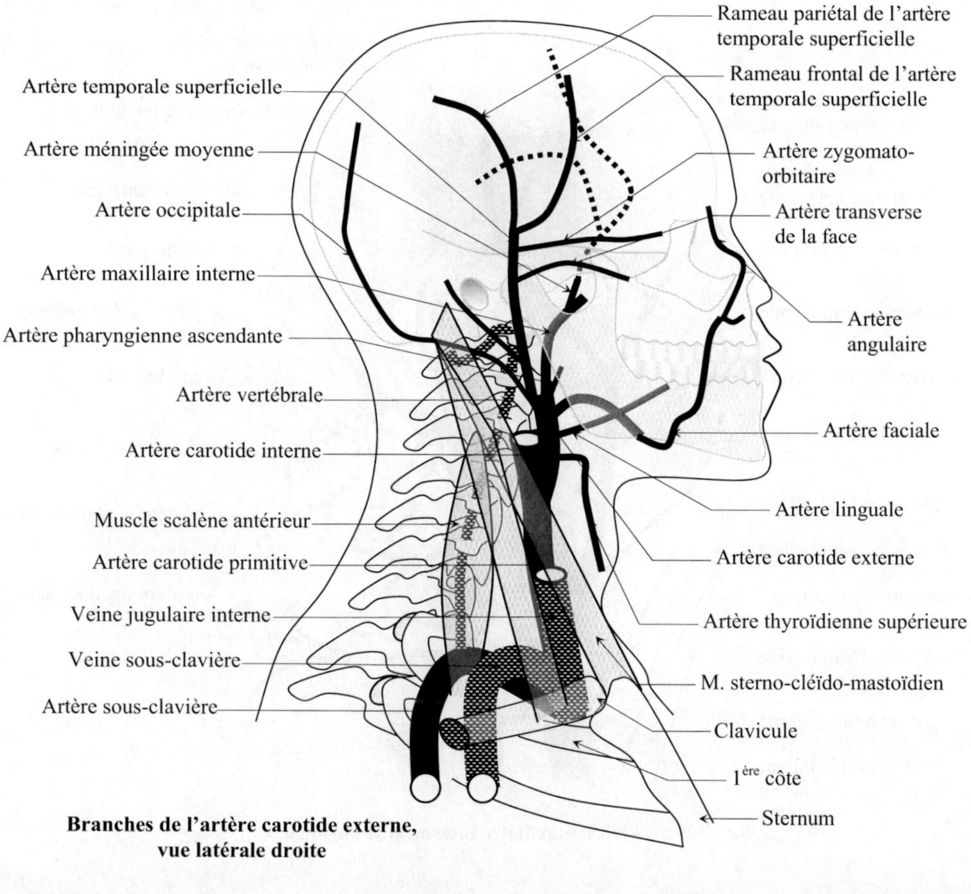

Branches de l'artère carotide externe, vue latérale droite

• ***L'artère faciale :*** qui naît de la face antérieure de la carotide externe, au dessus de la linguale. Elle présente un trajet sinueux en décrivant 3 courbes : l'artère se dirige d'abord en haut et en avant, appliquée contre la paroi du pharynx ; puis elle décrit une première courbe qui passe au dessus de la glande sous-maxillaire sur laquelle elle marque une empreinte. Elle contourne ensuite le bord inférieur de la mandibule, en décrivant une 2ème courbe, en regard du bord antérieur du masséter. Elle chemine ensuite dans la face, en se dirigeant obliquement en haut et en avant vers la commissure labiale, puis se redresse et suit le sillon naso-génien jusqu'à l'angle interne de l'œil, où elle se termine en s'anastomosant avec l'artère nasale ; de cette façon, elle décrit une 3ème courbe concave en arrière et en haut, c'est la courbure faciale. Elle donne des branches collatérales : la palatine inférieure qui donne un rameau pour l'amygdale ; les rameaux pour la glande sous-maxillaire ; l'artère sous-mentale ; l'artère ptérygoïdienne ; les coronaires supérieure et inférieure qui naissent de la face au niveau des commissures ; l'artère de l'aile du nez. L'artère faciale se termine par l'artère angulaire qui s'anastomose avec l'artère nasale, branche de l'ophtalmique.

• ***L'artère occipitale :*** qui se détache de la face postérieure de la carotide externe, au même niveau que la faciale, puis se dirige obliquement en haut et en arrière, passe en dedans de la mastoïde, et se ramifie au niveau de l'occipital.

• ***L'artère auriculaire postérieure :*** qui naît de la face postérieure de la carotide externe, au dessus de l'artère occipitale. Elle monte obliquement en haut et en arrière, et se termine en avant de la mastoïde où elle se distribue au pavillon de l'oreille et à la région mastoïdienne.

Branches terminales. – La carotide externe se bifurque au dessous du col du condyle mandibulaire, en donnant : la temporale superficielle et la maxillaire interne.

• ***L'artère temporale superficielle :*** de son origine, elle se dirige en haut et en dehors, en traversant la parotide, puis se dégage de cette glande et passe entre le tragus de l'oreille et l'articulation temporo-mandibulaire. Elle se termine dans la région temporale, en donnant 2 branches : l'une, antérieure ou frontale ; l'autre, postérieure ou pariétale. Elle donne 3 branches collatérales importantes : l'artère transversale de la face, l'artère zygomato-malaire, et l'artère temporale profonde moyenne (inconstante).

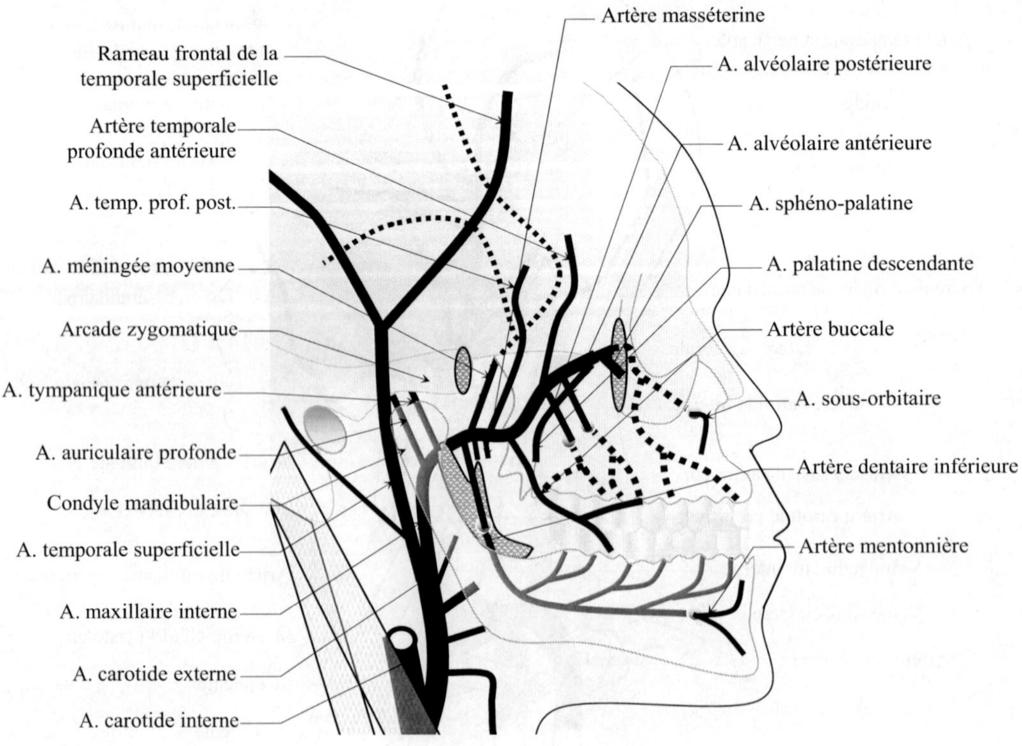

Artère maxillaire interne et ses branches

• ***L'artère maxillaire interne :*** est la branche de bifurcation interne ou profonde de la carotide externe. Elle est sinueuse, se dirige en haut et en avant, contourne en arrière l'articulation temporo-mandibulaire, traverse la région profonde de la face, et pénètre dans la fosse ptérygo-maxillaire.

– *Branches collatérales :* – *l'artère tympanique,* qui pénètre dans la caisse du tympan où elle se ramifie ; – *l'artère méningée moyenne,* qui pénètre dans la cavité crânienne par le trou petit rond, et se ramifie sur la paroi latérale de cette cavité ; – *l'artère dentaire inférieure,* qui se dirige obliquement en bas et en avant, puis pénètre dans le canal dentaire, dans lequel elle donne des rameaux osseux et des rameaux dentaires pour toutes les racines situées au dessus du canal, elle sort du canal dentaire par le trou mentonnier en donnant l'artère mentonnière ; – *l'artère masséterine ;* – *l'artère temporale profonde postérieure,* qui se ramifie dans la partie postérieure du muscle temporal ; – *les artères ptérygoïdiennes ;* – *l'artère buccale,* qui se ramifie dans la joue ; – *l'artère temporale profonde antérieure,* qui se distribue à la partie antérieure du muscle temporal ; – *l'artère alvéolaire,* qui se distribue au sinus maxillaire et aux racines des molaires ; – *l'artère sous-orbitaire,* qui chemine sous le plancher de l'orbite, et sort par le trou sous-orbitaire en s'épanouissant dans la paupière inférieure et la joue ; – *l'artère palatine descendante,* qui pénètre dans le canal palatin postérieur, et se ramifie dans le voile du palais et le palais osseux ; – *l'artère vidienne,* qui se ramifie dans la muqueuse de la voûte du pharynx ; – *l'artère ptérygo-palatine,* qui se ramifie dans la muqueuse de la voûte du pharynx.

– *Branche terminale :* – L'artère sphéno-palatine, qui pénètre dans la fosse nasale correspondante par le trou sphéno-palatin, et se divise en 2 branches : l'une, interne ou naso-palatine, pour la cloison ; l'autre, externe, pour la paroi externe.

Artère carotide interne. – L'artère carotide interne est la branche de bifurcation postérieure de la carotide primitive. Elle s'étend du bord supérieur du cartilage thyroïde jusqu'au crâne. Elle est destinée à la vascularisation du cerveau antérieur et de l'œil.

Origine, trajet et terminaison. – De son origine, la carotide interne monte d'abord dans le cou ; elle présente un trajet sinueux, en traversant successivement, le canal carotidien creusé dans le rocher, puis le sinus caverneux. Elle se termine au dessus du sinus caverneux.

Rapports. – *Dans le cou :* la carotide interne est placée : – en dehors et en arrière de la carotide externe ; – en dehors du pharynx, et en avant des apophyses transverses des vertèbres cervicales. Elle présente des rapports vasculo-nerveux suivants : la veine jugulaire interne est en dehors, et reçoit le tronc veineux thyro-lingo-facial qui croise la face antérieure de l'artère ; le nerf grand hypoglosse se dirige obliquement en bas, en avant et en dedans, en croisant la face externe de l'artère ; le nerf pneumogastrique est en arrière de la carotide interne et de la veine jugulaire interne ; le nerf glosso-pharyngien croise la face externe de la carotide interne, juste sous la base du crâne ; le nerf spinal est en rapport avec la carotide interne, en rejoignant le ganglion plexiforme du pneumogastrique.

– *Dans le canal carotidien :* la carotide interne parcourt ce canal, en épousant ses sinuosités : elle est d'abord verticale, puis devient horizontale, oblique en avant et en dedans. Elle est accompagnée par un plexus veineux et le plexus sympathique péricarotidien.

– *Dans le sinus caverneux :* la carotide interne est oblique en haut, en avant et en dedans ; elle décrit une courbe en S : elle est d'abord verticale, puis horizontale, et de nouveau verticale avant de sortir du sinus. La carotide interne est en rapport avec les nerfs oculomoteurs et le nerf ophtalmique, qui longent la paroi externe du sinus.

Au niveau de l'extrémité antérieure du sinus, la carotide interne se dirige en haut et en arrière, puis traverse la dure-mère en dedans de l'apophyse clinoïde antérieure, et donne l'artère ophtalmique. Elle croise la face externe du nerf optique, et donne ses 4 branches terminales destinées à l'encéphale : l'artère cérébrale antérieure, l'artère cérébrale moyenne, l'artère communicante postérieure, et l'artère choroïdienne antérieure.

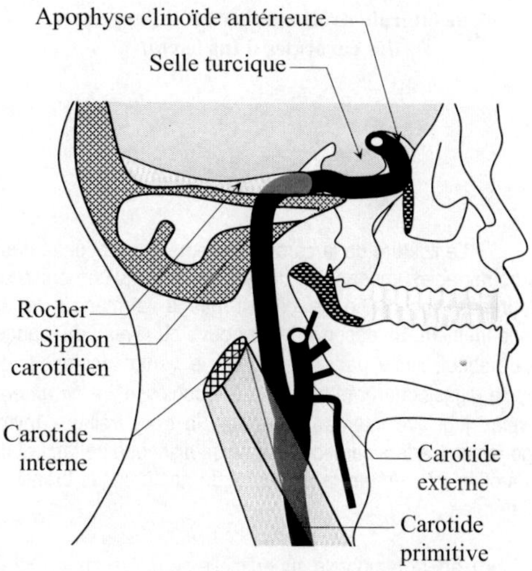

Origine, trajet et terminaison de la carotide interne

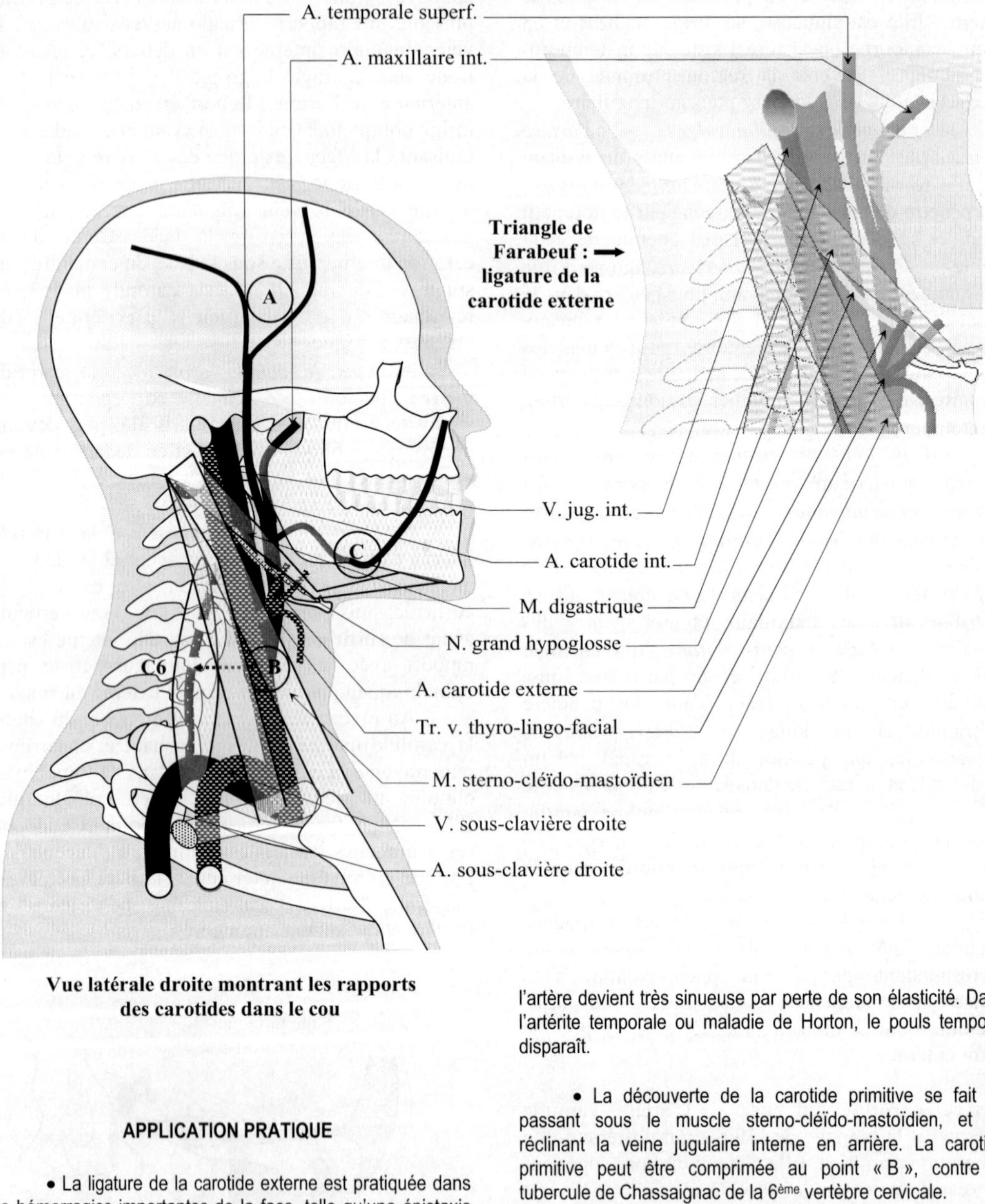

Vue latérale droite montrant les rapports des carotides dans le cou

APPLICATION PRATIQUE

• La ligature de la carotide externe est pratiquée dans les hémorragies importantes de la face, telle qu'une épistaxis de grande abondance ne cédant pas à la manœuvre de tamponnement. Sa découverte se trouve au niveau du triangle de Farabeuf, limité par : – *en haut*, le ventre postérieur du muscle digastrique et le nerf grand hypoglosse ; – *en arrière*, la veine jugulaire interne ; – *en bas*, le tronc veineux thyro-lingo-facial. L'artère carotide externe se distingue nettement de la carotide interne, par la présence de nombreuses branches collatérales.

• L'artère temporale superficielle se divise en « A », en donnant deux rameaux : l'un frontal, l'autre pariétal. A ce niveau, le pouls temporal est visible et palpable. Avec l'âge, l'artère devient très sinueuse par perte de son élasticité. Dans l'artérite temporale ou maladie de Horton, le pouls temporal disparaît.

• La découverte de la carotide primitive se fait en passant sous le muscle sterno-cléïdo-mastoïdien, et en réclinant la veine jugulaire interne en arrière. La carotide primitive peut être comprimée au point « B », contre le tubercule de Chassaignac de la 6ème vertèbre cervicale.

• Le pouls de l'artère faciale est palpable en « C », au niveau du bord inférieur de la mandibule, et en regard du bord antérieur du muscle masséter.

• L'artère temporale superficielle peut être lésée lors d'une fracture latérale du crâne, ou par une luxation de l'articulation temporo-mandibulaire.

• L'artère maxillaire interne peut être lésée dans les fractures du col mandibulaire, ou dans la luxation de l'articulation temporo-maxillaire.

Artère sous-clavière. – L'artère sous-clavière est paire, volumineuse, responsable de la vascularisation de tout le membre supérieur, de l'encéphale et d'une partie du cou.

• Origine, trajet et terminaison. – L'origine et le trajet de l'artère sous-clavière sont différents à droite et à gauche.

L'artère sous-clavière droite prend naissance de la bifurcation du tronc artériel brachio-céphalique, en arrière de l'articulation sterno-claviculaire. Elle sort par l'orifice supérieur du thorax, puis s'engage dans la région sus-claviculaire en décrivant une courbe au dessus du sommet du poumon, traverse l'espace entre les muscles scalènes antérieur et moyen, et se termine en passant dans la fente costo-claviculaire pour devenir l'artère axillaire.

L'artère sous-clavière gauche naît dans le thorax, à partir de la crosse aortique. Elle monte verticalement vers l'orifice supérieur du thorax pour rejoindre le creux sus-claviculaire où elle décrit une courbe au dessus du dôme pleural.

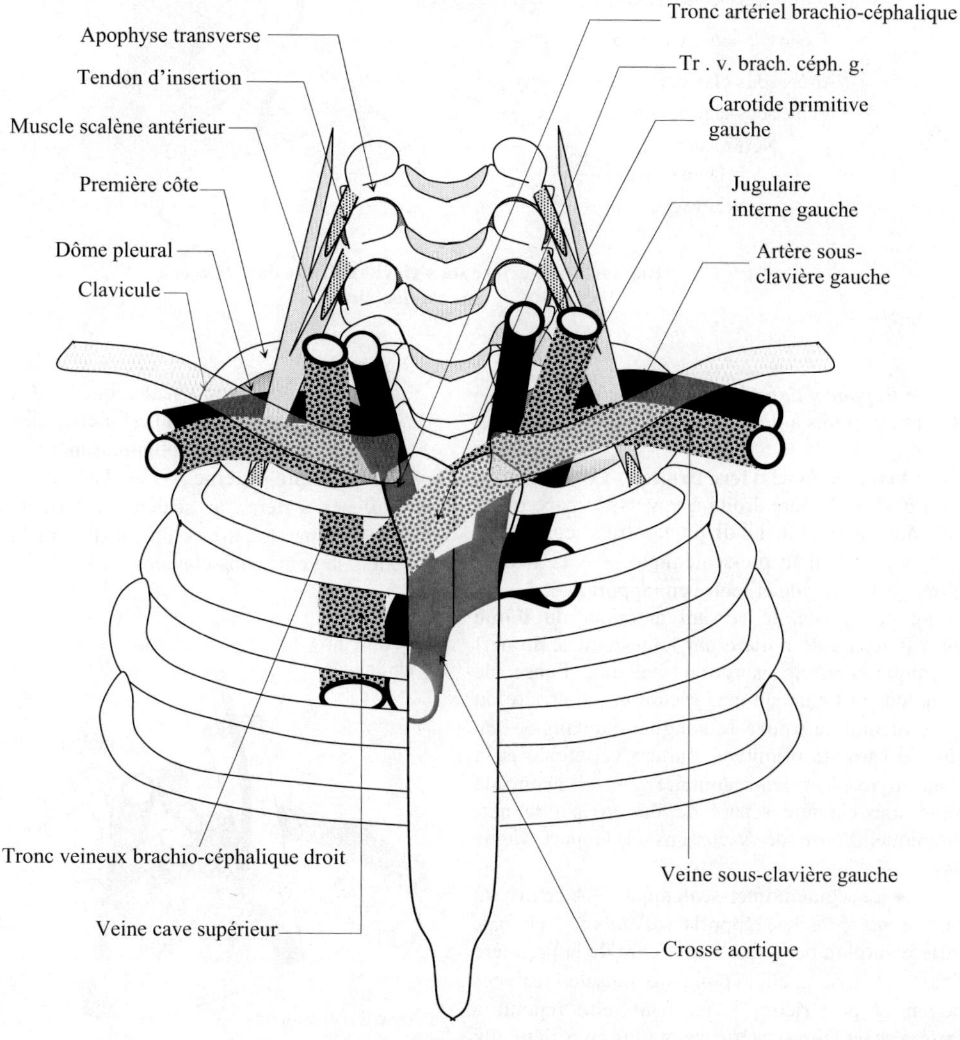

Projection osseuse des vaisseaux sous-claviers droits et gauches, vue antérieure

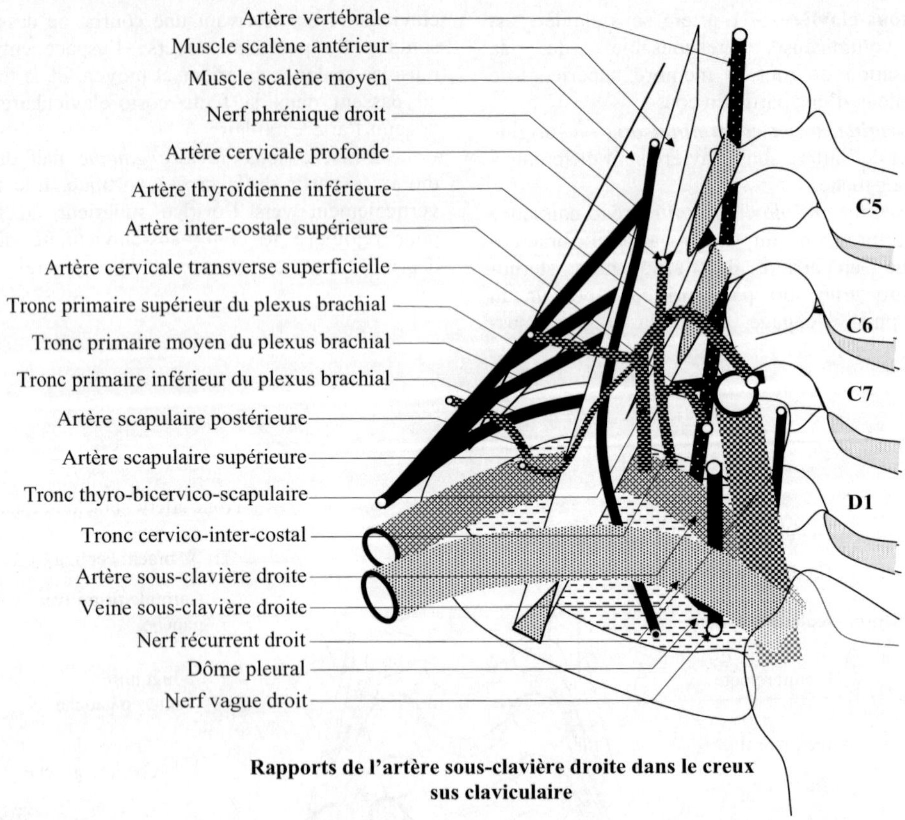

Rapports de l'artère sous-clavière droite dans le creux sus claviculaire

• ***Rapports dans le creux sus-claviculaire.*** – Ils sont différents à droite et à gauche.

Artère sous-clavière droite. – Le passage de l'artère sous-clavière droite à travers l'espace inter-scalénique permet de lui distinguer trois segments.

• Le segment pré-scalénique. – A ce niveau l'artère est profonde et rentre en rapport avec : – en arrière et en bas, le versant antérieur du **dôme pleural** séparé de l'artère par l'anastomose du nerf phrénique avec le ganglion stellaire, l'anse de Vieussens et l'anse du nerf récurrent, en arrière du dôme pleural se trouve le ganglion stellaire ; – en haut, la carotide primitive, l'artère vertébrale et le tronc thyro-bicervico-scapulaire ; – en avant, la veine sous-clavière séparé de l'artère par le nerf phrénique, l'anse de Vieussens et le nerf vague droit.

• Le segment inter-scalénique. – A ce niveau l'artère présente les rapports suivants : – en bas, l'artère surplombe la face supérieure de la première côte ; – en arrière, elle répond aux muscles scalènes moyen et postérieur ; – en haut, elle répond à l'artère scapulaire postérieure et plus en arrière aux trois troncs primaires du plexus brachial ; – en avant, elle répond au tendon du muscle scalène antérieur qui la sépare de la veine.

• Le segment post scalénique. – A ce niveau la sous-clavière devient superficielle, elle répond : – en haut, à l'artère scapulaire supérieure et à la veine jugulaire externe ; – en bas, à la première côte ; – en arrière, au scalène postérieur dont elle est séparé par les troncs du plexus brachial ; – en avant, à la veine sous-clavière.

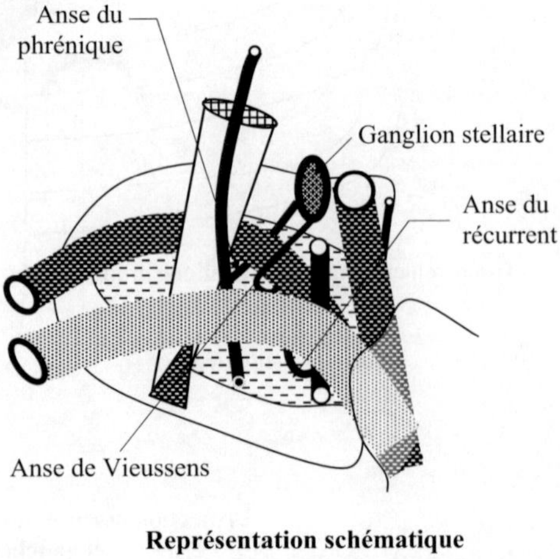

Représentation schématique des trois anses nerveuses

Artère sous-clavière gauche. – De la même manière que son homologue droite, la sous-clavière gauche présente des rapports dans les trois segments suivants :

• *Segment pré-scalénique.* – Profondément situé, la sous-clavière entre en rapport avec : – *en bas et en arrière,* le versant antérieur du **dôme pleural** séparé de l'artère par l'anse de Vieussens et par l'anastomose du phrénique avec le ganglion stellaire, ce dernier est situé en arrière du dôme pleural, **le canal thoracique** croise la face postérieure de l'artère en décrivant une crosse au dessus d'elle ; – *en haut,* la carotide primitive gauche, l'artère vertébrale, le tronc thyro-bicervico-scapulaire et la crosse du canal thoracique qui surcroise l'artère ; – *en avant,* le nerf phrénique et l'anse de Vieussens s'interposent entre l'artère et la veine sous-clavière.

• *Segment inter-scalénique.* – Les rapports sont : – *en bas,* la face supérieure de la première côte ; – *en haut,* l'artère scapulaire postérieure et plus en arrière les trois troncs primaires du plexus brachial ; – *en arrière,* les muscles scalène moyen et postérieur ; – *en avant,* l'artère est séparé de la veine sous-clavière par le tendon du muscle scalène antérieur et par le nerf phrénique.

• *Segment post-scalénique.* – Ici l'artère devient superficielle et entre en rapport avec : – *en bas,* la première côte et le premier espace intercostal ; – *en haut,* l'artère scapulaire supérieure et la veine jugulaire externe ; – *en arrière,* les troncs primaires du plexus brachial s'interposent entre l'artère et le muscle scalène postérieur ; – *en avant,* la veine sous-clavière.

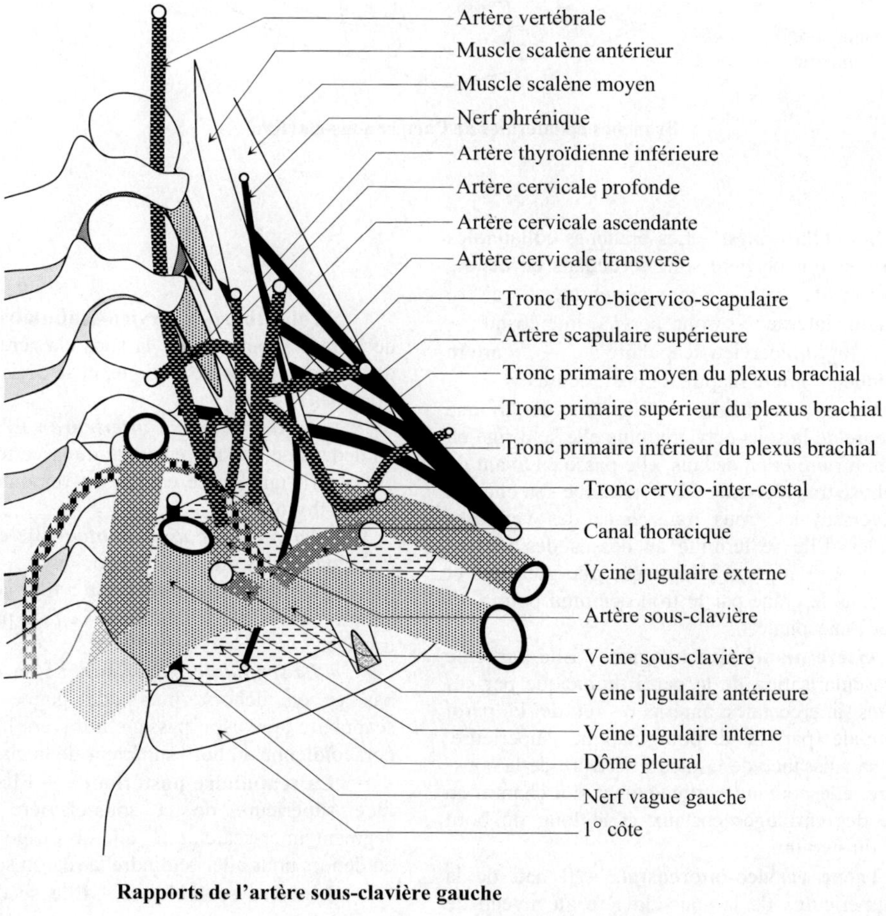

Rapports de l'artère sous-clavière gauche

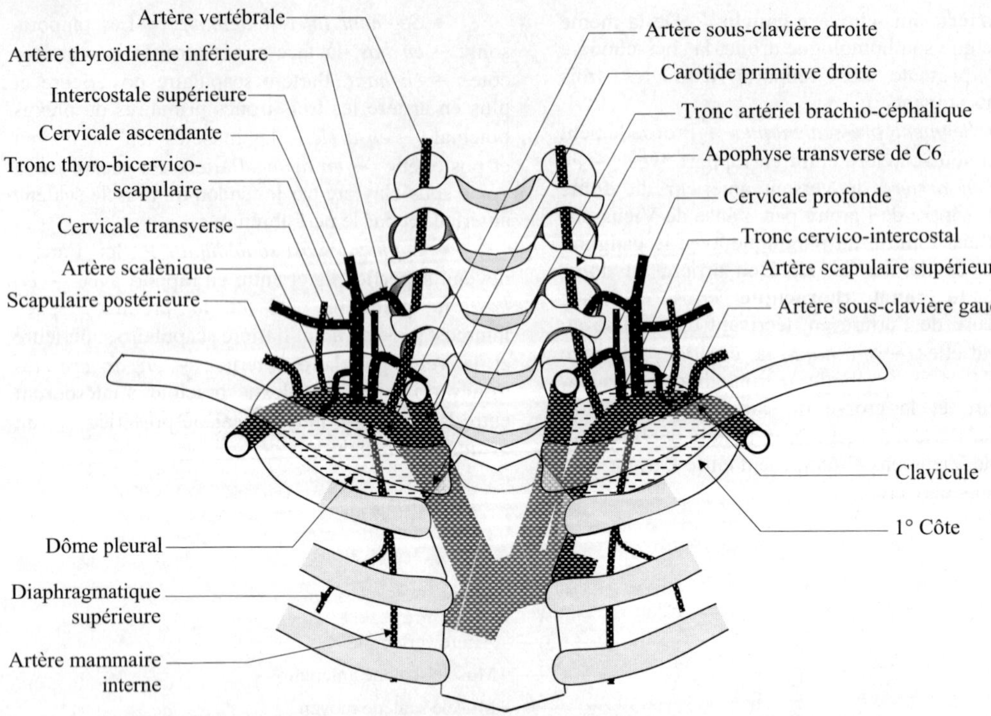

Branches collatérales de l'artère sous-clavière

Branches collatérales. – Les branches collatérales de l'artère sous-clavière sont de dedans en dehors en nombre de six : – artère vertébrale ; – artère mammaire interne ; – tronc cervico-intercostal ; – tronc thyro-bicervico-scapulaire ; – artère scalènique ; – artère scapulaire postérieure.

Artère vertébrale. – Elle naît de la face supérieure de la sous-clavière, puis elle se dirige en haut, en arrière et en dedans, elle passe en avant de l'apophyse transverse de C7 et continue son chemin en traversant les trous transverses des vertèbres cervicales. Elle se termine au dessus des masses latérales de l'atlas où elle creuse une gouttière et rentre dans le crâne par le trou occipital pour aller irriguer l'encéphale.

Artère mammaire interne. – Elle participe à la vascularisation de la paroi thoracique par ses branches intercostales antérieures et de la paroi abdominale par la diaphragmatique supérieure. Après sa naissance de la face inférieure de la sous-clavière, elle poursuit verticalement son chemin en arrière des cartilages costaux et le long du bord latéral du sternum.

Tronc cervico-intercostal. – Il naît de la face supérieure de la sous-clavière au niveau de son segment préscalénique, il donne la cervicale profonde destinée au cou et l'intercostale supérieure destinée à la paroi thoracique.

Tronc thyro-bicervico-scapulaire. – Il naît de la face supérieure de la sous-clavière au niveau de son segment préscalénique, et se divise en quatre branches :

- La thyroïdienne inférieure : Elle se dirige en dedans en passant en avant de la vertébrale, puis elle décrit un double courbe en remontant vers la glande thyroïde.

- La cervicale ascendante : Elle est destinée à une partie des muscles du cou.

- La cervicale transverse : Elle se dirige en dehors pour aller se ramifier à la face profonde du trapèze.

- La scapulaire supérieure : Elle se dirige en bas et en dehors, puis elle gagne la région scapulaire après son passage à travers l'échancrure coracoïdienne du bord supérieur de la clavicule.

La scapulaire postérieure. – Elle naît de la face supérieure de la sous-clavière dans son segment inter-scalènique, elle se dirige en haut et en dehors pour aller rejoindre la région scapulaire.

L'artère scalènique. – Elle se destine aux scalènes.

VEINES

Le sang veineux de la tête et du cou est drainé de chaque côté, par les veines suivantes : la veine jugulaire interne ; la veine jugulaire externe ; la veine jugulaire antérieure ; la veine jugulaire postérieure ; les veines thyroïdiennes inférieures et la veine vertébrale.

Veine jugulaire interne. – Elle draine le sang de la majeure partie du crâne avec son contenu, de la face et de certains organes du cou.

Origine, trajet et terminaison. – La veine jugulaire interne prend naissance au niveau du trou déchiré postérieur de la base du crâne. A ce niveau elle présente une dilatation appelé golf de la jugulaire qui reçoit tout le sang arrivant du crâne par l'intermédiaire des sinus veineux dure-mériens. A sa sortie du crâne la veine se dirige en bas et en avant, satellite d'abord de l'artère carotide interne puis de la carotide primitive, recouverte dans sa partie inférieure par le muscle sterno-cléido-mastoïdien. Elle se termine dans la base du cou derrière l'articulation sterno-claviculaire en rejoignant la veine sous-clavière pour former le confluent veineux de Pirogoff.

Branches collatérales. – Au cours de son trajet la jugulaire interne reçoit plusieurs affluents drainant le sang de la face et du cou.

• **Tronc veineux thyro-lingo-facial.** – Il est formé par la réunion de trois veines :

Veine thyroïdienne supérieure *: provenant du pôle supérieur de la thyroïde ;*

Veine linguale : formée par la réunion des différentes veines linguales ;

Veine faciale : provient de l'angle interne de l'œil en parcourant la face.

En outre la veine communicante intra-parotidienne se jette également dans le tronc thyro-lingo-facial.

Veine jugulaire externe. – Elle draine le sang de la majeure partie du cuir chevelu, des régions profondes de la face et des régions superficielles des parties postérieure et latérale du cou.

Origine, trajet et terminaison. – Elle prend son origine à l'intérieur de la parotide, au dessous du condyle mandibulaire, par la réunion de la veine temporale superficielle et de la veine maxillaire interne. Elle chemine d'abord au dessus de l'aponévrose superficielle du cou où elle est facilement visible, puis elle perfore celle-ci au niveau de la partie inférieure pour aller se jeter dans la veine sous-clavière.

Branches collatérales. – Elle reçoit plusieurs affluents : veine auriculaire postérieure, veine occipitale, veine cervicale superficielle, veine cervicale transverse, veine scapulaire postérieure et la veine scapulaire supérieure.

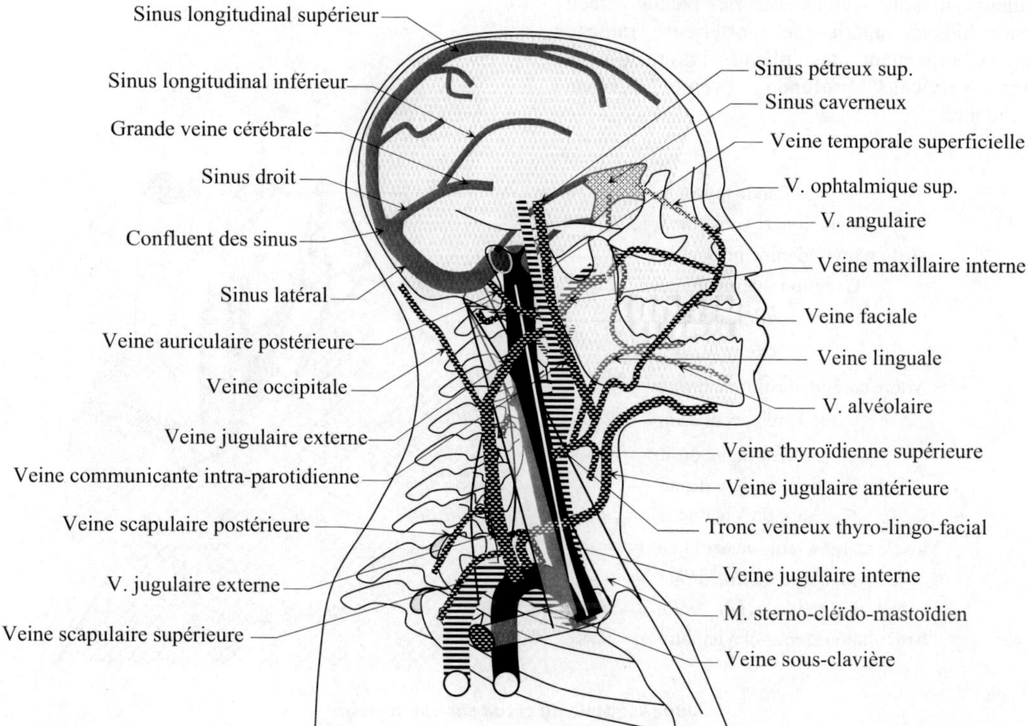

Veines de la tête et du cou

Veine jugulaire antérieure. – Elle draine en partie, les régions antérieures du cou.

Origine, trajet, terminaison. – Elle provient de la région sus-hyoïdienne, de la réunion de nombreuses veines sous-mentales, puis descend le long de la face antérieure du cou, un peu en dehors de la ligne médiane, au dessus de l'aponévrose superficielle. Au niveau de la partie inférieure elle perfore l'aponévrose pour se diriger horizontalement en passant sous le muscle sterno-cléido-mastoïdien et se jette dans la veine sous-clavière ou bien dans la veine jugulaire interne.

Veine vertébrale. – Elle constitue l'une des principales voies de drainage des plexus veineux intra et extrarachidiens de la colonne cervicale.

Origine, trajet et terminaison. – La veine vertébrale est en général unique, satellite de l'artère homologue. Elle provient de la confluence de nombreuses veines issues : du confluent occipito-vertébral qui constitue la partie cervicale du plexus extrarachidien postérieur ; de la veine condylienne postérieure ; de l'émissaire mastoïdienne et de des muscles de la nuque. Elle se dirige obliquement vers le trou transversaire de l'atlas, puis elle descend à travers les trous transversaires des 6 premières vertèbres cervicales, en longeant en dehors l'artère. Elle se termine en se jetant dans le tronc veineux brachio-céphalique, en arrière et au dessous de la veine jugulaire interne.

Branches collatérales. – Elle reçoit les affluents suivants : veines issus des plexus veineux extrarachidiens antérieur et postérieur ; rameaux spinaux provenant des plexus intrarachidiens ; veine cervicale profonde ; veine cervicale ascendante.

Veine jugulaire postérieure. – Elle est l'une des principales voies de drainage des plexus veineux intra et extrarachidiens de la région cervicale.

Origine, trajet et terminaison. – Elle prend naissance dans le confluent occipito-vertébral, puis descend le long du bord externe du muscle trapèze, et se porte en avant pour se jeter dans le tronc veineux brachioi-céphalique, au dessous de la veine vertébrale.

Veines thyroïdiennes inférieures. – Elles prennent leur origine, au niveau du bord inférieur de la glande thyroïde, puis descendent en avant de la tachée, et se jettent dans le tronc veineux brachio-céphalique gauche.

Veine sous-clavière. – La veine sous-clavière prolonge la veine axillaire et forme en s'unissant avec la veine jugulaire interne du même côté, le tronc veineux brachio-céphalique. Elle s'étend depuis le milieu du bord antérieur de la clavicule jusqu'à la face postérieure de l'articulation costo-claviculaire. Dès son origine, la veine sous-clavière se porte presque transversalement de dehors en dedans, elle passe au dessus de la 1ère côte, sous la clavicule. Elle est en rapport en arrière avec : l'artère sous-clavière dont elle est séparée par le muscle scalène antérieur ; plus en arrière elle répond au dôme pleural par l'intermédiaire du fascia endothoracique.

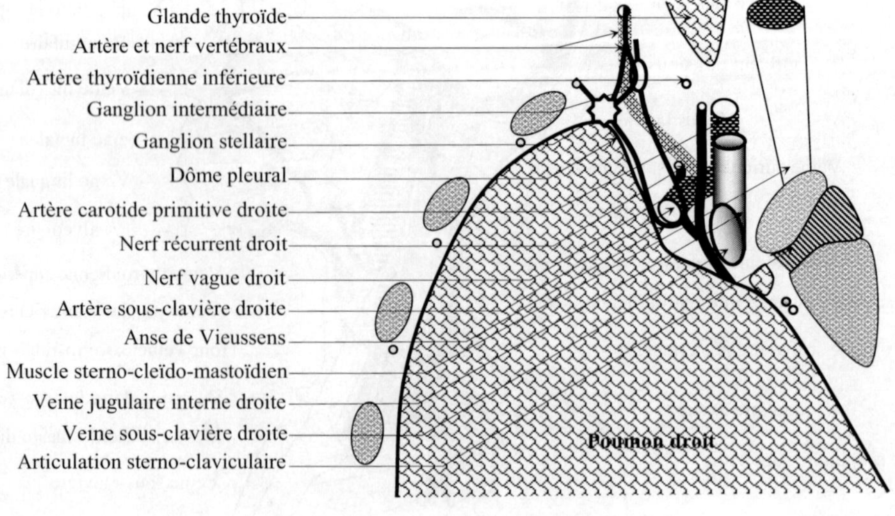

Coupe sagittale du creux sus-claviculaire droit, segment interne de la coupe

APPLICATION CLINIQUE

• Les plaies de la veine jugulaire interne sont graves, à cause de l'importance de l'hémorragie et du risque d'embolie gazeuse.

• **Ponction de la veine jugulaire interne**. – Elle se fait dans l'interstice situé entre les chefs claviculaire et sternal du muscle sterno-cléïdo-mastoïdien. Cet interstice délimite avec la clavicule, le triangle de Sédillot dont le centre constitue le repère pour le point de ponction. L'aiguille est dirigée parallèlement au plan sagittal, faisant avec le plan frontal un angle de 30°.

• **Ponction de la veine sous-clavière.** – La ponction de la veine sous-clavière se fait en regard du milieu de la clavicule, à 3 cm en dessous de son bord antérieur. L'aiguille est dirigée parallèlement au plan frontal, en visant l'articulation sterno-claviculaire. Ceci permet de cathétériser la veine dans son axe et d'éviter les complications telles que : un pneumothorax par atteinte du dôme pleural.

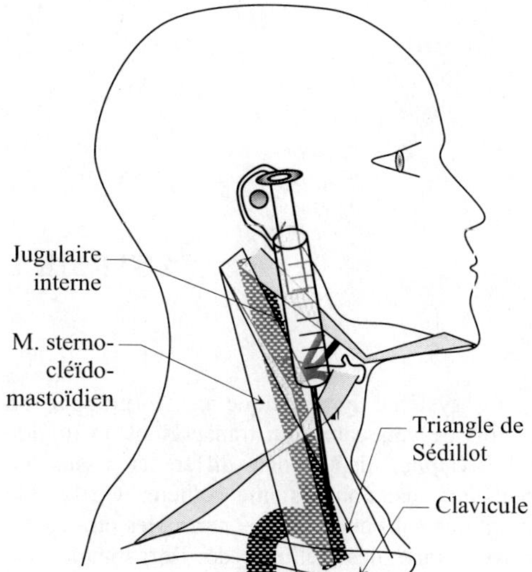

Voie d'abord de la veine jugulaire interne

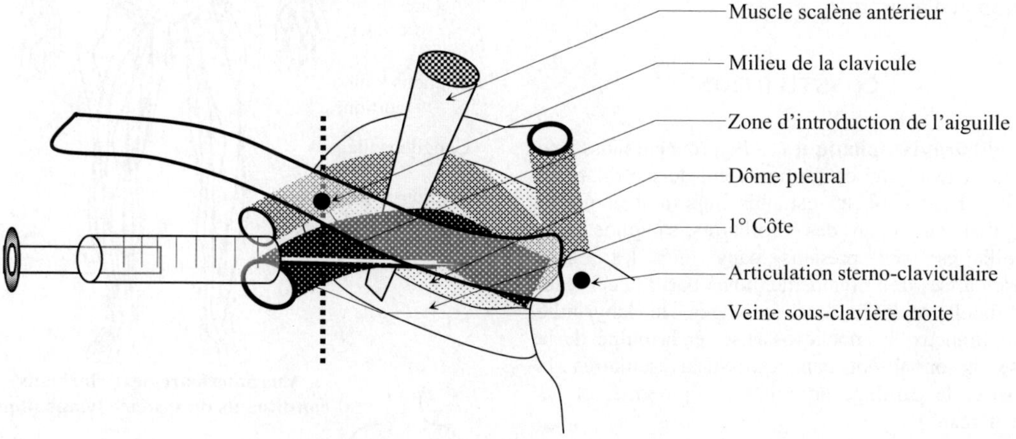

Ponction de l'artère sous-clavière : repères osseux

SYSTEME LYMPHATIQUE

Le système lymphatique est formé par un ensemble de vaisseaux, qui transportent un liquide appelé *lymphe,* depuis les différents tissus de l'organisme jusqu'au système veineux. Ce liquide contient des substances et des particules étrangères en provenance des cellules de l'organisme. Ce système joue un rôle multiple, à savoir : élimination de matériaux usés ; – drainage du liquide interstitiel, en excès dans les espaces intercellulaires ; – transport des graisses alimentaires et des vitamines liposolubles, à partir du tube digestif ; – protection de l'organisme contre les agressions par les corps étrangers : action phagocytaire des lymphocytes, production et transport d'anticorps.

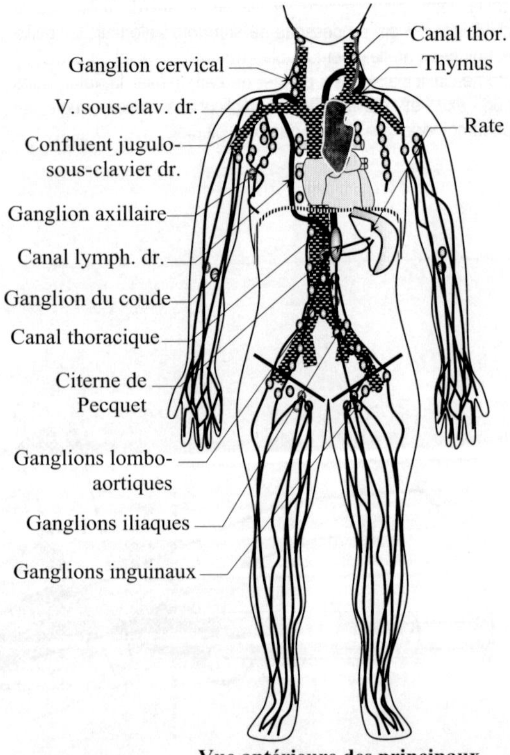

Vue antérieure des principaux constituants du système lymphatique

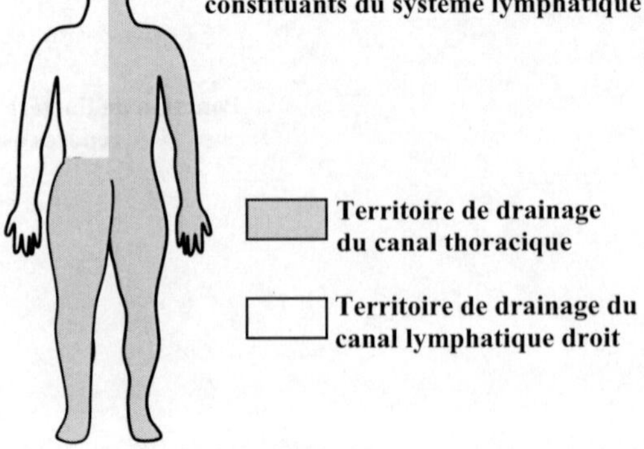

CONSTITUTION

Capillaires lymphatiques. – Ils prennent naissance par une extrémité en forme de cul-de-sac dilaté en bulbe. Leur diamètre est plus important et moins régulier que celui des capillaires sanguins. Ces capillaires sont présents dans tous les tissus vascularisés de l'organisme, mis à part : le cerveau, la moelle épinière, les méninges, le labyrinthe membraneux, la moelle osseuse, et la pulpe de la rate. Ils sont absents dans les tissus avasculaires : la cornée, le cartilage articulaire, l'épiderme, et les phanères.

Vaisseaux lymphatiques. – Ils prennent naissance des réseaux capillaires, au niveau des tissus, plusieurs vaisseaux se réunissent entre eux pour former des troncs lymphatiques. – Les vaisseaux lymphatiques sont munis de valvules, au niveau des zones dilatées ; ces dernières sont séparées par des zones de rétrécissement, donnant ainsi au vaisseau un aspect moniliforme. – Les ganglions lymphatiques sont échelonnés le long des vaisseaux ; ils reçoivent par leur périphérie, des vaisseaux *afférents,* et envoient par leur hile, des vaisseaux *efférents.*

Les principaux troncs lymphatiques sont représentés par les troncs : lombaire, intestinal, broncho-mèdiastinal, sous-clavier, et jugulaire. Ceux-ci déversent la lymphe dans les confluents veineux jugulo-sous-claviers de la base du cou, par l'intermédiaire de deux principaux canaux : le **canal thoracique** et le **canal lymphatique droit.**

Le canal thoracique. – Il constitue le principal collecteur du système lymphatique. Il ramène la lymphe du côté gauche du corps, et de la partie sous-diaphragmatique du côté droit. Il prend naissance dans l'abdomen, juste sous le diaphragme, par la confluence des troncs lymphatiques lombaires droit et gauche, et du tronc intestinal. Le canal thoracique présente à son origine une dilatation, la **citerne de Pecquet** ou citerne de chyle, située en arrière de l'aorte abdominale, en regard de la 12ème vertèbre dorsale. Le canal traverse ensuite l'orifice aortique du diaphragme, et remonte le long du médiastin postérieur jusqu'à la base du cou, où il s'infléchit en décrivant une crosse, puis se jette dans le confluent veineux jugulo-sous-clavier droit.

Les troncs lombaires drainent la lymphe en provenance : des membres inférieurs ; des viscères et parois du bassin ; des reins et surrénales ; des lymphatiques profonds de la majeure partie de la paroi abdominale. – *Le tronc intestinal* ramène la lymphe de l'estomac, de la rate, du pancréas, des intestins, et d'une partie du foie.

Dans la base du cou, le canal thoracique reçoit les troncs lymphatiques suivants : le tronc *jugulaire gauche* qui ramène la lymphe du côté gauche de la tête et du cou ; – le tronc *sous-clavier gauche* qui draine la lymphe du membre supérieur gauche ; – le tronc *broncho-médiastinal gauche* qui draine la lymphe des parties profondes de la paroi thoracique antérieure gauche, de la partie supérieure de la paroi abdominale antérieure, de la partie antérieure du diaphragme, du côté gauche du cœur, et du poumon gauche.

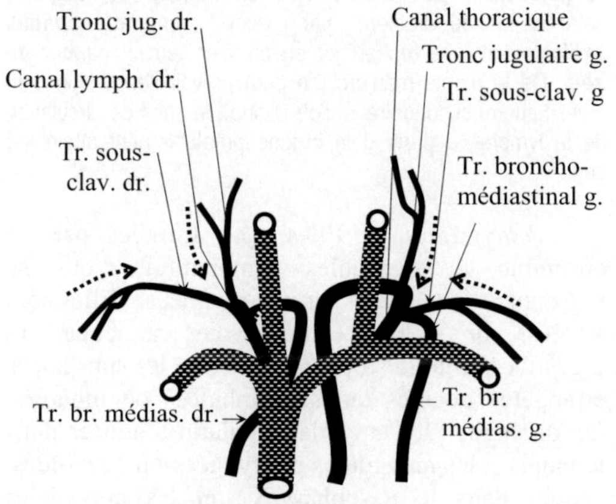

Terminaison des troncs et canaux lymphatiques

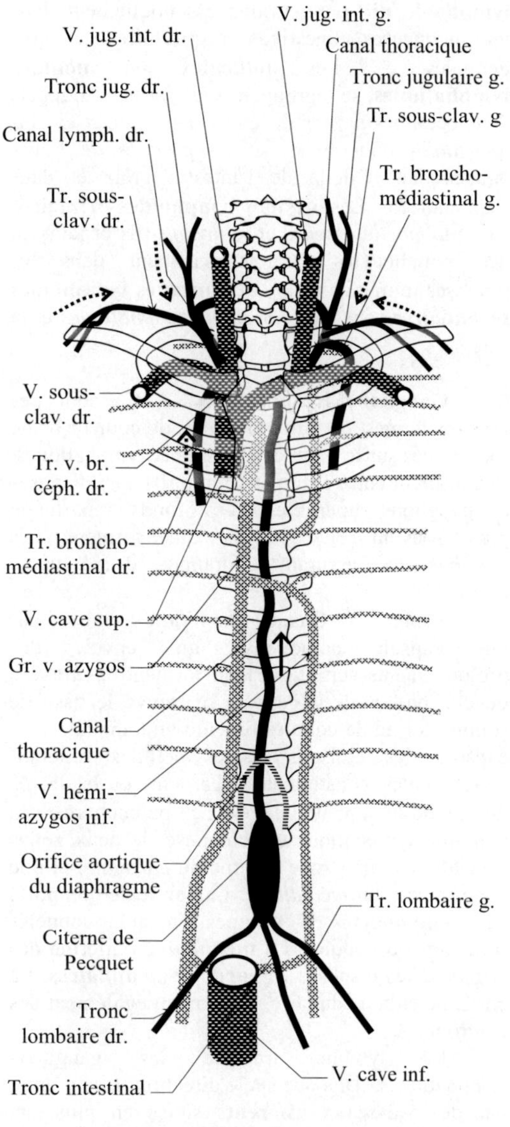

Principaux troncs lymphatiques et les canaux lymphatiques, vue antérieure

Le canal lymphatique droit. – Il ramène la lymphe du côté supérieur droit du corps. Il reçoit les troncs suivants : le tronc *jugulaire droit* qui draine la lymphe du côté droit de la tête et du cou ; – le tronc *sous-clavier droit* qui draine la lymphe du membre supérieur droit ; – le tronc *broncho-médiastinal droit* qui draine la lymphe du côté droit du thorax et du cœur, du poumon droit, et d'une partie du foie.

Le tissu lymphoïde. – Le tissu lymphoïde se présente sous différentes formes. – Le **tissu lymphoïde diffus** se trouve essentiellement dans les muqueuses digestives, respiratoires, et uro-génitales. – Les **follicules** ou **nodules lymphatiques,** se regroupent sous forme d'agrégats dans certaines parties du corps, parmi ceux-ci : les *amygdales pharyngées,* et les *plaques de Peyer* situées dans l'iléon de l'intestin grêle et dans l'appendice. – Les **organes lymphoïdes primaires** sont : la *moelle osseuse* et le *thymus.* Ils produisent des lymphocytes qui interviennent dans les réponses immunitaires. – Les **organes lymphoïdes secondaires** sont : les *ganglions lymphatiques* et la *rate.*

Ganglions lymphatiques. – Ce sont des nodules fermes, de forme ovalaire, de couleur blanc rosé, situés sur le trajet des vaisseaux lymphatiques. Ils mesurent entre 1 mm et 15 mm. Ils sont disposés en ganglions superficiels et profonds, répartis le plus souvent en groupes qui forment des *lymphocentres* assurant le drainage d'une même région.

Structure. – Chaque ganglion est entouré par une capsule conjonctive qui envoie des prolongements vers l'intérieur, formant des travées ou cloisons. Sous la capsule se trouve le tissu de soutien formé de cellules réticulo-endothéliales. La capsule, les cloisons et les cellules réticulo-endothéliales, constituent la charpente ou le stroma du nœud lymphatique. – Le parenchyme du ganglion lymphatique est composé de deux zones spécialisées : une zone externe ou *corticale,* et une zone interne ou *médullaire.* La **corticale** comporte des **lymphocytes T** groupés en amas appelés follicules ou nodules. La **médullaire** renferme des lymphocytes disposés en **cordons médullaires.** La corticale et la médullaire, renferment également des macrophages.

La lymphe traverse les ganglions lymphatiques, dans une seule direction. Elle y entre par des **vaisseaux afférents** situés en plusieurs endroits de la surface du ganglion. Ces vaisseaux sont munis de valvules s'ouvrant vers l'intérieur du ganglion, pour permettre la pénétration de la lymphe. La lymphe traverse ensuite les **sinus** corticaux et médullaires, et quitte le ganglion par un ou deux **vaisseaux efférents** ; ces derniers sont plus gros que les vaisseaux afférents, et sortent du ganglion par le hile. Les vaisseaux efférents sont munis de valvules qui s'ouvrent vers l'extérieur du ganglion pour permettre l'évacuation de la lymphe.

Les ganglions lymphatiques filtrent les substances étrangères nocives contenues dans la lymphe avant qu'elle regagne le sang. Ces substances sont piégées dans le réseau réticulé du ganglion. Elles sont ensuite détruites par les macrophages par phagocytose, et par les lymphocytes en développant des réponses immunitaires.

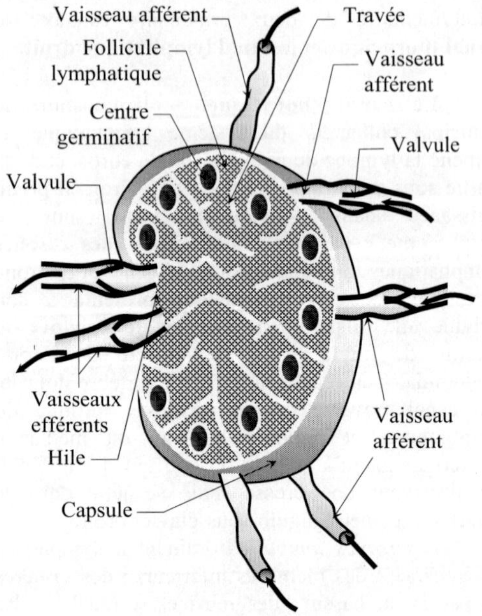

Coupe d'un ganglion lymphatique montrant sa structure

APPLICATION PRATIQUE

• La propagation d'un cancer peut se faire selon deux voies : la voie lymphatique et la voie sanguine.

Les cellules cancéreuses peuvent être disséminées par le système lymphatique, et constituer des amas de cellules tumorales sur le lieu de leur fixation. Les ganglions lymphatiques qui drainent l'organe ou la région atteinte par le cancer, deviennent plus volumineux et durs à la palpation, et constituent des **adénopathies.** On peut donc déterminer l'organe atteint par le cancer, si l'on connaît ses ganglions satellites qui le drainent ; par exemple : une ***adénopathie axillaire*** doit faire rechercher en premier lieu un ***cancer du sein.*** De la même manière, on peut prévoir l'apparition d'un foyer tumoral secondaire, si l'on connaît le sens de circulation de la lymphe, à partir d'un organe préalablement atteint de cancer.

Amygdales. – Elles sont formées par un ensemble de follicules lymphatiques qui se regroupent et se fixent sur une muqueuse. Elles sont situées sur le trajet des voies aériennes et digestives, afin de stopper et détruire les substances étrangères nocives qui sont inhalées ou ingérées. On distingue : les amygdales palatines situées dans le palais ; les amygdales pharyngées ou adénoïdes, situées dans le nasopharynx ; et les amygdales linguales.

Rate. – Elle représente l'organe lymphoïde le plus volumineux de l'organisme. Elle est située dans l'hypochondre gauche, sous le diaphragme.

Structure. – La rate est entourée d'une capsule conjonctive, laquelle constitue avec les travées et le réseau réticulé, le stroma ou la charpente de la rate. Son parenchyme comporte deux types de tissu : la *pulpe blanche* et la *pulpe rouge.* La **pulpe blanche** est composée de tissu lymphoïde contenant des **lymphocytes.** La **pulpe rouge** est composée de sinus veineux remplis de sang et de cordons spléniques ou cordons de Billroth ; ces cordons sont constitués de globules rouges, de lymphocytes, de macrophages, de plasmocytes, et de granulocytes.

Fonction. – La rate remplit plusieurs fonctions : sa fonction principale est la phagocytose des bactéries, des globules rouges endommagés ou arrivés au terme de leur vie, et des plaquettes ; – production de lymphocytes B et leur transformation en plasmocytes producteurs d'anticorps ; – stockage du sang, et sa libération en cas de besoin lors d'une hémorragie.

Thymus. – Le thymus est un organe lymphoïde, situé en arrière du sternum, en avant du cœur, et entre les deux poumons. Il est composé de deux lobes reliés entre eux par du tissu conjonctif.

Structure. – Chaque lobe thymique est entouré d'une capsule conjonctive ; celle-ci émet des prolongements internes ou travées qui divisent les lobes en lobules. Chaque lobule est composé : d'une zone périphérique foncée, la **corticale ;** et d'une zone centrale claire, la **médullaire.** La corticale comporte des **lymphocytes T**, qui sont ramenés par le sang, de la moelle osseuse vers le thymus où ils arrivent à maturité. La médullaire comporte des lymphocytes et des cellules épithéliales.

Le thymus atteint son volume maximal à la puberté. Après la puberté, il se transforme en graisse et en tissu conjonctif. Chez l'adulte, le thymus s'atrophie, cependant, il participe toujours à la maturation des lymphocytes.

GROUPES GANGLIONNAIRES ET VAISSEAUX LYMPHATIQUES PRINCIPAUX DU CORPS

Lymphatiques du thorax. – Les ganglions lymphatiques du thorax sont pariétaux ou viscéraux.

Ganglions pariétaux. – Ils se répartissent en 3 groupes : les ganglions mammaires internes ou para-sternaux ; les ganglions intercostaux ou pariétaux postérieurs ; les ganglions diaphragmatiques.

Ganglions mammaires internes. – Ils sont situés de chaque côté du sternum, le long de l'artère mammaire interne. Ils reçoivent des vaisseaux lymphatiques, en provenance des ganglions diaphragmatiques, de la partie interne du sein, de la plèvre costale, et de la paroi antérieure du thorax. **Les ganglions lymphatiques mammaires internes représentent une voie de propagation du cancer du sein vers les poumons et le médiastin.**

Ganglions pariétaux postérieurs. – Ils sont situés au niveau de l'extrémité vertébrale des espaces intercostaux, le long du paquet vasculo-nerveux. Ils reçoivent les vaisseaux lymphatiques de la paroi postéro-latérale du thorax. Les vaisseaux efférents des espaces intercostaux inférieurs se rassemblent, de chaque côté, dans un même tronc collecteur qui descend jusqu'à la 12ème vertèbre thoracique, et qui s'ouvre dans la citerne de Pecquet. Ceux, des espaces intercostaux supérieurs se déversent séparément dans le canal thoracique.

Ganglions diaphragmatiques. – Ils siègent sur la face thoracique du diaphragme, autour de la base du péricarde. Ils reçoivent des vaisseaux afférents, en provenance : des espaces intercostaux, du péricarde, du diaphragme, de la plèvre diaphragmatique, du péritoine sous-diaphragmatique, et du foie. Leurs vaisseaux efférents rejoignent les ganglions para-sternaux et médiastinaux.

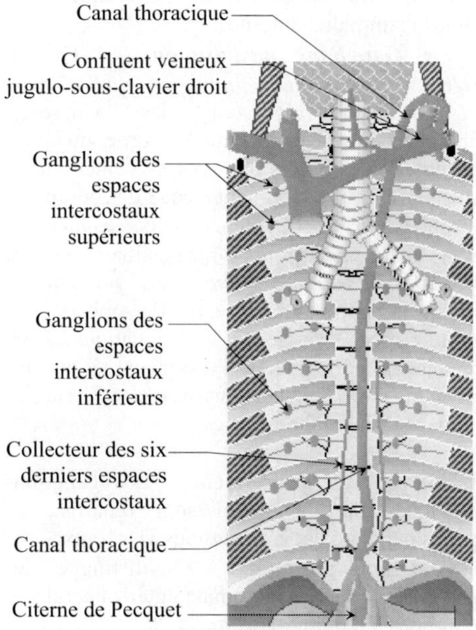

Ganglions pariétaux postérieurs du thorax et le canal thoracique

Ganglions viscéraux. – Ils drainent les poumons, la plèvre, et le médiastin. On distingue : les ganglions des hiles pulmonaires, les ganglions péritrachéo-bronchiques, et les ganglions médiastinaux.

• ***Ganglions des hiles pulmonaires.*** – Ils se drainent vers les ganglions trachéo-bronchiques situés au niveau de la bifurcation trachéale et de chaque côté de la trachée, dans les angles séparant chaque bronche de la trachée. Les ganglions trachéo-bronchiques reçoivent des vaisseaux en provenance du poumon et de la plèvre viscérale, de la partie inférieure de la trachée, des bronches, et du cœur ; **ils sont fréquemment envahis par les tumeurs des lobes supérieur et inférieur des poumons.** Les vaisseaux lymphatiques du poumon droit rejoignent les ganglions trachéo-bronchiques du même côté ; ceux du poumon gauche vont vers les ganglions trachéo-bronchiques des 2 côtés. **Les ganglions des racines des poumons sont fréquemment envahis dans la tuberculose, et dans les tumeurs du médiastin et des poumons. Ils deviennent nettement visibles à la radiographie quand ils sont calcifiés.**

• ***Ganglions para-trachéaux.*** – Ils sont disposés le long des faces latérales de la trachée. Ils reçoivent les vaisseaux efférents en provenance des ganglions trachéo-bronchiques, de la trachée, et de l'œsophage. Ils envoient leurs vaisseaux efférents vers les ganglions médiastinaux avec lesquels ils forment la chaîne broncho-médiastinale ; celle-ci reçoit aussi les vaisseaux en provenance des ganglions mammaires internes.

• ***Ganglions médiastinaux.*** – On en distingue 2 types. – *Les ganglions médiastinaux antérieurs,* qui reçoivent des vaisseaux lymphatiques en provenance du péricarde, du cœur, du thymus, et des parois des grosses veines ; leurs vaisseaux efférents se joignent à ceux des poumons, des bronches et de la trachée, avec lesquels ils forment la chaîne broncho-médiastinale. – *Les ganglions médiastinaux postérieurs,* sont placés autour de la partie inférieure de l'œsophage ; ils reçoivent des vaisseaux lymphatiques en provenance du péricarde, de l'œsophage, et du lobe inférieur du poumon ; leurs vaisseaux efférents se jettent dans le canal thoracique.

Lymphatiques de l'abdomen. – Les ganglions lymphatiques de l'abdomen sont répartis : en ganglions pariétaux, et en ganglions viscéraux.

Ganglions pariétaux. – On distingue : les ganglions de la paroi abdominale antéro-latérale, et les ganglions abdomino-aortiques.

• ***Ganglions de la paroi abdominale antéro-latérale.*** – Ils sont situés dans la profondeur de la paroi, ce sont : les *ganglions de la chaîne épigastrique,* qui longent les vaisseaux

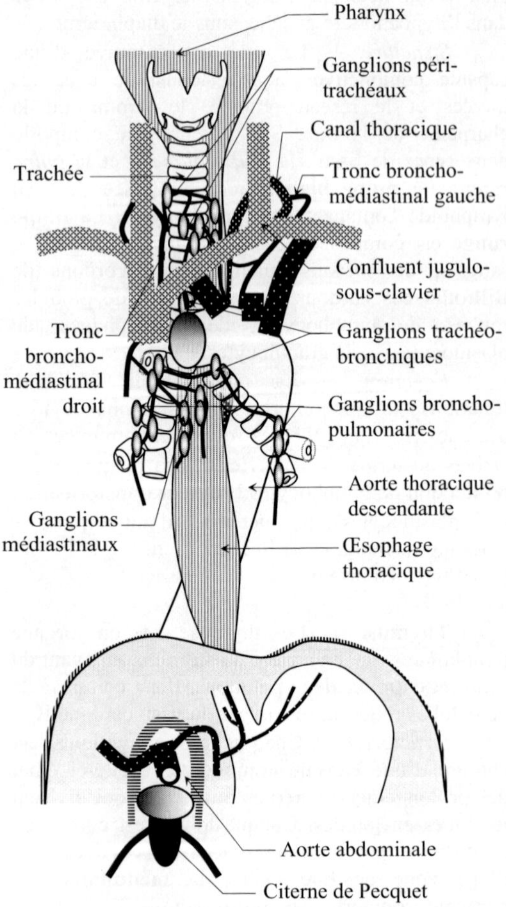

Ganglions viscéraux du thorax

épigastriques ; – les *ganglions ombilicaux et sus-ombilicaux,* situés autour de l'ombilic ; – les *ganglions de la chaîne circonflexe iliaque,* placés le long de l'artère circonflexe iliaque profonde.

• ***Ganglions abdomino-aortiques.*** – Ils sont placés dans l'abdomen, autour de l'aorte et de la veine cave inférieure. Ils se répartissent en 4 groupes principaux : ganglions pré-aortiques, placés au voisinage des artères rénales et mésentérique inférieure ; – ganglions rétro-aortiques, situés en arrière de l'aorte ; – ganglions latéro-aortiques droits, placés à droite de l'aorte, et sont nommés selon leur disposition par rapport à la veine cave inférieure, en ganglions : pré-veineux, rétro-veineux, latéro-veineux, et interaortico-veineux ; – ganglions latéro-aortiques gauches, échelonnés le long du bord gauche de l'aorte.

Vaisseaux afférents et efférents des ganglions abdomino-aortiques. – Les ganglions abdomino-aortiques reçoivent les vaisseaux lymphatiques efférents des ganglions iliaques primitifs, les vaisseaux lymphatiques des gonades, la majeure partie des vaisseaux lymphatiques de la trompe et du corps utérin, les vaisseaux lymphatiques du rein et de la capsule surrénale du même côté, les vaisseaux lymphatiques de la paroi abdominale postérieure et ceux de la partie postérieure du foie. – Les vaisseaux efférents des ganglions abdomino-aortiques se déversent dans les troncs lombaires, dont la confluence forme l'origine du canal thoracique.

Ganglions viscéraux. – Les vaisseaux lymphatiques qui drainent la plupart des viscères de l'abdomen se déversent dans des ganglions placés à proximité de l'organe correspondant. Ces ganglions sont nommés selon l'organe qu'ils drainent ou du vaisseau artériel le long duquel ils sont placés. On distingue 3 chaînes ganglionnaires :

- ***Ganglions de la chaîne coronaire stomachique.*** – Ils sont situés le long de l'artère coronaire stomachique et de la petite courbure de l'estomac.
- ***Ganglions de la chaîne splénique.*** – Ils se répartissent en 3 groupes : les ganglions gastro-épiploïques gauches, les ganglions du hile de la rate et les ganglions sus-pancréatiques.
- ***Ganglions de la chaîne hépatique.*** – Ils sont disposés le long de l'artère hépatique et de ses branches, on distingue 5 groupes principaux : les ganglions gastro-épiploïques droits situés le long de l'artère du même nom ; – les ganglions sous et rétro-pyloriques, situés le long de l'artère gastro-duodénale ; – les *ganglions duodéno-pancréatiques antérieurs et postérieurs,* situés en avant ou en arrière du duodéno-pancréas, satellites des artères du même nom ; – les *ganglions de l'artère hépatique,* satellites du tronc de l'artère hépatique, ce groupe reçoit la lymphe de tous les groupes précédents.
- ***Ganglions, des chaînes mésentériques supérieure et inférieure.*** – Ils sont placés le long des artères mésentériques supérieure et inférieure et de leurs branches de distribution. On individualise les ganglions du mésentère et les ganglions disposés le long des artères du gros intestin.

Ganglions du mésentère. – Ils se répartissent en 3 groupes à l'intérieur du mésentère : un groupe périphérique juxta-intestinal, un groupe intermédiaire et un groupe central situé dans la racine du mésentère. Ces ganglions drainent la lymphe de tout l'intestin grêle, leurs vaisseaux efférents forment plusieurs troncs intestinaux qui se jettent dans les ganglions latéro-aortiques, à proximité du pédicule rénal.

Ganglions satellites des artères du gros intestin. – Ils sont divisés en 3 groupes : les ganglions satellites des artères du coeco-appendice ; – les ganglions satellites des artères coliques ; – les ganglions satellites des artères du rectum. Les ganglions satellites des artères du gros intestin drainent toute la lymphe du gros intestin ; leurs vaisseaux efférents se déversent, soit dans les ganglions centraux du mésentère, soit dans les ganglions abdomino-aortiques.

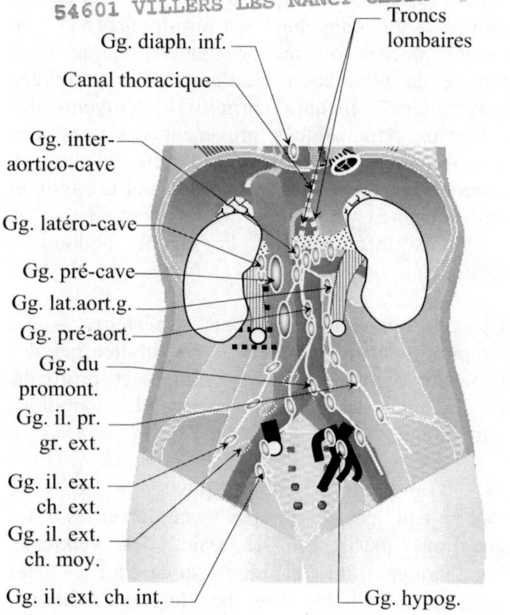

Ganglions iliaques et abdomino-aortiques

Lymphatiques du bassin. – Les groupes ganglionnaires du bassin sont disposés le long des vaisseaux. Ils sont répartis en 3 groupes ganglionnaires principaux : les ganglions iliaques externes, iliaques internes ou hypogastriques et iliaques primitifs.

- ***Ganglions iliaques externes.*** – Ils se répartissent en 3 chaînes, dont chacune comporte un ganglion supérieur, un ganglion moyen et un ganglion inférieur : la chaîne ganglionnaire externe, située en dehors de l'artère iliaque externe ; – la chaîne ganglionnaire moyenne, placée en avant de la veine iliaque externe ; – la chaîne ganglionnaire interne, située au dessous de la veine iliaque externe. Les vaisseaux lymphatiques afférents des ganglions externes sont : les vaisseaux en provenance des ganglions inguinaux ; – une partie des vaisseaux lymphatiques en provenance de l'utérus, de la vessie et de l'urètre postérieur ; – les vaisseaux lymphatiques provenant du gland et de la paroi abdominale ; – les lymphatiques en provenance de la cuisse.

• ***Ganglions iliaques internes ou hypogastriques.*** – Ils sont placés au niveau de l'origine des branches de distribution de l'artère hypogastrique. Ils drainent la lymphe des organes du bassin, ainsi que celle des régions fessière et postérieure de la cuisse.

• ***Ganglions iliaques primitifs.*** – Ils sont répartis en 3 groupes : le groupe externe, placé en dehors des vaisseaux iliaques primitifs ; – le groupe moyen, situé dans la fosse ilio-lombaire ; – le groupe interne ou du promontoire, situé dans l'angle de bifurcation de l'aorte. Les ganglions lymphatiques iliaques primitifs reçoivent des vaisseaux lymphatiques provenant des ganglions iliaques internes et externes. Leurs vaisseaux efférents qui drainent la lymphe de tout le bassin et des membres inférieurs, se rendent dans les ganglions inférieurs de la chaîne abdomino-aortique.

Lymphatiques du membre supérieur. – La lymphe du membre supérieur est drainée par des vaisseaux lymphatiques superficiels et profonds, sur le trajet desquels sont placés des ganglions lymphatiques.

Ganglions lymphatiques. – Ils se répartissent en 4 groupes ganglionnaires : les ganglions placés sur le trajet des vaisseaux lymphatiques du membre supérieur ; – les ganglions axillaires, situés dans le creux axillaire ; – les ganglions supra-scapulaires.

• ***Ganglions échelonnés le long des vaisseaux lymphatiques du membre supérieur.*** – Ils se divisent en ganglions superficiels et profonds.

Les *ganglions superficiels* : sont situés au dessus de l'épitrochlée, contre la veine basilique, ce sont les *ganglions sus-épitrochléens.* Ils reçoivent les vaisseaux lymphatiques en provenance de la partie interne de l'avant-bras et de la main ; **ils forment une adénopathie palpable lors de l'infection de la main et de l'avant bras.**

Les *ganglions profonds,* sont situés sur le trajet des vaisseaux lymphatiques profonds, satellites des artères profondes du membre supérieur. Ce sont : les *ganglions cubitaux, radiaux, interosseux et huméraux.*

• ***Ganglions sus-scapulaires.*** – Ils sont placés dans la fosse sus-épineuse, le long des vaisseaux sus-scapulaires. **Ils peuvent être palpables après une injection d'un vaccin effectué au niveau des fosses sus et sous-épineuses.**

• ***Ganglions du sillon delto-pectoral.*** – Ils sont placés le long de la veine céphalique. **Ils sont palpables au cours d'une injection d'un vaccin, faite dans la région deltoïdienne.**

• ***Ganglions axillaires.*** – Ils sont répartis en 5 groupes.

Ganglions para-mammaires. – Ils sont placés au dessous de la glande mammaire, sur le trajet des vaisseaux thoraciques externes. Ils reçoivent la lymphe de la région mammaire, leurs vaisseaux efférents se jettent dans les ganglions centraux et apicaux.

Ganglions sous-scapulaires. – Ils sont disposés le long de l'artère sous-scapulaire, situés sur le bord externe de l'omoplate. Ils reçoivent les lymphatiques des régions scapulaire, sous-scapulaire et lombaire, et se drainent vers les ganglions centraux et latéraux.

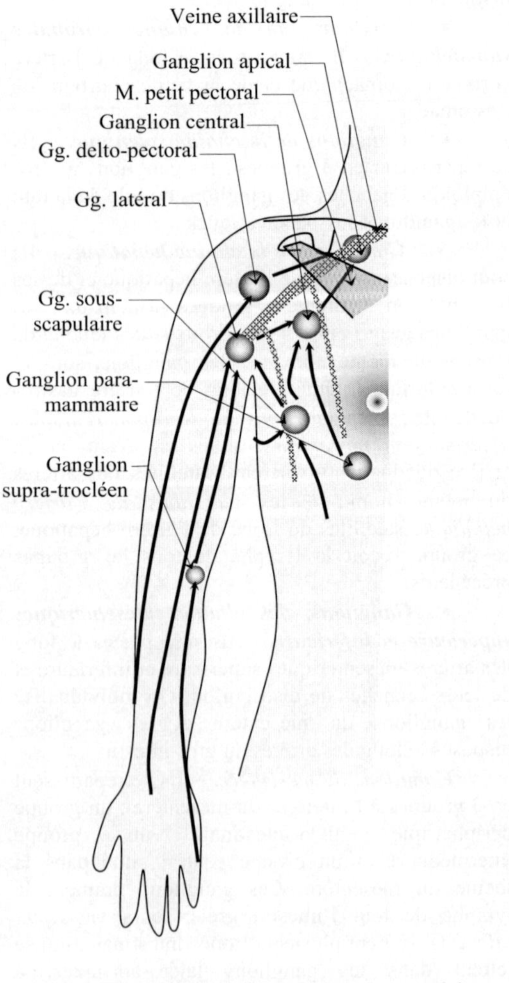

Drainage lymphatique du membre supérieur

Ganglions latéraux. – Ils sont disposés le long de la face interne de la veine axillaire. Ils reçoivent tous les lymphatiques du membre supérieur, sauf ceux du sillon delto-pectoral ; ils se drainent vers les ganglions centraux et apicaux.

Ganglions centraux. – Ils siègent au centre du creux axillaire, au contact de la partie moyenne de la veine axillaire. Ils reçoivent les ganglions lymphatiques para-mammaires, sous-scapulaires et latéraux ; leurs vaisseaux efférents se déversent dans les ganglions apicaux. **Ils sont très accessibles à la palpation.**

Ganglions apicaux. – Ils siègent au sommet du creux axillaire, le long du bord interne de la veine axillaire, au dessus du petit pectoral. Ils reçoivent les vaisseaux lymphatiques provenant des ganglions axillaires et du sillon delto-pectoral ; leurs vaisseaux efférents gagnent les ganglions sus-claviculaires.

En définitive, les ganglions axillaires représentent le relais principal de tous les lymphatiques du membre supérieur, de la région mammaire, de l'épaule, des téguments et des muscles de la partie sus-ombilicale du tronc. **Ils sont par conséquent explorés systématiquement par la palpation, lors des lésions inflammatoires du sein et du membre supérieur, où ils peuvent être le siège d'adénite infectieuse ; ils peuvent aussi être le siège d'adénopathies dans le cancer du sein.**

Vaisseaux lymphatiques. – Ils se divisent en vaisseaux superficiels et profonds.

• **Vaisseaux lymphatiques superficiels.** – Ils sont situés dans le tissu cellulaire sous-cutané.

Vaisseaux lymphatiques superficiels de la main. – Ils prennent naissance à partir d'un réseau lymphatique des doigts, celui-ci se draine par l'intermédiaire des collecteurs interdigitaux, dans les réseaux palmaire et dorsal de la main.

Vaisseaux lymphatiques superficiels de l'avant-bras. – Les collecteurs de la paume de la main montent le long de la face antérieure de l'avant-bras, ils se distinguent en 3 groupes : médian, interne et latéral. Ils sont rejoints par les lymphatiques dorsaux qui contournent les bords latéraux de l'avant-bras.

Vaisseaux lymphatiques superficiels du bras. – La plupart des collecteurs sont antérieurs, ils prolongent ceux de l'avant-bras et suivent les veines céphalique et basilique. Ils se terminent en se jetant dans les ganglions axillaires.

Vaisseaux lymphatiques superficiels de l'épaule. – Ils contournent les bords de l'aisselle, et gagnent les groupes latéral et sous-scapulaire des ganglions axillaires.

• **Vaisseaux lymphatiques profonds.** – Ils sont disposés le long des artères et veines profondes, on en compte généralement 2 collecteurs lymphatiques par artère. Ils remontent jusqu'à l'aisselle où ils se déversent dans les ganglions axillaires.

Lymphatiques du membre inférieur. – La lymphe du membre inférieur est drainée par des vaisseaux lymphatiques superficiels et profonds, ceux-ci sont interrompus par des ganglions lymphatiques.

Ganglions lymphatiques. – Les principaux ganglions du membre inférieur sont représentés par : les ganglions poplités et les ganglions inguinaux. Les ganglions relais sont placés le long des vaisseaux lymphatiques profonds, ce sont : les ganglions tibiaux antérieurs, tibiaux postérieurs, péroniers et fémoraux.

• **Ganglions tibiaux antérieurs.** – Ils sont placés le long des lymphatiques profonds satellites des vaisseaux tibiaux antérieurs.

• **Ganglions tibiaux postérieurs, péroniers et fémoraux.** – Ils sont disposés le long des lymphatiques profonds satellites des vaisseaux tibiaux postérieurs, péroniers et fémoraux.

• **Ganglions poplités.** – Ils sont disposés autour des vaisseaux poplités.

• **Ganglions inguinaux.** – Ils se répartissent en ganglions superficiels et en ganglions profonds.

Ganglions inguinaux superficiels. – Ils siègent dans le triangle de Scarpa, au dessus de l'aponévrose fémorale, dans le tissu cellulaire sous-cutané. Ils entourent l'embouchure de la veine saphène interne. On les divise en 4 groupes : supéro-interne, supéro-externe, inféro-interne et inféro-externe.

Ganglions inguinaux profonds. – Ils sont situés sous l'aponévrose, au contact du bord interne de la veine fémorale.

Vaisseaux lymphatiques. – On distingue des vaisseaux superficiels et des vaisseaux profonds.

• **Vaisseaux lymphatiques superficiels.** – Ils prennent naissance d'un riche réseau au niveau du pied. Il existe 3 types de troncs collecteurs : internes, externes et postérieurs. Les *troncs collecteurs internes* sont satellites de la veine saphène interne et se déversent dans les ganglions inguinaux inférieurs ; – les *troncs collecteurs externes* montent sur la face antérieure de la jambe et de la cuisse, et se dirigent en dedans pour gagner les troncs collecteurs internes ; – les *troncs collecteurs postérieurs* longent la veine saphène externe et se jettent dans les ganglions poplités.

Les *vaisseaux lymphatiques superficiels de la région fessière* se divisent en : – vaisseaux lymphatiques externes qui contournent la face externe de la cuisse et se déversent dans les ganglions inguinaux superficiels supéro-externes ;

– vaisseaux lymphatiques internes qui contournent la face interne de la cuisse et gagnent les ganglions inguinaux superficiels supéro-internes.

• **Vaisseaux lymphatiques profonds.** – Ils suivent le trajet des vaisseaux sanguins profonds. Les lymphatiques pédieux, tibiaux antérieurs et postérieurs, ainsi que les lymphatiques péroniers, se rendent aux ganglions poplités profonds. A partir de ces ganglions, des troncs collecteurs satellites de la veine fémorale, se jettent dans les ganglions inguinaux profonds et dans les ganglions iliaques externes.

Les lymphatiques qui drainent la loge des adducteurs suivent les vaisseaux obturateurs et aboutissent aux ganglions iliaques externes.

Les lymphatiques profonds qui drainent la lymphe de la région fessière, suivent les artères fessière et ischiatique, et aboutissent aux ganglions iliaques internes.

• **Autres vaisseaux afférents des ganglions inguinaux.** – En plus des vaisseaux lymphatiques du membre inférieur et de la région fessière, les ganglions inguinaux reçoivent : les vaisseaux lymphatiques superficiels de la partie sous-ombilicale de la paroi abdominale, qui se rendent aux ganglions supéro-internes et supéro-externes ; – les lymphatiques superficiels du scrotum, de la verge, ou du clitoris, des grandes et petites lèvres, qui se jettent dans les ganglions internes ; – les vaisseaux lymphatiques de l'anus qui aboutissent aux ganglions internes ; – les vaisseaux lymphatiques du clitoris et du gland, qui aboutissent aux ganglions profonds.

• **Vaisseaux efférents des ganglions inguinaux.** – Ils aboutissent aux ganglions iliaques externes.

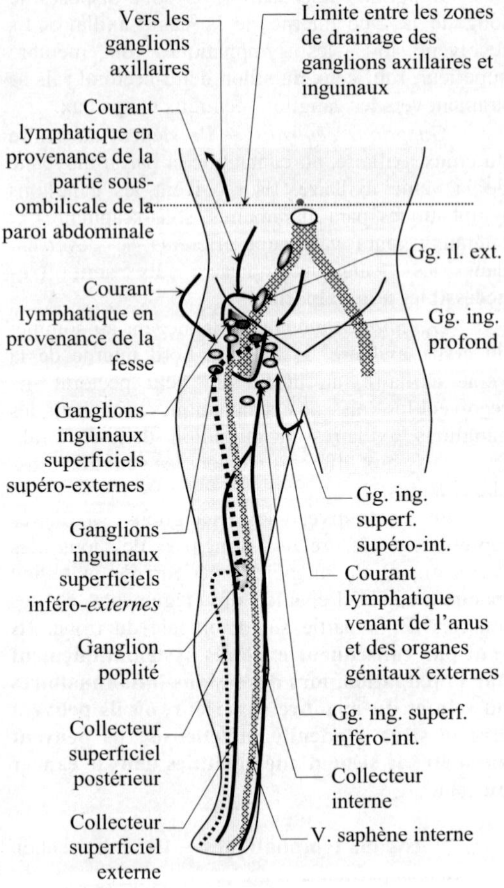

Drainage lymphatique du membre inférieur

Lymphatiques de la tête et du cou. – La lymphe la tête et du cou se draine dans les ganglions cervicaux profonds : soit, directement ; soit, après avoir transité par les ganglions périphériques.

Ganglions cervicaux périphériques. – Ils se répartissent en plusieurs chaînes.

• **Chaîne ganglionnaire péri-cervicale.** – Elle comporte de chaque côté, 5 groupes ganglionnaires : occipital, mastoïdien, parotidien, sous-mandibulaire et sous-mental.

Ganglions occipitaux. – Ils sont placés au niveau de la ligne courbe occipitale supérieure ; ils drainent les lymphatiques de la partie postérieure du cuir chevelu.

Ganglions mastoïdiens ou rétro-auriculaires. – Ils siègent dans la région mastoïdienne ; ils recueillent la lymphe du conduit auditif externe, du pavillon de l'oreille et de la partie latérale du cuir chevelu.

Ganglions parotidiens. – Ils siègent à la surface et dans l'épaisseur de la glande parotide ; ils reçoivent la lymphe de la parotide, des fosses nasales, du nasopharynx et de la région temporale.

Ganglions sous-mandibulaires. – Ils siègent le long du bord inférieur de la mandibule, autour de la glande sous-maxillaire ; ils drainent la lymphe du plancher buccal, des bords de la langue et de la partie inférieure de la face.

Ganglions sous-mentaux. – Ils siègent à la surface du muscle mylo-hyoïdien, au dessus de l'os hyoïde ; ils drainent la lymphe de la lèvre inférieure, de la pointe de la langue et de la partie antérieure du plancher buccal.

• **Chaîne ganglionnaire jugulaire antérieure.** – Elle est formée par les ganglions placés sur le trajet des vaisseaux lymphatiques satellites de la veine jugulaire antérieure ; ces ganglions se drainent dans la chaîne jugulaire interne.

• **Chaîne ganglionnaire jugulaire externe.** – Elle est formée par les ganglions siégeant le long des vaisseaux lymphatiques qui accompagnent la veine jugulaire externe ; ces ganglions se drainent dans les ganglions de la chaîne jugulaire interne.

Ganglions cervicaux profonds. – On en distingue 2 groupes.

• **Groupes latéraux profonds du cou.** – Ils se répartissent en 3 chaînes.

Chaîne jugulaire interne. – Elle est constituée de ganglions échelonnés le long de la veine jugulaire interne. Ces ganglions se distinguent en 3 groupes : un groupe supérieur ou sous-digastrique ; un groupe moyen ou sus-omo-hyoïdien ; un groupe inférieur placé au niveau de la terminaison de la veine.

Chaîne du nerf spinal. – Elle est composée par des ganglions satellites de la branche externe du nerf spinal.

Chaîne cervicale transverse. – Elle est constituée par des ganglions placés le long de l'artère cervicale transverse.

• **Groupe cervical profond juxta-viscéral.** – Il comporte : les ganglions rétro-pharyngiens latéraux, les ganglions pré-laryngés, les ganglions pré-trachéaux et les ganglions de la chaîne récurrentielle.

Ganglions rétro-pharyngiens latéraux. – Ils siègent en avant des muscles prévertébraux ; ils drainent la lymphe du rhino-pharynx, de la trompe auditive et des fosses nasales.

Ganglions pré-laryngés. – Ils siègent en avant de la membrane crico-thyroïdienne ; ils reçoivent la lymphe de la glande thyroïde et de la partie sous-glottique du larynx.

Ganglions pré-trachéaux. – Ils reçoivent la lymphe de la trachée et de la glande thyroïde ; leurs vaisseaux efférents se rendent aux ganglions de la chaîne jugulaire interne et de la chaîne récurrentielle.

Ganglions de la chaîne récurrentielle. – Ils sont placés le long du nerf récurrent ; ils reçoivent les lymphatiques du larynx, de la trachée, de la glande thyroïde et de l'œsophage. Les vaisseaux lymphatiques efférents des chaînes récurrentielles droite et gauche, se rendent dans le confluent jugulo-sous-clavier, ou bien dans l'un des collecteurs de la base du cou.

Troncs collecteurs des lymphatiques de la tête et du cou. – Toute la lymphe de la tête et du cou est drainée vers les troncs collecteurs profonds constitués par les 2 troncs jugulaires internes. Ceux-ci se jettent dans les confluents veineux jugulo-sous-claviers, ou bien dans le canal thoracique à gauche et dans la grande veine lymphatique à droite.

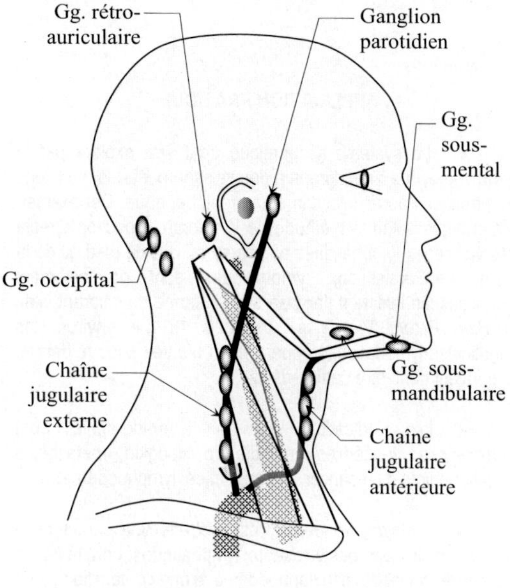

Ganglions lymphatiques superficiels de la tête et du cou

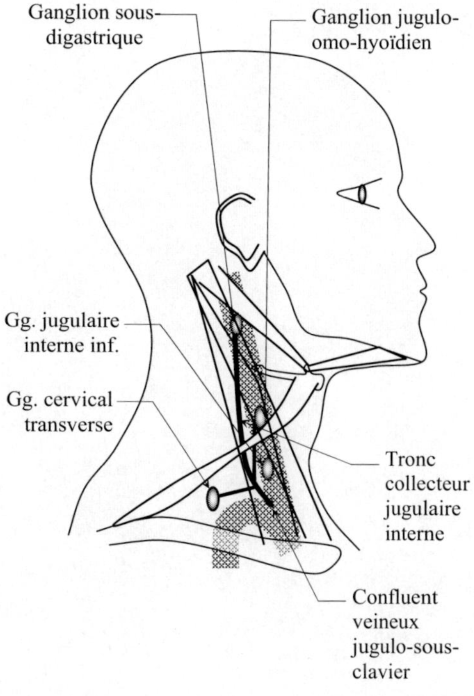

Ganglions lymphatiques cervicaux profonds

APPLICATION PRATIQUE

- Le système lymphatique peut être exploré par la ***lymphographie :*** radiographie des vaisseaux et des ganglions lymphatiques après injection d'un produit opaque. Cet examen est pratiqué selon la méthode de Kinmonth : ponction directe des vaisseaux lymphatiques au niveau du dos du pied ou de la main. Les vaisseaux lymphatiques sont préalablement visualisés, en injectant par voie sous-cutanée un colorant vital, le *Blue Patent Violet ;* au bout de 15 mn environ, les canalicules lymphatiques apparaissent bleutés sous le derme, et peuvent donc être cathétérisés.

- Les indications de la lymphographie sont nombreuses : leucémies, maladie de Hodgkin, métastases ganglionnaires d'un cancer, adénopathies, lymphoedème.

- Le ***lymphoedème :*** est une affection caractérisée par une obstruction des vaisseaux lymphatiques, dont la cause peut être congénitale (lymphoedème d'origine familiale) ; ou acquise (thrombophlébite, cancer).

II. Appareil respiratoire

Fosses nasales

Larynx

Trachée

Poumons

FOSSES NASALES

Les fosses nasales sont deux cavités, disposées symétriquement, de part et d'autre de la ligne médiane, au milieu de la face. Elles constituent le premier segment des voies aériennes supérieures, parcouru par l'air inhalé ; de ce fait, elles exercent un rôle majeur dans la filtration, l'humidification et le réchauffement de l'air inspiré.

- *La filtration* est assurée grâce aux nombreux poils qui se trouvent à l'intérieur des narines : ces poils permettent de retenir les plus grosses particules de poussière.
- *L'humidification* se fait, d'une part, par la muqueuse des fosses nasales, d'autre part, par les larmes en provenance des glandes lacrymales de l'œil qui déversent leur contenu à travers le canal lacrymo-nasal.
- *Le réchauffement* de l'air inspiré, est assuré par la chaleur fournie par la circulation du sang à l'intérieur des capillaires.

En plus du rôle respiratoire, il faut noter également que les fosses nasales jouent un rôle primordial dans *l'odorat,* grâce à la présence de cellules spécialisées, les *cellules olfactives* situées au sommet des fosses nasales.

Constitution. – Les fosses nasales sont situées : au dessous de la base du crâne, au dessus de la cavité buccale, en dedans des orbites et des maxillaires supérieurs. Elles communiquent : vers l'avant, avec l'extérieur par les narines ; vers l'arrière, avec le rhino-pharynx, par l'intermédiaire des choanes.

Elles sont constituées d'une charpente ostéo-cartilagineuse, recouverte d'une muqueuse richement vascularisée et innervée, renfermant de nombreux récepteurs olfactifs. La charpente cartilagineuse est formée par les cartilages du nez ; la charpente osseuse est constituée par les os qui contribuent à former les parois des fosses nasales, c'est ainsi qu'on peut considérer aux fosses nasales :

– *quatre parois :* supérieure ou voûte ; inférieure ou plancher ; externe ; interne ou cloison ;

– *deux orifices :* antérieur ou narine, postérieur ou choane.

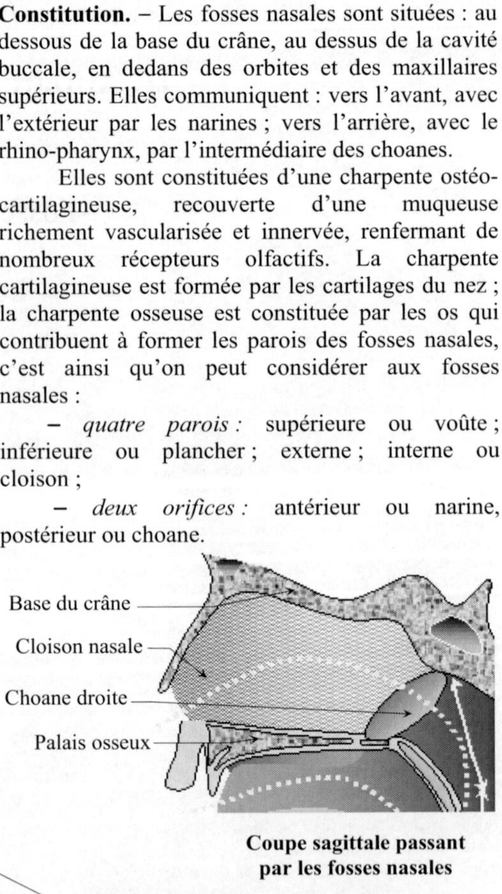

Coupe sagittale passant par les fosses nasales

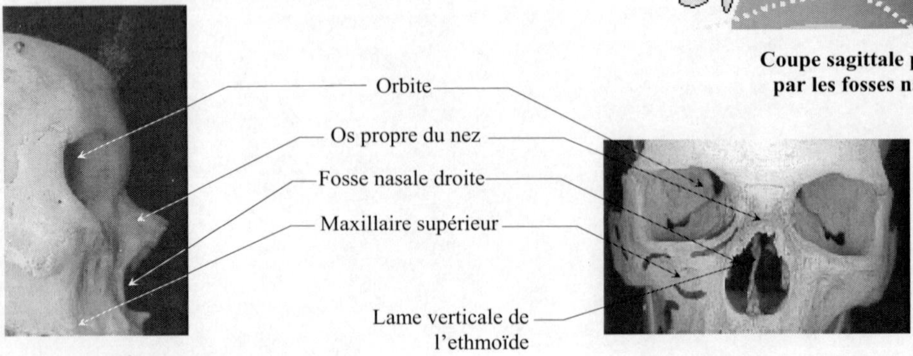

Vue latérale droite du squelette de la face, montrant la situation des fosses nasales

Vue antérieure du squelette de la face, montrant la situation des fosses nasales

Parois et orifices.

Paroi supérieure. – La paroi supérieure ou voûte, a la forme d'une gouttière antéro-postérieure s'élargissant d'avant en arrière. Elle est constituée d'avant en arrière par : les 2 os propres du nez, l'épine nasale du frontal, la lame horizontale de l'ethmoïde, et le corps du sphénoïde.

– *Les os propres du nez* et *l'épine nasale du frontal,* forment la ***gouttière nasale*** surmontée par le sinus frontal.

– *La lame horizontale de l'ethmoïde* ou *lame criblée,* sépare les fosses nasales de la cavité crânienne ; **elle constitue une zone fragile lors des traumatismes de l'étage antérieur de la base du crâne.**

– *Le corps du sphénoïde,* contribue à la formation de la paroi supérieure, par sa face antérieure oblique en bas et en arrière.

Paroi inférieure. – La paroi inférieure ou plancher, sépare les fosses nasales de la cavité buccale. Elle est constituée : dans sa partie antérieure, par l'apophyse palatine du maxillaire supérieur ; en arrière, par la lame horizontale du palatin. Elle présente dans sa partie antérieure, de part et d'autre de la ligne médiane, l'orifice supérieur du canal palatin antérieur.

Paroi externe. – Elle est constituée de six os, disposés en 3 plans : – *un plan externe,* formé par la base du maxillaire supérieur et l'aile interne de l'apophyse ptérygoïde du sphénoïde ; – *un plan moyen,* constitué par l'unguis, en avant ; et la lame verticale du palatin, en arrière ; – *un plan interne,* formé par la masse latérale de l'ethmoïde, en haut ; et le cornet inférieur, en bas. Au dessous de chaque cornet, se trouve un méat qui constitue un canal de drainage des sinus de la face vers les fosses nasales.

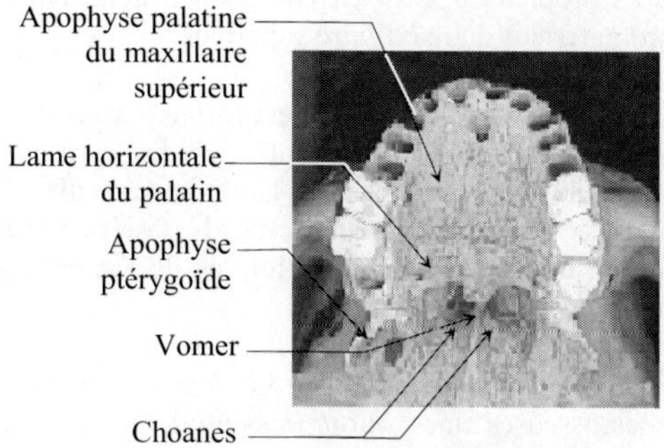

Vue postéro-inférieure de la paroi inférieure des fosses nasales

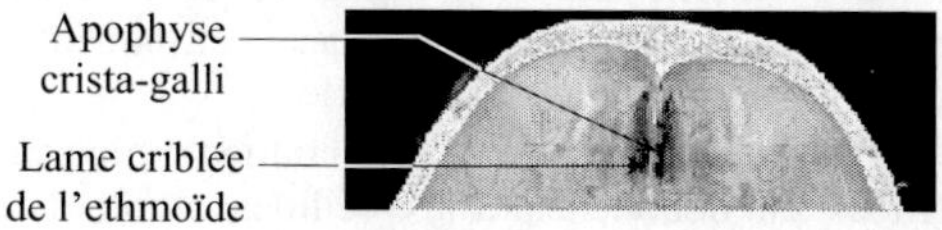

Vue supérieure de l'étage antérieur de la base du crâne, montrant la paroi supérieure des fosses nasales

Paroi interne. – La paroi interne ou cloison, sépare les deux cavités nasales. Elle comprend : le cartilage, en avant ; la lame perpendiculaire de l'ethmoïde, en haut ; le vomer, en bas et en arrière.

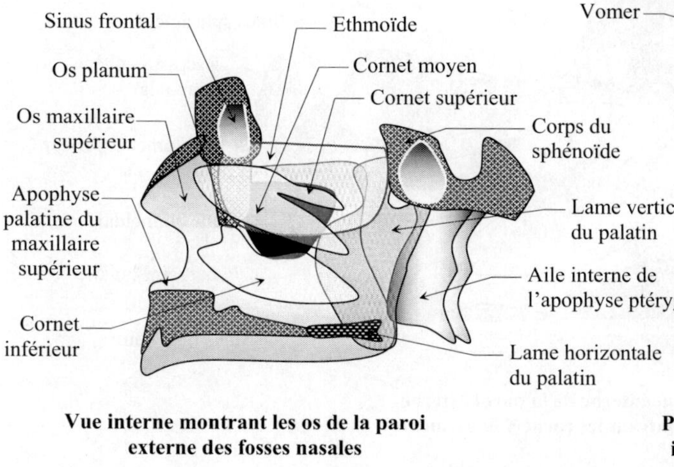

Vue interne montrant les os de la paroi externe des fosses nasales

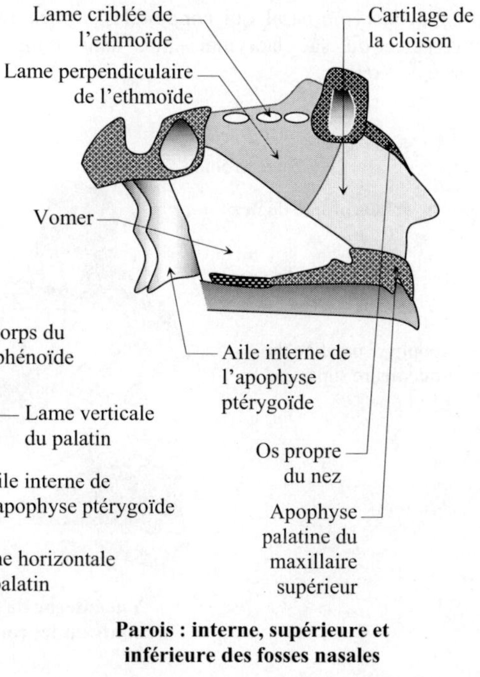

Parois : interne, supérieure et inférieure des fosses nasales

Orifice antérieur. – Il est limité en haut, par les os propres du nez ; en bas et en dehors, par le bord antérieur du maxillaire supérieur.

Orifice postérieur. – Il est formé par les deux choanes, et limité : en haut, par le corps du sphénoïde ; en bas, par la lame horizontale du palatin ; en dedans, par le bord postérieur du vomer ; en dehors, par l'aile interne de l'apophyse ptérygoïde.

Cornets et méats nasaux. – Les *cornets* sont des lames osseuses fines, allongés sagittalement, qui se détachent des masses latérales de l'ethmoïde. Ils sont au nombre de 3 : supérieur, moyen et inférieur ; au dessous de chaque cornet, se place un méat. – Les *méats* sont des espaces interposés entre la paroi externe des fosses nasales et le cornet correspondant, on distingue par conséquent 3 méats : supérieur, moyen, et inférieur.

Méat supérieur. – Il contient plusieurs orifices où débouchent : les cellules ethmoïdales postérieures ; le sinus sphénoïdal dont l'ouverture se place dans le récessus sphéno-ethmoïdal situé entre le bord postérieur du cornet supérieur et la face antérieure du corps du sphénoïde.

Méat moyen. – Il a la forme d'une fente arciforme, c'est le *hiatus semi-lunaire* limité en haut par la bulle ethmoïdale en forme de nid de pigeon. La bulle ethmoïdale ouverte en haut présente l'abouchement des cellules ethmoïdales antérieures. Dans la fente semi-lunaire s'abouchent le sinus frontal et le sinus maxillaire.

Méat inférieur. – Il présente l'abouchement du canal lacrymo-nasal qui conduit les larmes en provenance du sac lacrymal situé dans l'angle interne de l'œil.

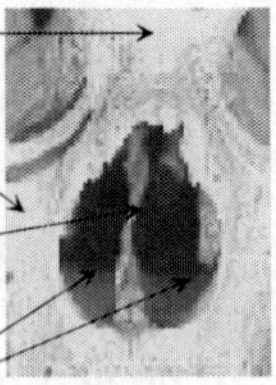

Orifice antérieur des fosses nasales

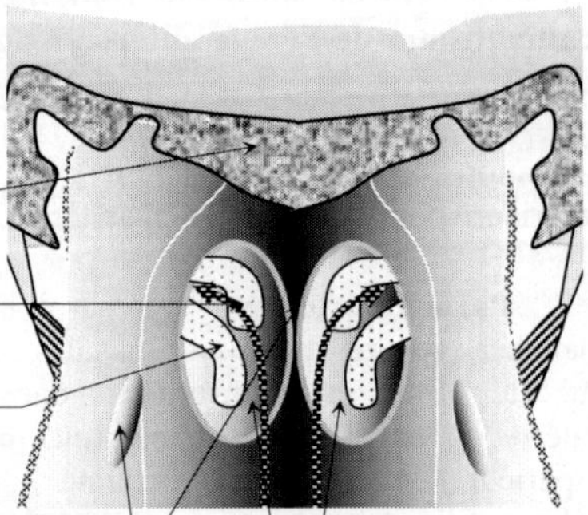

Orifice postérieur des fosses nasales ou choanes

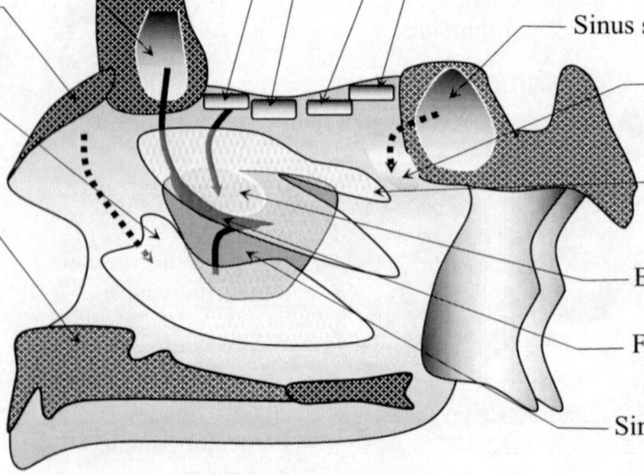

Vue interne de la paroi externe montrant les cornets et les méats

Sinus para-nasaux. – Les sinus para-nasaux sont des cavités annexes des fosses nasales ; ces deux compartiments communiquent entre eux par l'intermédiaire des méats nasaux. Ces sinus sont revêtus d'une muqueuse qui continue celle des fosses nasales ; par conséquent, ils peuvent être l'objet d'infection à point de départ nasal. On distingue de chaque côté, quatre sinus : le sinus maxillaire, le sinus frontal, le sinus ethmoïdal, et le sinus sphénoïdal. Ils peuvent être visualisés par des radiographies de face et de profil.

Sinus maxillaire. – Il représente le plus grand des sinus para-nasaux. Il est creusé dans l'épaisseur du maxillaire supérieur. Ses dimensions sont très variables, sa cavité est souvent unique mais elle peut parfois présenter des cloisons incomplètes circonscrivant des logettes qui peuvent être sources d'infections à répétition. **La cavité du sinus maxillaire est recouverte d'une muqueuse riche en glandes à mucus, pouvant donner lieu à des kystes glandulaires ou de mucocèle du sinus.** L'orifice méatique qui s'ouvre dans le méat moyen sous la bulle ethmoïdale, est recouvert par le cornet moyen. **Son cathétérisme est donc difficile, de plus, cet orifice ne draine pas le sinus maxillaire au point déclive ; de ce fait, l'abord chirurgical par le plancher sinusal est préférable.**

Sinus frontal. – C'est une cavité pyramidale creusée dans l'épaisseur de l'os frontal. Ses dimensions sont variables, on peut observer des grands sinus, des petits sinus, voire même parfois une agénésie complète de l'un des sinus. **L'orifice méatique s'ouvre dans le méat moyen, au niveau de la gouttière, au milieu des cellules ethmoïdales ; son accès est donc difficile, rendant aléatoire son cathétérisme.**

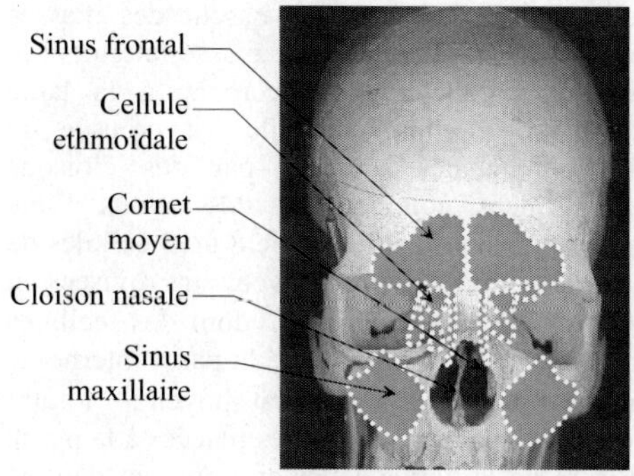

Projection des sinus sur le squelette facial, vue antérieure

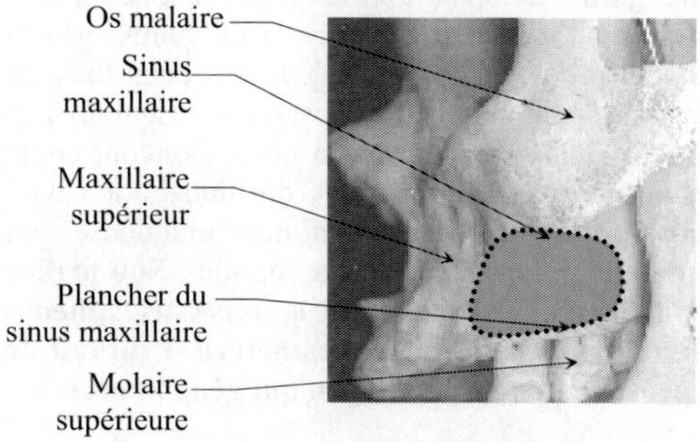

Projection osseuse du sinus maxillaire, vue latérale gauche

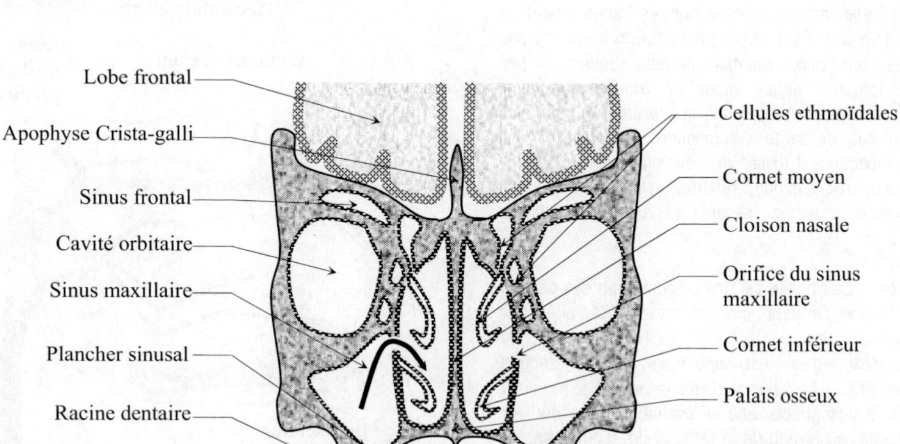

Coupe frontale de la face montrant les fosses nasales et les sinus para-nasaux

Sinus ethmoïdal. – Le sinus ethmoïdal ou labyrinthe ethmoïdal, est constitué par un ensemble de cellules creusées dans l'épaisseur des masses latérales de l'ethmoïde. Chaque masse latérale a la forme d'un parallélépipède accroché à la lame horizontale de l'ethmoïde ; elle est creusée de cellules polygonales séparées par des cloisons osseuses minces, à la manière des rayons d'une ruche. Chaque sinus est formé de 8 à 10 cellules de taille variable. Ces cellules peuvent être divisées en 2 groupes : – l'un *antérieur*, dont les cellules occupent la moitié antérieure de la paroi interne de l'orbite, et s'ouvrant dans le méat moyen ; – l'autre *postérieur,* formé par des cellules placées à la partie postérieure de la paroi, celles-ci s'ouvrent dans le méat supérieur.

Sinus sphénoïdal. – Le sinus sphénoïdal est une cavité cubique, irrégulière, creusée dans l'épaisseur du corps du sphénoïde. Ses dimensions sont variables, allant des petits sinus à des grands sinus géants occupant tout le corps du sphénoïde et entourés d'une paroi mince. Ces sinus géants peuvent présenter des prolongements dans tous les sens ; ils contournent les obstacles vasculaires et nerveux, mais les exposent à des lésions au cours des manœuvres chirurgicales du sinus. La cavité sinusale est recouverte d'une muqueuse en continuité avec celle des fosses nasales. **Son orifice de drainage s'ouvre dans le récessus sphéno-ethmoïdal, il est difficile à cathétériser du fait de la présence du cornet moyen qui gène l'accès.**

APPLICATION PRATIQUE

Corps étrangers des fosses nasales. – Les corps étrangers des fosses nasales sont rencontrés fréquemment en pratique courante chez l'enfant. Ils peuvent être introduits par diverses voies : par l'orifice narinaire, le plus souvent ; – par les choanes, lors des régurgitations ou vomissements, ou d'une déglutition interrompue par une quinte de toux ; par voie inférieure, en cas de fente vélopalatine. Quand le corps étranger est méconnu, il existe des symptômes qui doivent évoquer le diagnostic, tels que : obstruction nasale, rhinorhée muco-purulente, éternuements récents, céphalées, épistaxis **à** répétition.

Sinusite. – La sinusite est une inflammation des cavités sinusales de la face. On peut observer des sinusites aiguës et des sinusites chroniques

La sinusite aiguë : est secondaire à une infection nasale ou dentaire. – La sinusite d'origine nasale fait suite à une rhinite ou à une grippe. Elle se traduit par une douleur vive, intermittente, au niveau de la face, et un écoulement de pus par la narine. – La sinusite à point de départ dentaire, ne touche que le sinus maxillaire, à cause des rapports étroits entre le plancher sinusal et l'arcade dentaire supérieure. Elle se manifeste par une douleur et un gonflement. Le traitement est constitué par l'extraction dentaire, la prise d'antibiotiques et éventuellement, la ponction lavage du sinus.

La sinusite chronique : fait suite à la sinusite aiguë. Elle se manifeste par une douleur, un écoulement purulent, une toux, des céphalées, et une anosmie. Le traitement consiste en la ponction lavage des sinus et mise en place d'un drain ; en l'absence de résultats, on ouvre chirurgicalement le sinus.

VASCULARISATION DES FOSSES NASALES

Artères. – Les fosses nasales sont vascularisées par 3 artères principales : l'artère sphéno-palatine, les artères ethmoïdales, et l'artère de la sous-cloison.

L'artère sphéno-palatine. – Elle constitue la principale artère des fosses nasales. Branche terminale de l'artère maxillaire interne, elle émerge du trou sphéno-palatin et s'épanouit en un bouquet d'artères nasales postérieures : – les *artères latérales,* destinées aux cornets et méats, moyens et inférieurs ; – *l'artère septale* ou artère de la cloison nasale, qui donne un rameau pour le cornet et le méat supérieurs, puis longe obliquement la cloison jusqu'au canal palatin antérieur où elle s'anastomose avec l'artère palatine descendante, branche de la maxillaire interne.

Artères ethmoïdales. – Elles proviennent de l'artère ophtalmique, passent dans les trous ethmoïdaux, traversent la lame criblée, et arrivent jusqu'à la partie supérieure des fosses nasales.

Artère de la sous-cloison. – Branche de l'artère faciale, elle irrigue la partie antéro-inférieure de la cloison.

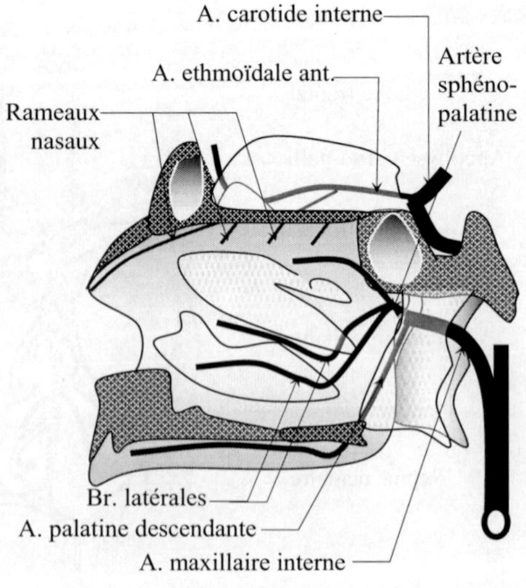

Artères de la paroi externe des fosses nasales

Veines. – Elles sont satellites des artères, on en distingue 2 réseaux : l'un profond, drainant les parois osseuses et les cornets ; l'autre superficiel, drainant la muqueuse. Il existe 3 voies distinctes : les veines postérieures, par l'intermédiaire des veines sphéno-palatines, se rendent aux plexus veineux maxillaires internes ; – les veines supérieures, par l'intermédiaire des veines ethmoïdales, se rendent à la veine ophtalmique ; – les veines antérieures aboutissent à la veine faciale, par l'intermédiaire des veines de la sous-cloison.

Lymphatiques. – Ils se rendent dans 3 groupes ganglionnaires : rétro-pharyngiens, jugulo-carotidiens, et sous-maxillaires.

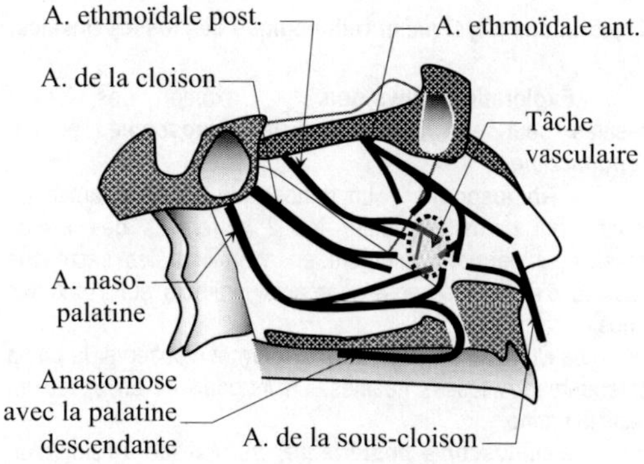

Artères de la cloison nasale

INNERVATION DES FOSSES NASALES

Les fosses nasales possèdent deux types d'innervation sensitive : la sensibilité somatique, relative à la sensibilité générale ; la sensibilité sensorielle, relative à la fonction de l'olfaction.

Nerfs de la sensibilité générale. – Ils proviennent du nerf trijumeau (V).

• **Nerf sphéno-palatin.** – Le nerf sphéno-palatin est une branche du nerf maxillaire supérieur, il pénètre dans les fosses nasales par le trou sphéno-palatin, puis se divise en plusieurs rameaux : *nerfs nasaux supérieurs,* pour les cornets supérieur et moyen ; – *nerfs nasaux inférieurs,* pour le cornet inférieur ; – *nerf palatin moyen,* pour le plancher des fosses nasales ; – *nerf palatin antérieur ; – nerf naso-palatin,* pour la cloison des fosses nasales.

• **Nerf nasal interne.** – Le nerf nasal interne ou ethmoïdal antérieur, est une branche du nerf nasal ; il est responsable de l'innervation sensitive de la partie antérieure des fosses nasales, et des narines.

Cette innervation très riche des fosses nasales, explique la grande excitabilité de la muqueuse, dont la lésion induit des réflexes tels que : l'éternuement ou le larmoiement.

Nerfs de la sensibilité sensorielle. – Ils sont formés par les nerfs olfactifs qui innervent une petite partie de la muqueuse des fosses nasales, responsable de l'odorat. Cette zone olfactive est représentée par : la zone pigmentaire et la zone sensorielle.

– ***La zone pigmentaire :*** constituée par la muqueuse jaune tapissant la fossette olfactive, est placée sur la surface convexe du cornet supérieur et sur la partie supérieure de la cloison.

– ***La zone sensorielle :*** se trouve au centre de la zone pigmentaire, en formant la tâche olfactive. Cette zone est constituée par des *cellules olfactives* de Schultze. Ces cellules sont bipolaires, et comportent un pôle périphérique formé par le *cil olfactif* sensible aux odeurs ; un pôle central formé par la *fibre olfactive,* celle-ci traverse la lame criblée pour rejoindre le *bulbe olfactif,* où elle fait synapse avec une deuxième cellule bipolaire ou *cellule mitrale* dont la fibre centrale rejoint directement le *rhinencéphale.* **L'anosmie est une perte de l'odorat, dont l'origine peut être : inflammatoire, neurologique ou traumatique (traumatisme de la lame criblée).**

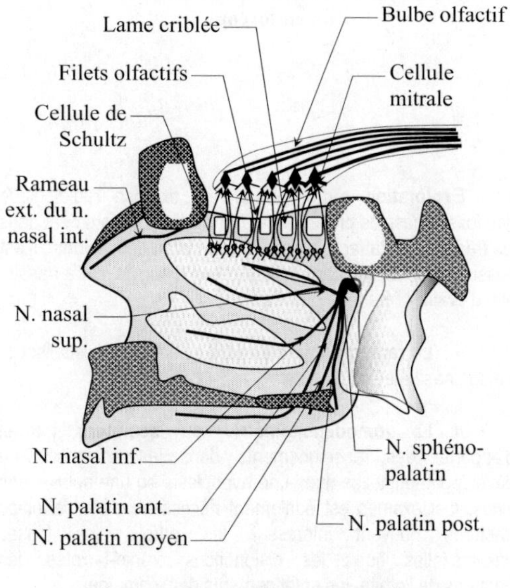

Innervation sensitivo-sensorielle des fosses nasales : paroi externe

Explorations physique et radiologique des fosses nasales.

Exploration physique. – L'examen des fosses nasales peut être réalisé par la ***rhinoscopie,*** et par ***l'endoscopie.***

• **Rhinoscopie.** – La rhinoscopie est un examen de routine qui permet d'étudier les 2 extrémités des fosses nasales ; il permet également en examinant les sécrétions nasales d'avoir des renseignements indirects sur l'état des sinus.

*La **rhinoscopie antérieure :*** permet d'observer la partie antérieure des fosses nasales, en introduisant un spéculum dans la narine.

*La **rhinoscopie postérieure :*** se pratique à l'aide d'un miroir positionné en arrière du voile du palais, et qui reflète l'image des choanes.

• **Endoscopie.** – Elle permet d'étudier les différents reliefs des fosses nasales ; elle explore aussi le cavum, le pharynx, et même le sinus maxillaire. Elle se réalise à l'aide d'un fibroscope souple, ou bien à l'aide d'optiques rigides, la lumière est fournie à l'optique au moyen de sources de lumière froide et de câbles.

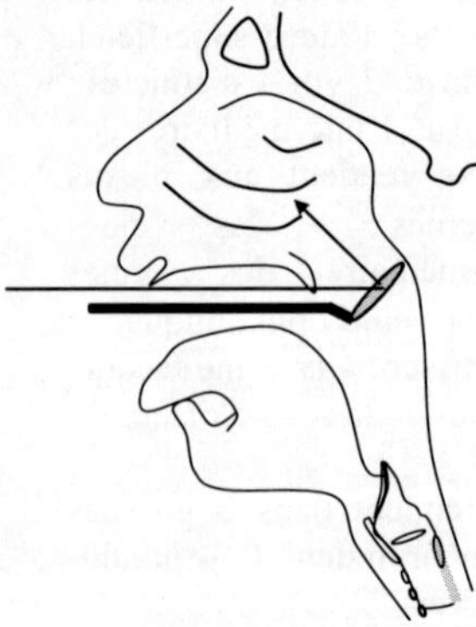

Mise en place du miroir pour la rhinoscopie postérieure

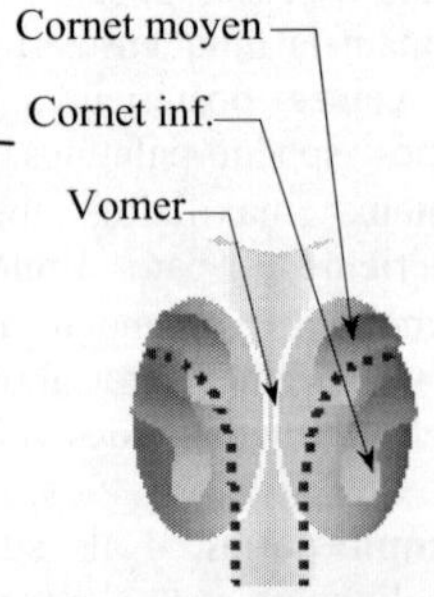

Image de rhinoscopie postérieure

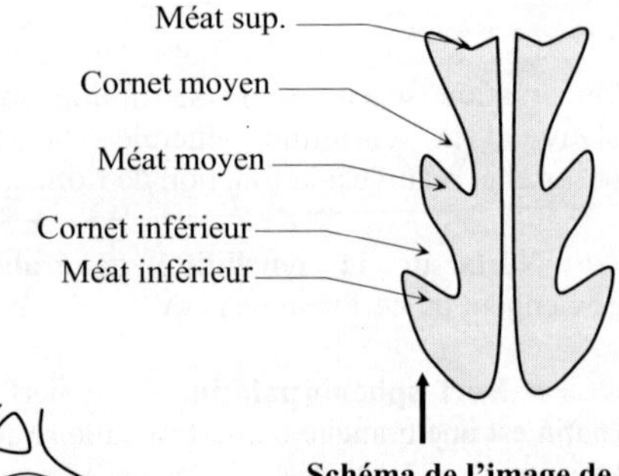

Schéma de l'image de rhinoscopie antérieure

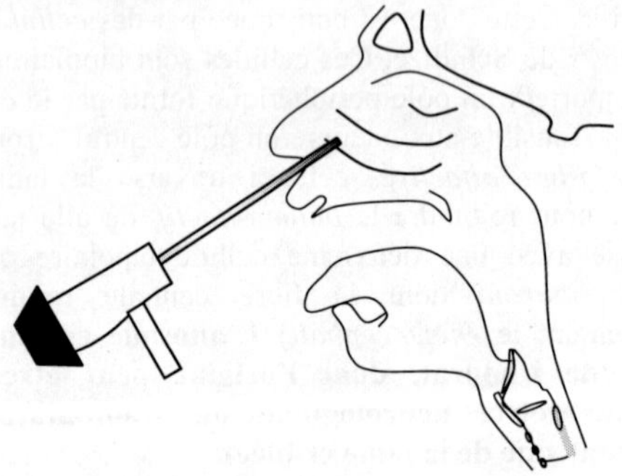

Examen de la fosse nasale à l'aide d'un endoscope

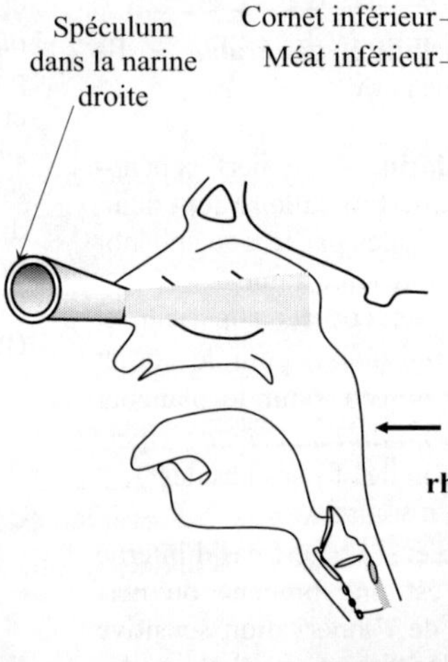

Mise en place du spéculum pour la rhinoscopie antérieure

Exploration radiologique. – L'examen radiologique des fosses nasales présente un grand intérêt, notamment dans les fractures de la face, afin d'établir le bilan des lésions ; il est aussi indispensable dans les tumeurs d'origine extra-nasale, afin d'évaluer l'étendue des lésions.

• **La radiographie standard :** permet de visualiser la cloison nasale et les cornets.

• **La tomodensitométrie ou scanner :** permet d'apporter des renseignements dans les anomalies du développement telles que : une hypoplasie ou une aplasie des sinus. Cet examen est également nécessaire dans certaines fractures pouvant intéresser les parois des fosses nasales telles que : les disjonctions crânio-faciales, les fractures de l'orbite, les enfoncements de l'ethmoïde.

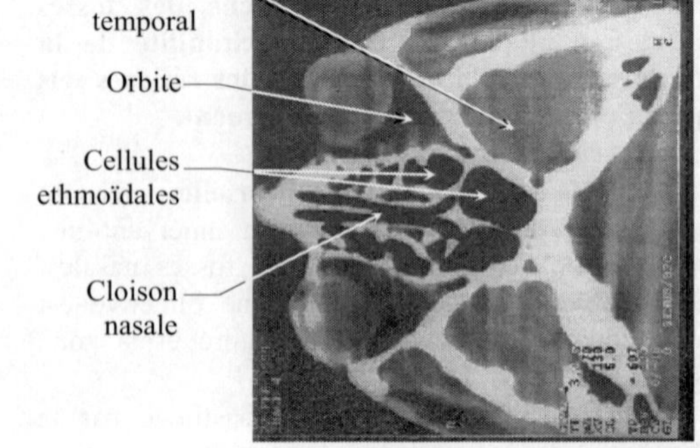

Tomodensitométrie : coupe axiale passant par les fosses nasales

LARYNX

GENERALITES

Le larynx constitue une partie du conduit aérifère parcouru par l'air pour atteindre les poumons. A côté de la fonction respiratoire, le larynx représente l'organe essentiel de la phonation. A cet effet, il est composé d'un ensemble d'éléments dont les rôles concourent à produire le son laryngé. Le son émis par le larynx se transforme par résonance dans le pharynx, la bouche, les fosses nasales et les sinus, pour devenir la voix. Les mouvements de la langue et des lèvres, permettent d'articuler la voix sous forme de syllabes et de mots, l'ordonnance de mots constitue le langage.

Situation. – Le larynx est un organe impair et symétrique, situé dans la partie médiane et antérieure du cou, en avant du pharynx, en arrière du corps thyroïde, au dessous de l'os hyoïde, et au dessus de la trachée. Chez l'adulte, l'extrémité inférieure du larynx correspondant au bord inférieur du cartilage cricoïde, se projette au niveau de la sixième vertèbre cervicale. Chez l'enfant et la femme, le larynx est plus haut situé. Le larynx est mobile avec la déglutition et la phonation. En effet, il s'élève pendant la déglutition et l'émission de sons aigus, il s'abaisse pendant l'émission de sons graves.

Dimensions. – Les dimensions du larynx varient selon les individus, le sexe et l'âge.

Les variétés individuelles sont liées à la hauteur de la voix ; en effet, les individus dont la voix est aiguë présentent un larynx de petit volume, alors que les personnes à voix grave possèdent un grand larynx.

Le volume du larynx, plus important chez l'homme que chez la femme, augmente progressivement jusqu'à la puberté où il atteint un développement définitif maximal, en rapport avec la transformation de la voix.

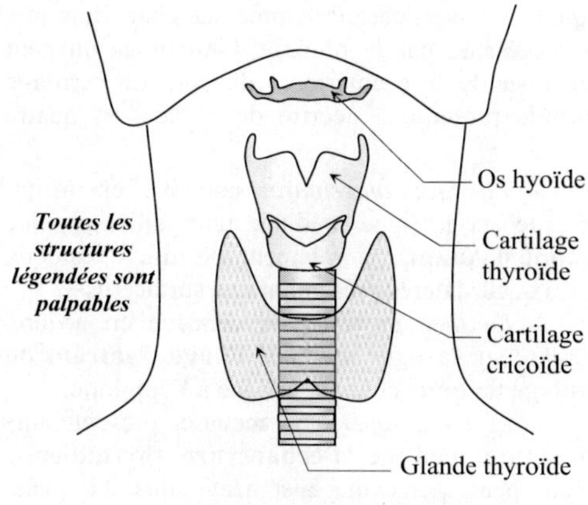

Vue antérieure du cou montrant la situation du larynx

Constitution anatomique du larynx. – Le larynx est constitué par :

- des pièces cartilagineuses mobiles ;
- des articulations unissant ces cartilages ;
- des membranes ;
- des ligaments fixant ces cartilages entre eux ;
- des muscles permettant les mouvements de ces cartilages.

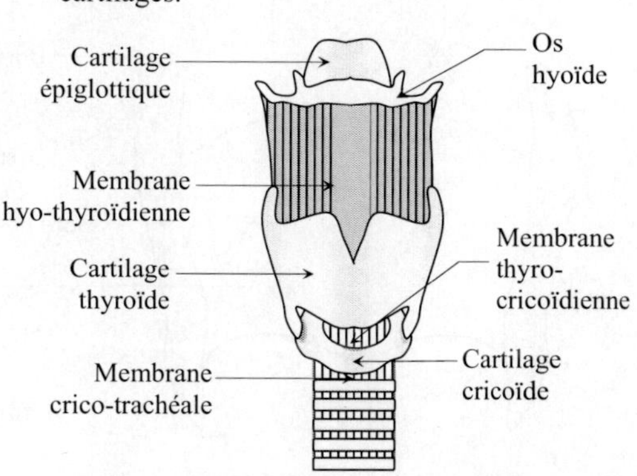

Vue antérieure du larynx

CARTILAGES DU LARYNX

Le larynx comprend 11 cartilages, dont:

- 3 sont impairs et médians: le cartilage thyroïde, le cartilage cricoïde, et le cartilage épiglottique.
- 4 sont pairs et latéraux: les cartilages arythénoïdes, les cartilages corniculés de Santorini, les cartilages de Morgagni, et les sésamoïdes antérieurs.

Cartilage thyroïde. – Le cartilage thyroïde est le plus volumineux cartilage du larynx, il est formé de deux lames latérales aplaties, quadrilatères, unies en avant en formant un angle ouvert en arrière. Cet angle plus ouvert chez la femme que chez l'homme, est représenté par la pomme d'Adam qu'on peut palper sur la face antérieure du cou. Le cartilage thyroïde présente à décrire deux faces et quatre bords.

- *La face antérieure:* convexe en avant, présente sur la ligne médiane une saillie appelée **pomme d'Adam.** Latéralement, on trouve les deux lames quadrilatères présentant une surface lisse.
- *La face postérieure:* concave en arrière, présente sur la ligne médiane **l'angle rentrant** du cartilage thyroïde donnant attache à l'épiglotte.
- *Le bord supérieur:* mousse, présente une échancrure médiane, **l'échancrure thyroïdienne** qu'on peut percevoir aisément sous la peau, laquelle constitue donc un repère superficiel important.
- *Le bord inférieur:* sinueux, répond à l'anneau cricoïdien.
- *Les bords postérieurs:* latéraux, verticaux et mousses, se prolongent en haut par les cornes supérieures, et en bas par les cornes inférieures plus courtes, ces dernières présentent sur leur côté interne une facette articulaire avec le cartilage cricoïde.

Cartilage épiglottique. – Impair et médian, le cartilage épiglottique ou épiglotte, est situé dans l'angle rentrant du cartilage thyroïde dont il déborde le bord supérieur. L'épiglotte présente à décrire : 2 faces et des bords latéraux.

- *Une face antérieure :* convexe dans le sens transversal, et concave dans le sens longitudinal. Elle présente une partie supérieure élargie, libre, et recouverte de muqueuse qui se continue vers la base de la langue. Son extrémité inférieure se fixe dans l'angle rentrant du cartilage thyroïde.
- *Une face postérieure :* répondant au pharynx, recouverte entièrement de muqueuse, lisse dans sa partie médiane, et criblée latéralement.
- *Des bords latéraux :* convexes.

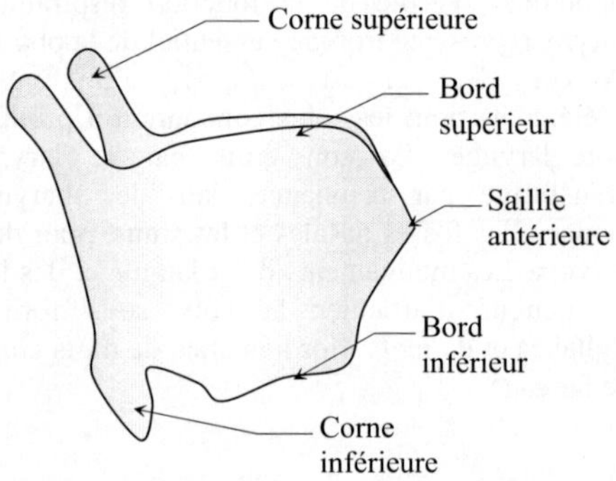

Vue latérale droite du cartilage thyroïde

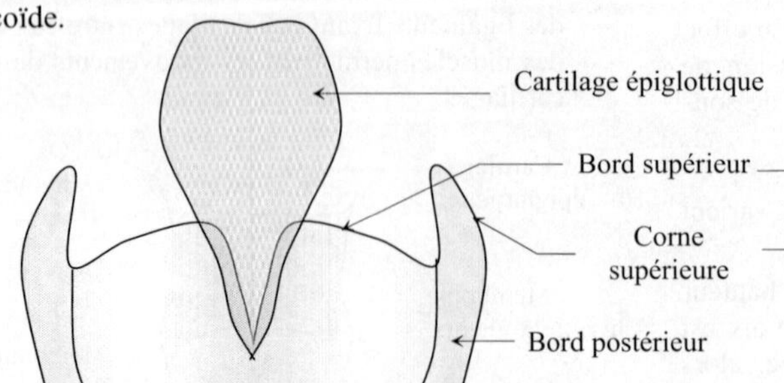

Vue postérieure du cartilage thyroïde et de l'épiglotte

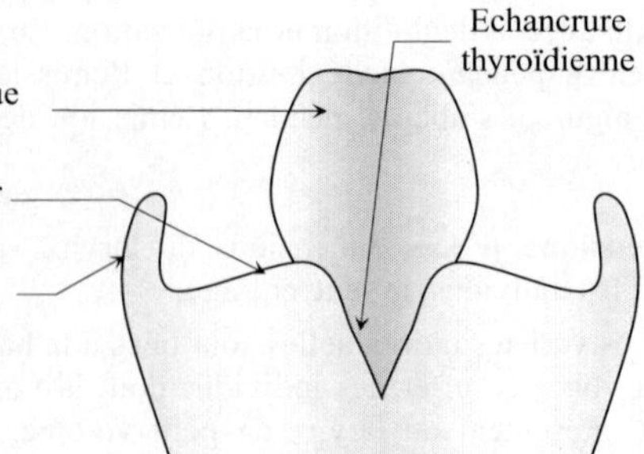

Vue antérieure du cartilage thyroïde et de l'épiglotte

Cartilage cricoïde. – Le cartilage cricoïde forme la partie inférieure du larynx, et constitue de ce fait, la structure qui unit le larynx à la trachée. Il présente la forme d'un anneau avec une partie antéro-latérale portant le nom d'arc cricoïdien, et une partie postérieure haute, appelée plaque ou chaton cricoïdien.

- *Arc cricoïdien :* sa hauteur augmente graduellement d'avant en arrière. Sa face externe convexe, présente les 2 facettes inférieures articulaires avec les cornes inférieures du cartilage thyroïde. Le bord inférieur est irrégulier ; le bord supérieur, oblique en haut et en arrière, donne insertion à la membrane crico-thyroïdienne.
- *Chaton cricoïdien :* il présente une face antérieure concave et lisse, une face postérieure marquée par une crête médiane verticale séparant deux fossettes latérales. Le bord inférieur est échancré, le bord supérieur présente les deux facettes supérieures articulaires avec les cartilages arythénoïdes.

Cartilages arythénoïdes. – De forme pyramidale, les deux cartilages arythénoïdes reposent au dessus des parties latérales du cartilage cricoïde. Chaque cartilage présente à décrire : une base et trois faces.

- *Une base inférieure :* marquée par une surface articulaire concave, répondant à la facette articulaire supérieure du cartilage cricoïde. Cette base se prolonge latéralement par : l'apophyse musculaire postéro-externe ; l'apophyse vocale antéro-interne, donnant insertion aux cordes vocales.
- *Trois faces :* interne, antéro-externe, et postérieure.

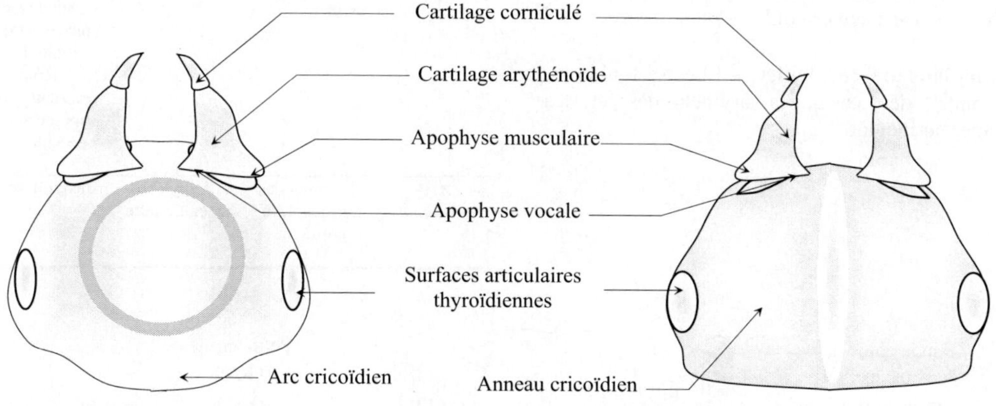

Vue antérieure des cartilages cricoïde et arythénoïdes

Vue postérieure des cartilages cricoïde et arythénoïdes

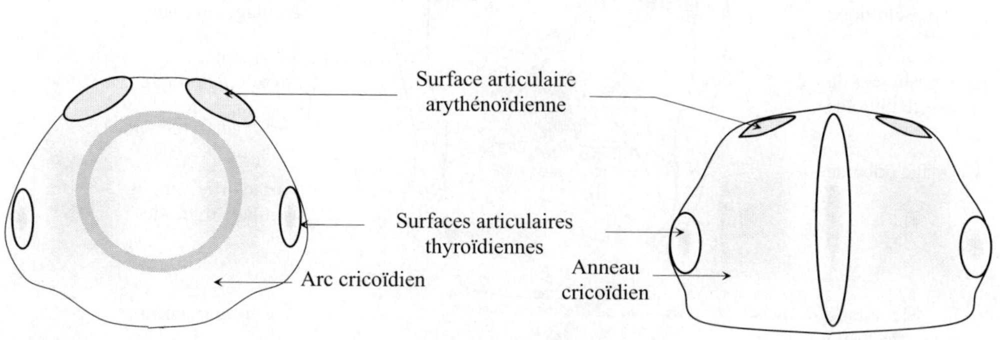

Vue antérieure du cartilage cricoïde

Vue postérieure du cartilage cricoïde

LIGAMENTS ET ARTICULATIONS DU LARYNX

Les cartilages du larynx sont unis :

- d'une part, entre eux, par des articulations et des *ligaments intrinsèques ;*
- d'autre part, aux organes voisins, par des *ligaments extrinsèques.*

Articulations intrinsèques du larynx. – On distingue trois articulations : crico-thyroïdiennes, crico-arythénoïdiennes, et ary-corniculés.

Articulations crico-thyroïdiennes. – Elles mettent en présence les cornes inférieures du cartilage thyroïde et les facettes articulaires inférieures du cartilage cricoïde.

Articulations crico-arythénoïdiennes. – Elles unissent la base des cartilages arythénoïdes au bord supérieur du cartilage cricoïde.

Articulations ary-corniculés. – Elles se font entre le sommet des cartilages arythénoïdes et les cartilages corniculés.

- Tableau récapitulatif

Articulation	Surfaces articulaires	Moyens d'union	Mouvements
Crico-thyroïdienne	Surfaces articulaires planes du cartilage thyroïde, et du cartilage cricoïde	Capsule articulaire et ligaments cérato-cricoïdiens : antérieur, supérieur et inférieur.	Mouvements de glissement. Mouvements de bascule : antérieur ou postérieur, du cartilage thyroïde autour d'un axe transversal.
Crico-arythénoïde	Surfaces articulaires : concaves des arythénoïdes, et convexes du cricoïde	Capsule articulaire lâche renforcée par un ligament	Mouvements de glissement qui rapprochent ou écartent les arythénoïdes. Mouvements de rotation interne rapprochant les apophyses vocales, et de rotation externe écartant les apophyses vocales.
Ary-corniculés	Sommet des arythénoïdes ; corniculés	Ankylose chez l'adulte	Insignifiant

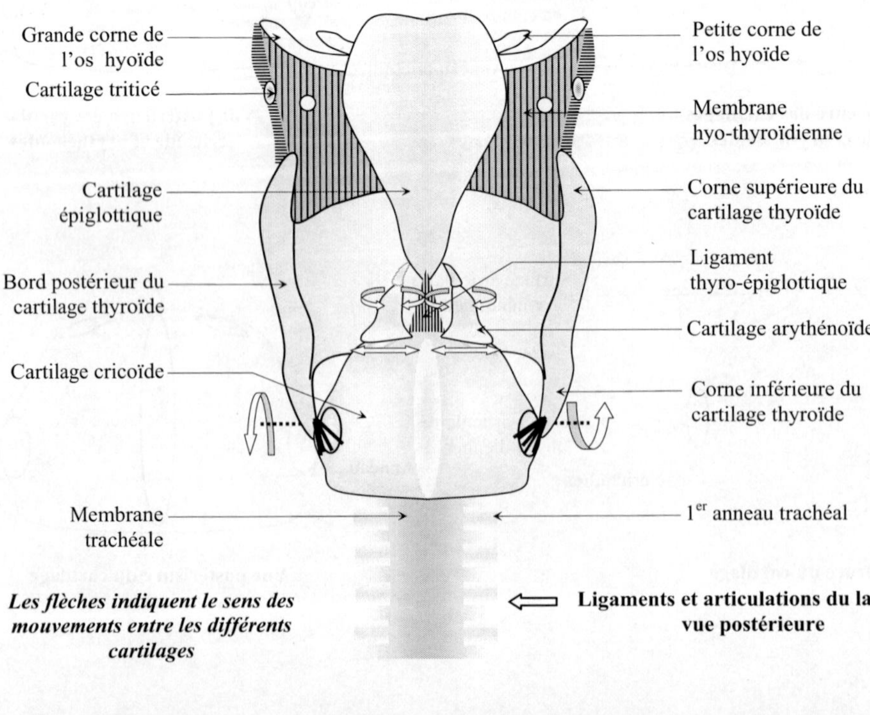

Les flèches indiquent le sens des mouvements entre les différents cartilages

⇦ **Ligaments et articulations du larynx : vue postérieure**

Ligaments intrinsèques du larynx. – Ils sont représentés par :

- *la membrane crico-thyroïdienne ;*
- *le ligament thyro-épiglottique ;*
- *le ligament jugal ;*
- *la membrane élastique :* comprenant les *ligaments thyro-arythénoïdiens supérieurs* et *inférieurs,* ainsi que les *ligaments thyro-épiglottiques.*

Membrane crico-thyroïdienne. – Elle s'étend du bord inférieur du cartilage thyroïde au bord supérieur du cartilage cricoïde. Elle présente une partie médiane épaisse et résistante ; sur les côtés cette membrane se continue par la membrane élastique du larynx.

Ligament thyro-épiglottique. – Lame fibreuse médiane et impaire, tendue de l'extrémité inférieure de l'épiglotte à l'angle rentrant du cartilage thyroïde.

Ligament jugal. – Bandelette fibreuse en forme de Y, médiane et impaire, qui s'attache sur le bord supérieur du cartilage cricoïde, puis se dirige verticalement vers le haut, pour se diviser en deux faisceaux qui vont se fixer sur les cartilages corniculés.

Membrane élastique du larynx. – Elle recouvre la face profonde de la muqueuse laryngée sur toute sa hauteur, et présente en certains endroits des épaississements constituant des ligaments. C'est ainsi qu'on peut individualiser trois ligaments unissant les cartilages arythénoïdes au cartilage thyroïde, et à l'épiglotte.

- Les ligaments thyro-arythénoïdiens supérieurs (ou plis ventriculaires). – Ce sont les bandes ventriculaires constituant les fausses cordes vocales. Ils limitent en bas, les ligaments arythéno-épiglottiques. Ils prennent naissance au niveau de l'angle rentrant du cartilage thyroïde, en avant ; et se terminent en arrière, au niveau des cartilages arythénoïdes.

- Les ligaments thyro-arythénoïdiens inférieurs (ou plis vocaux). – Ce sont les ligaments constituant les vraies cordes vocales ; ils s'attachent en avant, sur l'angle rentrant du cartilage thyroïde, puis se dirigent horizontalement d'avant en arrière, pour se terminer sur les apophyses vocales des cartilages arythénoïdes.

- Les ligaments arythéno-épiglottiques. – Lames fibreuses, élastiques, de forme quadrilatère, aplaties sagittalement, tendues des cartilages arythénoïdes aux bords latéraux du cartilage èpiglottique. Leur bord supérieur forme le repli aryhéno-épiglottique recouvert de muqueuse ; leur bord inférieur est limité par les bandes ventriculaires.

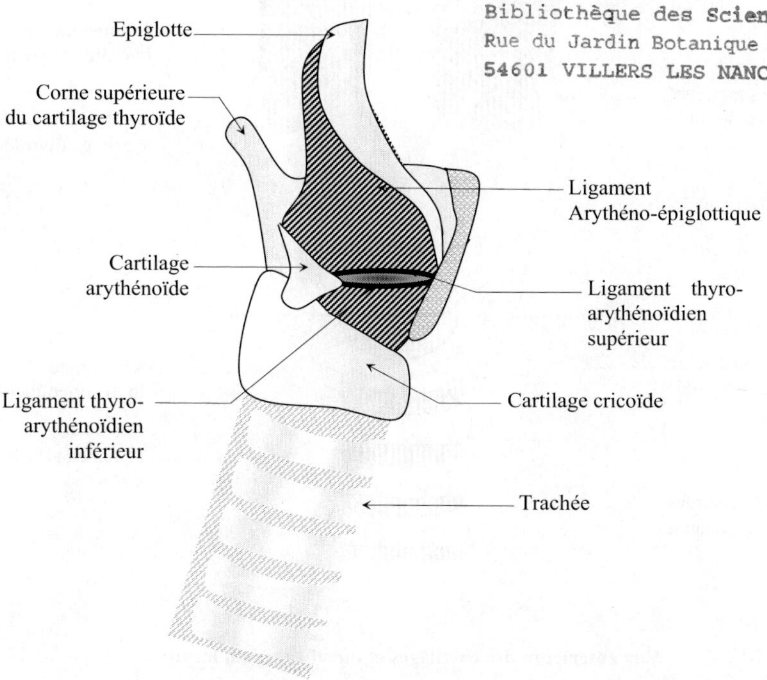

Membrane élastique du larynx

Ligaments extrinsèques du larynx. – Ils relient les cartilages du larynx aux structures voisines. On distingue : la membrane thyro-hyoïdienne, la membrane crico-trachéale, la membrane hyo-épiglottique, les ligaments glosso-épiglottiques, et les ligaments pharyngo-épiglottiques.

La membrane thyro-hyoïdienne. – Tendue du bord supérieur du cartilage thyroïde au bord inférieur de l'os hyoïde. Elle présente des épaississements : l'un médian, appelé ligament thyroïdien hyoïdien médian, deux autres latéraux, ce sont les ligaments thyroïdiens latéraux unissant les cornes supérieures du cartilage thyroïde aux grandes cornes de l'os hyoïde. Entre les ligaments latéraux et le ligament médian, la membrane présente un orifice de passage pour l'artère et le nerf laryngés supérieurs.

La membrane crico-trachéale. – Elle unit le bord inférieur du cartilage cricoïde au bord supérieur du premier anneau trachéal.

La membrane hyo-épiglottique. – Elle joint le bord supérieur de l'os hyoïde à la face antérieure de l'épiglotte.

Les ligaments glosso-épiglottiques. – Ils s'étendent de la face antérieure de l'épiglotte à la base de la langue.

Les ligaments pharyngo-épiglottiques. – Tendus de la paroi antérieure du pharynx aux bords latéraux du cartilage épiglottique.

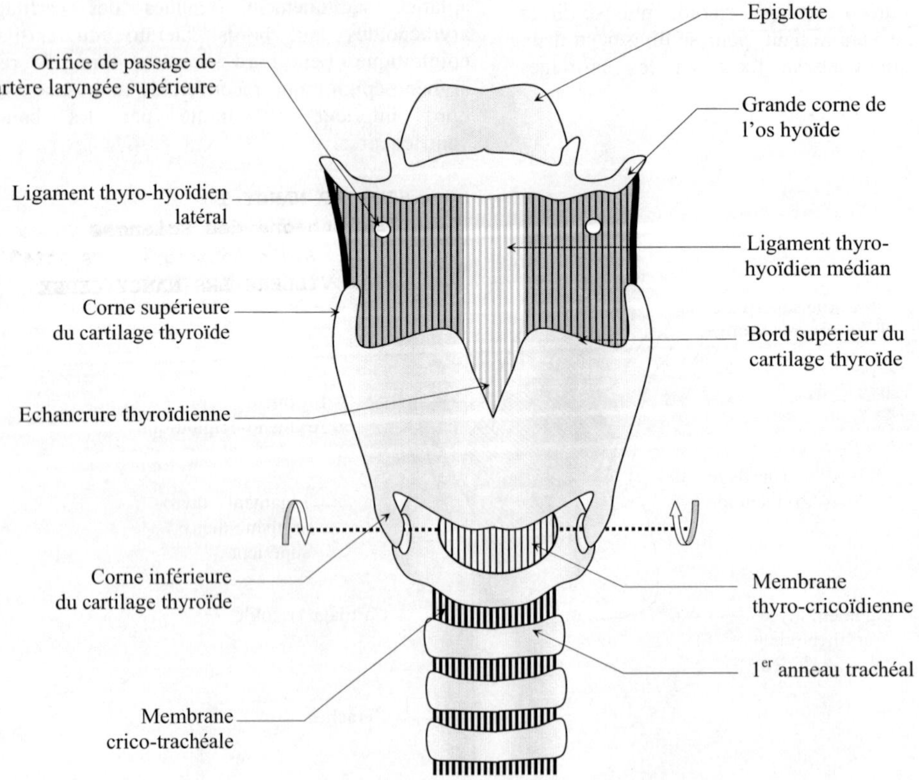

Vue antérieure des cartilages et membranes du larynx

MUSCLES DU LARYNX

Les muscles du larynx se distinguent en deux catégories : intrinsèques et extrinsèques.

- *Les muscles extrinsèques* : sont représentés par les muscles : *thyro-hyoïdien, sterno-thyroïdien, stylo-pharyngien, pharyngo-staphylin, et constricteur inférieur du pharynx.* Tous ces muscles seront étudiés ultérieurement avec le pharynx et le cou.

- *Les muscles intrinsèques* : sont classés en trois groupes selon leur fonction.

1. **Muscles tenseurs des cordes vocales.**
2. **Muscles abducteurs des cordes vocales** (*dilatateurs de la glotte).*
3. **Muscles adducteurs des cordes vocales** (*constricteurs de la glotte).*

Muscles tenseurs des cordes vocales. – Ce groupe musculaire est représenté de chaque côté par un seul muscle, le crico-thyroïdien, dont les caractéristiques sont les suivantes :

Muscle	Origine	Terminaison	Fonction
Crico-thyroïdien	Face antéro-externe de l'arc cricoïdien	Bord inférieur et partie voisine de la face interne du cartilage thyroïde	Tenseurs des cordes vocales

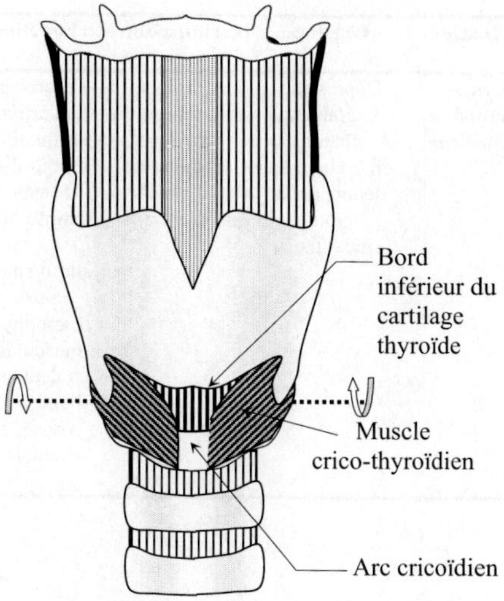

Vue antérieure : muscle crico-thyroïdien

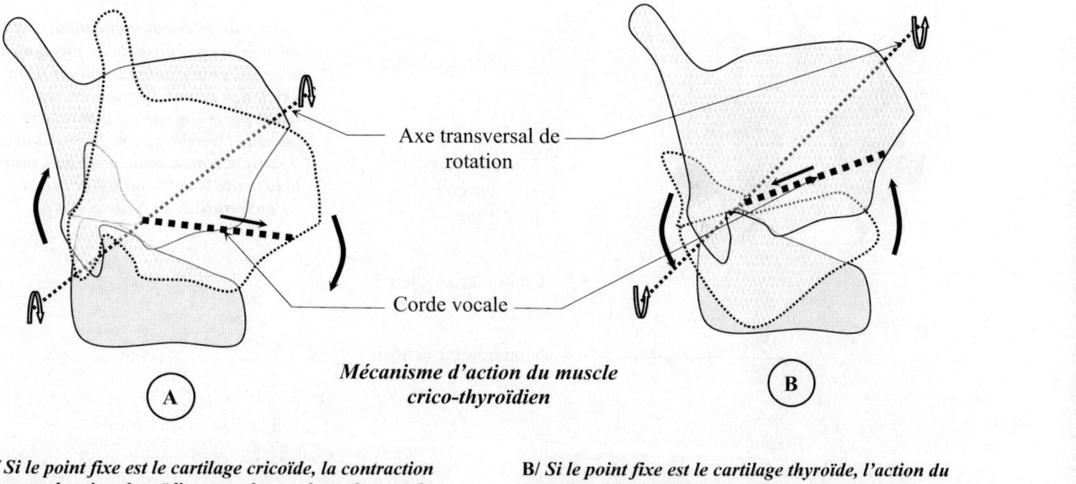

Mécanisme d'action du muscle crico-thyroïdien

A/ Si le point fixe est le cartilage cricoïde, la contraction du muscle crico-thyroïdien entraîne un basculement du cartilage thyroïde en bas et en avant, ce qui a pour effet d'éloigner les deux points d'attache des cordes vocales, et par conséquent ces dernières s'allongent et se tendent.

B/ Si le point fixe est le cartilage thyroïde, l'action du muscle crico-thyroïdien consiste à porter le cartilage cricoïde en arrière et en bas, dans ce cas les deux points d'attache des cordes vocales s'éloignent l'un de l'autre, ce qui entraîne l'allongement et la tension de ces dernières.

Muscles dilatateurs de la glotte. – Muscle pair, le crico-arythénoïdien postérieur est le seul muscle dilatateur de la glotte. Il est situé en arrière du chaton cricoïdien, en dehors de la crête médiane. Il présente les caractéristiques suivantes :

Muscle	Origine	Terminaison	Fonction
Crico-thyroïdien postérieur	Dépression latérale du chaton cricoïdien, en dehors de la crête médiane.	Apophyse musculaire du cartilage arythénoïde	Pivotement du cartilage arythénoïde autour d'un axe longitudinal, ce mouvement porte l'apophyse musculaire en dedans et l'apophyse vocale en dehors.

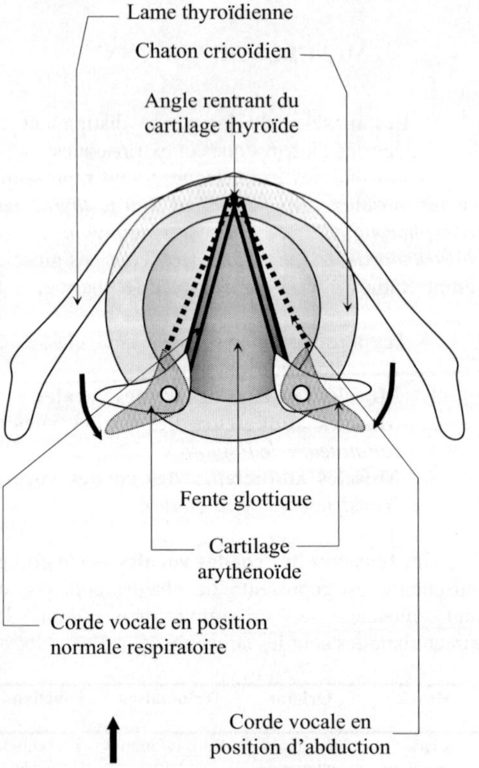

Vue supérieure du larynx, destinée à montrer le mode d'action du muscle crico-arythénoïdien postérieur

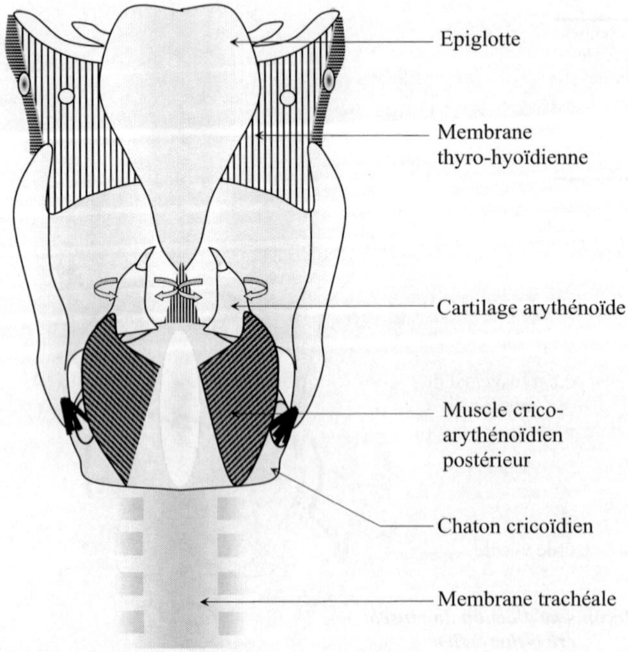

Vue postérieure du larynx : muscle crico-arythénoïdien postérieur

<u>Mécanisme d'action du muscle crico-arythénoïdien postérieur</u>

Le muscle crico-arythénoïdien postérieur est responsable du pivotement du cartilage arythénoïde autour d'un axe longitudinal. Ce mouvement de rotation porte l'apophyse musculaire en dedans et l'apophyse vocale en dehors. Ce muscle réalise donc une abduction de la corde vocale, augmentant ainsi l'ouverture de la fente glottique.

Muscles constricteurs de la glotte. – Ces muscles rapprochent les cordes vocales l'une de l'autre, entraînant ainsi une fermeture de la fente glottique. On distingue quatre muscles constricteurs de la glotte, dont 3 sont pairs :

1. *le crico-arythénoïdien latéral ;*
2. *le thyro-arythénoïdien inférieur ou muscle vocal ;*
3. *le thyro-arythénoïdien supérieur.*
   Le quatrième muscle est impair :
4. *l'interarythénoïdien ou l'ary-arythénoïdien.*

Muscle crico-arythénoïdien latéral. – Muscle pair, situé le long de la face interne de la lame thyroïdienne, au dessus du bord supérieur de l'arc cricoïdien, par conséquent ce muscle n'est visible qu'après résection de la lame thyroïdienne.

Muscle	Origine	Terminaison	Fonction
Crico-arythénoïdien latéral	Bord supérieur de l'arc cricoïdien	Apophyse musculaire du cartilage arythénoïde	Adducteur de la corde vocale ou constricteur de la glotte

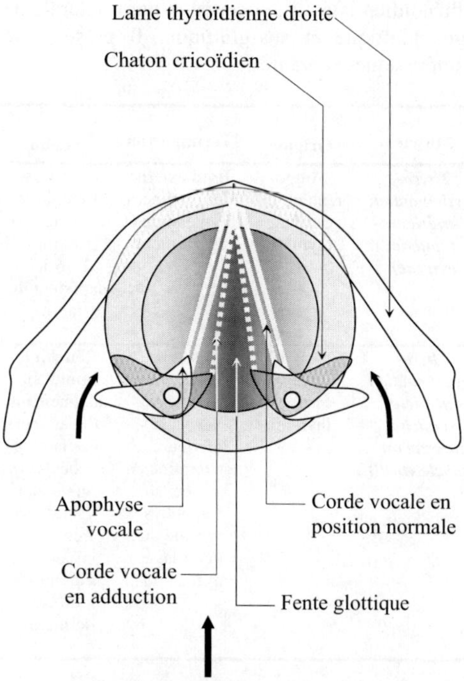

Vue supérieure du larynx, destinée à montrer le mécanisme d'action du muscle crico-arythénoïdien latéral

Mécanisme d'action

L'action du muscle crico-arythénoïdien latéral consiste à faire pivoter le cartilage arythénoïde autour d'un axe longitudinal, ce qui a pour effet de porter l'apophyse musculaire en avant et en dehors, et l'apophyse vocale en arrière et en dedans, c'est ainsi que les cordes vocales se rapprochent et la fente glottique se rétrécit.

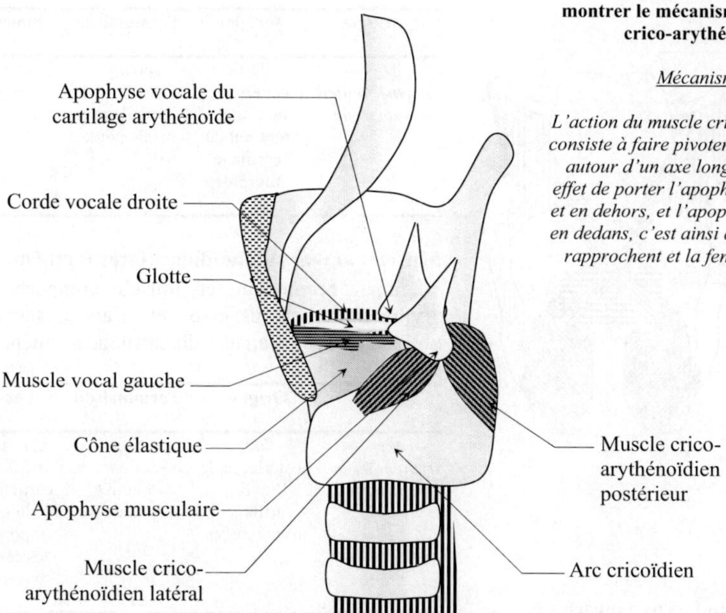

Vue latérale gauche du larynx, montrant le muscle crico-arythénoïdien latéral gauche après résection de la lame thyroïdienne gauche

Muscle thyro-arythénoïdien inférieur ou muscle vocal. – Muscle pair, le thyro-arythénoïdien inférieur est situé au dessus du muscle crico-arythénoïdien latéral, et occupe la paroi latérale des étages glottique et sus-glottique. Il présente les caractéristiques suivantes :

Muscle	Origine	Terminaison	Action
Thyro-arythénoïdien inférieur (couche externe)	Angle rentrant du cartilage thyroïde	Bord externe des cartilages arythénoïde et épiglottique	Attire l'épiglotte en arrière et ferme l'orifice supérieur du larynx
Thyro-arythénoïdien inférieur (couche interne ou muscle vocal)	Angle rentrant du cartilage thyroïde	Occupe l'épaisseur de la corde vocale inférieure, et se termine en arrière sur l'apophyse vocale du cartilage arythénoïde.	Rétrécit la glotte en augmentant l'épaisseur des cordes vocales, augmente aussi la fréquence de vibrations de ces dernières.

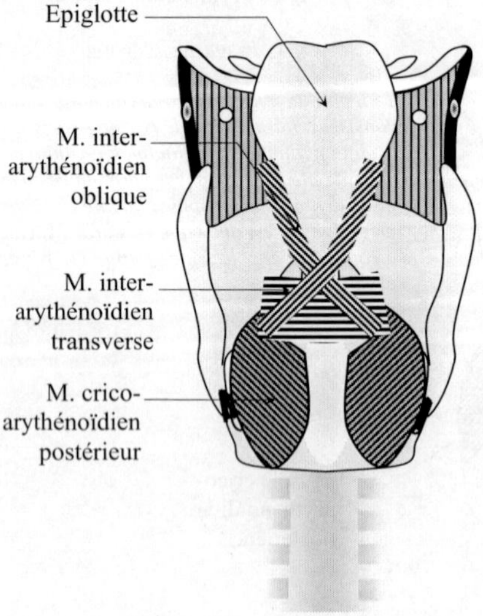

Vue postérieure du larynx : muscles crico-arythénoïdiens postérieurs et muscles interarythénoïdiens

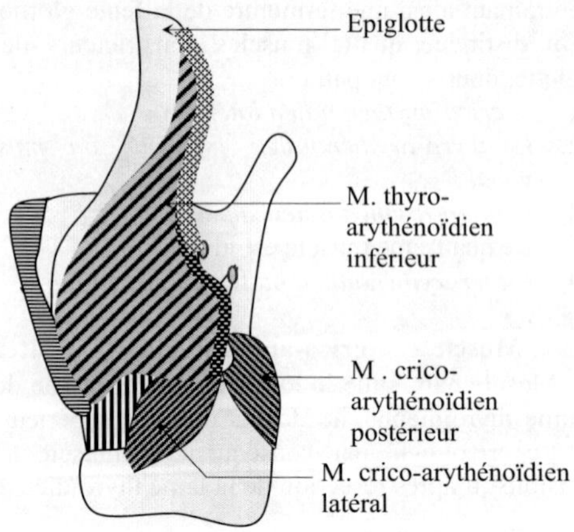

Muscles du larynx : vue latérale gauche après résection de la lame thyroïdienne gauche

Muscle thyro-arythénoïdien supérieur. – Il croise obliquement de haut en bas et d'avant en arrière, la face externe du thyro-arythénoïdien inférieur.

Muscle	Origine	Terminaison	Fonction
Thyro-arythénoïdien supérieur	Partie supérieure de l'angle rentrant du cartilage thyroïde	Apophyse musculaire du cartilage arythénoïde	Constricteur de la glotte

Muscle ary-arythénoïdien (interarythénoïdien). – Impair et médian, ce muscle comporte l'ary-arythénoïdien transverse et l'ary-arythénoïdien oblique, situés en arrière du cartilage arythénoïde.

Muscle	Origine	Terminaison	Fonction
Ary-arythénoïdien transverse	Face postérieure de l'un des cartilages arythénoïdes	Face postérieure de l'autre arythénoïde	Constricteur de la partie cartilagineuse de la glotte en rapprochant les cartilages arythénoïdes
Ary-arythénoïdien oblique	Apophyse musculaire de l'un des cartilages arythénoïdes	Extrémité supérieure de l'autre cartilage	Constricteur de la partie cartilagineuse de la glotte en rapprochant les cartilages arythénoïdes

CONFIGURATION INTERNE DU LARYNX

L'ensemble des structures cartilagineuses, ligamentaires et musculaires, constituant le larynx, délimitent la **cavité laryngée** ou **tube laryngé** qui se continue en haut par le pharynx, et en bas par la trachée.

Les parois de la cavité laryngée sont revêtues de muqueuse soulevée par des ligaments et des cartilages qui la sous-tendent. – *En haut*, la muqueuse est soulevée par la face postérieure de l'épiglotte, et par les *ligaments et muscles arythéno-épiglottiques ;* – *latéralement,* les ligaments thyro-arythénoïdiens supérieurs soulèvent la muqueuse, sous forme de deux replis antéro-postérieurs situés de part et d'autre de la ligne médiane, ceux-ci représentent **les cordes vocales supérieures ou fausses cordes vocales ou bandes ventriculaires ;** – *plus bas,* les ligaments et muscles thyro-arythénoïdiens inférieurs forment deux autres replis sagittaux soulevant la muqueuse, ils représentent les **cordes vocales inférieures ou vraies cordes vocales** délimitant entre elles la **fente glottique.** Par ailleurs, la partie inférieure de la cavité laryngée est sous-tendue par la face profonde du cartilage cricoïde.

Entre les cordes vocales supérieures et inférieures, se trouve un diverticule laryngé allongé dans le sens antéro-postérieur : **le ventricule laryngé.**

La cavité laryngée présente un diamètre variable selon le niveau considéré, c'est ainsi qu'on peut la diviser, aussi bien du point de vue anatomique que du point de vue pathologique, en trois étages :

– *un étage sus-glottique ;*
– *un étage glottique ;*
– *un étage sous-glottique.*

Etage sus glottique *ou vestibule laryngé.* – Le vestibule laryngé s'étend depuis l'orifice supérieur du larynx jusqu'aux bandes ventriculaires. Il présente la forme d'un entonnoir qui se rétrécit progressivement de haut en bas. On lui décrit :

– *une paroi antérieure,* formée par l'épiglotte et le ligament thyro-épiglottique ;

– *deux parois latérales,* formées par les replis arythéno-épiglottiques en haut, et par les bandes ventriculaires en bas.

– *une face postérieure,* répondant à l'échancrure interarythénoïdienne.

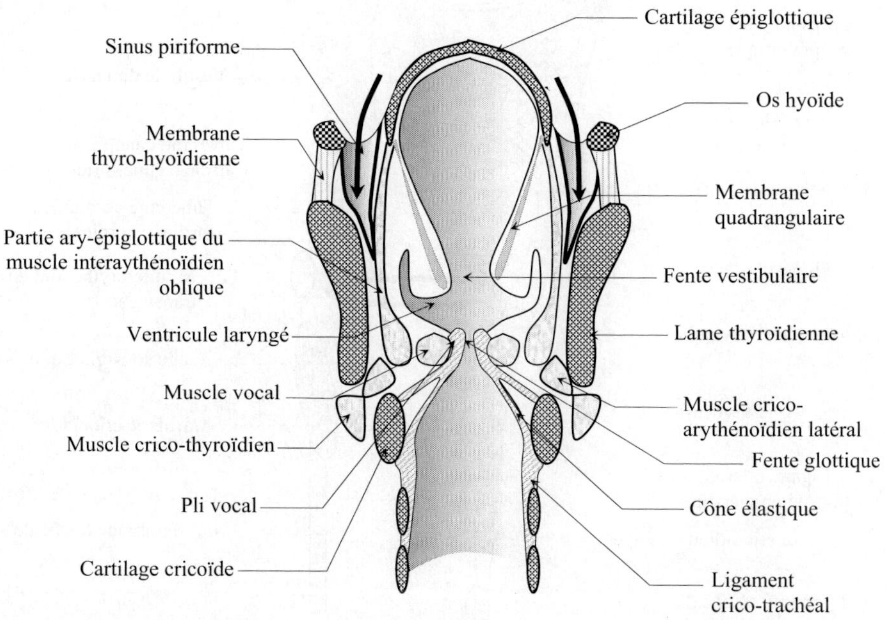

Coupe frontale du larynx, segment antérieur de la coupe

Etage glottique. – Cet étage présente une fente médiane sagittale délimitée par les cordes vocales : la **fente glottique**. De chaque côté, entre les cordes vocales supérieures et inférieures, la cavité laryngée forme un diverticule : **le ventricule laryngé.** La glotte comporte deux parties :

– l'une, antérieure, *la glotte membraneuse ou vocale,* délimitée par les bords libres des 2 cordes vocales ;

– l'autre, postérieure, *la glotte cartilagineuse ou respiratoire,* située entre les apophyses vocales des cartilages arythénoïdes.

Etage sous-glottique. – Il présente la forme d'un entonnoir renversé, à sommet supérieur en rapport avec la fente glottique, et à base inférieure se poursuivant par l'orifice trachéal. Sa circonférence recouverte de muqueuse, est formée par la face profonde du cartilage cricoïde.

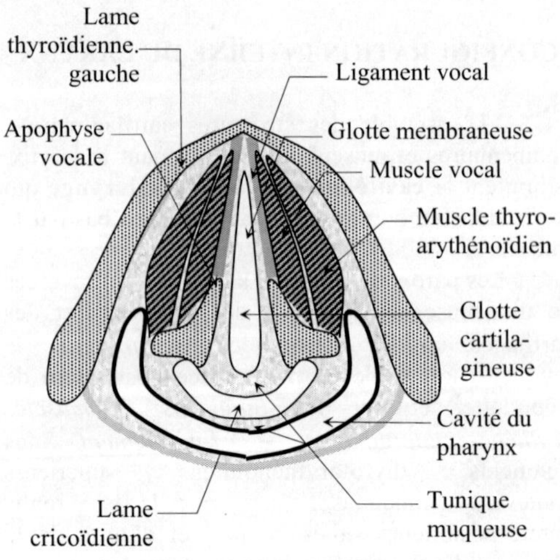

Coupe transversale du larynx passant par la glotte, vue supérieure

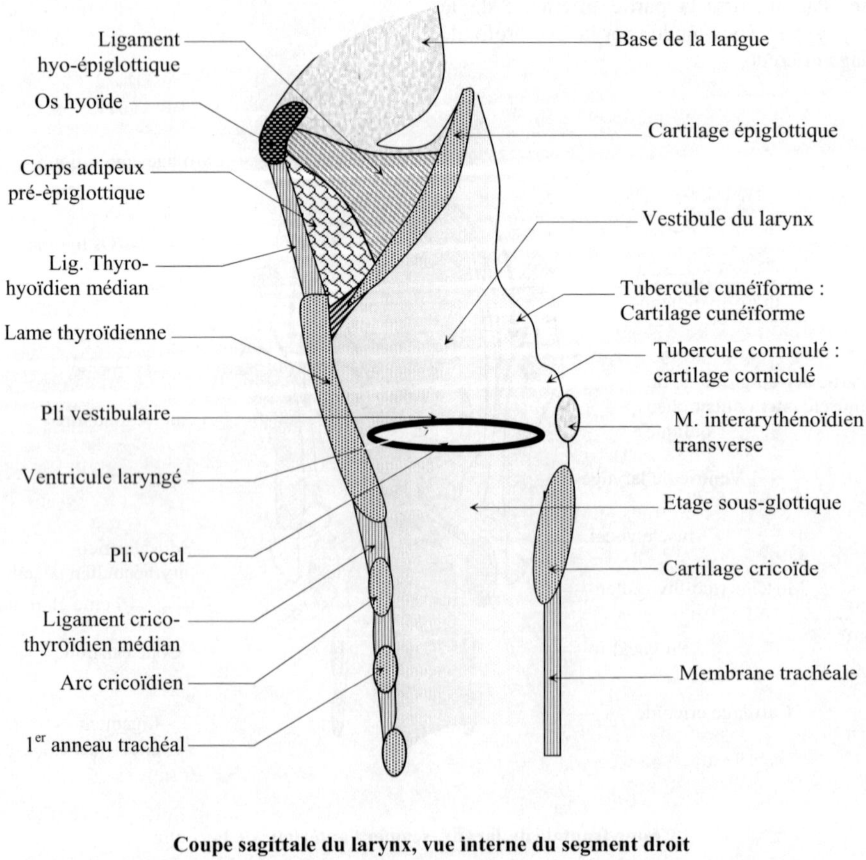

Coupe sagittale du larynx, vue interne du segment droit

EXAMEN DU LARYNX : LARYNGOSCOPIE

On peut observer la glotte cliniquement par deux méthodes :

– soit par la ***laryngoscopie indirecte,*** grâce à un miroir ;

– ou bien par la ***laryngoscopie directe,*** grâce à un instrument tubulaire.

Laryngoscopie indirecte. – Elle se pratique à l'aide d'un miroir et un éclairage issu d'une lampe frontale. La manœuvre faite par un médecin, consiste à tirer la langue du patient avec la main gauche, et placer le miroir dans l'oro-pharynx. Le miroir est placé de manière que sa face réfléchissante soit orientée en bas et en avant. En projetant le rayon lumineux sur le miroir, on obtient ainsi une image renversée du larynx.

Laryngoscopie directe. – Cet examen est réalisé à l'aide d'un **laryngoscope** (tube muni d'un dispositif lumineux),

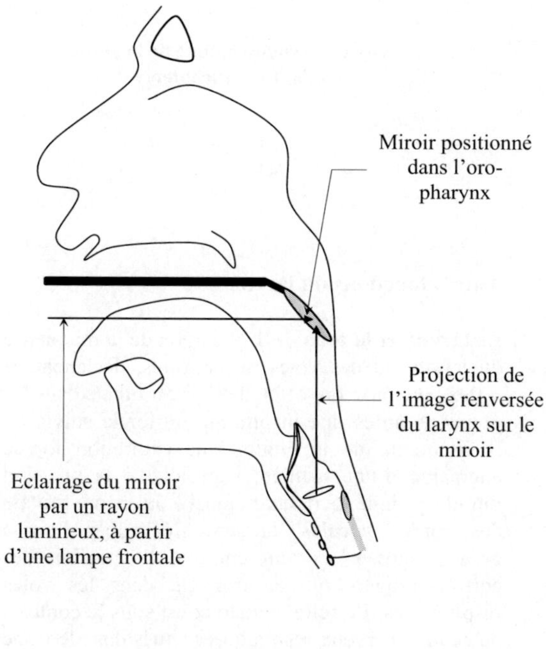

Technique de l'examen laryngoscopique indirect

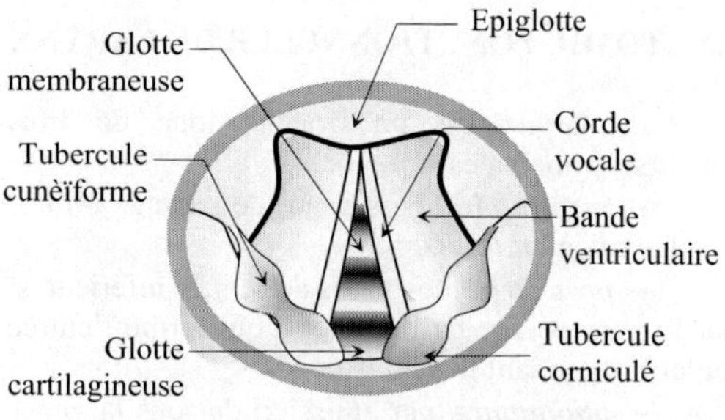

Aspect laryngoscopique de la glotte pendant la respiration normale

Glotte et respiration. – Au cours d'une *respiration calme,* la partie membraneuse de la glotte est fermée, tandis que la partie cartilagineuse est ouverte en forme de triangle. – Au cours d'une *respiration moyenne,* la glotte membraneuse et la glotte cartilagineuse sont ouvertes, la fente glottique prend ainsi la forme d'un losange. – Au cours d'une *respiration intense,* la fente glottique est très béante.

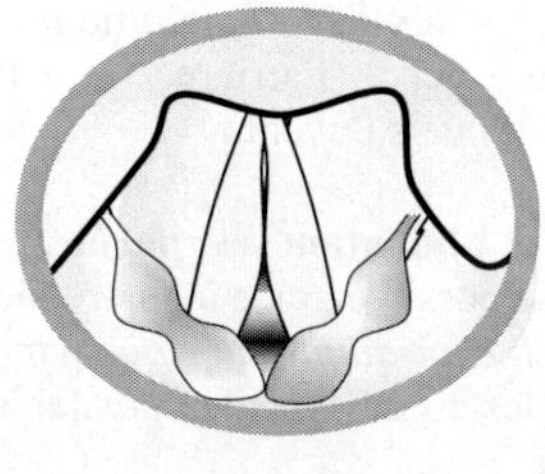

Aspect laryngoscopique de la glotte pendant une respiration calme

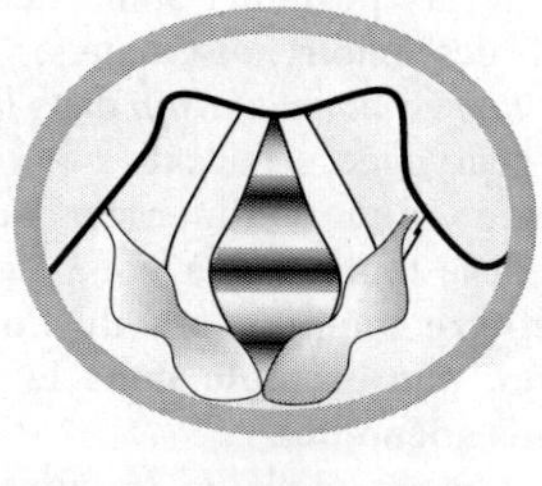

Aspect laryngoscopique de la glotte pendant une respiration intense

ANATOMIE FONCTIONNELLE DU LARYNX

Le larynx est un organe doué de trois fonctions principales :

– ***respiratoire***, en servant de passage à l'air, du pharynx à la trachée ;

– ***protectrice*** des voies aériennes inférieures, par l'intermédiaire de l'épiglotte qui ferme l'entrée du larynx pendant la déglutition ;

– ***phonatoire***, par émission de sons laryngés produits par les vibrations des cordes vocales.

Larynx et déglutition. – La déglutition (ingestion d'aliments liquides ou solides), s'accompagne automatiquement d'un mécanisme de protection des voies aériennes supérieures. Ce mécanisme est le fait de plusieurs facteurs :

1. rabattement de l'épiglotte sur l'orifice supérieur du larynx, qui se fait : d'une part, par la racine de la langue qui pousse l'épiglotte en arrière, d'autre part, par la contraction des muscles thyro-hyoïdiens qui introduisent la masse adipeuse située latéralement au cartilage thyroïde, entre celui-ci et l'épiglotte ;
2. glissement sur l'épiglotte, du bol alimentaire, qui est ensuite orienté par les sinus piriformes vers l'œsophage ;
3. fermeture du larynx par l'intermédiaire des muscles arythéno-épiglottiques, en inclinant l'épiglotte vers l'arrière et les cartilages arythénoïdes vers l'avant.

Larynx – phonation et parole. – Le langage articulé est possible grâce à quatre facteurs :

1. L'expiration de l'air par les poumons, poussant les cordes vocales préalablement fermées et tendues.

2. La poussée de courant d'air entraîne l'ouverture de la glotte et les vibrations des cordes vocales, ces dernières sont à l'origine des ondes sonores. La hauteur du son émis dépend de la fréquence de vibrations des cordes vocales, dont la tension et la position sont déterminées par l'ensemble des actions musculaires.

3. La résonance du son dans la trachée et les cavités pharyngée, buccale et nasales. Les vibrations de l'air à l'intérieur de ces cavités, déterminent le timbre de la voix. **Le timbre de la voix peut-être modifié lors de l'obstruction de ces cavités, par exemple dans le rhume ou les végétations adénoïdes.**

4. L'articulation de la voix dans la cavité buccale, à l'aide des muscles du palais, de la langue et des lèvres.

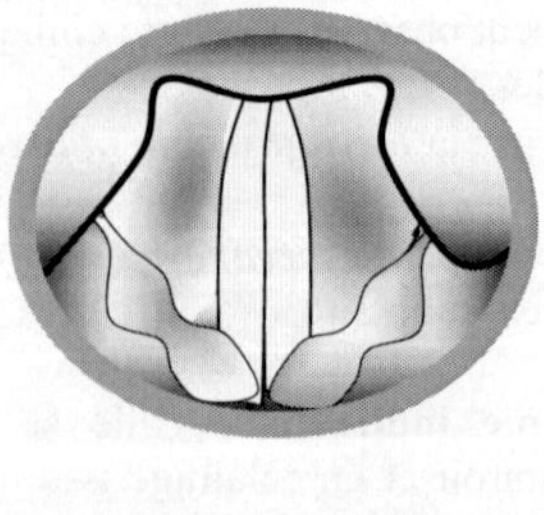

Aspect laryngoscopique de la glotte pendant la phonation

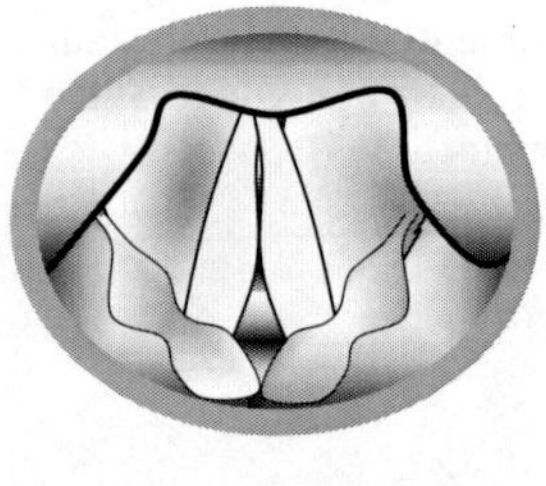

Aspect laryngoscopique de la glotte pendant le chuchotement

Autres fonctions du larynx.

Le larynx et la toux. – L'irritation de la muqueuse du larynx ou des voies respiratoires, déclenche le réflexe de toux. En effet, de l'air est inhalé dans les poumons après une inspiration profonde suivie de la fermeture de la glotte. Une expiration forcée augmente d'une manière significative la pression intrathoracique, permettant ainsi l'ouverture brutale des cordes vocales, laissant s'échapper l'air à grande vitesse ; ce qui entraîne l'expulsion des corps étrangers qui se trouvent dans les voies respiratoires. Le réflexe de toux est sous le contrôle de centres nerveux respiratoires situés dans le tronc cérébral.

SITUATION ET REPERES SUPERFICIELS DU LARYNX

Situation du larynx. – En position de la tête relevée, le larynx de l'adulte présente les repères suivants :

– l'os hyoïde se projette entre la 3ème et la 5ème vertèbre cervicale ;

– le bord supérieur du cartilage thyroïde se situe, une vertèbre plus bas ;

– le bord inférieur du cartilage cricoïde se situe à hauteur de la 6ème vertèbre cervicale.

Mobilité du larynx. – Le larynx s'élève pendant la déglutition, la phonation, et la respiration intense.

Repères superficiels du larynx. – Le larynx est recouvert superficiellement sur sa face antérieure, par l'aponévrose cervicale superficielle et la peau, sous lesquelles on peut palper successivement de haut en bas : *la proéminence laryngée (pomme d'Adam), le ligament crico-thyroïdien et l'arc cricoïdien.*

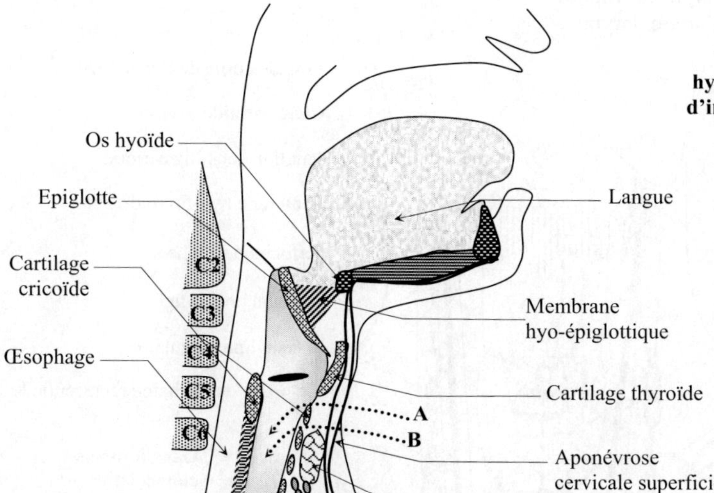

Coupe sagittale du larynx, montrant les différentes voies d'abord du larynx et de la trachée

APPLICATION PRATIQUE

Lors d'une obstruction des voies aériennes supérieures, pouvant entraîner une asphyxie, on peut recourir à une voie d'abord antérieure par incision des plans de couverture superficiels (peau et aponévrose superficielle), c'est ainsi qu'on peut pratiquer différentes voies d'abord telles que :

- ***La coniotomie ou crico-thyréotomie :*** après incision transversale de la peau et de l'aponévrose superficielle, sur une longueur de 1 cm, en regard du ligament crico-thyroïdien repéré avec l'index, on introduit une canule à travers un orifice percé par la pointe d'une paire de ciseaux.
- ***La trachéotomie haute ou supérieure :*** l'incision est pratiquée au dessus de l'isthme thyroïdien.
- ***La trachéotomie basse ou inférieure :*** l'incision est pratiquée au dessous de l'isthme thyroïdien.

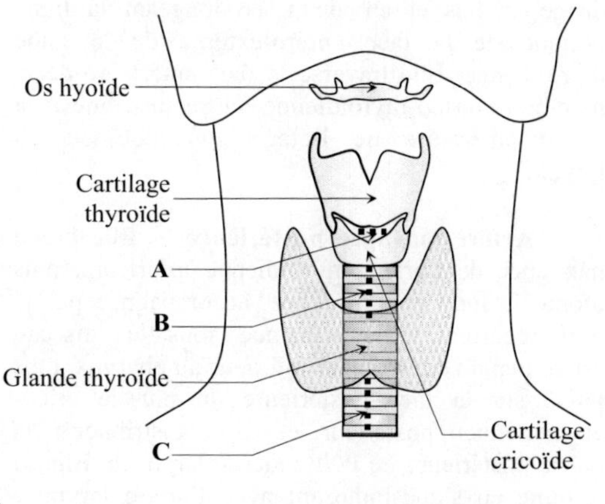

Vue antérieure du cou, tête en hyperextension, montrant les zones d'incision du larynx et de la trachée.

A : Coniotomie
B : Trachéotomie haute
C : Trachéotomie basse

VAISSEAUX DU LARYNX

Artères. – Le larynx est vascularisé de chaque côté, par 3 artères : artère laryngée supérieure, artère laryngée inférieure, et artère laryngée postérieure.

Artère laryngée supérieure. – Elle provient de l'artère thyroïdienne supérieure, branche de la carotide externe. Elle se dirige en bas et en avant, appliquée contre la membrane hyo-thyroïdienne qu'elle perfore, puis se distribue à l'étage sus-glottique du larynx, et se termine en s'anastomosant avec la laryngée postérieure.

Artère laryngée inférieure. – L'artère laryngée inférieure ou artère crico-thyroïdienne, est issue aussi de la thyroïdienne supérieure. Elle se dirige en bas et en avant, en longeant la ligne oblique de la face antéro-externe de la lame thyroïdienne. Elle traverse la face antérieure de la membrane crico-thyroïdienne, et se distribue à la partie antérieure de l'étage sous-glottique du larynx.

Artère laryngée postérieure. – Elle prend naissance de l'artère thyroïdienne inférieure, puis monte le long de la trachée, accompagnée par le nerf récurrent. Elle s'insinue sous le faisceau cricoïdien du constricteur inférieur du pharynx, puis passe sur la face postérieure du muscle crico-arythénoïdien postérieur, et va se distribuer à la partie postérieure de la muqueuse laryngée. Elle se termine en s'anastomosant avec l'artère laryngée supérieure.

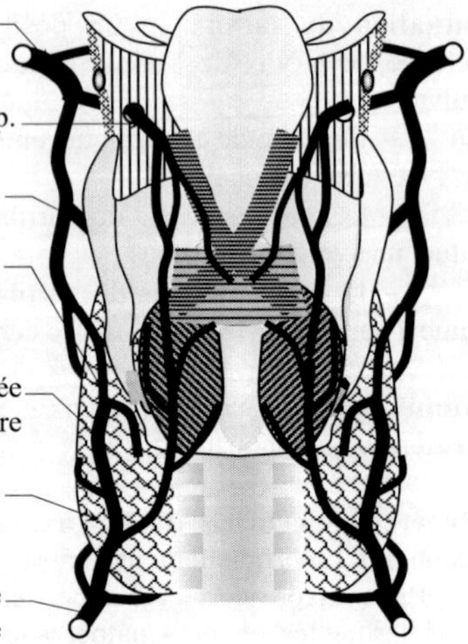

Artères du larynx, vue postérieure

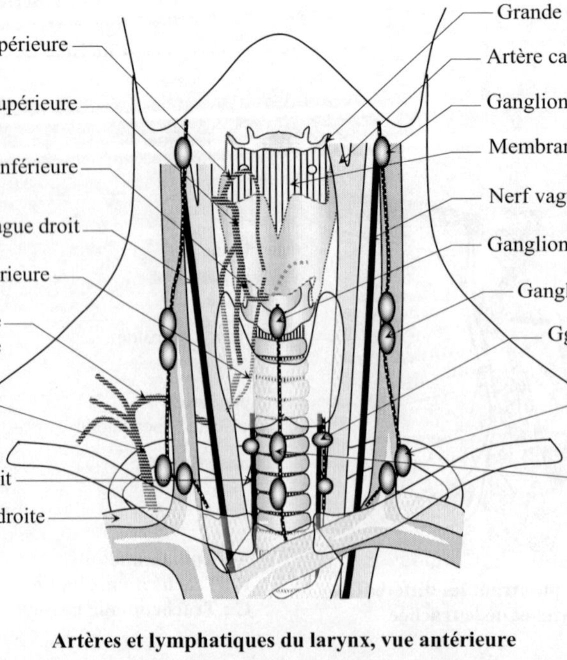

Artères et lymphatiques du larynx, vue antérieure

Veines. – Elles sont satellites des artères. On distingue : les veines laryngées supérieures et inférieures qui aboutissent aux veines thyroïdiennes supérieures ; – les veines laryngées postérieures gagnant les veines thyroïdiennes inférieures ; – les petites veines laryngées se déversant directement dans les veines pharyngées.

Lymphatiques. – Ils se répartissent à l'intérieur du larynx en deux territoires : l'un, sus-glotique, l'autre, sous-glottique. Les troncs efférents sont satellites des pédicules artériels, c'est ainsi qu'on individualise : *un pédicule supérieur* qui longe le pédicule artériel supérieur, et gagne les ganglions jugulaires moyens ; – *un pédicule antéro-inférieur* qui gagne les ganglions pré-cricoïdiens, puis les ganglions de la chaîne jugulaire, et les ganglions pré-trachéaux ; – *un pédicule postéro-inférieur* provenant de la région postérieure de l'étage sous-glottique, qui gagne les ganglions de la chaîne récurrentielle, puis les ganglions jugulaires et les ganglions sus-claviculaires.

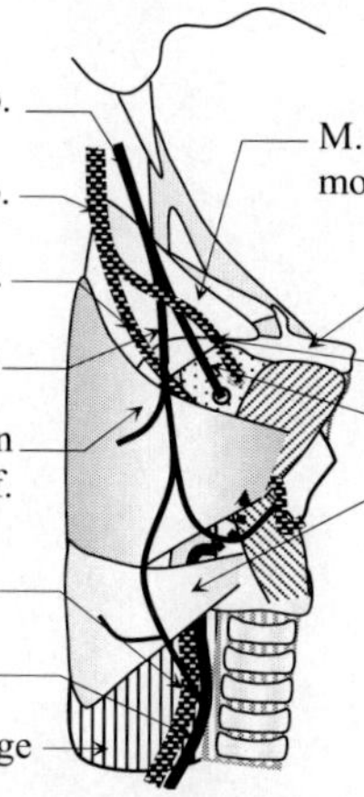

Artères et nerfs du larynx, vue latérale droite

NERFS DU LARYNX

Le larynx est innervé par deux nerfs, branches du nerf vague : le nerf *laryngé supérieur* et le nerf *laryngé inférieur* ou nerf *récurrent.*

Nerf laryngé supérieur. – Le nerf laryngé supérieur est un nerf mixte, assurant un rôle essentiellement sensitif. Il provient du nerf vague à hauteur du pôle inférieur du ganglion plexiforme, puis se dirige obliquement en bas et en avant, appliqué contre la paroi du pharynx. Il se termine un peu en arrière de la grande corne de l'os hyoïde en donnant deux branches : le nerf *laryngé supérieur proprement dit* et le nerf *laryngé externe.*

- **Nerf laryngé supérieur proprement dit.** – Il s'engage dans le larynx par un orifice situé au niveau de la membrane thyro-hyoïdienne, puis chemine sous la muqueuse du sinus piriforme où il soulève un repli. Il s'épanouit en donnant des rameaux antérieurs pour la muqueuse épiglottique, et des rameaux postérieurs pour la muqueuse de l'étage sus-glottique. Il donne également des rameaux anastomotiques avec le nerf récurrent en formant l'anse de Gallien.

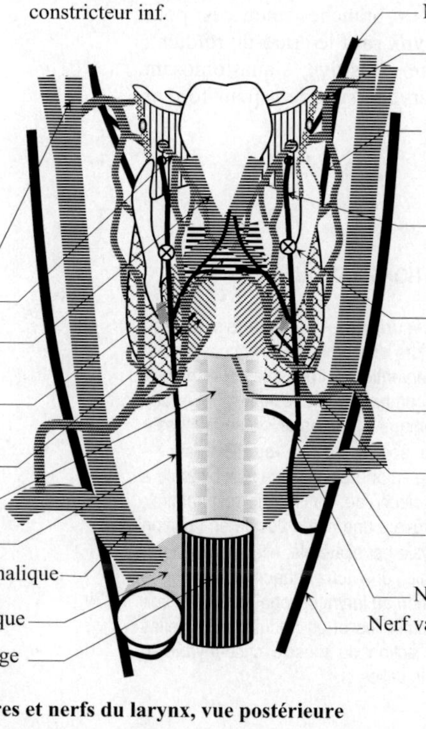

Artères et nerfs du larynx, vue postérieure

• **Nerf laryngé externe.** – Il descend en arrière du bord postérieur du cartilage thyroïde, appliqué sur la face externe du faisceau thyroïdien du constricteur inférieur. Il se dirige ensuite en avant en innervant le muscle crico-thyroïdien, puis traverse la membrane crico-thyroïdienne pour aller innerver la muqueuse de l'étage sous-glottique.

Nerf laryngé inférieur ou récurrent. – Le nerf récurrent est une branche du nerf vague, son origine est différente à droite et à gauche.

Le nerf récurrent gauche : a son origine dans le thorax, sous la crosse aortique, et remonte verticalement dans l'angle trachéo-oesophagien, accompagné par les ganglions de la chaîne récurrentielle. Il passe ensuite entre les branches de l'artère thyroïdienne inférieure, en arrière du lobe gauche de la thyroïde, puis s'engage sous le bord inférieur du constricteur inférieur, et rentre dans le larynx.

Le nerf récurrent droit : prend naissance au niveau de la base du cou, il décrit une courbe sous l'artère sous-clavière droite, puis monte obliquement en haut et en dedans, en croisant le flanc droit de la trachée. Il croise en avant, le segment transversal de l'artère thyroïdienne inférieure, passe en arrière du lobe droit de la thyroïde, et des parathyroïdes. Il s'engage dans le larynx en passant sous le constricteur inférieur.

Le nerf récurrent pénètre dans le larynx en cheminant dans la gouttière formée par le cartilage thyroïde et le cartilage cricoïde. Il chemine sous la muqueuse du sinus piriforme, et s'épanouit en plusieurs branches : des branches motrices pour tous les muscles du larynx sauf le crico-thyroïdien ; une branche ascendante, sensitive, s'anastomosant avec une branche du laryngé supérieur pour former l'anse de Galien.

APPLICATION PRATIQUE

Paralysie du nerf récurrent. – La paralysie du nerf récurrent peut se produire lors de nombreuses circonstances, notamment : après une intervention chirurgicale de la glande thyroïde, dans les adénopathies médiastinales, et dans l'anévrisme de la crosse aortique. Cette paralysie se manifeste différemment selon qu'elle soit unilatérale ou bilatérale. – Quand elle est unilatérale, le sujet présente une voix bitonale à timbre aigu, une toux coqueluchoïde, sans gêne respiratoire ; l'examen laryngoscopique révèle une corde vocale en position intermédiaire. – Si la paralysie est bilatérale, elle se traduit par une voix éteinte ou aphonie, une toux rauque et une gêne respiratoire à l'effort ; l'examen au laryngoscope permet de voir les deux cordes vocales immobiles et en adduction, car elles sont soumises à la seule action du muscle crico-thyroïdien dont l'action est la tension de celles-ci.

Découverte du nerf laryngé supérieur. – Les laryngites chroniques douloureuses sont une indication pour l'alcoolisation ou la section du nerf laryngé supérieur. L'abord chirurgical se fait par une incision au dessus de la grande corne de l'os hyoïde, le nerf est repéré au point où il perfore la membrane hyo-thyroïdienne.

TRACHEE

GENERALITES

La trachée est un conduit aérifère, fibro-cartilagineux, qui fait suite au larynx, et se termine dans le thorax en se bifurquant en deux bronches souches droite et gauche.

Limites, forme et dimensions. – La trachée commence dans le cou en faisant suite au cartilage cricoïde à hauteur de C6, puis descend obliquement en bas et en arrière, dans son segment *cervical ;* au niveau de l'orifice supérieur du thorax, elle se continue par son segment thoracique plus profond ; elle se termine dans le thorax à hauteur de D5, en donnant les deux bronches souches droite et gauche.

La trachée a la forme d'un tuyau aplati en arrière. Sa face postérieure plane, occupe un quart de sa circonférence ; sa partie cylindrique est formée par une superposition d'anneaux cartilagineux séparés entre eux par des dépressions interannulaires.

La trachée présente une longueur totale de 12 cm chez l'adulte, cette longueur est variable avec les mouvements du larynx. De même, la longueur du segment cervical qui représente environ la moitié de la longueur totale quand la tête est en rectitude, peut atteindre jusqu'à 8 cm quand la tête est en hyperextension ; cette dernière position favorise donc considérablement *l'abord chirurgical de la trachée.*

Le calibre moyen de la trachée est de 12 mm chez l'adulte. Ce diamètre augmente progressivement de haut en bas.

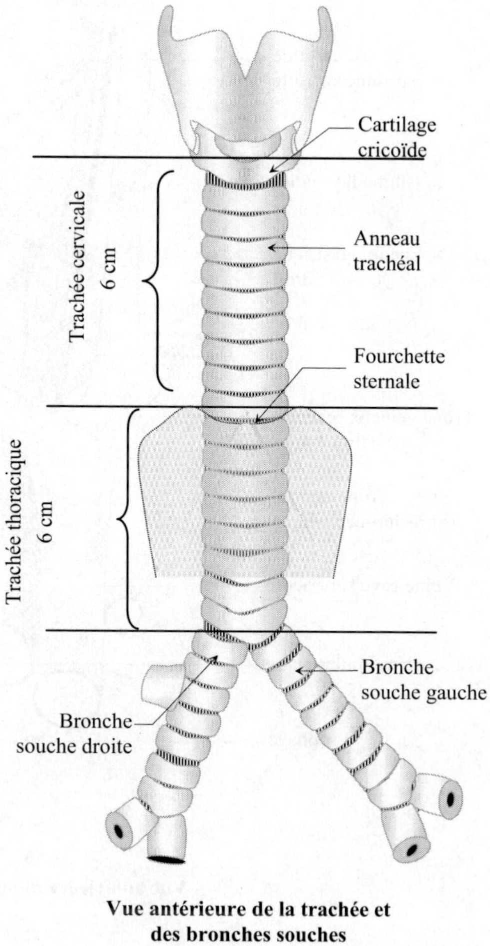

Vue antérieure de la trachée et des bronches souches

RAPPORTS DE LA TRACHEE

La trachée présente des rapports différents dans le cou et dans le thorax.

Rapports de la trachée cervicale. – Dans le cou, la trachée répond : – *en avant,* à l'isthme de la glande thyroïde qui recouvre les 2e, 3e et 4e anneaux trachéaux ; aux veines thyroïdiennes inférieures ; plus superficiellement, aux muscles sous-hyoïdiens, aux aponévroses cervicales moyenne et superficielle, et à la peau ; – *en arrière,* à l'œsophage dévié vers la gauche où il déborde la trachée ; – *latéralement,* aux lobes latéraux de la glande thyroïde, au paquet vasculo-nerveux du cou, à l'artère thyroïdienne inférieure, aux nerfs récurrents droit et gauche, et aux ganglions de la chaîne récurrentielle.

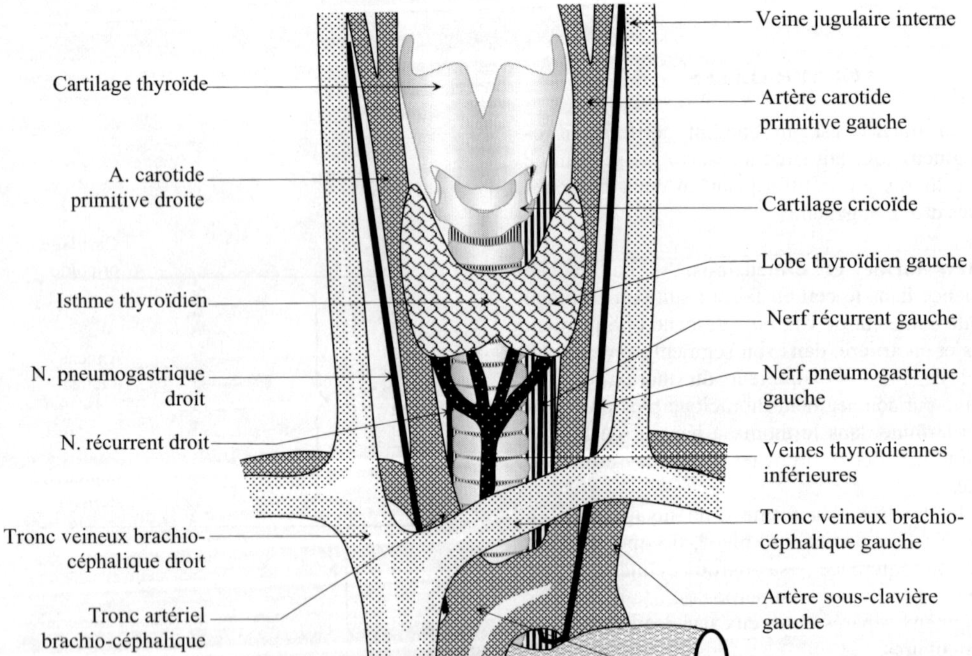

Vue antérieure montrant les rapports de la trachée

Rapports de la trachée thoracique. – Dans le thorax, la trachée répond : – *en arrière,* à la face antérieure de *l'œsophage* qui la déborde à gauche, les deux organes forment ainsi *l'angle trachéo-oesophagien* où cheminent le nerf *récurrent gauche* et les ganglions de la chaîne récurrentielle ; – *en avant*, à la *crosse aortique ;* au *tronc artériel brachio-céphalique,* qui monte obliquement en haut et à droite, en croisant la face antérieure de la trachée ; plus en avant, au *tronc veineux brachio-céphalique gauche,* et plus à distance, à la *loge thymique* et aux *culs-de-sac pleuraux antérieurs ;* – *à gauche*, au segment horizontal de la *crosse aortique* qui lui imprime son empreinte ; plus haut, à la *carotide primitive gauche,* accompagnée par le *nerf pneumogastrique gauche ;* plus loin, à la *plèvre médiastine gauche,* qui recouvre tous ces éléments cités précédemment ; – *à droite*, à la *crosse de la grande veine azygos,* qui la croise avant de se jeter dans la veine cave supérieure ; plus haut, à la *plèvre médiastine droite,* au *nerf pneumogastrique droit* qui la croise de haut en bas et d'avant en arrière, et à la *chaîne ganglionnaire médiastinale para-trachéale droite.*

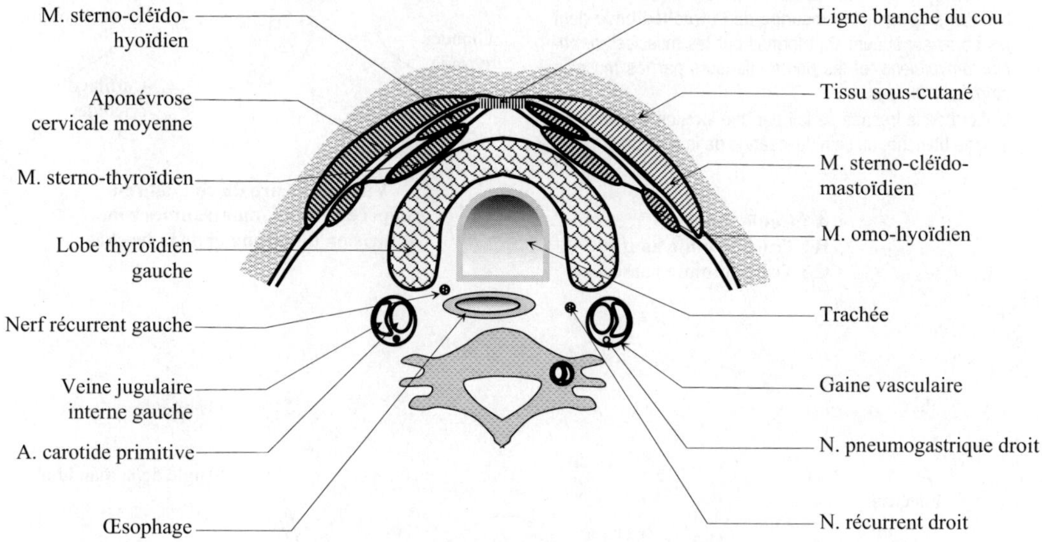

Coupe transversale passant par C6, montrant les rapports de la trachée cervicale

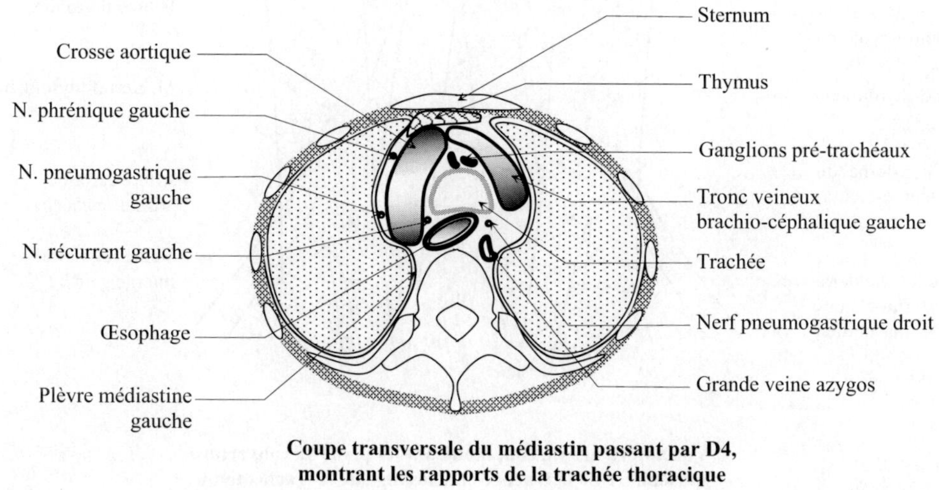

Coupe transversale du médiastin passant par D4, montrant les rapports de la trachée thoracique

APPLICATION PRATIQUE

Trachéotomie. – La trachéotomie est une ouverture de la trachée au niveau de la face antérieure du cou, afin de réaliser une communication directe avec l'extérieur au moyen d'une canule. Son indication est posée en cas d'obstructions des voies aériennes supérieures (mécanique ou réflexe).

Technique opératoire.

- La trachéotomie s'effectue sur un patient en décubitus dorsal, la tête en hyperextension.
- L'incision est médiane et horizontale, elle traverse la peau, le tissu cellulaire sous-cutané et les muscles peauciers du cou. On découvre alors les muscles sous hyoïdiens délimitant le **losange de la trachéotomie** dont les bords supérieurs sont formés par les muscles *sterno-cléïdo-hyoïdiens,* et les bords inférieurs par les muscles *sterno-thyroïdiens.*
- L'abord de la trachée se fait par une incision verticale sur la ligne blanche, au sein du losange de la trachéotomie.

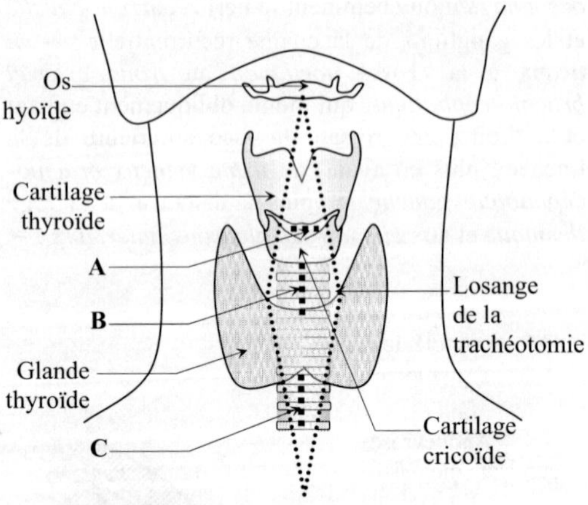

A : Coniotomie
B : Trachéotomie haute
C : Trachéotomie basse

Vue antérieure du cou, tête en hyperextension, montrant les zones d'incision du larynx et de la trachée

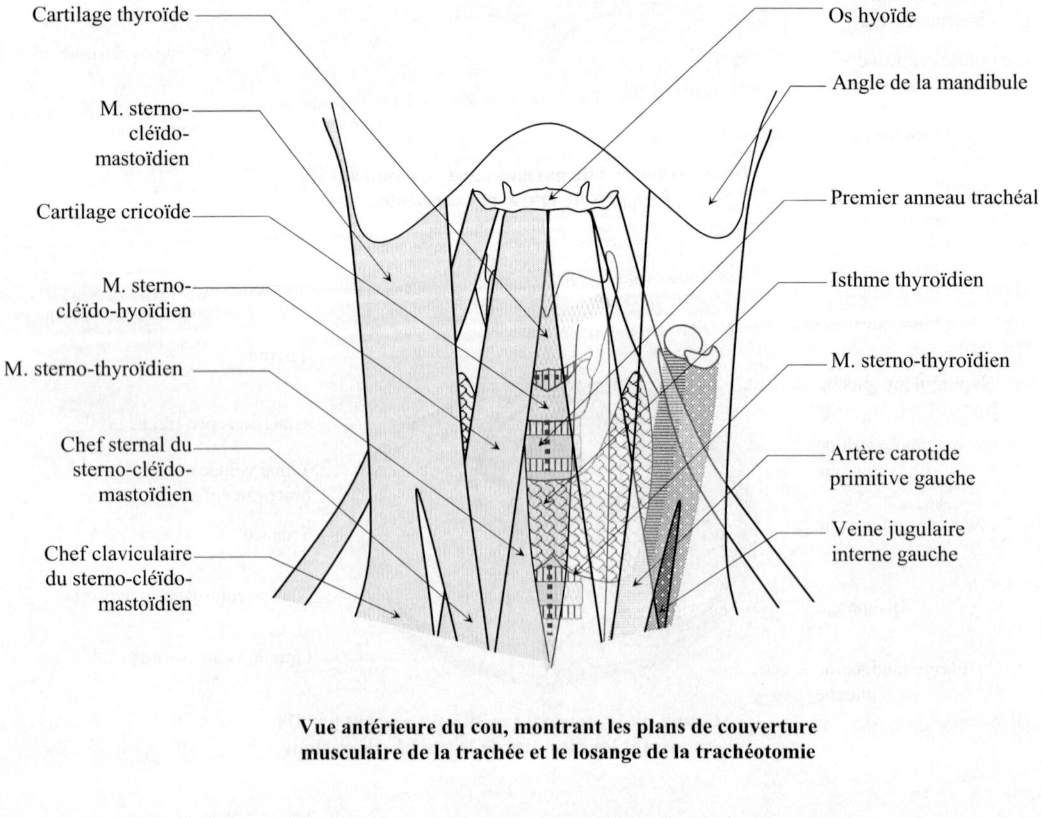

Vue antérieure du cou, montrant les plans de couverture musculaire de la trachée et le losange de la trachéotomie

POUMONS

GENERALITES

Organes pairs, mais dissymétriques, les poumons sont situés dans les deux cavités pleurales, de part et d'autre du médiastin. Ils jouent un rôle dans l'oxygénation du sang.

Situation. – Les deux poumons sont situés dans les parties latérales de la cavité thoracique, de part et d'autre du médiastin. Leurs faces inférieures se moulent sur les coupoles diaphragmatiques sur lesquelles ils reposent, leurs faces externes épousent la paroi thoracique, leurs faces internes répondent au médiastin. Les sommets des deux poumons dépassent en haut l'orifice supérieur du thorax, et forment dans les creux sus-claviculaires les *dômes pleuraux.*

Volume. – Le volume des poumons est variable, et dépend : - de la capacité de la cage thoracique ; - de l'état inspiratoire ou expiratoire. Cependant, le poumon droit est toujours plus volumineux que le gauche, à cause de la position du cœur plus à gauche.

Poids. – Le poids total des deux poumons chez l'homme est de 1300 gr environ, dont 700 gr pour le poumon droit et 600 gr pour le poumon gauche ; chez la femme, le poids des deux poumons est légèrement inférieur.

Le poumon qui a respiré surnage dans l'eau, à cause de la présence de l'air, contrairement au poumon qui n'a pas respiré ; on peut donc savoir de cette façon si un enfant mort-né a respiré ou pas.

Capacité. – La capacité d'air des poumons est de 5 litres pendant l'inspiration profonde, et seulement de 3,5 litres pendant l'inspiration normale.

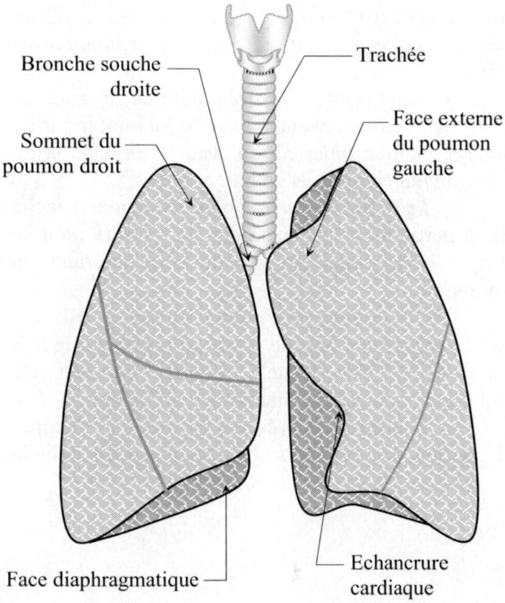

Vue antérieure des deux poumons

Couleur. – La couleur des poumons est rouge brun avant la naissance, rosé chez l'enfant qui a respiré et bleuâtre chez l'adulte. Avec l'âge, il se forme à la surface des poumons des tâches pigmentaires punctiformes ou linéaires.

Consistance. – Les poumons sont mous et se laissent déprimer à la pression ; si la compression est forte, il se produit un bruit de crépitation, causé par la rupture des vésicules.

Le poumon possède une grande élasticité lui permettant de se distendre et de revenir sur lui-même.

MORPHOLOGIE EXTERNE ET RAPPORTS

Les poumons ont la forme de la moitié d'un cône coupé en deux parties égales, selon un plan vertical. Chaque poumon présente à décrire : - une *face externe* ou *costale ;* - une *face interne* ou *médiastinale ;* - une *face inférieure* ou *diaphragmatique ;* - un *sommet* ou *apex ;* - et trois *bords.*

Poumon droit.

Face externe ou costale. – Elle est convexe, se moule sur la paroi latérale du thorax et marquée par les empreintes costales. Sa hauteur augmente progressivement d'avant en arrière à cause de la forme du diaphragme. Cette face est séparée de la paroi thoracique par la plèvre et par une couche de tissu conjonctif ou *fascia endothoracique.* Cette face est croisée par deux scissures séparant trois lobes.

- ***La grande scissure :*** oblique de haut en bas et d'arrière en avant, sépare le lobe inférieur en arrière, du lobe supérieur en avant et en haut, et du lobe moyen en avant et en bas.

- ***La petite scissure*, horizontale :** se détache de la partie moyenne de la grande scissure pour se diriger horizontalement vers le bord antérieur du poumon.

Face interne ou médiastinale. – Elle est plane, et présente près de son bord postérieur le *hile pulmonaire* par lequel pénètre le pédicule pulmonaire dans le parenchyme pulmonaire.

- ***Le hile droit***, présente un contour ovalaire ; il contient les éléments du pédicule droit dont la disposition est la suivante : la bronche souche est en arrière et en haut ; - les veines bronchiques postérieures et la plupart des nerfs, sont en arrière de la bronche ; - l'artère pulmonaire, l'artère bronchique, les veines bronchiques antérieures et le plexus pulmonaire antérieur, sont en avant de la bronche ; - les veines pulmonaires sont au dessous de l'artère, en avant et au dessous de la bronche ; - les ganglions lymphatiques sont dispersés entre les bronches et les vaisseaux.

- *La grande scissure*, est oblique de haut en bas et d'arrière en avant.

- *La petite scissure,* horizontale, est située en regard du hile.

En outre, on distingue sur cette face les empreintes des organes médiastinaux voisins, à savoir :

- les veines caves supérieure et inférieure ;
- le tronc artériel brachio-céphalique ;
- la grande veine azygos ;
- l'oreillette droite.

Sommet ou apex. – Le sommet du poumon est développé au dépens du lobe supérieur, et dépasse vers le haut l'orifice supérieur du thorax, pour faire saillie à la base du cou, dans le creux sus-claviculaire. Il porte les empreintes du tronc artériel brachio-céphalique, du tronc veineux brachio-céphalique droit et des vaisseaux sous-claviers.

Bords.

- *Le bord antérieur,* sépare en avant la face costale de la face médiastinale ;
- *Le bord postérieur,* sépare en arrière la face costale de la face médiastinale ;
- *Le bord inférieur ou circonférentiel,* délimite la base du poumon.

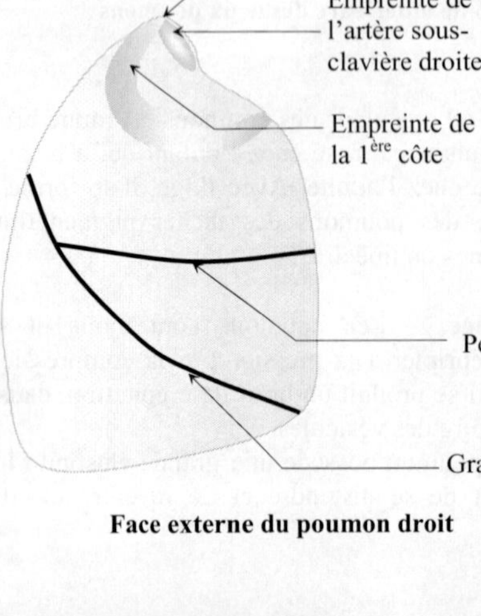

Face externe du poumon droit

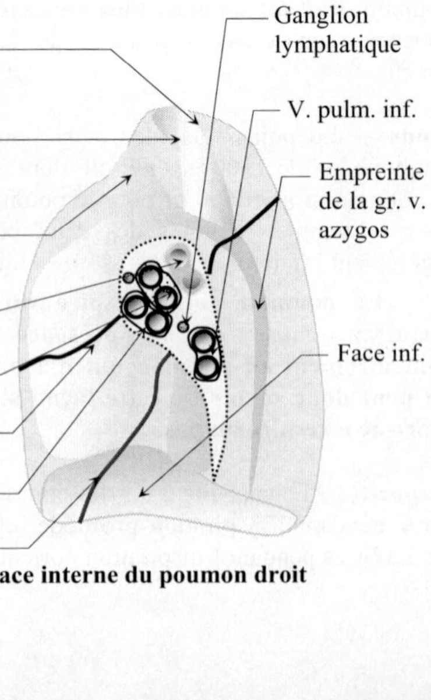

Face interne du poumon droit

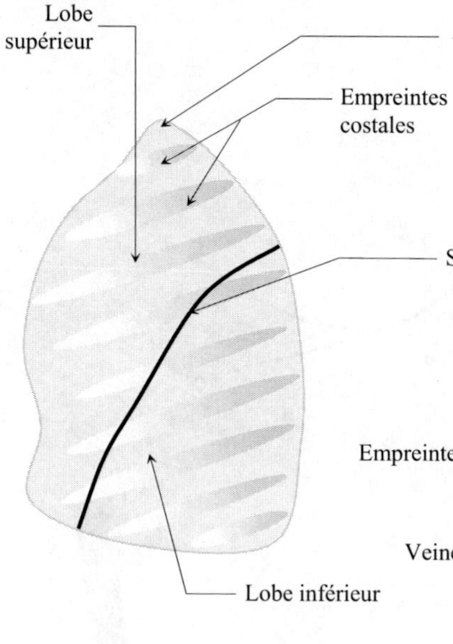

Face externe du poumon gauche

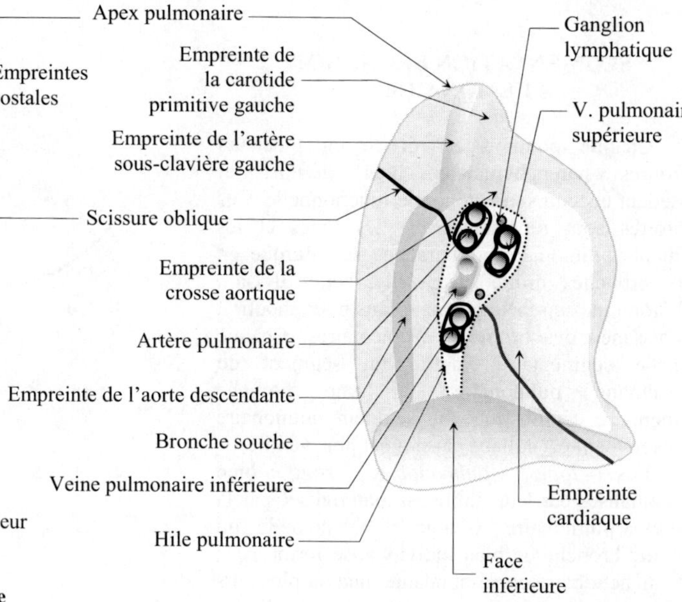

Face interne du poumon gauche

Poumon gauche. – Le poumon gauche est légèrement moins volumineux que le droit ; il comprend seulement deux lobes divisés par une seule scissure : la scissure oblique.

Face externe ou costale. – Elle a les mêmes caractéristiques que la droite, mais elle est croisée seulement par une seule scissure : *la scissure oblique* séparant deux lobes, l'un supérieur, l'autre inférieur.

- La scissure oblique ou grande scissure : oblique de haut en bas et d'arrière en avant, croise successivement la 5ème et la 6ème côte, et se termine en regard de l'extrémité antérieure de la 7ème côte.

Face interne ou médiastinale. – Elle présente dans sa partie moyenne, *le hile gauche* contenant les éléments du pédicule pulmonaire

- Le hile gauche : est de forme triangulaire, les éléments de son pédicule sont disposés de la manière suivante : l'artère pulmonaire est au dessus de la bronche ; - la veine pulmonaire supérieure est en avant de la bronche ; - la veine pulmonaire inférieure est au dessous de la bronche ; - les autres éléments du pédicule ont à peu prés la même disposition que dans le hile droit.

La face interne du poumon gauche se moule sur les organes médiastinaux voisins qui y laissent leur empreinte, c'est ainsi que l'on distingue :

- *l'empreinte cardiaque,* située en avant et au dessous du hile ;
- *l'empreinte de la crosse aortique,* située en avant du hile et au dessus de l'empreinte cardiaque ;
- *les empreintes de la carotide primitive gauche et de l'artère sous-clavière gauche,* se trouvent au dessus du hile ;
- *l'empreinte de l'aorte descendante,* située en arrière du hile.

Sommet. – Il porte les empreintes des artères : sous-clavière et carotide primitive gauches, et celle du tronc veineux brachio-céphalique gauche.

Bords.

- *Le bord antérieur,* sépare en avant la face costale de la face médiastinale, il présente l'échancrure cardiaque ;
- *Le bord postérieur,* sépare en arrière la face costale de la face médiastinale ;
- *Le bord inférieur ou circonférentiel,* délimite la base du poumon.

Face inférieure ou diaphragmatique. – Elle est concave, se moule sur la coupole diaphragmatique gauche. Elle est croisée par la grande scissure séparant le lobe supérieur du lobe inférieur. Par l'intermédiaire du diaphragme, elle entre en rapport avec les organes de l'abdomen : lobe gauche du foie, grosse tubérosité de l'estomac, surrénale gauche, pôle supérieur du rein gauche et pôle supérieur de la rate.

SEGMENTATION BRONCHO-PULMONAIRE

Chaque poumon est divisé en plusieurs territoires parenchymateux bien définis, et possédant chacun son autonomie fonctionnelle. Ces territoires sont représentés par les lobes et les segments pulmonaires. La trachée se bifurque en deux bronches droite et gauche, cette division dichotomique se répète plusieurs fois pour aboutir à la naissance des bronches segmentaires. Chaque bronche segmentaire ventile un segment du parenchyme pulmonaire ; si une bronche segmentaire est obstruée, le segment pulmonaire correspondant est collabé car il n'est plus ventilé.

Les *lobes pulmonaires* sont bien individualisés car leur limite est matérialisée par la ***scissure*** pulmonaire. Chaque lobe possède un pédicule bronchique bien individualisé formé par : la bronche lobaire correspondante, une ou plusieurs artères ; en ce qui concerne les veines, celles-ci n'appartiennent pas forcément à un même lobe.

Les *segments pulmonaires* sont des territoires parenchymateux individualisés à l'intérieur de chaque lobe, par une bronche segmentaire et une ou plusieurs artères qui leur sont propres. Les segments pulmonaires ne possèdent pas de veines qui leur sont propres ; ils sont séparés par un plan intersegmentaire fibro-élastique emprunté par les veines qui drainent les deux segments contigus.

Divisions du poumon droit. – Le poumon droit est divisé par les deux scissures, l'oblique et l'horizontale, en 3 lobes : supérieur, moyen et inférieur. Chacun des lobes comprend un certain nombre de segments.

Lobe supérieur. – Il est séparé du lobe moyen en avant et en bas, par la scissure horizontale, et du lobe inférieur en arrière, par la grande scissure. Ce lobe est divisé en 3 segments : apical, dorsal et ventral.

Lobe moyen. – Il est interposé entre le lobe supérieur en haut duquel il est séparé par la scissure horizontale, et le lobe inférieur en arrière duquel il est séparé par l'extrémité antérieure de la scissure oblique. Ce lobe est composé de 2 segments : médial et latéral.

Lobe inférieur. – Il est le plus grand de tous les lobes pulmonaires, situé à la partie inférieure de l'hémithorax droit. Il comporte 5 segments : apical ou segment de Nelson, antéro-basal, médio-basal ou para-cardiaque, latéro-basal, postéro-basal ou termino-basal.

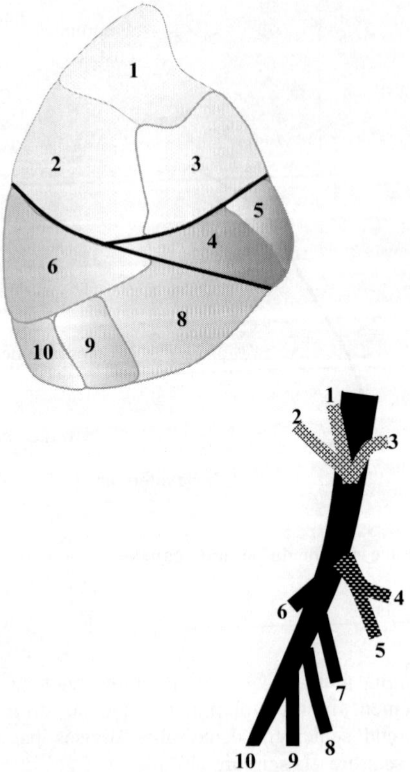

Vue externe du poumon et de l'arbre bronchique droits, destinée à montrer les segments pulmonaires et les bronches segmentaires correspondantes. 1. Apical. – 2. Dorsal. – 3. Ventral. – 4. Latéral. – 5. Médial. – 6. Apical du lobe inférieur ou Nelson. 7. Para-cardiaque. – 8. Ventro-basal. – 9. Latéro-basal. – 10. Dorso-basal.

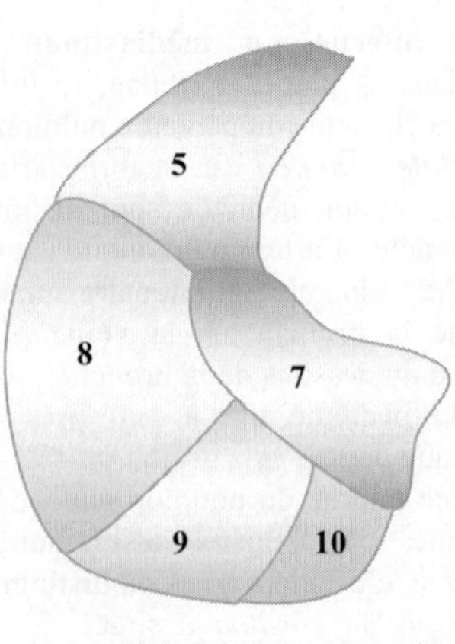

Vue inférieure du poumon droit

Divisions du poumon gauche. – Le poumon gauche est divisé par la scissure oblique en deux lobes : le lobe supérieur et le lobe inférieur, chacun de ces lobes comporte 5 segments.

Lobe supérieur. – Il représente l'équivalent du lobe supérieur et du lobe moyen droits. Ce lobe comporte 5 segments répartis en deux groupes : un groupe supérieur ou ***culmen ;*** un groupe inférieur ou ***lingula.*** – *Le culmen* comporte 3 segments : apical, dorsal et ventral ; – *la lingula* est composée de 2 segments : supérieur et inférieur.

Lobe inférieur. – Il représente l'homologue du lobe inférieur droit ; il comporte 5 segments : apical inférieur ou de Nelson, antéro-basal, médio-basal, latéro-basal, et postéro-basal.

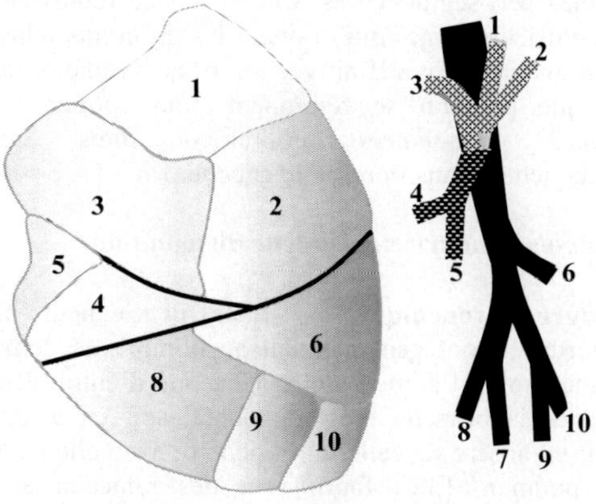

Vue externe du poumon gauche et de l'arbre bronchique gauche, montrant les segments pulmonaires et les bronches segmentaires correspondantes. Même nomenclature que pour le poumon droit, sauf : 4. Crânial. – 5. Caudal.

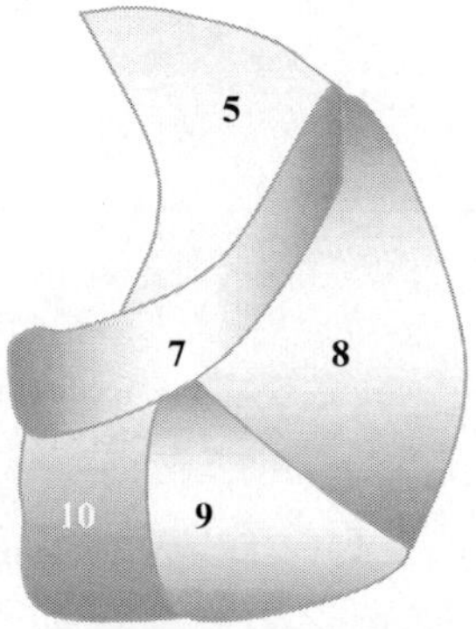

Face inférieure ou diaphragmatique du poumon gauche

PEDICULE PULMONAIRE ET SA DISTRIBUTION

Le pédicule pulmonaire comprend deux sortes d'éléments :

les éléments fonctionnels, intervenant directement dans l'hématose, ce sont : la bronche souche, l'artère pulmonaire, et les veines pulmonaires ;

les éléments nourriciers, formés par les : artères, veines, lymphatiques et nerfs bronchiques.

Vaisseaux fonctionnels et leur distribution.

Artères pulmonaires. – Le tronc de l'artère pulmonaire se divise en 2 branches : l'artère pulmonaire droite et l'artère pulmonaire gauche. Chacune des artères pulmonaires s'engage dans le hile pulmonaire correspondant.

Artère pulmonaire droite. – Elle croise la face antérieure du tronc bronchique principal, au dessous de la bronche lobaire droite. Elle prend une direction descendante, croise en avant la bronche intermédiaire, puis passe au dessus de la bronche lobaire moyenne. Elle se dirige ensuite en bas et en dehors, en longeant la face antéro-externe de la bronche lobaire inférieure, et se termine en arrière de la bronche termino-basale. Tout au long de son trajet, l'artère pulmonaire droite donne des branches collatérales, qui sont dans l'ensemble satellites des bronches segmentaires.

Artère pulmonaire gauche. – Elle a un trajet ascendant, se dirige d'avant en arrière, gagne le tronc bronchique principal gauche, dont elle croise la face antérieure au dessus de la bronche lobaire supérieure gauche. Elle décrit une courbe concave en bas, qui enjambe la bronche lobaire supérieure, puis rejoint la bronche lobaire inférieure qu'elle longe le long de la face antéro-externe jusqu'à sa terminaison. L'artère pulmonaire gauche se distribue en plusieurs branches collatérales satellites des bronches.

Veines pulmonaires. – Elles prennent naissance à partir d'un réseau capillaire péri-alvéolaire. Les branches d'origine sont formées par les veines péri-lobulaires, celles-ci se regroupent pour constituer des troncs de plus en plus volumineux, dont le trajet est indépendant de celui des bronches. Ces veines se déversent dans des veines cheminant à la périphérie des segments pulmonaires, ce sont : les veines péri-segmentaires. Ces veines se réunissent en plusieurs troncs qui drainent les différents lobes pulmonaires. En définitive, les troncs veineux de chaque poumon se rejoignent pour former les *veines pulmonaires* proprement dites, qui s'abouchent dans l'oreillette gauche.

Vaisseaux nourriciers et leur distribution.

Artères bronchiques. – Elles proviennent de l'aorte, et sont généralement au nombre de deux, l'une droite, l'autre gauche. Chacune d'entre elles rejoint la bronche correspondante, soit en avant, soit en arrière de celle-ci, et pénètre avec elle dans le poumon. Elles fournissent des rameaux aux ramifications de l'arbre bronchique jusqu'au lobule pulmonaire, des rameaux à la paroi des vaisseaux pulmonaires et aux ganglions hilaires.

Veines bronchiques. – Elles sont constituées par les veines bronchiques postérieures et antérieures.

Les *veines bronchiques postérieures :* sont au nombre de deux : la veine bronchique droite se draine dans la grande veine azygos ; la veine bronchique gauche dans l'hémi-azygos supérieure.

Les *veines bronchiques antérieures :* drainent le sang veineux de la paroi antérieure des grosses bronches, ainsi que des ganglions lymphatiques interbronchiques. Elles se déversent, soit dans les veines pulmonaires, soit dans la grande veine azygos à droite, et dans la veine hémi-azygos à gauche.

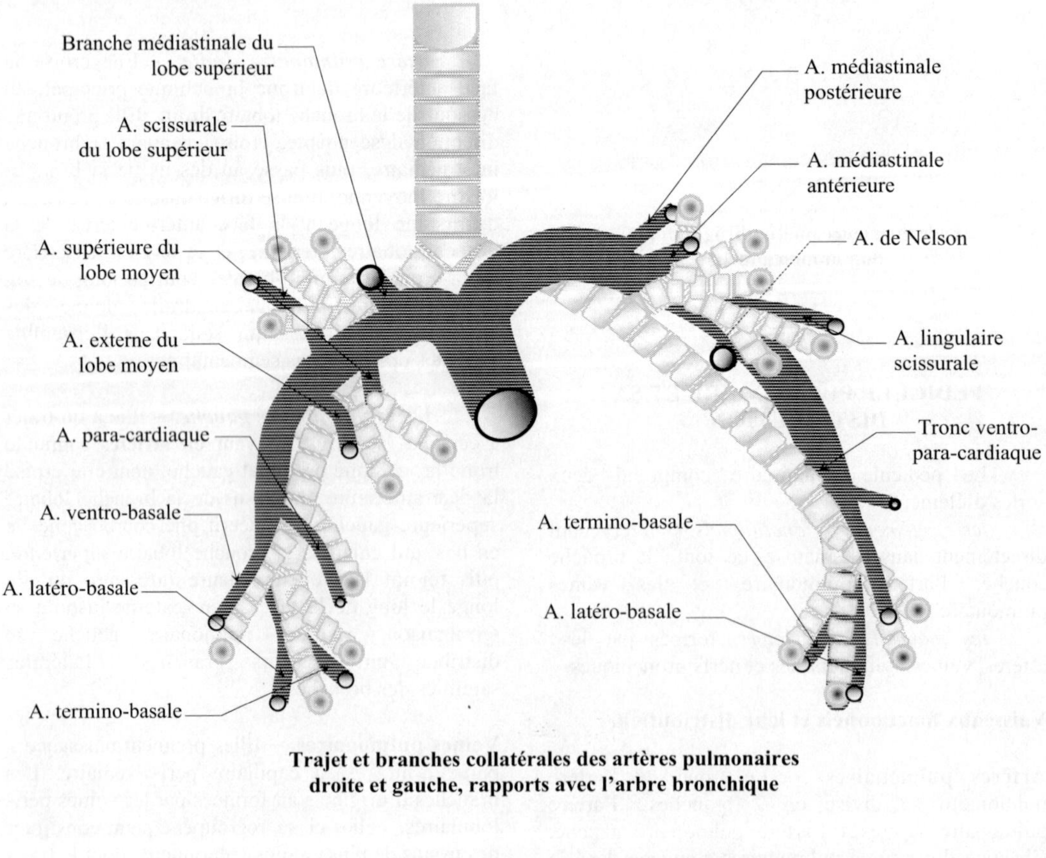

Trajet et branches collatérales des artères pulmonaires droite et gauche, rapports avec l'arbre bronchique

Lymphatiques. – Les vaisseaux lymphatiques prennent naissance à partir d'un réseau péri-lobulaire. Ces vaisseaux lymphatiques se réunissent pour former des troncs satellites des vaisseaux sanguins et des bronches. Ces troncs se jettent dans les ganglions péritrachéo-bronchiques, soit directement, soit par l'intermédiaire des ganglions intra-pulmonaires. Il existe 3 territoires lymphatiques au niveau du poumon : supérieur, moyen et inférieur.

Dans le *poumon droit :* le territoire supérieur, formé par la partie antéro-interne du lobe supérieur, se draine vers les ganglions latéro-trachéaux droits ; – le territoire inférieur, formé par la partie inférieure du lobe inférieur, se draine dans les ganglions intertrachéo-bronchiques ; – le territoire moyen, formé par tout le reste du poumon, se draine vers les ganglions intertrachéo-bronchiques et les ganglions latéro-trachéaux droits.

Dans le *poumon gauche :* le territoire supérieur, correspondant à la partie supérieure du lobe supérieur, est tributaire des ganglions des chaînes : médiastinale antérieure et latéro-trachéale gauche ; – le territoire inférieur, correspondant à la partie inférieure du lobe inférieur, est tributaire des ganglions de la bifurcation trachéale ; le territoire moyen, correspondant au reste du poumon, est tributaire des chaînes : médiastinale antérieure et latéro-trachéale gauche, ainsi que des ganglions de la bifurcation trachéale. En définitive, tous les lymphatiques rejoignent les ganglions latéro-trachéaux droits, soit directement, soit en passant par les ganglions intertrachéo-bronchiques.

LOBULE PULMONAIRE

Les bronches segmentaires se divisent en 2 à 3 bronches sous-segmentaires correspondant à des territoires plus petits, les sous-segments. Les bronches sous-segmentaires se divisent de plus en plus, jusqu'aux dernières ramifications bronchiques, appelées bronches sus-lobulaires. Ces bronches sus-lobulaires aboutissent à des petites masses, appelées *lobules pulmonaires.* Chaque bronche sus-lobulaire rentre dans le lobule correspondant où elle prend le nom de *bronche intra-lobulaire.* A l'intérieur du lobule pulmonaire, la bronche intra-lobulaire se divise plusieurs fois de suite pour aboutir aux *bronchioles terminales.* Ces bronchioles terminales s'élargissent et deviennent des canaux alvéolaires. Chaque canal alvéolaire se divise plusieurs fois pour former les *alvéoles,* dont le nombre est d'environ 300 millions.

Le lobule pulmonaire est l'unité anatomique et physiologique du poumon. Chaque lobule pulmonaire reçoit une bronche intra-lobulaire accompagnée d'une branche de l'artère pulmonaire, celle-ci se ramifie dans le tissu conjonctif interlobulaire, pour former un réseau capillaire qui est responsable de l'hématose. Ce réseau artériel se poursuit par le réseau capillaire veineux drainé par les troncs collecteurs qui circulent à la périphérie du lobule. Ce modèle structural va se reproduire au sein de tous les territoires de division du poumon.

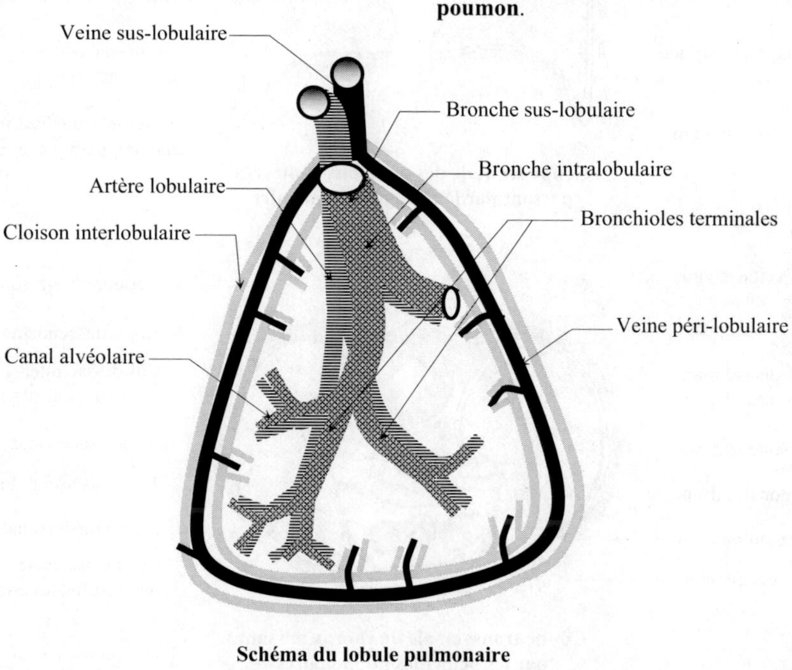

Schéma du lobule pulmonaire

PLEVRES

Les plèvres sont les enveloppes séreuses des poumons. Elles sont formées de deux feuillets :

- *un **feuillet viscéral,*** qui tapisse directement la surface du poumon ;
- *un **feuillet pariétal,*** appliqué sur la face profonde du *fascia endothoracique*.

Ces deux feuillets sont maintenus en contact l'un avec l'autre grâce à un film liquidien ; ils se continuent entre eux au niveau du hile pulmonaire, et délimitent ainsi, une cavité virtuelle qu'on ne peut mettre en évidence, seulement après introduction d'air entre les deux feuillets.

Feuillet viscéral. – Il adhère à toute la surface du poumon, sauf au niveau du hile pulmonaire où il se réfléchit sur les éléments du pédicule pulmonaire, pour se poursuivre par le *feuillet pariétal*. La ligne de réflexion se continue au dessous du hile pour former le *ligament triangulaire.* La plèvre viscérale s'interpose aussi entre les différents lobes pulmonaires, en s'introduisant à l'intérieur des scissures.

Feuillet pariétal. – Il s'applique sur la face profonde de la cavité thoracique par l'intermédiaire du *fascia endothoracique.* En raison de la forme de la cavité thoracique, on décrit à la plèvre pariétale 3 parties : *plèvre costale, plèvre médiastinale, et plèvre diaphragmatique.* Ces trois parties se poursuivent les unes avec les autres sans solution de continuité en formant des ***culs-de-sac pleuraux :*** un cul-de-sac médiastino-costal antérieur, un cul-de-sac médiastino-diaphragmatique et un cul-de-sac costo-diaphragmatique.

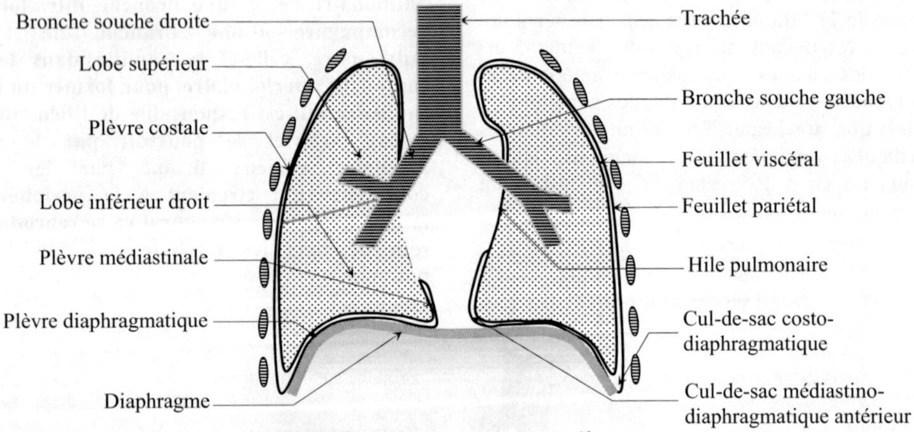

Coupe frontale des poumons et plèvres passant par le pédicule pulmonaire

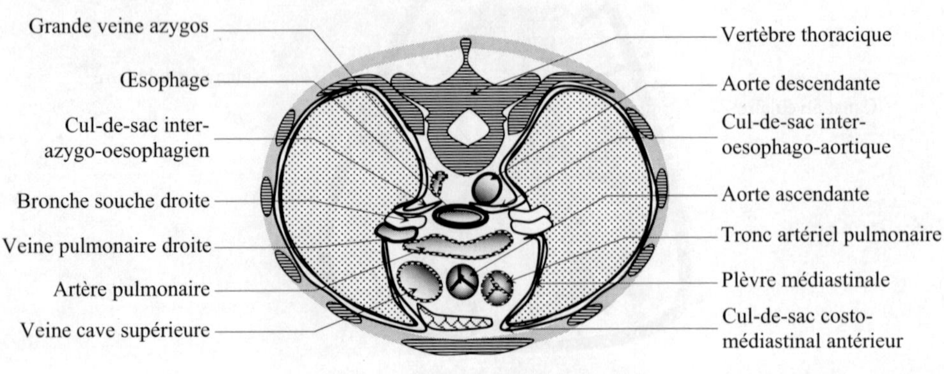

Coupe transversale du thorax passant par les pédicules pulmonaires

TOPOGRAPHIE THORACO-PULMONAIRE ET THORACO-PLEURALE

Les limites des plèvres sont fixes, alors que celles des poumons varient en fonction de la respiration. Ces limites peuvent être retrouvées grâce à des points de repère, déterminés par le croisement des lignes verticales avec les côtes.

Limites pleurales. – *A droite* : en partant de l'apex pulmonaire, à 3 cm au dessus de la 1ère côte, en arrière du bord externe du sternum, le *feuillet pariétal* descend en dedans du bord externe droit du sternum jusqu'à la 6ème articulation chondro-costale. Ensuite, il se dirige obliquement en dehors et en arrière, et croise successivement : - la 7ème côte, au niveau de la ligne médio-claviculaire ; - la 10ème côte, au niveau de la ligne passant par la ligne axillaire moyenne ; - la 11ème côte, à environ 12 cm de la ligne médiane, et la 12ème côte, au niveau de son bord inférieur. – *A gauche* : le trajet de la plèvre est le même qu'à droite, mis à part en avant où la plèvre s'éloigne du sternum au niveau de la 4ème côte, et descend vers un point où la ligne médio-claviculaire croise la 6ème côte, cette partie correspond à l'incisure cardiaque.

Limites des poumons. – Les limites des poumons se confondent pratiquement avec celles des plèvres, à l'exception de leurs bords inférieurs qui se situent plus haut que la plèvre. En effet, en position respiratoire normale les limites inférieures des poumons se trouvent, 1 à 2 niveaux vertébraux au dessus des limites pleurales ; à partir de cette position les limites inférieures se déplacent d'un niveau vertébral, soit vers le haut pendant l'expiration profonde, soit vers le bas pendant l'inspiration profonde.

La grande scissure du poumon droit ou du poumon gauche, se projette sur une ligne joignant l'extrémité postérieure du 3e espace intercostal à l'extrémité externe du 6e cartilage costal. La scissure horizontale du poumon droit se détache de la scissure oblique, en arrière de la ligne axillaire à hauteur du 4e espace intercostal, et se dirige vers l'avant pour atteindre le bord antérieur du poumon à hauteur du 3e espace intercostal.

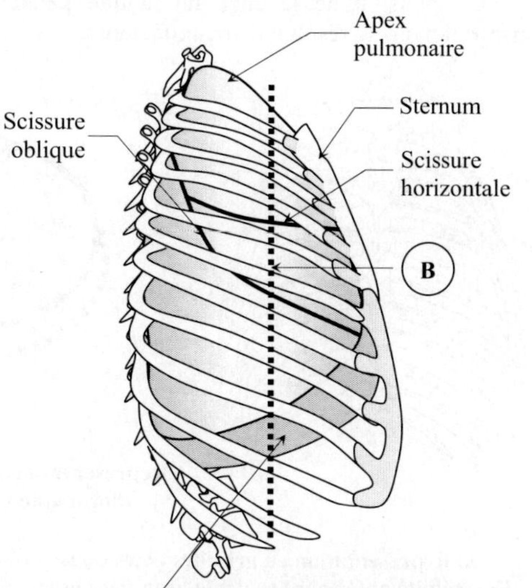

Projection pleuro-pulmonaire sur la paroi latérale droite

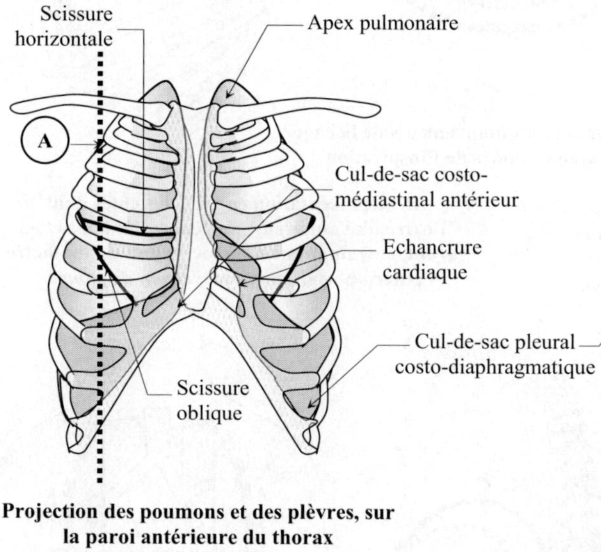

Projection des poumons et des plèvres, sur la paroi antérieure du thorax

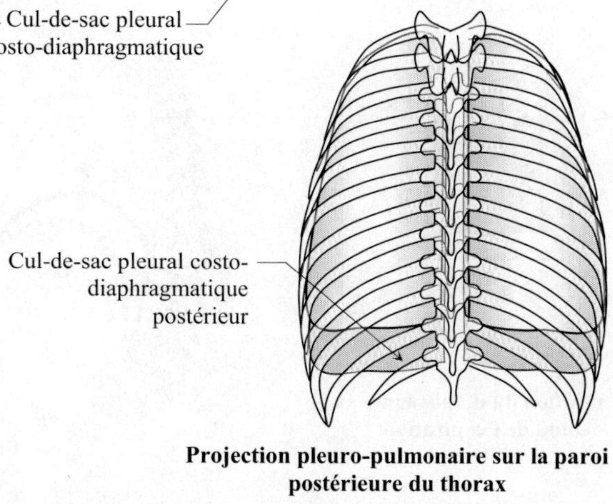

Projection pleuro-pulmonaire sur la paroi postérieure du thorax

A : Ligne médio-claviculaire
B : Ligne axillaire moyenne

RESPIRATION

La respiration est l'ensemble de phénomènes permettant à un être vivant d'absorber de l'oxygène, et de rejeter du gaz carbonique.

Ces phénomènes sont en nombre de 3 :

- *la ventilation pulmonaire,* qui assure le renouvellement de l'air à l'intérieur des alvéoles pulmonaires ;
- *l'échange de gaz,* entre l'air alvéolaire et le sang du capillaire pulmonaire ;
- *la régulation* de la fonction respiratoire, par le système nerveux central.

La ventilation pulmonaire. – La ventilation pulmonaire est due à l'alternance de mouvements inspiratoire et expiratoire, entraînant des variations du volume de la cage thoracique.

L'expansion de la cage thoracique pendant l'inspiration est le résultat de deux facteurs.

- Le premier facteur : est l'abaissement du diaphragme pendant sa contraction. Ce mouvement entraîne une augmentation de la hauteur de la cage thoracique, et un refoulement des organes abdominaux vers le bas avec un bombement de la paroi abdominale vers l'avant.
- Le deuxième facteur : est l'augmentation des diamètres transversal et antéro-postérieur du thorax, ceci est possible grâce au déplacement de l'extrémité antérieure des côtes en avant et en dehors. De même, du fait de l'obliquité des côtes en bas et en avant, leur élévation s'accompagne forcément de celle du sternum, ce qui augmente encore le diamètre antéro-postérieur.

L'expiration est due à l'élasticité de la cage thoracique et des poumons à l'état de repos, dés que cesse l'action des muscles inspiratoires.

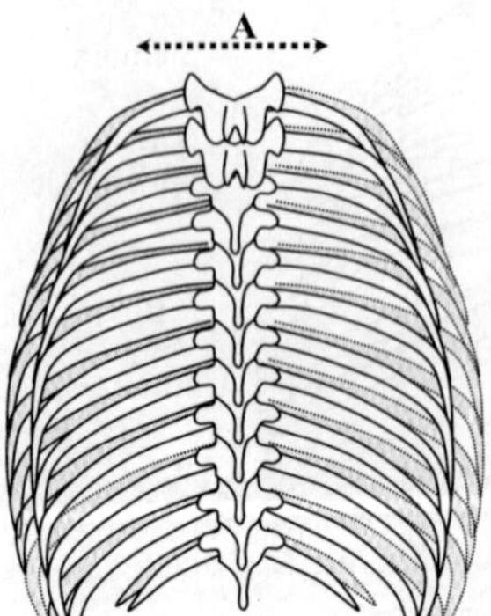

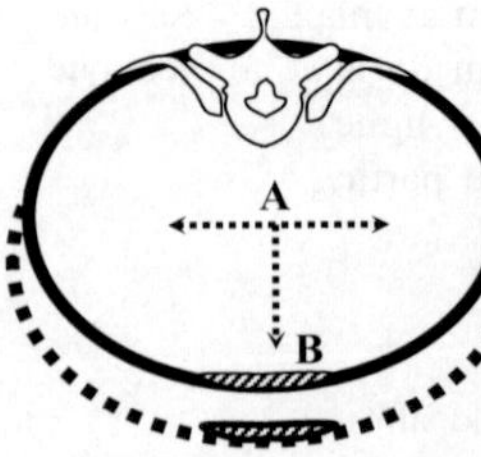

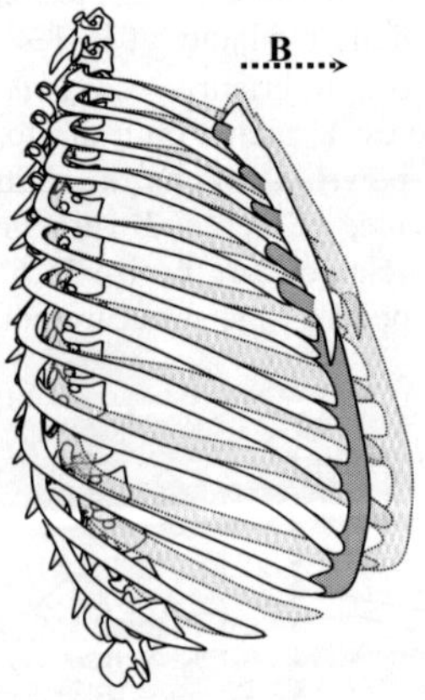

Représentation des mouvements de la cage thoracique au cours de l'inspiration

A. Représentation en gris, des côtes dont l'extrémité antérieure se déplace en haut et en dehors, entraînant une augmentation du diamètre transversal : *mouvement de piston.*

B. Représentation en gris, des côtes dont l'extrémité antérieure se déplace en haut et en avant, entraînant une augmentation du diamètre antéro-postérieur : *mouvement de pompe.*

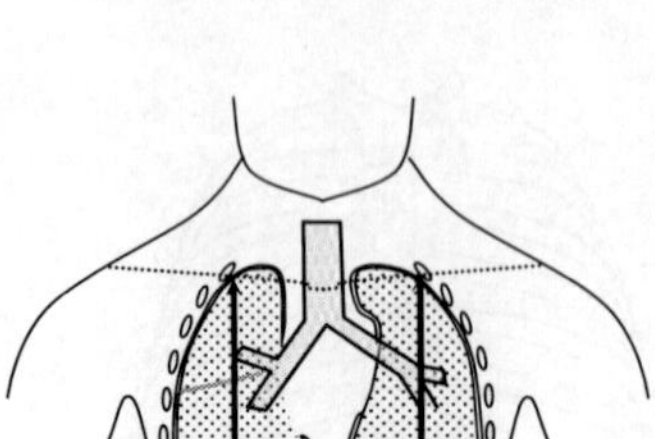

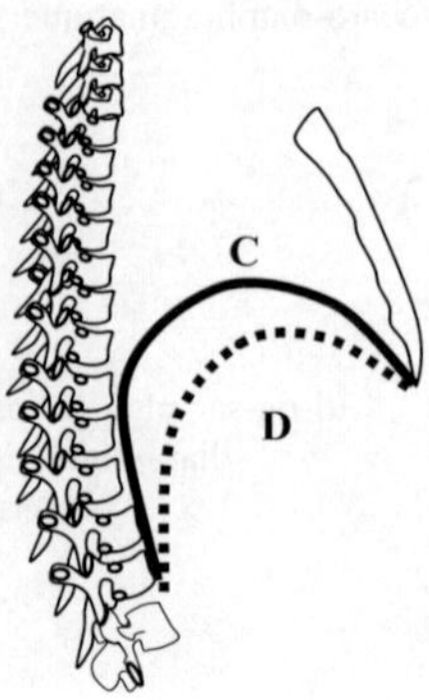

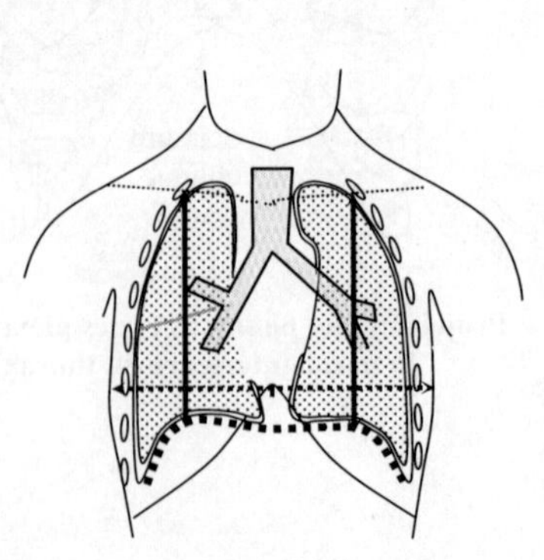

C. Position du diaphragme au cours de l'expiration.

D. Position du diaphragme au cours de l'inspiration : on constate une augmentation de la hauteur de la cage thoracique.

Les échanges gazeux : hématose. – Ils se font par diffusion à travers la membrane alvéolo-capillaire, permettant ainsi le passage de l'oxygène vers le sang, et du gaz carbonique vers l'alvéole. Ces échanges dépendent de deux facteurs :

- *les différences de pression partielle* de l'O_2 et du CO_2, dans le sang veineux et dans l'air alvéolaire ;
- *la qualité de diffusion* à travers la membrane alvéolo-capillaire.

- Tableau récapitulatif.

	Air alvéolaire	**Sang capillaire**	**Différence de pression partielle**
Pression partielle en O_2	100 mm Hg	40 mm Hg	60 mm Hg
Pression partielle en CO_2	40 mm Hg	46 mm Hg	6 mm Hg

Régulation de la respiration. – Elle se fait sous le contrôle des centres nerveux supérieurs situés dans le bulbe et la protubérance annulaire. Les fibres nerveuses effectrices cheminent dans la moelle, puis empruntent le nerf phrénique pour le diaphragme, et les autres nerfs innervant les muscles respiratoires accessoires.

Le contrôle de la musculature bronchique est sous la dépendance du système nerveux autonome : les fibres parasympathiques ont un effet broncho-constricteur, et cheminent dans le nerf pneumogastrique ; les fibres sympathiques sont dilatatrices, et cheminent dans la chaîne sympathique.

A l'état normal, les centres nerveux respiratoires sont sous l'influence de nombreux facteurs, notamment :

- *la pression partielle de CO_2* dans le sang et le PH sanguin : l'augmentation du gaz carbonique et la diminution du PH dans le sang, **stimulent** directement les centres respiratoires ;
- *la distension alvéolaire* entraîne le réflexe **d'expiration**, et leur *collapsus* induit le réflexe **d'inspiration ;**
- *la pression partielle d'O_2 :* sa diminution stimule la ventilation, par l'intermédiaire des **chémorécepteurs** sensibles à la pression, situés au niveau de la crosse aortique et du sinus carotidien.

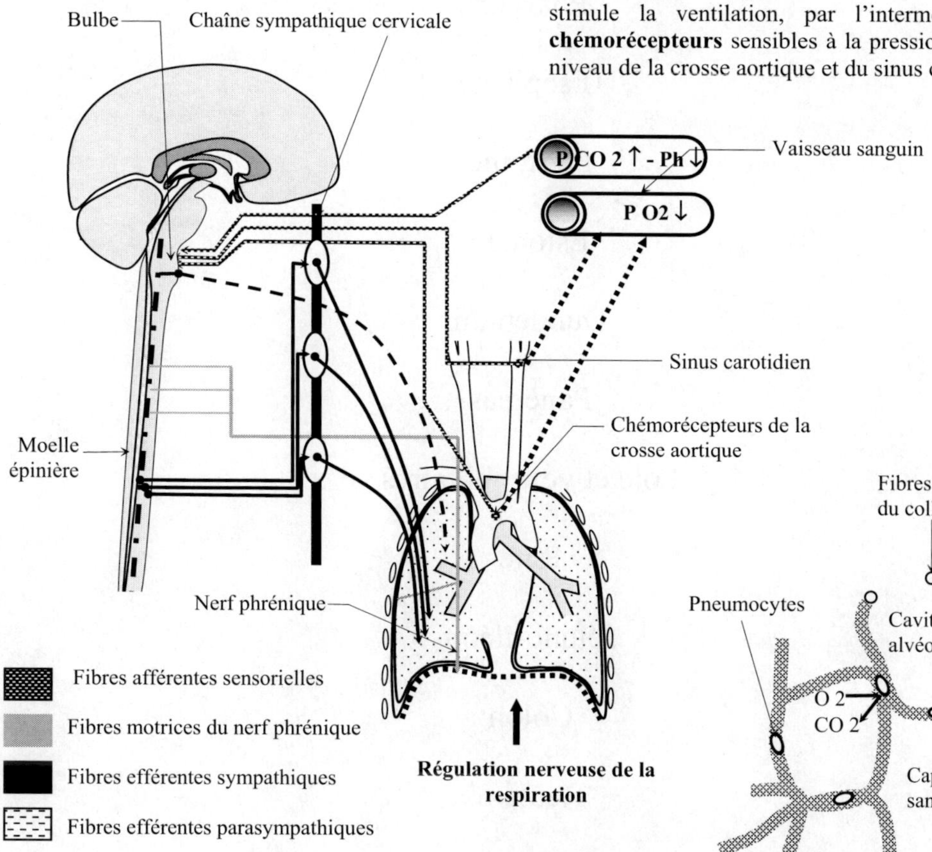

Régulation nerveuse de la respiration

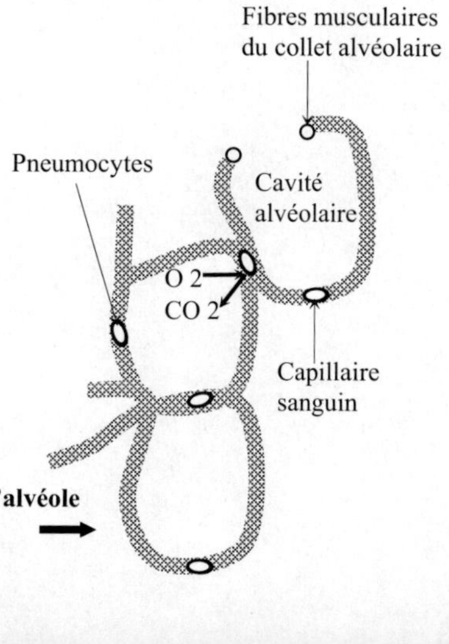

Histo-physiologie de l'alvéole pulmonaire

III. Appareil digestif

Cavité buccale

Pharynx

Œsophage

Péritoine

Estomac

Duodénum

Pancréas

Foie et voies biliaires

Rate

Jéjuno-iléon

Côlon

Rectum

CAVITE BUCCALE

La cavité buccale ou bouche, est le premier segment des voies digestives. Elle s'étend des lèvres en avant, jusqu'au pharynx en arrière ; elle est située au dessous des fosses nasales dont elle est séparée par la voûte palatine, son plancher est formé par des muscles dont le plus important est le *muscle mylo-hyoïdien.*

En position de fermeture, la cavité buccale est divisée par les arcades gingivo-dentaires en deux parties : l'une, périphérique, appelée *vestibule buccal ;* l'autre, centrale, appelée *cavité buccale proprement dite.*

Vestibule de la bouche. – Le vestibule buccal est un espace incurvé en forme de fer à cheval circonscrivant la cavité buccale proprement dite. Il est situé entre les arcades alvéolo-dentaires d'une part, les joues et les lèvres d'autre part. La cavité vestibulaire est tapissée par la muqueuse buccale qui prend le nom de gencives au niveau des arcades alvéolo-dentaires. La muqueuse buccale se réfléchit des joues et des lèvres sur les arcades alvéolaires, en formant les *gouttières vestibulaires supérieures et inférieures.* Chacune des gouttières est marquée en avant, sur la ligne médiane, par un repli muqueux, le *frein de la lèvre.* La face interne de la joue présente en regard du collet de la première molaire supérieure, l'orifice du canal de Sténon. La cavité vestibulaire communique avec la cavité buccale proprement dite, par les espaces interdentaires et par l'espace situé en arrière des dernières molaires. **Quand le malade ne peut pas ouvrir sa bouche, on peut introduire une sonde en arrière des dernières molaires, pour faire pénétrer des aliments ou des médicaments dans la cavité buccale proprement dite.**

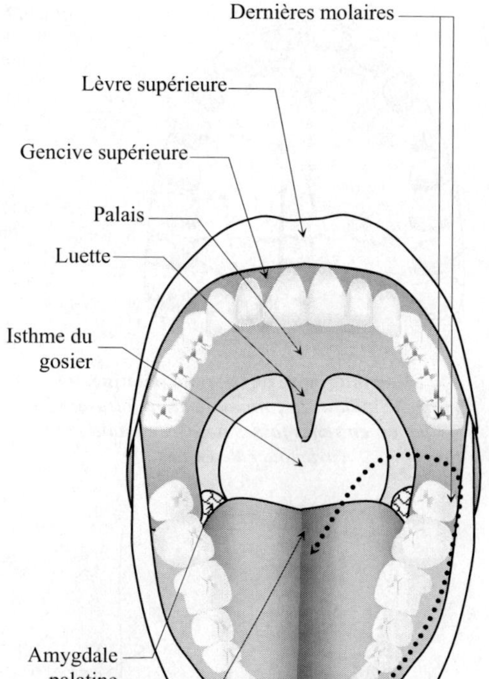

Vue antérieure de la cavité buccale ouverte ; la flèche en pointillé indique le passage d'une sonde du vestibule vers la cavité buccale proprement dite.

Cavité buccale proprement dite. – La cavité buccale proprement dite est délimitée par : - *en avant et latéralement,* les arcades gingivo-dentaires ; - *en haut,* le palais qui la sépare des fosses nasales ; - *en bas,* le plancher buccal ; - *en arrière,* l'isthme du gosier qui la fait communiquer avec le pharynx. L'isthme du gosier est un orifice circonscrit par le voile du palais en haut, les piliers antérieurs du voile latéralement, et la base de la langue en bas.

La voûte palatine. – La voûte palatine ou palais, constitue le toit de la bouche et le plancher des fosses nasales. Le palais est constitué de deux parties : le *palais dur* dans les deux tiers antérieurs et le *palais mou* dans le tiers postérieur.

- *Le palais dur :* ou voûte palatine, est une charpente osseuse formée par les apophyses palatines des maxillaires supérieurs en avant, et par les lames horizontales des palatins en arrière. Le palais osseux est recouvert par le muco-périoste qui contient des vaisseaux sanguins, des nerfs et de nombreuses glandes palatines. Son épithélium extrêmement sensible au toucher, est de type squameux, stratifié et kératinisé.

- Le *voile du palais :* ou palais mou, est un pli fibro-musculaire mobile, suspendu au bord postérieur du palais dur. Il sépare en partie, l'oro-pharynx du naso-pharynx. **Le voile du palais s'élève pendant la déglutition pour fermer l'isthme pharyngo-nasal et éviter ainsi le passage des aliments vers les fosses nasales.** Le bord inférieur, libre, du voile du palais, présente un prolongement médian ou *luette,* et deux prolongements latéraux, appelés *piliers antérieurs* ou arcs palato-glosses et *piliers postérieurs* ou arcs palato-pharyngiens.

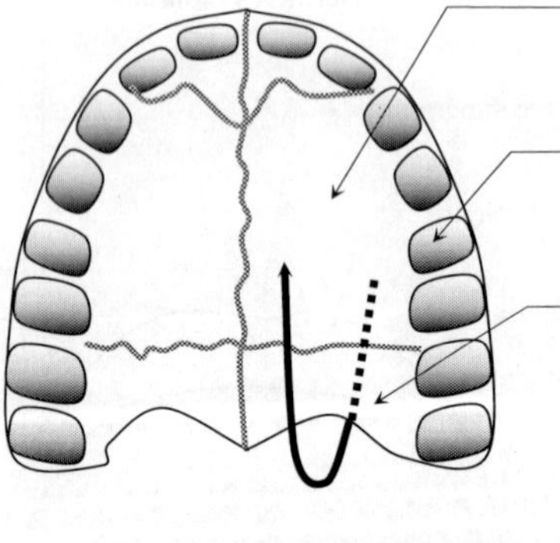

Vue inférieure de la voûte palatine.
La flèche indique la communication à travers les choanes, entre les fosses nasales en haut et la cavité buccale en bas.

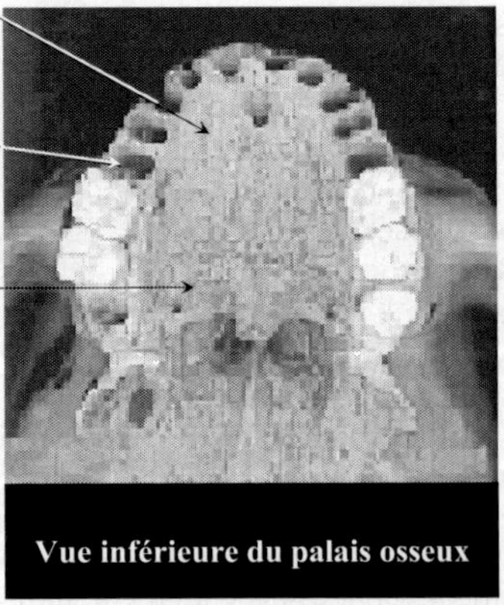

Vue inférieure du palais osseux

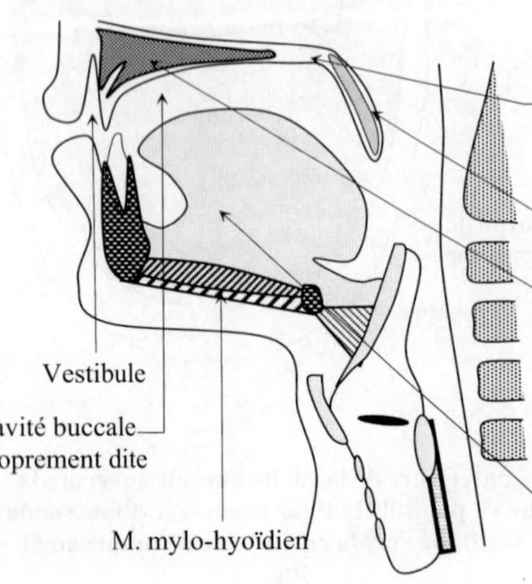

Coupe sagittale de la cavité buccale

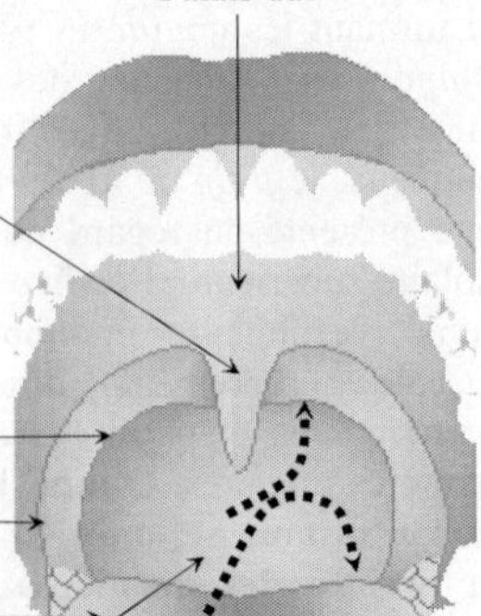

Vue antéro-inférieure du palais, bouche ouverte

Plancher buccal. – Le plancher de la bouche ou région sub-linguale, est situé en avant de l'os hyoïde, dans la concavité de la mandibule et autour de la langue. C'est un espace celluleux qui contient essentiellement la langue, mais aussi les glandes salivaires sub-linguales, le canal excréteur de la glande sous-maxillaire, des vaisseaux et des nerfs.

Le plancher buccal est limité par : - *en avant et en dehors*, la face profonde du corps de la mandibule ;
- *en bas,* le muscle mylo-hyoïdien ;
- *en arrière et en dedans,* les muscles : génio-glosse, hyo-glosse et lingual inférieur.

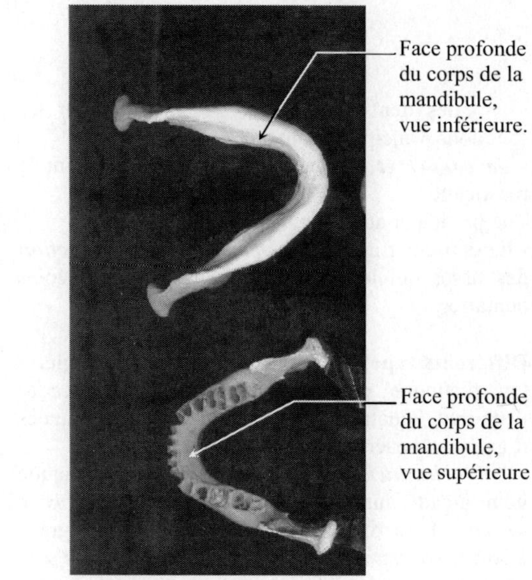

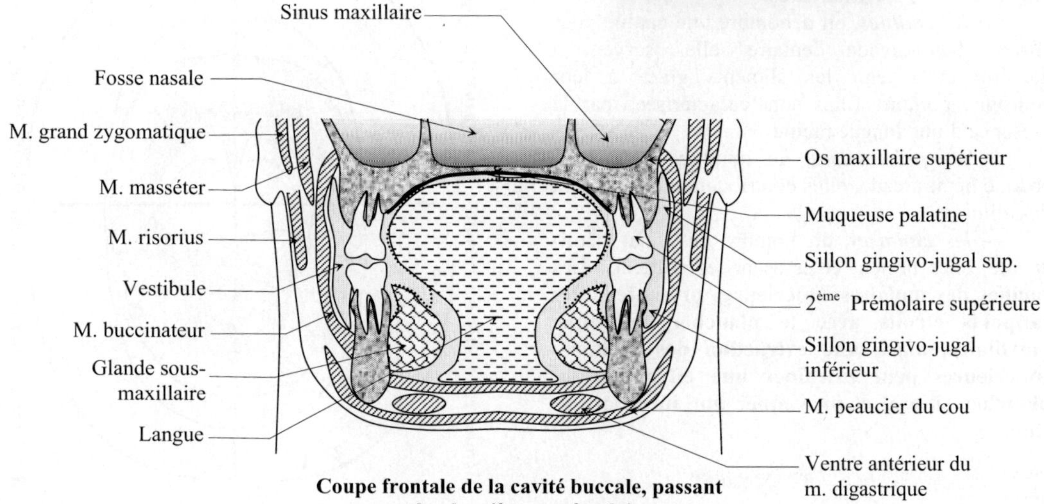

Coupe frontale de la cavité buccale, passant par les deuxièmes prémolaires

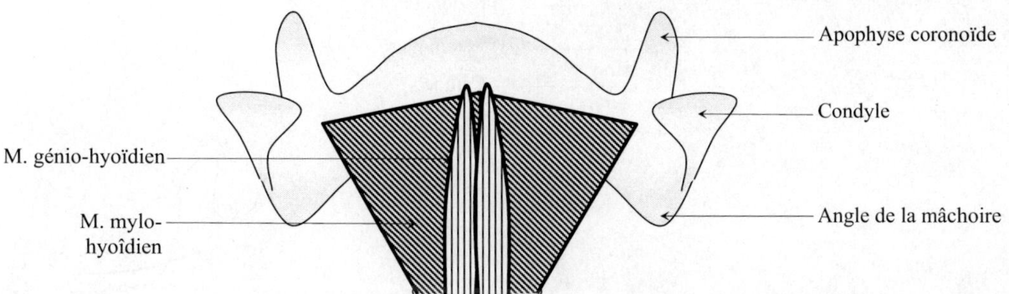

Vue postéro-supérieure montrant les muscles du plancher buccal

DENTS

Les dents sont des organes durs dont les fonctions principales sont :
- ***de couper et de broyer*** les aliments pendant la mastication ;
- de participer au ***langage articulé*** ;
- de participer au ***développement*** et à la ***protection*** des tissus qui les fixent à l'intérieur des alvéoles dentaires.

Différents types de dents et leur morphologie. – On distingue pour chacune des deux arcades dentaires, quatre types de dents positionnées d'avant en arrière :

- ***les incisives,*** au nombre de 2 pour chaque hémi-arcade, une *incisive médiane* et une *incisive latérale.* Leur rôle est de couper les aliments grâce à leur bord tranchant. Les incisives supérieures sont plus larges que les inférieures.
- ***les canines***, on dénombre une canine pour chaque hémi-arcade dentaire, elles servent à déchirer et à tenir les aliments grâce à leur couronne pointue. Elles sont caractérisées par la présence d'une longue racine.
- ***les prémolaires,*** au nombre de 2 pour chaque hémi-arcade, elles contribuent au broiement des aliments.
- ***les molaires,*** au nombre de 3 par hémi-arcade, elles broient et écrasent les aliments. **Les racines des molaires supérieures présentent des rapports étroits avec le plancher du sinus maxillaire, ainsi, une extraction des molaires supérieures peut entraîner une effraction du plancher sinusal et provoquer une infection du sinus.**

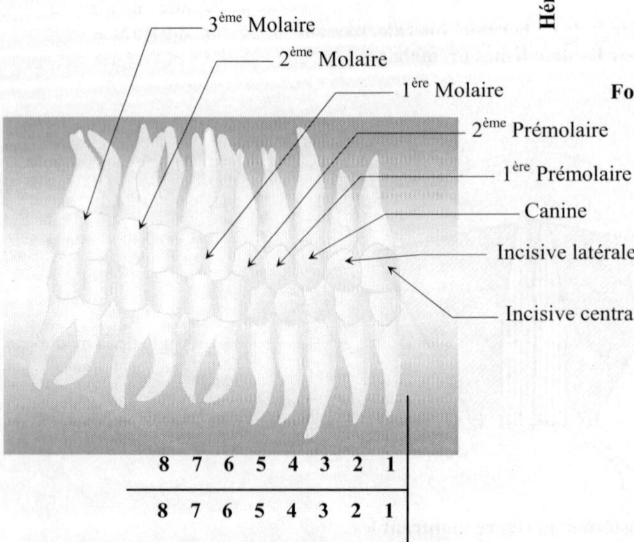

Denture permanente du côté droit

Formule dentaire.

Denture permanente ou définitive. – On dénombre pour chaque hémi-arcade dentaire, 8 dents disposées d'avant en arrière : 2 *incisives* (centrale et latérale), 1 *canine*, 2 *prémolaires* (première et deuxième) et 3 *molaires* (première, deuxième et troisième). Au total 32 dents pour les deux arcades dentaires. Les dents de chaque hémi-arcade dentaire, sont conventionnellement numérotées, d'avant en arrière et de dedans en dehors, de la manière suivante :

8 7 6 5 4 3 2 1	**1 2 3 4 5 6 7 8**
8 7 6 5 4 3 2 1	**1 2 3 4 5 6 7 8**

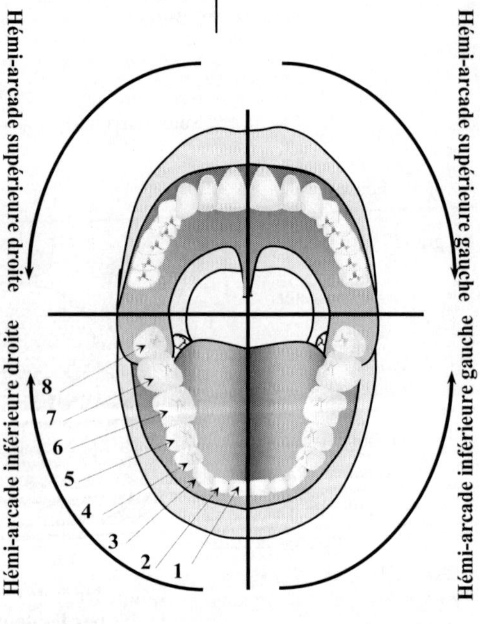

Formule dentaire : dentition permanente

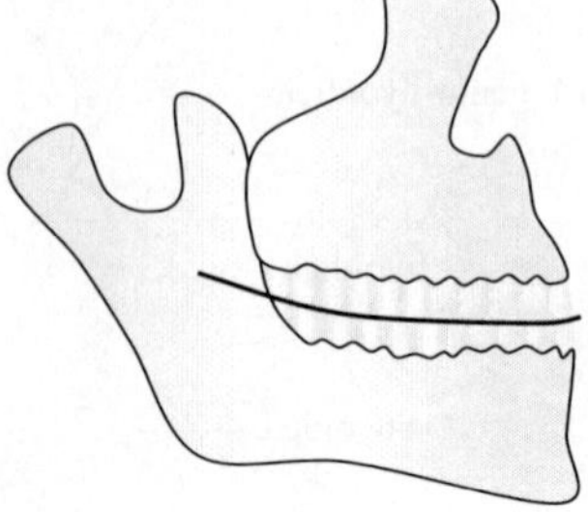

Occlusion dentaire de la dentition permanente, hémi-arcade droite

Structure d'une dent. – Du point de vue morphologique, chaque dent est composée de deux parties :

- ***la couronne*** est la partie de la dent visible au dessus des gencives ;
- ***la racine*** est enfouie à l'intérieur de la cavité alvéolaire creusée dans l'os maxillaire. Elle est fixée à l'intérieur de l'alvéole par du tissu conjonctif appelé *périodonte.*

Le **collet** est la zone de transition entre la couronne et la racine.

Du point de vue structural, Chaque dent est constituée d'une substance dure de coloration gris blanchâtre, appelée **ivoire ou dentine.** Cette substance est recouverte au niveau de la couronne par une substance blanche et dure : **l'émail ;** au niveau de la racine, la dentine est recouverte par une substance jaunâtre **: le cément.** L'ivoire est creusée d'une cavité occupée par la *pulpe* : **la cavité de la dent** ou **chambre pulpaire.** Celle-ci est constituée par *la cavité coronale* à l'intérieur de la couronne, et par le *canal de la racine* dans la racine. Chaque canal radiculaire s'ouvre par un orifice au niveau du sommet de la racine, celui-ci livre passage aux éléments vasculo-nerveux qui arrivent vers la dent ou qui y partent.

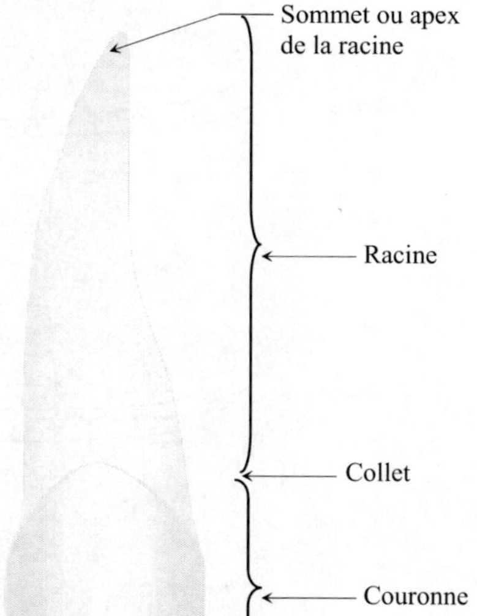

Différentes parties d'une dent

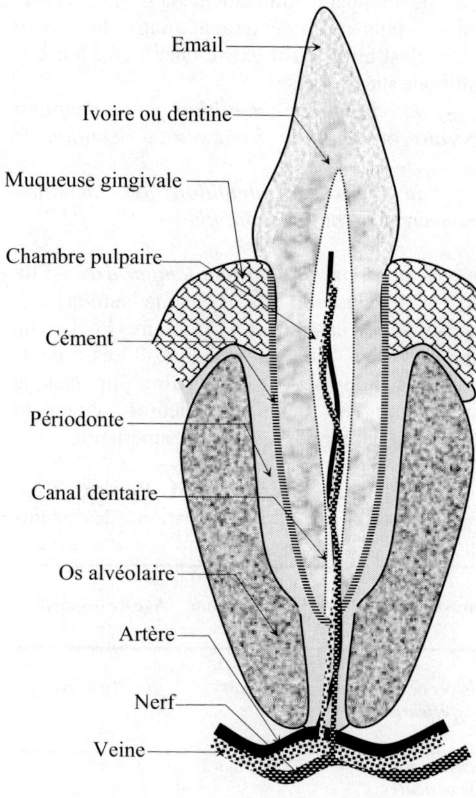

Coupe verticale d'une dent type

Moyens de fixité des dents. – Les dents sont fixées à l'intérieur des alvéoles osseuses creusées dans les rebords des maxillaires :

- grâce à ***l'adaptation réciproque*** précise, entre chaque alvéole et sa racine correspondante ;
- grâce au ***périodonte*** formé de fibres collagènes qui unissent la paroi alvéolaire au cément, ainsi, est formée *l'articulation alvéolo-dentaire* dont l'inflammation réalise ***l'arthrite dentaire***.

A l'état normal, les dents en général s'implantent verticalement dans leur alvéole, mis à part les molaires supérieures qui sont inclinées légèrement en dedans, les molaires inférieures le sont un peu en dehors et les incisives un peu en avant.

Une anomalie du développement de la seconde dentition est à l'origine de certaines déviations pathologiques.

Développement des dents. – Les dents sont des dérivés ectodermiques de la muqueuse gingivale, elles se développent initialement dans les alvéoles dentaires, puis elles émergent dans la cavité buccale, c'est ainsi, qu'il existe chez l'être humain 2 dentitions successives :

- *la* ***première dentition*** ou *dentition temporaire* ou *dentition déciduale* ou *dentition de lait ;*

- ***la deuxième dentition*** ou *dentition permanente* ou *dentition définitive.*

Première dentition ou dentition temporaire. – Elle comporte 20 dents, soit 5 pour chaque hémi-arcade: 2 incisives, 1 canine et 2 molaires ; elle ne comprend pas de prémolaires. Les dents homonymes apparaissent par paire sur chaque hémi-arcade, les dents inférieures émergent précocement par rapport aux dents supérieures.

Le tableau suivant établit l'ordre, l'âge d'éruption et l'âge de disparition des dents temporaires :

Nom de la dent	Age d'apparition	Age de disparition
Incisives centrales inférieures	6 à 8 mois	6 à 8 ans
Incisives centrales supérieures	7 à 10 mois	6 à 8 ans
Incisives latérales inférieures	8 à 16 mois	8 ans
Incisives latérales supérieures	10 à 18 mois	8 ans
Premières molaires inférieures	22 à 24 mois	10 ans
Premières molaires supérieures	24 à 26 mois	10 ans
Canines inférieures	28 à 30 mois	10 à 12 ans
Canines supérieures	30 à 34 mois	10 à 12 ans
Deuxièmes molaires inférieures	32 à 36 mois	10 à 12 ans
Deuxièmes molaires supérieures	3 à 4 ans	10 à 12 ans

Deuxième dentition ou dentition définitive. – Elle est composée de 32 dents, dont la période d'apparition s'étale de 6 à 30 ans. Les premières molaires sont les premières dents définitives qui apparaissent, elles sont appelées *dents de 6 ans.* Les troisièmes molaires ou *dents de sagesse* sont les dernières à apparaître, elles peuvent parfois rester incluses dans le maxillaire de manière définitive. Leur éruption est souvent émaillée de nombreux accidents.

Le tableau suivant établit les périodes d'apparition des dents définitives :

Nom de la dent	Age d'apparition
Premières molaires	6 à 7 ans
Incisives centrales	6 à 8 ans
Incisives latérales	8 à 9 ans
Canines	10 à 12 ans
Prémolaires	11 à 12 ans
Deuxièmes molaires	12 à 14 ans
Troisièmes molaires	18 à 30 ans

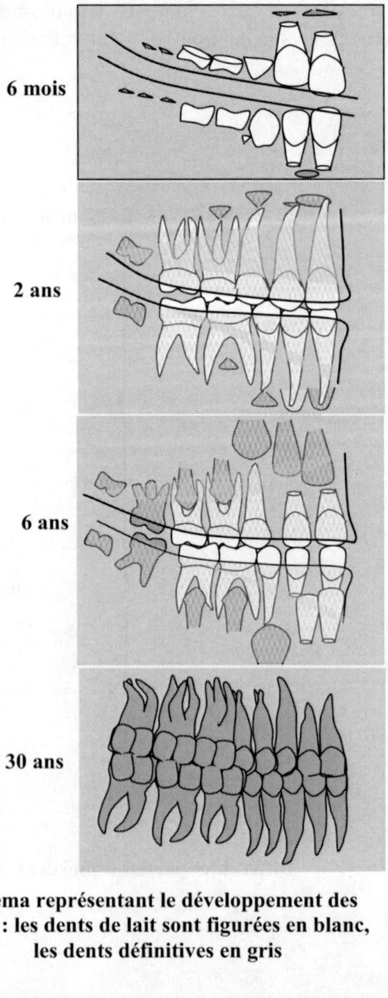

Schéma représentant le développement des dents : les dents de lait sont figurées en blanc, les dents définitives en gris

LANGUE

La langue est un organe mobile, musculaire, recouvert de muqueuse, situé dans la cavité buccale. Elle joue un rôle dans la gustation, la mastication des aliments : elle les écrase, les mélange à la salive et les transforme en bol alimentaire avant de les repousser en arrière vers le pharynx. La langue constitue également l'organe essentiel de la parole, en transformant les sons laryngés en langage articulé.

Situation. – La langue est circonscrite par les arcades dentaires supérieure et inférieure, elle se fixe sur le plancher buccal et fait saillie dans la bouche et le pharynx.

Morphologie externe. – La langue est de forme ovoïde, présentant une extrémité postérieure élargie et une extrémité antérieure effilée formant la pointe. On lui distingue deux parties : une partie fixe et une partie mobile.

Partie fixe. – La partie fixe ou racine de la langue, est constituée par la partie postéro-inférieure de l'organe, profondément enfouie dans le plancher buccal. Elle est fixée à la mandibule, au voile du palais et à l'os hyoïde.

Partie mobile. – La partie mobile ou libre, est formée par le segment antéro-supérieur de l'organe. Elle est visible à l'examen et peut faire éruption en dehors de la cavité buccale. On lui décrit deux faces, deux bords latéraux, une pointe et une base.

- *La face supérieure :* est humide, d'aspect velouté et de couleur rosée, et marquée par un sillon médian de part et d'autre duquel se trouvent les papilles linguales. Ces papilles dessinent à l'union des 2/3 antérieurs et du 1/3 postérieur, une empreinte en forme de V appelé V lingual. En arrière du V lingual, se trouve sur la ligne médiane, une dépression : le *foramen coecum,* reliquat du tractus thyréo-glosse. **La persistance pathologique de ce tractus, aboutit à la formation de kystes ou de fistules congénitales.**

- *La face inférieure :* répond au plancher buccal auquel elle se fixe par un repli muqueux médian : *le frein de la langue,* de part et d'autre duquel apparaissent les saillies des glandes sublinguales et les orifices des canaux excréteurs des glandes sous-maxillaires. Cette face présente également, les saillies des veines ranines et des muscles génioglosses.

- *Les bords latéraux :* sont arrondis, mousses, et s'épaississent d'avant en arrière. Ils répondent aux arcades dentaires contre lesquelles ils peuvent se frotter et s'ulcérer en cas de lésions dentaires.

- *La base :* est située en arrière du V lingual, elle forme la paroi antérieure de l'oro-pharynx, rattachée à l'épiglotte par des replis sous-muqueux glosso-épiglottiques, délimitant entre eux deux fossettes glosso-épiglottiques. Sa muqueuse est soulevée par des follicules lymphoïdes constituant l'amygdale linguale.

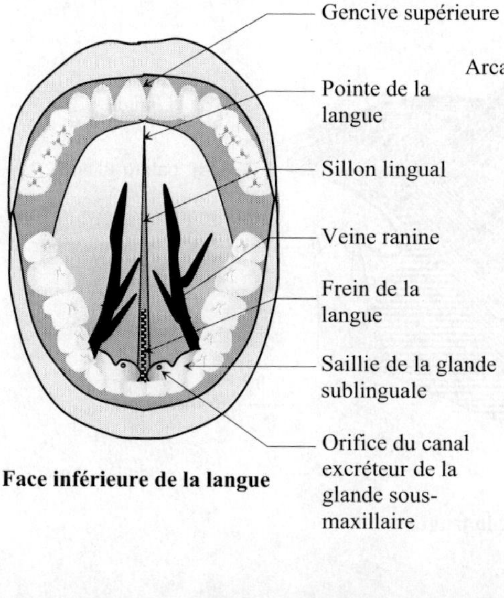

Face inférieure de la langue

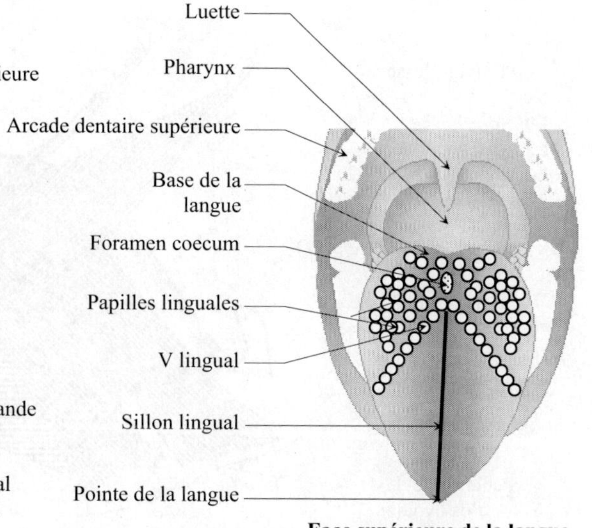

Face supérieure de la langue

Constitution anatomique. – La langue est constituée par une charpente ostéo-fibreuse autour de laquelle se fixent un ensemble de muscles.

- Le squelette ostéo-fibreux de la langue est formé par : l'os hyoïde, la membrane hyo-glossienne et le septum lingual.

- Les muscles de la langue sont au nombre de 17, dont 8 sont pairs et un seul est impair.

- Tableau récapitulatif.

Muscle	Origine	Terminaison	Action
Génio-glosse	Apophyse géni de la face interne de la mandibule	Pointe de la langue, face dorsale de la langue et bord supérieur de l'os hyoïde.	Abaisse la langue et l'attire en bas et en arrière, attire l'os hyoïde en haut et en avant.
Lingual inférieur	Petite corne de l'os hyoïde	Pointe de la langue	Abaisse et rétracte la langue
Hyo-glosse	Bord supérieur du corps de l'os hyoïde, petite et grande cornes de l'os hyoïde.	Septum lingual	Abaisse et rétracte la langue
Palato-glosse ou glosso-staphylin	Aponévrose du voile du palais	Partie postéro-latérale de la langue	Attire la langue en arrière et rétrécit l'isthme du gosier
Pharyngo-glosse	Pharynx	Bord latéral de la langue	Attire la langue en arrière et en haut
Stylo-glosse	Apophyse styloïde	Bord latéral de la langue	Elève la langue en haut et en arrière
Transverse de la langue	Face latérale du septum lingual	Bord latéral de la langue	Allonge et rétrécit la langue
Amygdalo-glosse (inconstant)	Face latérale de l'amygdale palatine	Base de la langue	*Elève la base de la langue*
Lingual supérieur	Base de l'épiglotte et petites cornes de l'os hyoïde	Face dorsale de la langue	Abaisse et raccourcit la langue

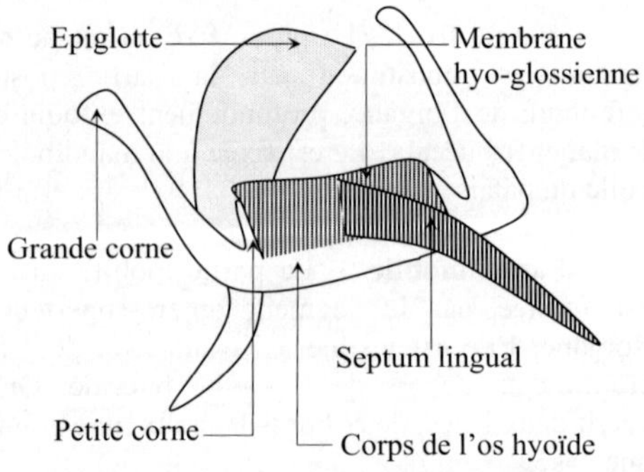

Squelette fibreux de la langue

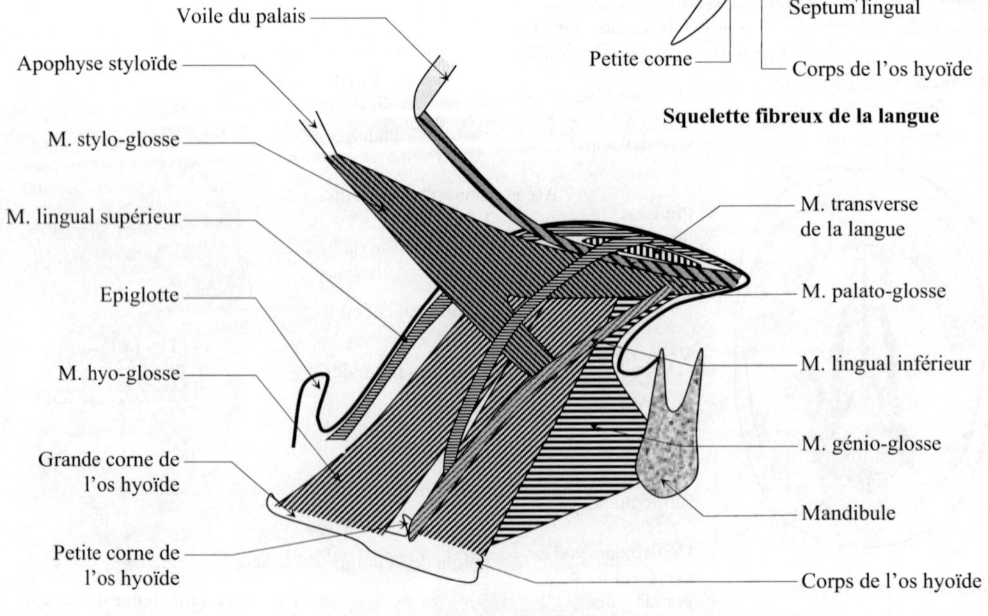

Muscles de la langue

Vascularisation de la langue.

Artères. – Elles proviennent essentiellement de l'artère linguale, mais aussi des artères : pharyngienne ascendante et palatine ascendante.

- ***Artère linguale*** : branche collatérale volumineuse de la carotide externe ; dès son origine, elle se porte en avant et en dedans vers le bord postérieur du muscle hyo-glosse qu'elle croise avant de passer à sa face profonde. Elle chemine ensuite accompagnée des veines profondes, en dedans du nerf grand hypoglosse, et se termine dans le plancher de la bouche en donnant deux branches terminales : ***- la sub-linguale,*** destinée à la glande du même nom ; ***- la ranine,*** prenant un trajet sinueux jusqu'à la pointe de la langue, et irrigue la partie mobile de la langue. Au cours de son trajet, l'artère linguale donne la ***dorsale de la langue*** qui se dirige vers la partie postérieure de la langue qu'elle irrigue.

Veines. – Elles comportent trois groupes :

- les veines linguales profondes, satellites de l'artère linguale ;

- les veines linguales superficielles ou veines ranines, qui rejoignent les veines profondes pour former un tronc commun qui se jette dans le tronc veineux thyro-linguo-facial, affluent de la jugulaire interne ;

- les veines dorsales, rejoignant les veines ranines.

Lymphatiques. – Ils prennent naissance à partir d'un réseau sous muqueux qui se draine dans des ganglions d'autant plus haut situés que le territoire est postérieur :

- *la pointe de la langue* se draine vers les ganglions sous-mentaux ;

- *le corps de la langue* se draine vers les ganglions sous-maxillaires, puis vers les ganglions jugulo-carotidiens, en particulier le ganglion sous-digastrique de Kütner.

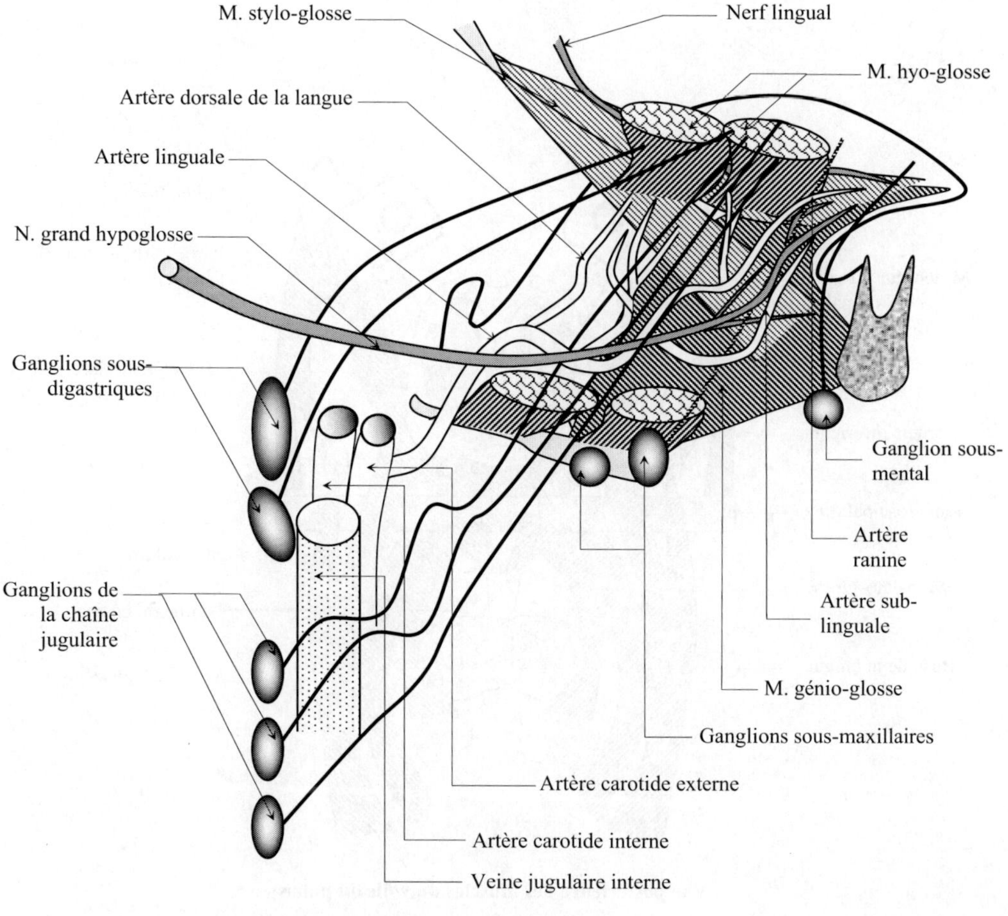

Vaisseaux et nerfs de la langue

MUSCLES DU VOILE DU PALAIS

Pairs, disposés symétriquement par rapport à la ligne médiane, les muscles du voile du palais sont au nombre de cinq. Ces muscles entrent tous en action au cours du premier temps de la déglutition.

- Tableau récapitulatif.

Muscle	Origine	Terminaison	Action
Elévateur du voile du palais ou péristaphylin interne	Face inférieure du rocher et partie cartilagineuse de la trompe	Aponévrose du voile du palais	Elève le voile du palais et ouvre la trompe
Tenseur du voile du palais ou péristaphylin externe	Face inférieure du sphénoïde, trompe auditive.	Base de la langue	Elévateur et tenseur du voile du palais
Palato-glosse ou glosso-staphylin	Milieu de l'aponévrose du voile	Epaisseur de la langue	Abaisse le voile du palais et ferme l'isthme du gosier
Palato-pharyngien ou pharyngo-staphylin	Aponévrose du voile, trompe auditive et face inférieure du sphénoïde.	Larynx et bord supérieur du cartilage thyroïde	Elève le voile du palais et ferme l'isthme pharyngo-nasal en rapprochant les piliers postérieurs, élève le pharynx et ouvre la trompe
Palato-staphylin ou azygos de la luette	Aponévrose du voile et palais osseux	ointe de la luette	Elève la luette et raccourcit le voile

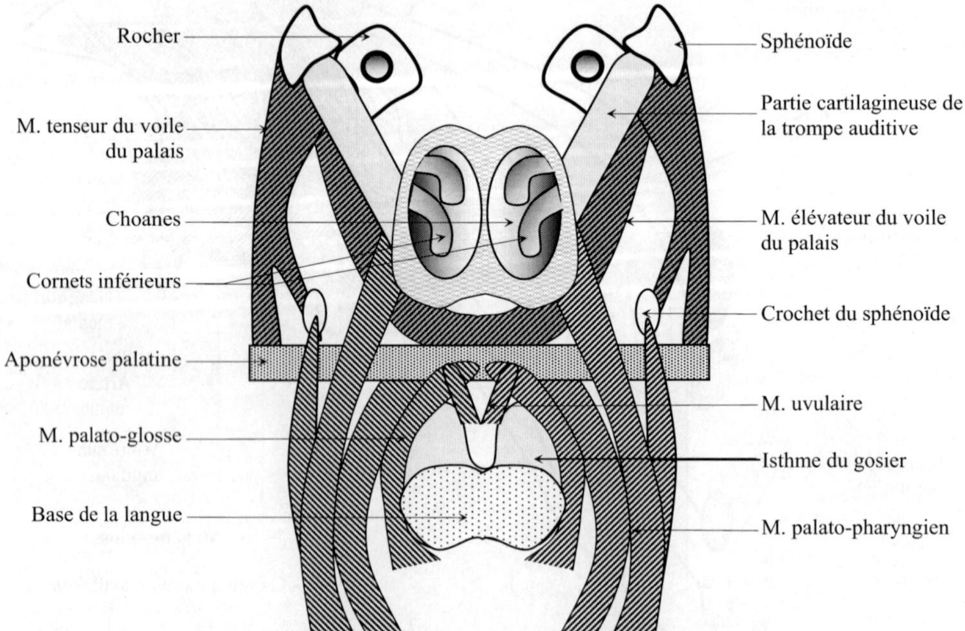

Vue postérieure des muscles du voile du palais

GLANDES ANNEXEES A LA CAVITE BUCCALE

La salive qui se déverse dans la cavité buccale provient de deux types de glandes : les petites glandes et les grosses glandes salivaires ou glandes salivaires proprement dites.

Petites glandes salivaires. – Elles sont disséminées au sein de la muqueuse buccale. Elles sont réparties en quatre groupes : les glandes labiales, les glandes linguales, les glandes jugales et les glandes palatines.

Grosses glandes ou glandes salivaires proprement dites. – Elles sont situées au voisinage de la cavité buccale, et déversent leur contenu à l'intérieur de la cavité par l'intermédiaire de canaux excréteurs. On dénombre de chaque côté 3 glandes salivaires : la glande parotide, la glande sous-maxillaire et la glande sublinguale.

Glande parotide. – La glande parotide représente la plus volumineuse des glandes salivaires. Elle est située en arrière de la branche montante de la mandibule, au dessous du conduit auditif externe et en avant de l'apophyse mastoïde. Elle présente une surface lobulée, une coloration gris jaunâtre ; son poids est d'environ 25 grammes.

Rapports. – La glande parotide a une forme prismatique triangulaire et présente : 3 faces (externe, antérieure et postérieure) ; 2 extrémités (supérieure et inférieure) ; 3 bords (antérieur, interne et postérieur).

La glande parotide est contenue dans une loge, appelée loge parotidienne ; les rapports se font par l'intermédiaire des parois de la loge.

La *face externe,* est bombée, recouverte par l'aponévrose cervicale superficielle.

La *face antérieure,* concave en avant, répond de dehors en dedans : au bord postérieur du muscle masséter et à la branche montante de la mandibule.

La *face postérieure* répond, de dehors en dedans : au bord antérieur du muscle sterno-cléïdo-mastoïdien, au muscle digastrique, au stylo-hyoïdien et au stylo-glosse.

L'*extrémité supérieure* est en rapport avec l'articulation temporo-maxillaire en avant, et le conduit auditif externe en arrière.

L'*extrémité inférieure* répond : à la bandelette maxillaire qui s'étend du bord antérieur du muscle sterno-cléïdo-mastoïdien à l'angle de la mandibule.

Le *bord antérieur* se poursuit par le *canal excréteur de Sténon.*

Le *bord postérieur* est en rapport avec le bord antérieur du muscle sterno-cléïdo-mastoïdien.

Le *bord interne* répond au pharynx.

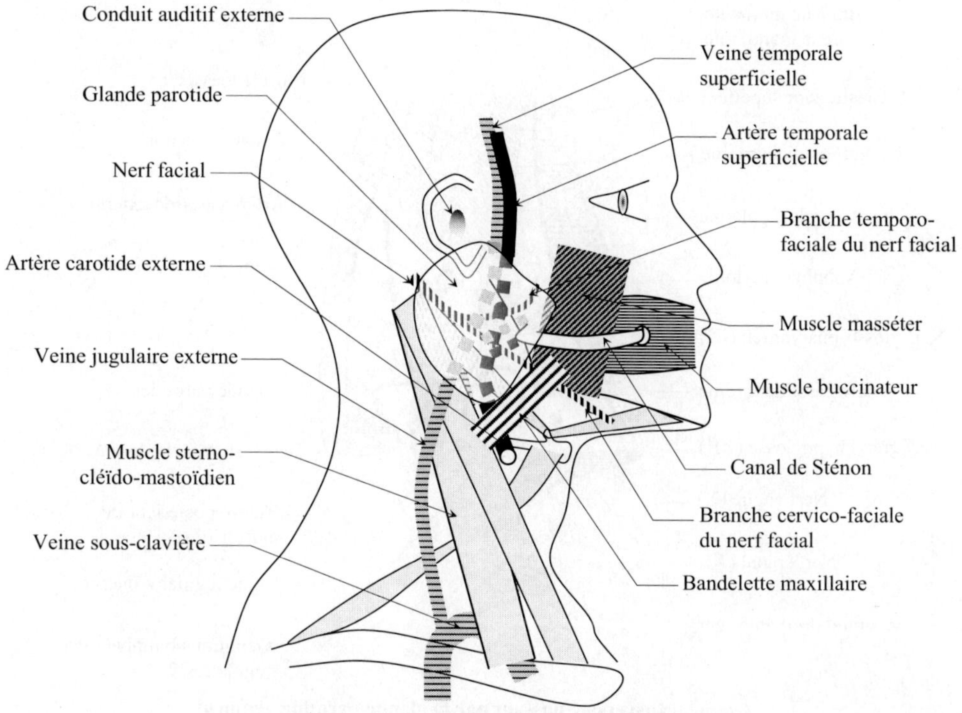

Situation et rapports de la glande parotide, vue latérale droite

Rapports à l'intérieur de la loge parotidienne. – La glande parotide est traversée par des éléments vasculo-nerveux : la carotide externe parcourt la glande de bas en haut et se divise en ses deux branches terminales ; – la veine jugulaire externe parcourt la glande de haut en bas ; – le nerf facial traverse la glande et se divise en ses branches terminales.

Canal excréteur de Sténon. – Le canal excréteur de la parotide ou canal de Sténon, est un conduit qui transporte la salive depuis la parotide jusqu'à la cavité buccale. Il prend naissance dans l'épaisseur de la parotide et se dirige obliquement en haut et en avant, puis émerge du bord antérieur de la glande un peu au dessus de la partie moyenne. Il chemine transversalement le long de la face externe du muscle masséter, selon une direction indiquée par une ligne horizontale joignant le tragus et le bord inférieur de l'aile du nez. Au niveau du bord antérieur du masséter, le canal de Sténon se coude en dedans et contourne la face antérieure de la boule graisseuse de Bichat. Il traverse le muscle buccinateur, puis chemine sous la muqueuse, et s'ouvre au niveau de la face interne de la joue, en regard du collet de la première ou de la deuxième molaire supérieure.

APPLICATION PRATIQUE

• Le nerf facial peut être atteint lors de l'évolution des cancers de la parotide ; il est par conséquent le premier élément à isoler soigneusement au cours de l'exérèse d'une tumeur parotidienne.

• La parotidite est une inflammation de la glande parotide, dont l'origine est infectieuse ou toxique. La parotidite infectieuse est observée surtout dans les oreillons ; la parotidite d'origine toxique, est due au plomb et au mercure.

• Les plaies de la parotide sont graves, car elles peuvent s'accompagner d'une lésion du nerf facial, de la carotide externe ou du canal de Sténon.

• La lithiase du canal de Sténon se traduit par des douleurs paroxystiques et une tuméfaction de la région parotidienne ; le calcul peut s'évacuer spontanément, ou bien s'enclaver, et entraîner une infection ou une fistule salivaire.

• La sialographie est une radiographie de la glande salivaire, après opacification de ses canaux et de son parenchyme par un produit de contraste introduit dans le canal de Sténon, au niveau de son orifice d'ouverture de la face interne de la joue.

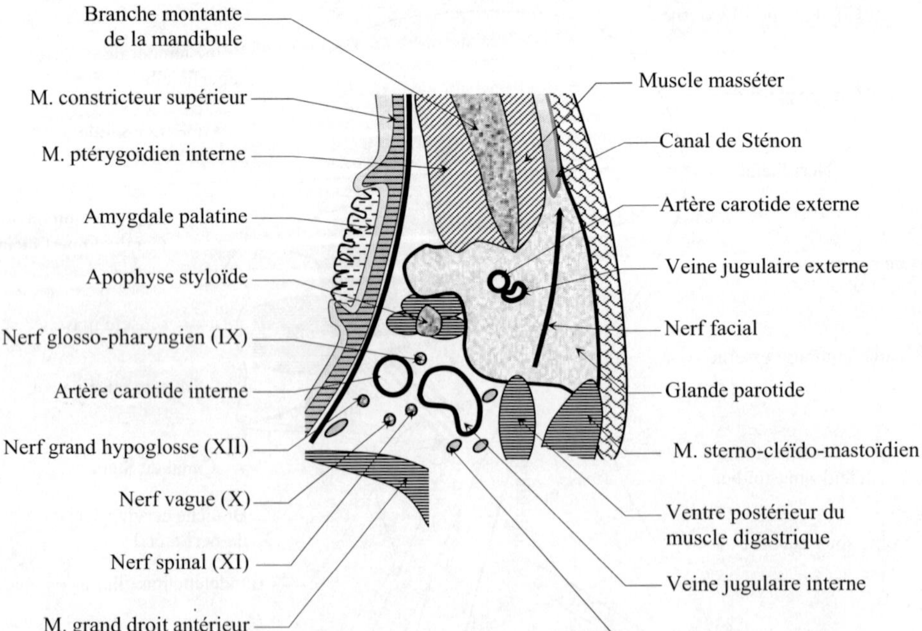

Coupe transversale passant par la glande parotide, segment inférieur de la coupe du côté droit

Glande sous-maxillaire. – La glande sous-maxillaire est située dans la région sus-hyoïdienne latérale, au niveau d'une fossette limitée par : la face interne de la mandibule sur laquelle elle marque une empreinte, les muscles sus-hyoïdiens et la face latérale de la base de la langue. Elle a la forme d'une grosse amande, pesant 7 grammes en moyenne. Elle est de coloration rosée chez le vivant.

Forme et rapports. – La glande sous-maxillaire présente à décrire : trois faces, trois bords et deux extrémités. Elle est entourée par une loge ostéo-musculo-aponévrotique, appelée loge sous-maxillaire. Les rapports de la glande se font par l'intermédiaire de cette loge.

La *face supéro-externe* répond : à la fossette sous-maxillaire de la face interne de la mandibule ; plus en arrière, à la face interne du ptérygoïdien interne.

La *face inféro-interne* est recouverte par l'aponévrose cervicale superficielle, le muscle peaucier du cou et la peau.

La *face interne* ou *profonde* répond : – en avant, aux muscles digastrique, mylo-hyoïdien et hyo-glosse, et au nerf grand hypoglosse, ainsi qu'à l'artère linguale par l'intermédiaire du muscle hyo-glosse ; – en arrière, à la paroi latérale du pharynx.

Le *bord externe* suit le bord inférieur de la mandibule.

Le *bord supérieur* est en rapport avec : – en avant, l'insertion maxillaire du mylo-hyoïdien ; – en arrière, à la muqueuse du sillon alvéolo-lingual dont la glande est séparée par le nerf lingual.

Le *bord inférieur* convexe, dépasse en bas, l'os hyoïde.

L'*extrémité antérieure* est située légèrement en arrière du ventre antérieur du muscle digastrique.

L'*extrémité postérieure* est en rapport avec la cloison intermaxillo-parotidienne.

Les rapports de la glande à l'intérieur de la loge sous-maxillaire sont : la veine faciale croise la face externe de la glande, l'artère faciale contourne la glande, et les ganglions sous-maxillaires longent le bord inférieur de la mandibule.

Le prolongement antérieur. – Il se détache de la face profonde de la glande sous-maxillaire, en arrière du muscle mylo-hyoïdien. Ce prolongement glandulaire passe au dessus du muscle mylo-hyoïdien et s'accole à la face interne de la glande sublinguale.

Canal de Warton. – Le canal excréteur de la glande sous-maxillaire ou canal de Warton, est un conduit qui est issu de la réunion de plusieurs canaux collecteurs. Après son émergence de la face profonde de la glande, il se dirige en avant et en dedans, accompagné par le prolongement antérieur de la glande. Il passe en dedans du muscle mylo-hyoïdien et de la glande sublinguale et s'ouvre au niveau de l'extrémité inférieure du frein de la langue, par *l'ostium umbilicale.* Dans son trajet le nerf lingual le contourne de dehors en dedans et d'arrière en avant.

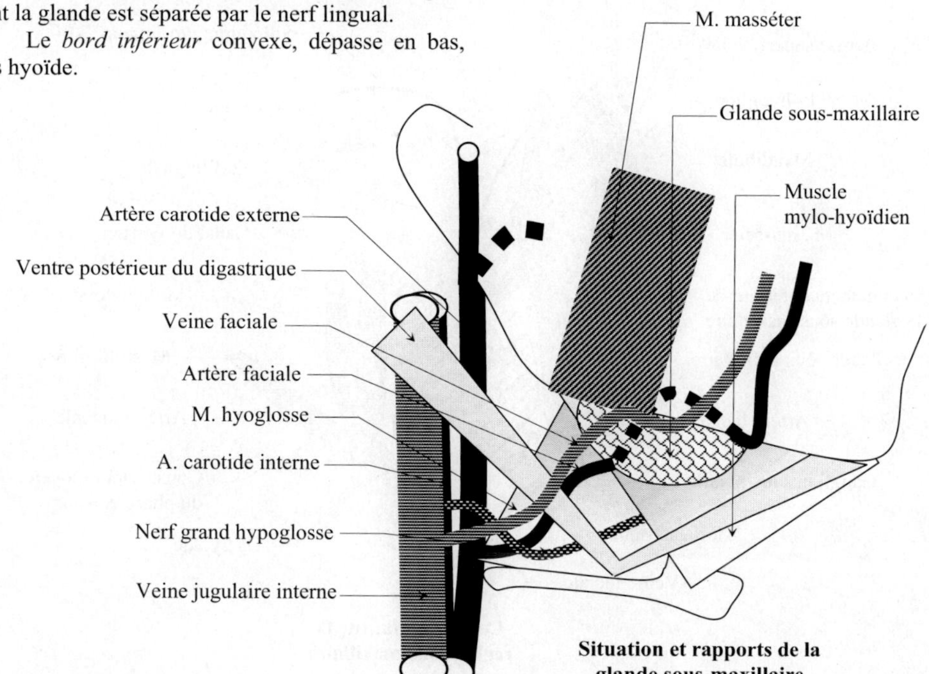

Situation et rapports de la glande sous-maxillaire

Glande sublinguale. – La glande sublinguale est située dans le plancher buccal , sous la muqueuse du sillon alvéolo-lingual.

Rapports. – La glande sublinguale présente à décrire : une face externe, une face interne, un bord supérieur, un bord inférieur et deux extrémités.

La *face externe* est en rapport avec : la fossette sublinguale du maxillaire inférieur et le muscle mylo-hyoïdien.

La *face interne* répond : aux muscles génio-glosse et lingual inférieur, au nerf lingual et au canal de Warton.

Le *bord supérieur* est tapissé par la muqueuse du sillon alvéolo-lingual.

Le *bord inférieur* suit le muscle génio-hyoïdien

L'*extrémité antérieure* répond à la glande du côté opposé.

L'*extrémité postérieure* est en rapport avec la glande sous- maxillaire et son prolongement antérieur.

Canaux excréteurs. – La glande sublinguale possède 15 à 30 canaux excréteurs, dont le plus volumineux, est appelé canal de Bartholin, qui prend naissance de la partie moyenne de la face postérieure de la glande, longe le canal de Warton et débouche en dehors de lui, au niveau de la caroncule sub-linguale.

APPLICATION PRATIQUE

- La glande sous-maxillaire est souvent touchée au même titre que la parotide par une inflammation suite aux oreillons.
- Dans le syndrome de Sjögren, la glande sous-maxillaire se dessèche, de même que toutes les autres glandes exocrines.
- Les calculs de la glande sous-maxillaire provoquent des douleurs sous la mâchoire.

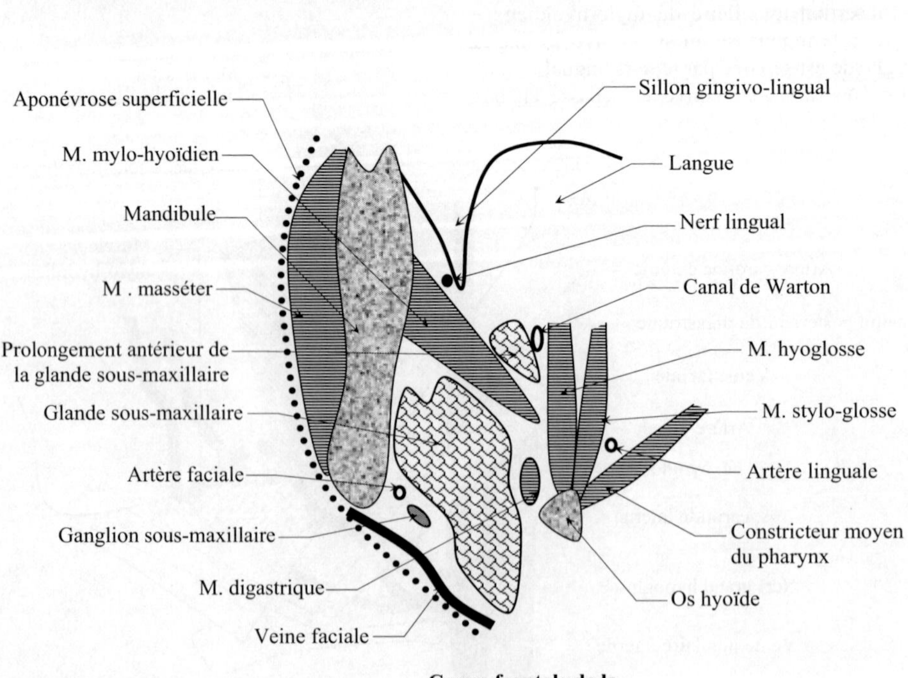

Coupe frontale de la région sous-maxillaire

PHARYNX

GENERALITES

Organe impair et symétrique, le pharynx est un conduit musculo-membraneux constituant le lieu de croisement des voies respiratoires et digestives. Il joue un rôle dans la déglutition, la phonation, et la respiration.

Situation et limites. – Le pharynx s'étend en hauteur, depuis la base du crâne en haut, jusqu'à l'œsophage en bas ; il communique en avant, successivement de haut en bas, avec : les fosses nasales, la cavité buccale et le larynx. Latéralement, il est situé en regard de la mandibule en haut, et de la région carotidienne en bas. En arrière, il répond à la colonne vertébrale.

Morphologie externe. – Le pharynx présente la forme d'une gouttière ouverte en avant, aplatie transversalement, dont les bords sont fixés sur le squelette des fosses nasales, de la cavité buccale et du larynx. On lui distingue de haut en bas, 3 segments :

- ***le rhino-pharynx*** ou épi-pharynx ou cavum : qui répond aux fosses nasales, et situé au dessus du voile du palais ;
- ***l'oro-pharynx*** ou bucco-pharynx : situé en arrière de la bouche, entre le niveau du voile du palais et de l'os hyoïde ;
- ***le laryngo-pharynx*** ou hypo-pharynx : situé en arrière du larynx, et se continue en bas par l'œsophage.

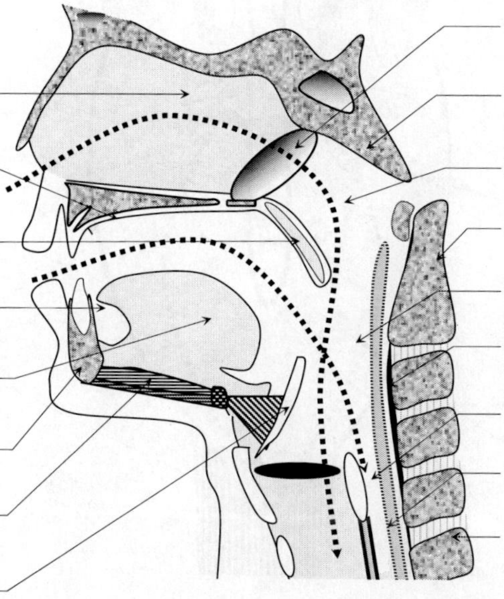

Coupe sagittale de la face et du cou, montrant les limites du pharynx,
les flèches en pointillé indiquent le parcours de l'air et des aliments.

CONFIGURATION INTERNE DU PHARYNX

La paroi interne du pharynx est tapissée par une muqueuse qui se moule sur la charpente fibreuse sous-jacente. De coloration rosée, d'aspect irrégulier, et présentant des bosselures soulevées par des formations lymphoïdes. Du point de vue topographique, le pharynx présente à décrire trois étages qui se succèdent de haut en bas : *le **rhin-pharynx, l'oro-pharynx,*** et ***le laryngo-pharynx.***

Le rhino-pharynx. – Il s'étend depuis la base du crâne jusqu'au voile du palais. Pendant la déglutition, ce dernier se soulève et ferme complètement l'isthme pharyngo-nasal, afin d'empêcher les aliments de passer dans les cavités nasales. **On peut examiner le rhino-pharynx grâce au miroir,** c'est ainsi qu'on peut voir les structures suivantes :

- ***la paroi antérieure :*** occupée par les choanes séparées par le septum nasal, ces deux orifices ovalaires laissent apercevoir les cornets moyen et inférieur ;
- ***la paroi inférieure :*** formée par le voile au cours de la déglutition ;
- ***la paroi postérieure :*** en rapport avec l'arc antérieur de l'atlas, et soulevée par de nombreux follicules lymphoïdes ;
- ***la paroi supérieure :*** oblique en bas et en arrière, formée par la face inférieure de la base du crâne (sphénoïde et occipital) ; chez l'enfant, elle présente l'amygdale pharyngée, siège de **végétations adénoïdes, obstruant le naso-pharynx, ce qui entraîne une respiration par la bouche. L'orifice de la trompe auditive peut également être le siège d'une obstruction, entraînant une otite moyenne ;**
- ***la paroi latérale :*** en rapport avec l'aile interne de l'apophyse ptérygoïde, et présente l'orifice de la trompe d'Eustache.

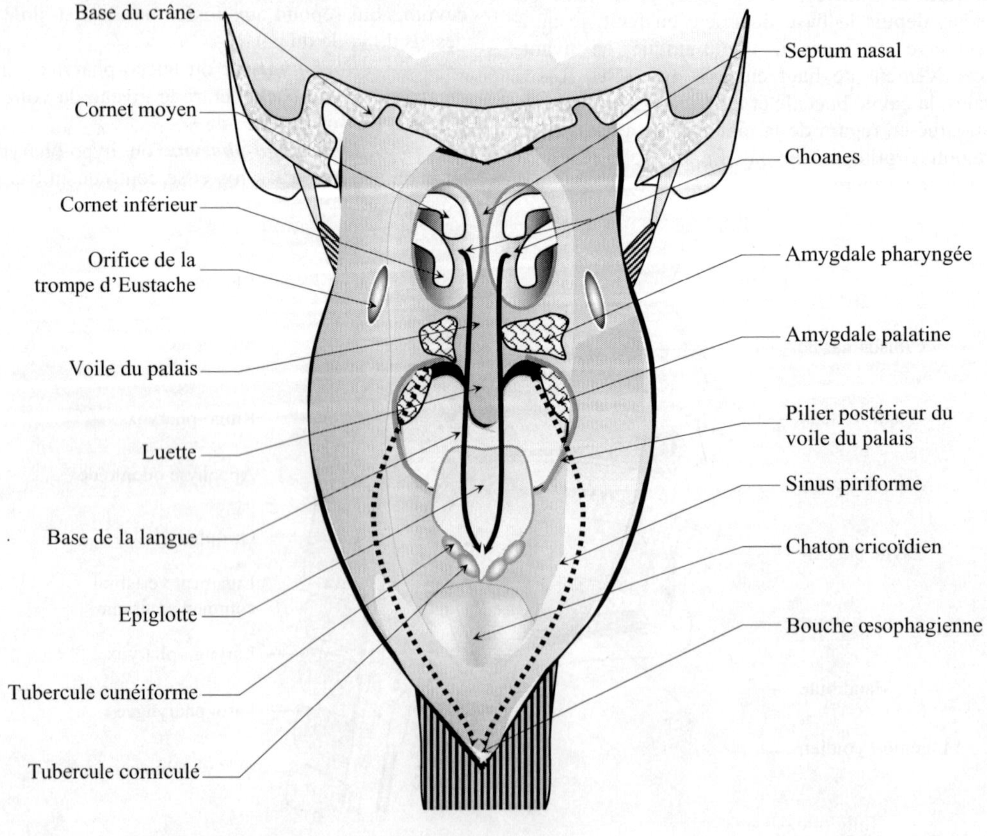

Paroi antérieure du pharynx, vue postérieure après résection de la paroi postérieure ; ***les flèches en trait continu indiquent le trajet de l'air, les flèches en pointillé le trajet des aliments.***

L'oro-pharynx. – On peut voir directement l'oro-pharynx au fond de la bouche grand ouverte, et en demandant au patient de prononcer « aaah », pour obtenir l'abaissement de la langue et l'élévation du voile du palais, l'oro-pharynx est alors visible. Il est de forme cubique avec 6 parois.

- La paroi antérieure : communique directement avec la cavité buccale par un orifice : **l'isthme du gosier,** limité latéralement par les piliers antérieurs du voile.

- La paroi supérieure : est formée par le voile du palais séparant en partie l'oro-pharynx du rhino-pharynx ; il persiste une communication entre les deux cavités : l'isthme du pharynx.

- La paroi postérieure : verticale, répond aux corps vertébraux de C2 et C3.

- Les parois latérales : donnent attachent aux piliers antérieurs et postérieurs, entre lesquels se trouve l'amygdale palatine. **Cette dernière a la même structure qu'un ganglion lymphatique, son infection entraîne une angine.**

Le laryngo-pharynx. – Il peut être examiné, seulement à l'aide d'un miroir, sa forme est un entonnoir rétréci en bas, on lui décrit :

- une paroi antérieure : formée par la face postérieure du larynx convexe en arrière ;

- une paroi postérieure : répondant aux corps vertébraux de C3 à C6 ;

- deux parois latérales : occupées par les **sinus piriformes ;**

- une extrémité inférieure : se continuant avec l'œsophage, par un orifice muni d'un sphincter formé par les fibres du constricteur inférieur : **la bouche œsophagienne**. Cet orifice s'ouvre pendant la déglutition, de même que pendant la régurgitation d'air par l'œsophage (éructation).

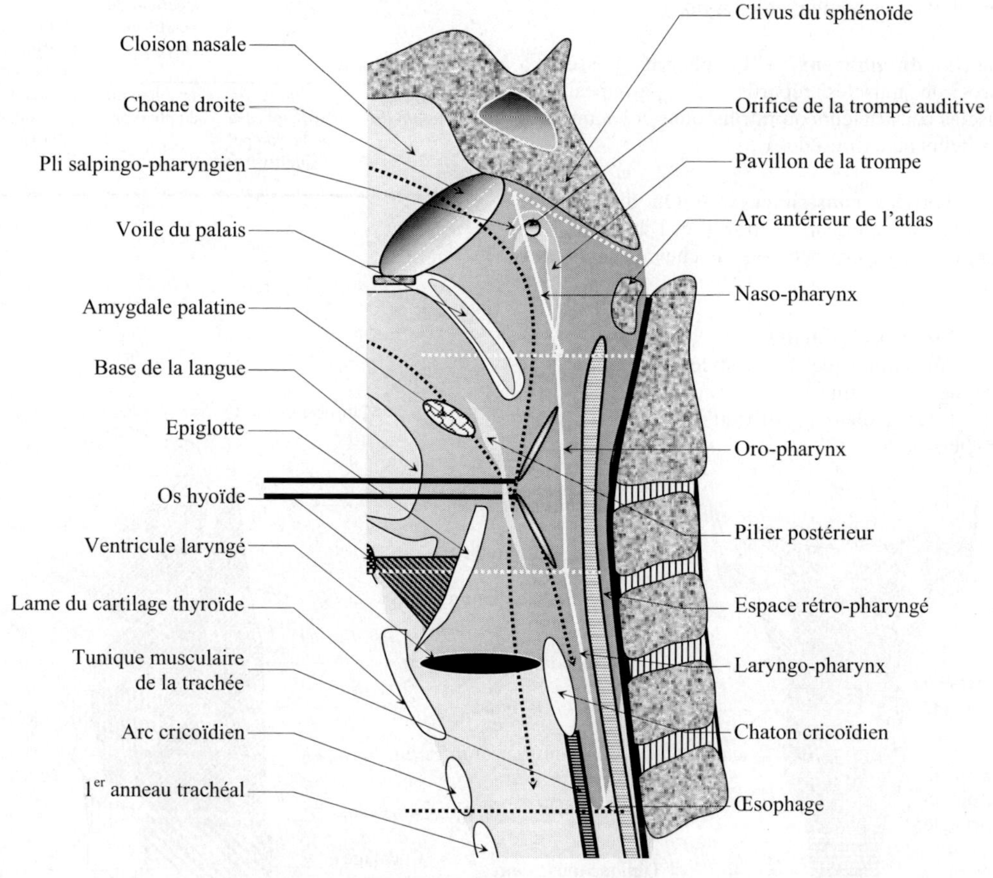

Coupe sagittale du pharynx montrant sa configuration interne ; le miroir indiqué sur le schéma peut être orienté, soit vers les fosses nasales, soit vers le larynx.

CONSTITUTION ANATOMIQUE DU PHARYNX

Le pharynx est une structure musculo-aponévrotique formée par une ***charpente fibreuse*** donnant la forme à l'organe ; ce squelette est recouvert en dehors par la ***tunique musculaire striée*** et ***l'aponévrose péri-pharyngée,*** et en dedans par la ***muqueuse.***

Tunique fibreuse du pharynx. – La charpente fibreuse du pharynx forme une gouttière verticale ouverte en avant, et formée de fibres conjonctives entrecroisées. Elle s'attache sur les os avoisinants par son extrémité supérieure et ses bords antérieurs.

- ***L'extrémité supérieure :*** s'attache sur la face exocrânienne de la base du crâne : face basilaire de l'occipital, face inférieure du rocher et apophyse ptérygoïde du sphénoïde.
- ***Les bords antérieurs :*** s'insèrent de haut en bas sur : le sphénoïde, la face interne de la mandibule, l'os hyoïde, et le larynx.

Muscles du pharynx. – Le pharynx possède 5 paires de muscles répartis en 2 groupes : les muscles constricteurs ou intrinsèques et les muscles élévateurs ou extrinsèques.

Muscles constricteurs. – On distingue le constricteur supérieur, le moyen et l'inférieur. Ces muscles se superposent en se chevauchant entre eux.

Muscles élévateurs

Au nombre de 2 : le stylo-pharyngien et le pharyngo-staphylin.

Le tableau suivant résume leurs caractéristiques :

Muscle	Origine	Terminaison	Action
Constricteur supérieur	Apophyse ptérygoïde du sphénoïde, ligament ptérygo-maxillaire et face interne de la mandibule.	Tubercule pharyngé	Rapprochent les parois du pharynx lors de la déglutition
Constricteur moyen	Os hyoïde	Base du crâne, raphé médian du pharynx.	
Constricteur inférieur	Cartilages thyroïde et cricoïde	Raphé médian du pharynx	Elévation du pharynx lors de la déglutition et de la phonation
Stylo-pharyngien	Apophyse styloïde de l'os temporal	Aponévrose pharyngée, épiglotte et bord supérieur du cartilage thyroïde.	Soulèvent le pharynx et le larynx, lors de la déglutition et de la phonation.
Pharyngo-staphylin	Partie cartilagineuse de la trompe auditive	Paroi latérale du pharynx	

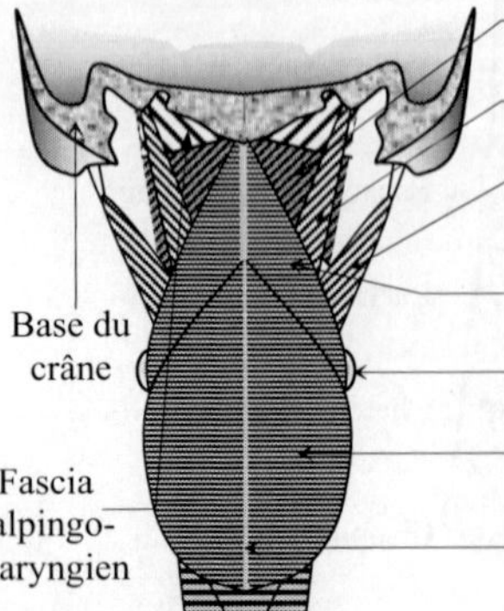

Muscles du pharynx, vue postérieure

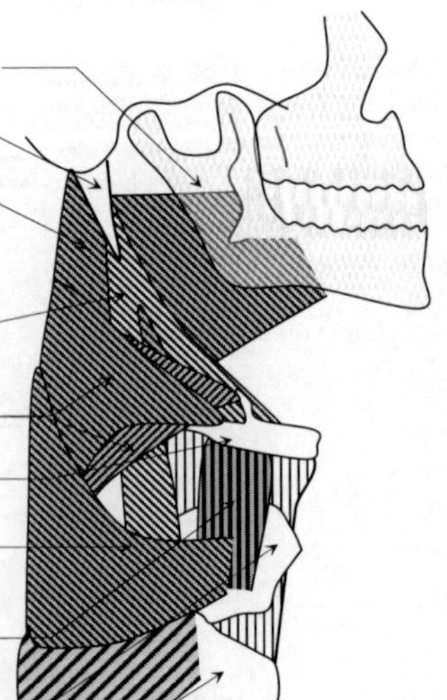

Muscles du pharynx, vue latérale droite

RAPPORTS DU PHARYNX

Le pharynx entre en rapport par l'intermédiaire de l'aponévrose péri-pharyngée avec :

- ***en arrière,*** la région pré-vertébrale et la colonne cervicale ;

- ***en avant,*** de haut en bas : les fosses nasales, la cavité buccale et le larynx ;

- ***latéralement et en haut,*** les éléments de l'espace maxillo-pharyngien ; celui-ci est limité en avant par la branche montante de la mandibule, en dedans par le pharynx et en arrière par la colonne cervicale ; les éléments de cet espace sont, d'avant en arrière : les muscles ptérygoïdiens interne et externe, l'artère maxillaire interne, le nerf lingual et le nerf mandibulaire, l'artère carotide interne, la veine jugulaire interne, et les 4 derniers nerfs crâniens ;

- ***latéralement et en bas,*** le lobe thyroïdien, la carotide primitive, et le nerf vague.

INNERVATION DU PHARYNX

L'innervation motrice : est assurée principalement par le nerf spinal ; accessoirement, par le nerf glosso-phryngien.

L'innervation sensitive : est assurée principalement par le nerf vague ; accessoirement, par le nerf glosso-pharyngien pour la région antérieure des parois latérales, et par le nerf trijumeau pour la région de l'orifice tubaire.

L'innervation sécrétoire : est assurée par le sympathique cervical.

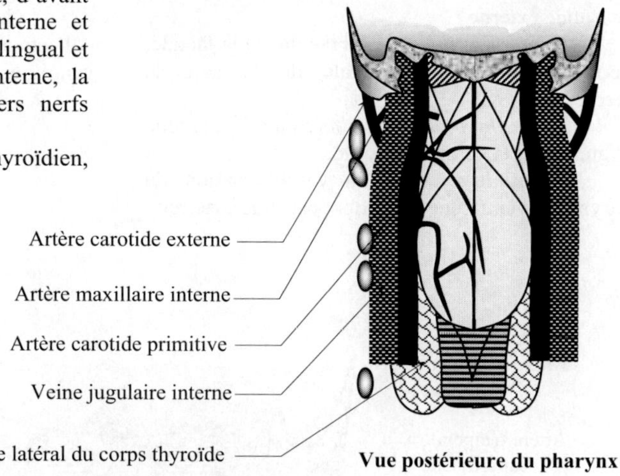

Vue postérieure du pharynx

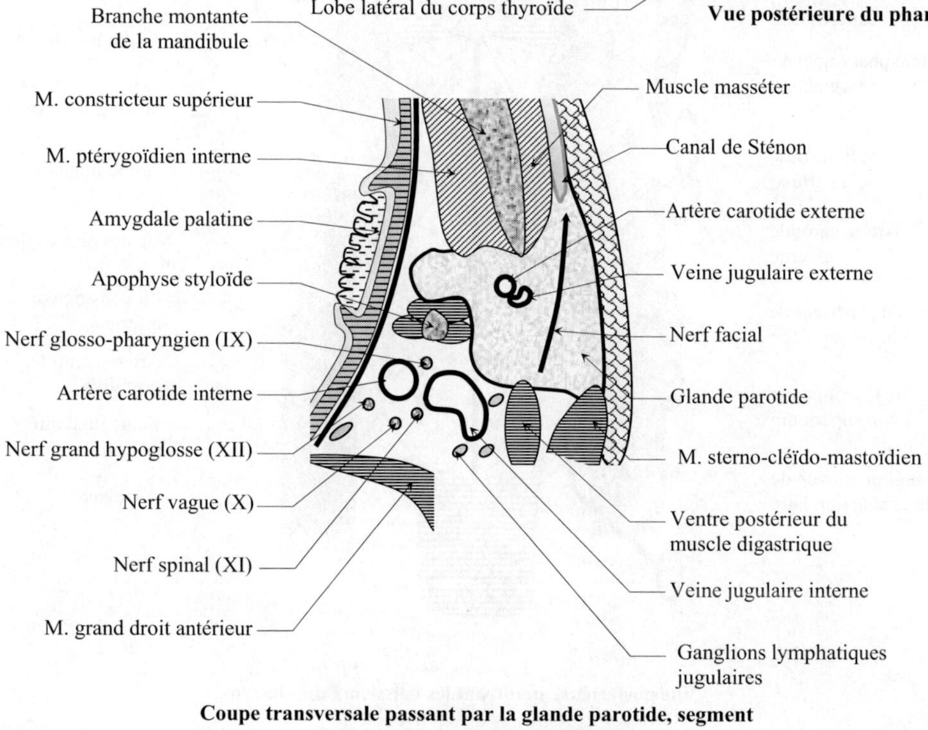

Coupe transversale passant par la glande parotide, segment inférieur de la coupe du côté droit

VAISSEAUX DU PHARYNX

Artères. – La vascularisation du pharynx est assurée par :

- ***l'artère pharyngienne ascendante,*** essentiellement ; celle-ci provient de l'artère carotide externe, chemine directement le long de la paroi du pharynx, et se termine en donnant 3 branches : supérieure, moyenne et inférieure.

Accessoirement, la vascularisation du pharynx provient de :

- *l'artère ptérygo-palatine,* branche de la maxillaire interne, elle-même, branche terminale de la carotide externe ;
- *la palatine inférieure,* branche de la faciale, elle-même, branche collatérale de la carotide externe ;
- *la thyroïdienne supérieure,* branche collatérale de la carotide externe.

En définitive, toute la vascularisation du pharynx provient donc de l'artère carotide externe.

Veines. – Elles naissent du ***plexus veineux sous-muqueux*** profond ; à partir de celui-ci, des branches viennent traverser la musculeuse, pour former à la surface du pharynx un ***plexus veineux superficiel,*** dont les branches efférentes se portent en avant pour rejoindre la ***jugulaire interne***.

Lymphatiques. – Ils prennent naissance à partir de **deux réseaux :** l'un, *intramusculaire ;* l'autre, *muqueux.* A partir de ces réseaux, vont partir les principaux groupes de collecteurs efférents :

- *le groupe postérieur :* rejoint les ganglions supérieurs de la chaîne jugulaire ;
- *le groupe latéral :* rejoint les collecteurs amygdaliens, avant de gagner les ganglions sous-digastriques ;
- *le groupe antéro-inférieur :* se réunit aux collecteurs laryngés, pour se jeter dans les ganglions moyens de la chaîne jugulaire.

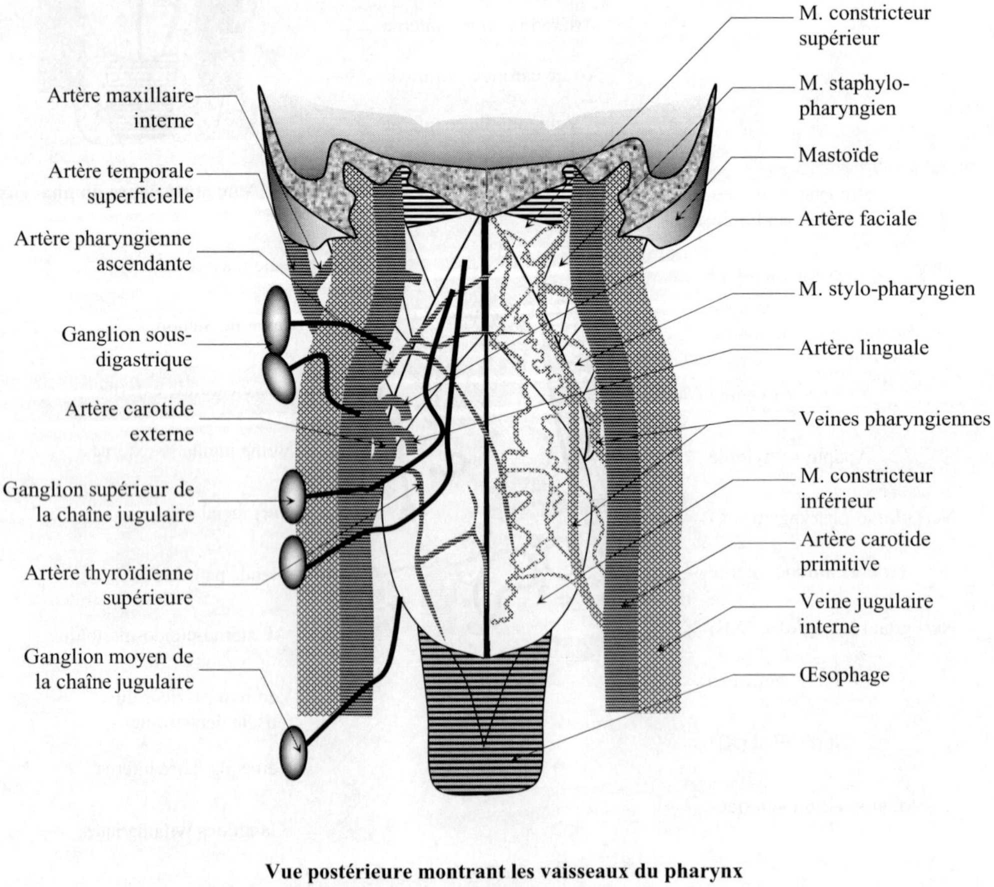

Vue postérieure montrant les vaisseaux du pharynx

LA DEGLUTITION

La déglutition est une opération permettant de faire parvenir les aliments de la bouche jusqu'à l'estomac, en passant par le pharynx et l'œsophage. L'acte de la déglutition comporte 3 phases successives : une phase volontaire, suivie de deux phases involontaires ou réflexes.

- La première phase, volontaire : est la période pendant laquelle le plancher buccal se contracte, et pousse le bol alimentaire à l'aide de la langue, contre le voile du palais ; il en résulte une stimulation des récepteurs de la muqueuse palatine, déclenchant les phases suivantes.

- La deuxième phase, involontaire : consiste en la **fermeture réflexe et simultanée des voies respiratoires,** vers les fosses nasales d'une part, et vers le larynx d'autre part.

L'élévation et la mise sous tension du voile du palais par action des muscles élévateurs et tenseurs, entraîne la fermeture de l'isthme pharyngo-nasal, réalisant ainsi, l'isolement des fosses nasales du pharynx, et empêchant les aliments de passer vers les fosses nasales.

L'abaissement de l'épiglotte, poussée par la base de la langue et les muscles arythéno-épiglottiques, réalise la fermeture de l'entrée du larynx ; au même moment la glotte se ferme, et de cette façon les voies respiratoires inférieures sont isolées du pharynx.

- La troisième phase, involontaire : permet **la progression du bol alimentaire à travers le pharynx et l'œsophage.** Elle résulte du raccourcissement du pharynx qui suit l'ascension du larynx, et va recevoir le bol alimentaire poussé par la langue à travers l'isthme du gosier. Le bol alimentaire chemine dans les sinus piriformes et au dessus de l'épiglotte ; en même temps, le pharynx se rétrécit sous l'action des muscles constricteurs qui poussent ce bol vers l'œsophage. Une onde péristaltique se déplaçant de haut en bas, transporte le bol alimentaire vers l'estomac, même en position couchée.

APPLICATION PRATIQUE

En pathologie, des troubles moteurs et sensitifs peuvent toucher le pharynx, suite à des diverses affections : maladies infectieuses, intoxications aux anesthésiques, syndromes neurologiques, syndromes neuro-musculaires, et diverses autres affections. A titre indicatif, nous ne citerons que quelques exemples.

- La ***diphtérie*** se manifeste par les signes suivants :
  - une paralysie du voile du palais : qui se traduit par un trouble de la déglutition des liquides, se caractérisant par : un ***reflux de liquide par le nez, et un trouble de la phonation se traduisant par un nasonnement ;*** à l'examen, le voile du palais est suspendu, oscillant avec les mouvements respiratoires ;
  - une anesthésie du voile du palais ;
  - une paralysie des muscles constricteurs.

- ***Les accidents d'anesthésie :*** entraînent des paralysies pharyngées transitoires.

- ***La sclérose latérale amyotrophique :*** se traduit dans sa phase de début par un ***trouble de la déglutition*** et un ***nasonnement.***

- ***La myasthénie :*** par atteinte de la synapse neuro-musculaire, se traduit par une paralysie du voile, puis des constricteurs, entraînant une **aphagie** (impossibilité d'avaler) totale.

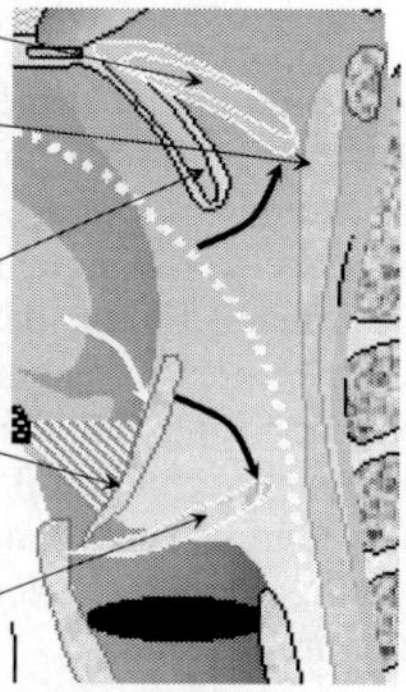

Schéma A : coupe sagittale du pharynx

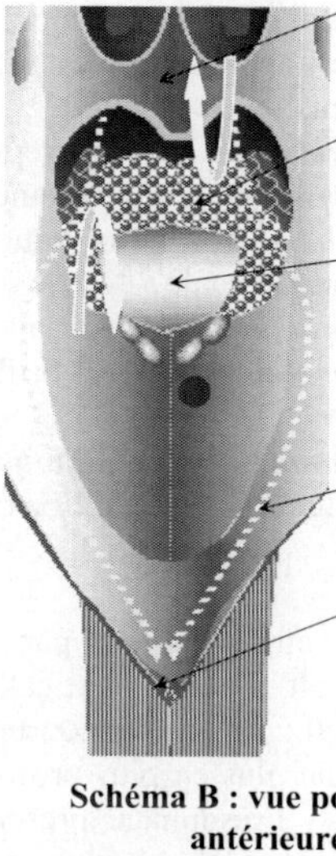

Schéma B : vue postérieure de la paroi antérieure du pharynx

Les schémas A et B montrent le mécanisme d'action permettant la fermeture de l'isthme naso-pharyngé et de l'orifice supérieur du larynx.

OESOPHAGE

GENERALITES

Morphologie et dimensions. – L'œsophage est un conduit musculo-membraneux qui continue l'extrémité inférieure du pharynx au niveau de la bouche œsophagienne, et se termine dans l'estomac. Il est dépressible, aplati d'avant en arrière, intérieurement revêtu d'une muqueuse rose pâle. Sa longueur totale est de 25 cm, son calibre est en moyenne de 3 cm et variable selon le point considéré ; l'œsophage présente à cet effet, 3 rétrécissements : cricoïdien, aortico-bronchique et diaphragmatique.

Situation et limites. – L'œsophage est un organe profondément situé en avant de la colonne vertébrale ; il traverse verticalement la partie inférieure du cou, le médiastin postérieur, le diaphragme et une partie de l'abdomen ; c'est ainsi qu'on lui distingue 3 segments:

- ***Le segment cervical,*** qui s'étend depuis l'extrémité inférieure du laryngo-pharynx à hauteur du cartilage cricoïde et de C6, jusqu'au niveau du bord supérieur de la fourchette sternale ;
- ***le segment thoracique,*** allant du niveau de la fourchette sternale jusqu'à l'orifice diaphragmatique ;
- ***le segment abdominal,*** portion terminale qui s'abouche avec l'estomac au niveau de l'orifice du cardia.

Direction. – Elle peut être étudiée par la radiographie ; l'œsophage est d'abord vertical et médian dans le plan frontal ; il suit la courbure cervicale et tend à devenir de plus en plus profond vers le bas. Dans le thorax, l'œsophage présente une direction verticale avec une légère concavité antéro-gauche.

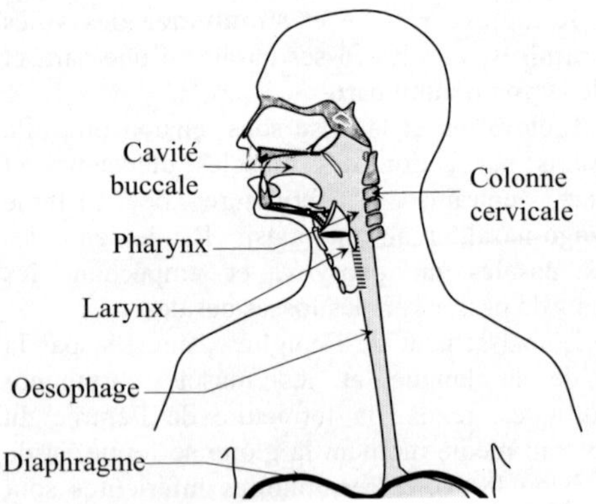

Situation et limites de l'oesophage

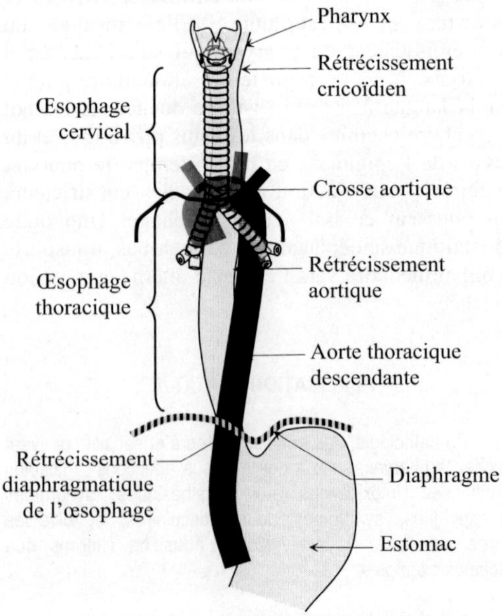

Vue d'ensemble de l'oesophage

RAPPORTS DE L'ŒSOPHAGE

Les rapports de l'œsophage varient selon le segment considéré.

Rapports de l'œsophage cervical.

- ***En arrière,*** l'œsophage cervical répond au *rachis cervical* de C6 à D1, il en est séparé par un espace celluleux rétro-pharyngien ;
- ***En avant,*** il répond aux éléments suivants : - la *trachée* légèrement déportée vers la droite, formant ainsi avec l'œsophage l'angle trachéo-oesophagien au niveau duquel se trouvent le nerf récurrent gauche et les ganglions de la chaîne réccurentielle ; - la face postérieure du lobe latéral de la *glande thyroïde* longée par les *glandes parathyroïdes ;* - *l'artère thyroïdienne inférieure* qui croise la face antérieure de l'œsophage, en passant en avant du récurrent gauche ; - plus loin les plans de couverture *musculo-aponévrotiques.*
- ***Latéralement,*** les rapports immédiats de l'œsophage sont différents à droite et à gauche.

A droite, l'abord chirurgical est rendu difficile par la présence des éléments suivants : - la face postérieure du *lobe droit de la thyroïde* et les *parathyroïdes* ; - le nerf récurrent droit croisant obliquement le bord droit de l'œsophage ; - l'artère thyroïdienne inférieure qui passe en arrière du récurrent droit.

A gauche, l'abord chirurgical est plus facile pour les raisons suivantes : - le *lobe thyroïdien gauche* facile à isoler de l'œsophage ; - le nerf récurent cheminant plus loin dans l'angle trachéo-oesophagien, *l'artère thyroïdienne inférieure* croise en avant le nerf.

Les rapports lointains sont constitués, à droite comme à gauche par le *paquet vasculo-nerveux* du cou (carotide primitive, jugulaire interne et nerf vague), celui-ci est recouvert par le *muscle sterno-cléïdo-mastoïdien* que l'on écarte (pour le côté gauche) et en passant en dedans de l'axe jugulo-carotidien que l'on aborde l'œsophage.

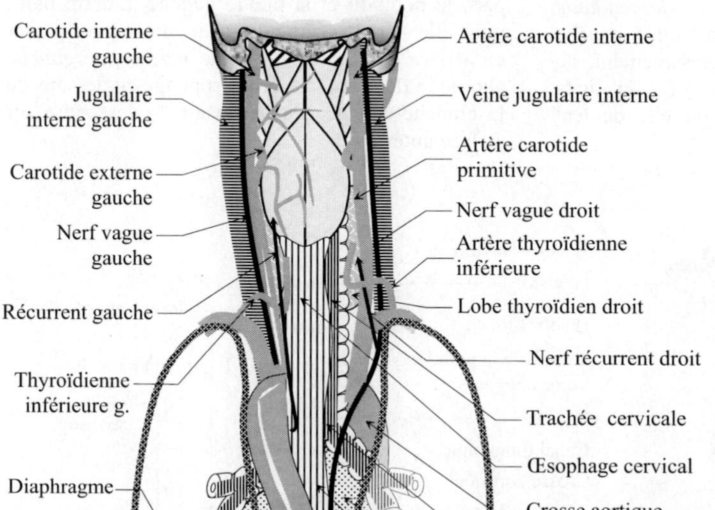

Vue postérieure montrant les rapports de l'œsophage

Coupe transversale du cou, segment inférieur de la coupe →

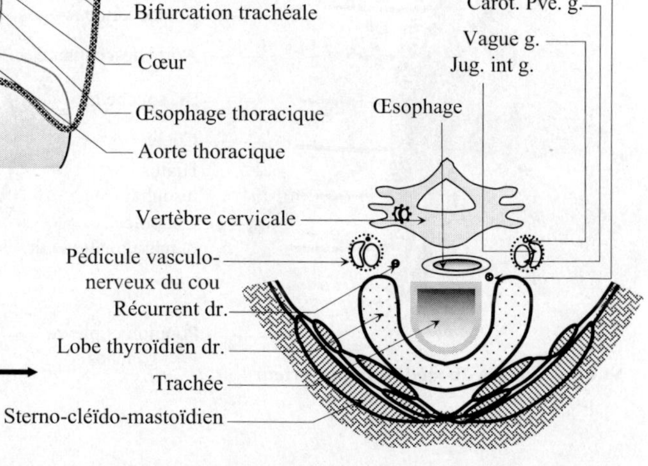

Rapports de l'œsophage thoracique. – A l'intérieur du thorax, l'œsophage descend dans le médiastin postérieur ; il présente les rapports suivants :

- ***en avant,*** il entre en rapport de haut en bas avec : - la face postérieure de la *trachée* à laquelle il est uni par du tissu cellulaire ; - la *bifurcation trachéale* et l'origine de la *bronche souche gauche,* car, d'une part, l'œsophage est dévié vers la gauche, d'autre part, l'extrémité inférieure de la trachée est poussée à droite par la crosse aortique ; - les *ganglions intertrachéo-bronchiques ; - l'artère bronchique* et *l'artère pulmonaire droite ;* - le *péricarde* et le *cul-de-sac de Haller,* **dont l'épanchement au cours de la péricardite, se manifeste par une dysphagie par compression de l'œsophage.**

- ***en arrière,*** l'œsophage répond : - à la *colonne vertébrale* depuis son origine jusqu'au niveau de D4 ; il en est séparé, d'avant en arrière, par la *gaine viscérale, l'espace rétroviscéral, l'aponévrose prévertébrale* et les *muscles prévertébraux.* A partir du niveau de D4, l'œsophage s'écarte du rachis dorsal et répond : - à *l'aorte descendante thoracique* qui se place d'abord, en haut, à gauche de l'œsophage, puis se porte progressivement, au fur et à mesure qu'elle descend, vers la ligne médiane, jusqu'au niveau de D8 où elle devient postérieure à l'œsophage ; - à la *grande veine azygos* qui monte sur la face antéro-droite du rachis dorsal ; - au *canal thoracique* qui monte le long du bord droit de l'aorte ; - aux *culs-de-sac pleuraux* interazygo-oesophagiens et interaortico-oesophagien ; - à la *petite veine azygos ;* - aux *premières artères intercostales droites* qui passent transversalement en arrière de l'aorte, de la grande veine azygos et du canal thoracique.

- ***latéralement,*** les rapports de l'œsophage sont différents à droite et à gauche. **A droite,** il est en rapport avec : la *plèvre,* le *poumon droit,* dont il est séparé par *la crosse de l'azygos* qui croise l'œsophage à hauteur de D4 ; - le *nerf vague droit* qui aborde le bord droit de l'œsophage au dessous de la crosse de l'azygos, puis se rapproche progressivement de sa face postérieure. **A gauche,** l'œsophage est croisé à hauteur de D4 par la *crosse de l'azygos ;* au dessus de l'aorte, il répond à l'artère sous-clavière gauche et au canal thoracique qui l'isolent de la plèvre et du poumon gauche. Au dessous de la crosse, *l'aorte thoracique descendante* s'interpose entre l'œsophage, d'une part, le poumon et la plèvre gauche, d'autre part ; puis, elle se porte vers la ligne médiane pour passer en arrière de l'œsophage ; - le *nerf vague gauche* aborde le flanc gauche de l'œsophage au dessous de la branche souche gauche, avant de descendre sur sa face antérieure.

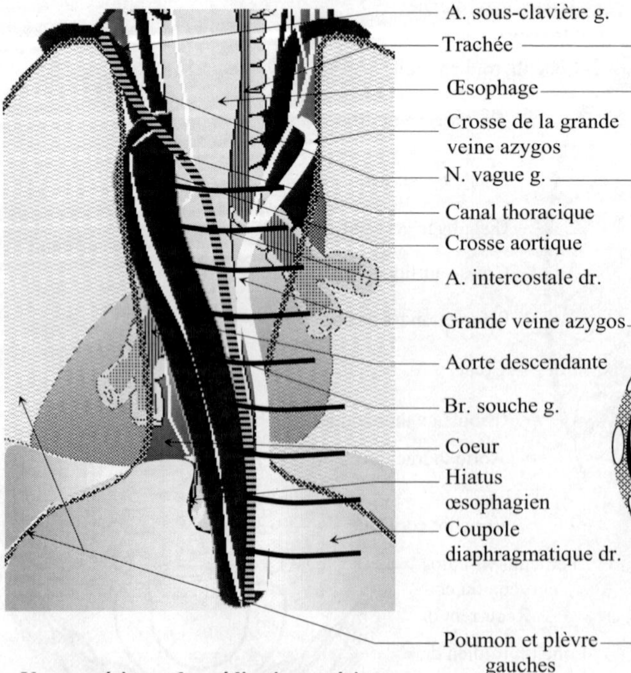

Vue postérieure du médiastin postérieur

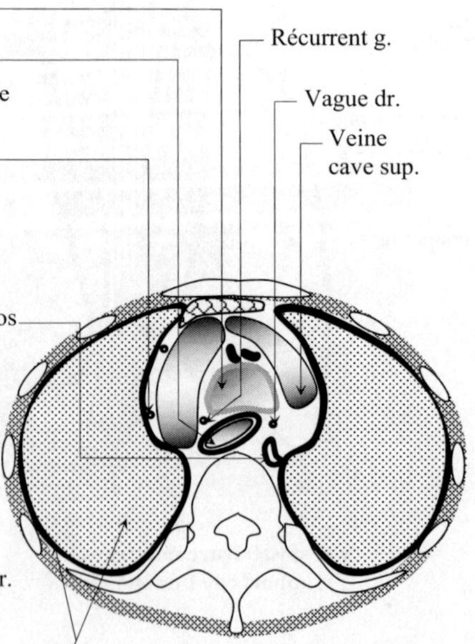

Coupe transversale du thorax passant par D4

VASCULARISATION DE L'OESOPHAGE

Vascularisation artérielle. – La vascularisation artérielle de l'œsophage est assurée par :

- ***les artères oesophagiennes supérieures,*** provenant des artères thyroïdiennes supérieures, elles-mêmes branches des sous-clavières ;

- ***les artères bronchiques,*** fournissant un rameau pour la région proche de la crosse aortique ;

- ***les artères oesophagiennes moyennes,*** issues directement de l'aorte thoracique descendante ;

- ***les artères oesophagiennes inférieures,*** qui naîssent des artères diaphragmatiques et de l'artère gastrique gauche. **Il faut noter que la partie toute inférieure de l'œsophage thoracique, ainsi que la partie traversant le diaphragme, sont mal vascularisées, ce qui explique la fréquence des échecs lors des anastomoses gastro-oesophagiennes.**

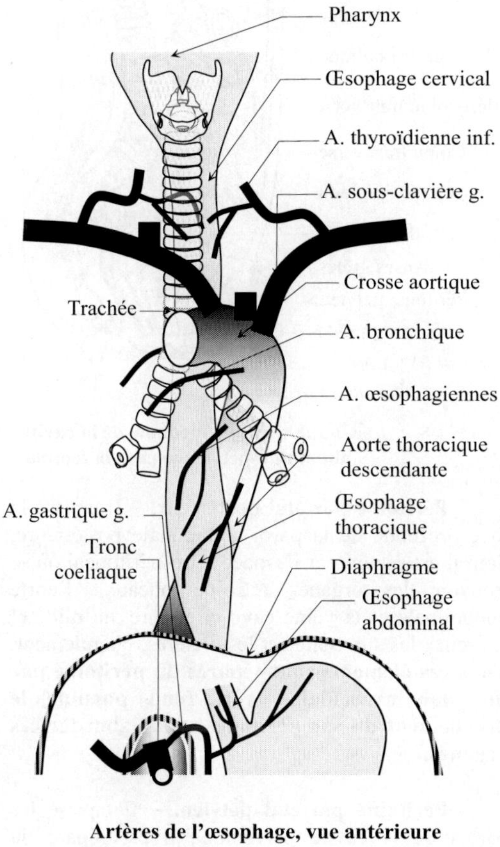

Artères de l'œsophage, vue antérieure

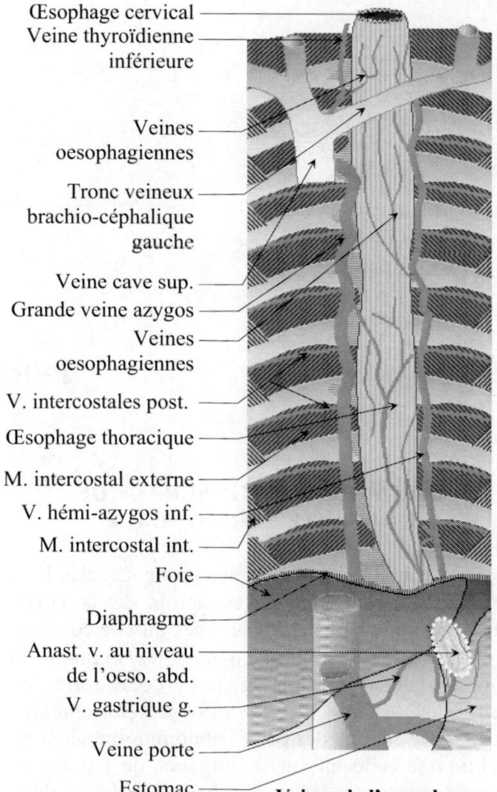

Veines de l'oesophage

Vascularisation veineuse. – Les veines oesophagiennes se déversent dans deux systèmes :

- ***le système cave supérieur,*** par l'intermédiaire des veines thyroïdiennes inférieures, azygos et diaphragmatiques ;

- ***le système de la veine porte,*** par l'intermédiaire de la veine gastrique gauche.

Au niveau de l'œsophage abdominal, les veines tributaires des deux systèmes, s'anastomosent entre elles dans la sous muqueuse et à la surface de l'œsophage ; elles réalisent ainsi, des anastomoses porto-caves. **Au cours de l'hypertension portale, ces anastomoses se dilatent et forment des varices oesophagiennes, dont la rupture est à l'origine des hémorragies grâves.**

Vascularisation lymphatique. – Les lymphatiques de l'œsophage se répartissent en trois groupes : - ceux de la partie cervicale rejoignent les ganglions des chaînes **jugulaires internes** et **récurrentielles ;** - ceux de la partie thoracique se rendent aux ganglions **latéro-trachéaux, intertrachéo-bronchiques** et **médiastinaux postérieurs ;** - ceux de la partie abdominale vont aux ganglions de la **chaîne coronaire stomachique.**

PERITOINE

ORGANISATION GENERALE DE LA CAVITE PERITONEALE

Le péritoine est une membrane séreuse, lisse et glissante, qui tapisse les parois de la cavité abdomino-pelvienne et les organes qu'elle contient. Comme les séreuses recouvrant les organes du thorax : péricarde et plèvre, le péritoine forme un sac à double feuillet ; un *feuillet pariétal* appliqué sur la face interne des parois abdomino-pelviennes, celui-ci se réfléchit sur les organes de l'abdomen pour se continuer par un *feuillet viscéral.* Ces deux feuillets délimitent entre eux une cavité virtuelle : *la cavité péritonéale.* Cette cavité ne peut être mise en évidence qu'après introduction d'air : *pneumopéritoine ;* totalement fermée chez l'homme, cette cavité est ouverte chez la femme au niveau de l'ovaire et du pavillon de la trompe : **ceci explique chez la femme, le risque de péritonite d'origine gynécologique.** On peut tester la perméabilité des trompes, en injectant de l'air dans l'utérus, qui passe normalement dans les trompes et atteint ensuite la cavité péritonéale.

Feuillet pariétal. – Le feuillet pariétal ou péritoine péritonéal recouvre toute la face profonde des parois de la cavité abdomino-pelvienne. Ainsi, on peut distinguer : le péritoine pariétal diaphragmatique ; – le péritoine pariétal antérieur ; – le péritoine pariétal postérieur ; – le péritoine pariétal inférieur ou pelvien.

Péritoine pariétal diaphragmatique. – Il tapisse la face inférieure du diaphragme.

Péritoine pariétal antérieur. – Il tapisse la face profonde de la paroi antéro-latérale de l'abdomen ; il est séparé de celle-ci par un espace celluleux sous-péritonéal qui est très mince au niveau de la ligne médiane.

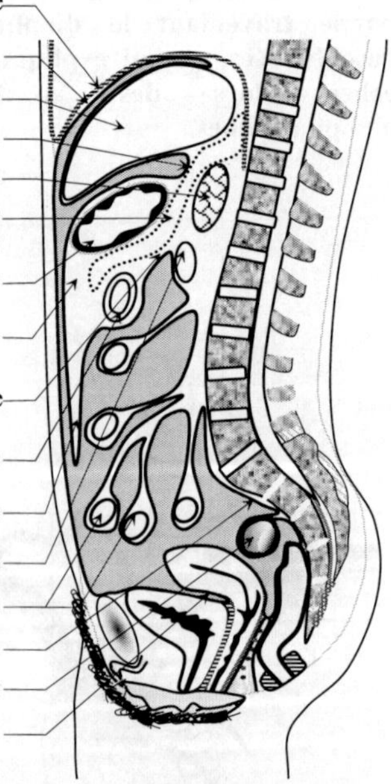

Coupe sagittale médiane de la cavité abdomino-pelvienne chez la femme

Péritoine pariétal postérieur. – Il tapisse la face profonde de la paroi abdominale postérieure, dont il est séparé par l'espace rétro-péritonéal où se trouvent les organes rétro-péritonéaux : l'aorte abdominale et la veine cave inférieure, au milieu ; les reins, les surrénales et les uretères, latéralement. **Tous ces éléments sont séparés du péritoine par un plan avasculaire, ceci rend possible le décollement du sac péritonéal pour aborder ces organes.**

Péritoine pariétal pelvien. – Il tapisse les parois de la cavité pelvienne ; il est séparé du plancher pelvien par un espace celluleux : l'espace sous-péritonéal qui continue vers le bas l'espace rétro-péritonéal. L'espace sous-péritonéal contient : les vaisseaux iliaques, les organes génitaux internes et la portion pelvienne des uretères. **Les viscères pelviens soulèvent le péritoine pelvien, et forment entre eux des culs-de-sac dont le cul-de-sac de Douglas constitue le point déclive de la cavité péritonéale, où des collections de liquide purulent, peuvent se former lors d'une infection péritonéale.**

Feuillet viscéral. – Il forme le revêtement superficiel des organes abdomino-pelviens.

Cavité péritonéale. – Elle présente plusieurs replis reliant le feuillet viscéral au feuillet pariétal. Ces replis peuvent constituer des cloisons ou des récessus. Le plus développé de ces récessus est l'arrière cavité des épiploons qui se trouve en arrière de l'estomac ; c'est ainsi qu'on peut subdiviser la cavité péritonéale : en grande cavité péritonéale et petite cavité péritonéale ou arrière cavité des épiploons ; ces deux cavités communiquent entre elles par un orifice appelé hiatus de Winslow. Le plus important des replis péritonéaux est constitué par une cloison qui relie le côlon transverse à la paroi postérieure : c'est le mésocôlon transverse qui sépare la grande cavité péritonéale en deux étages : l'étage *sus-mésocolique* et l'étage *sous-mésocôlique.*

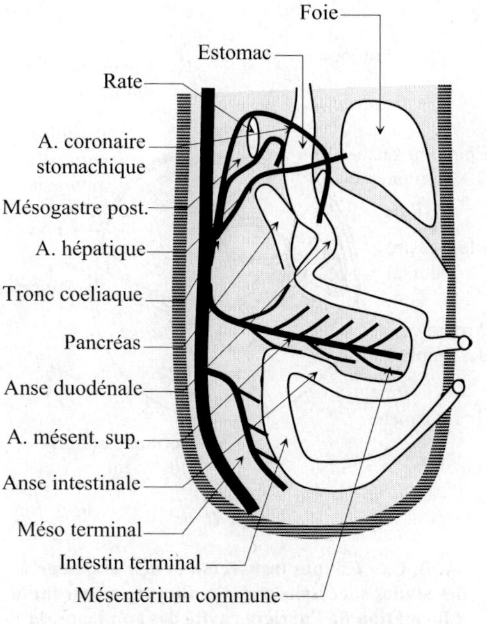

Disposition générale des différents mésos chez l'embryon

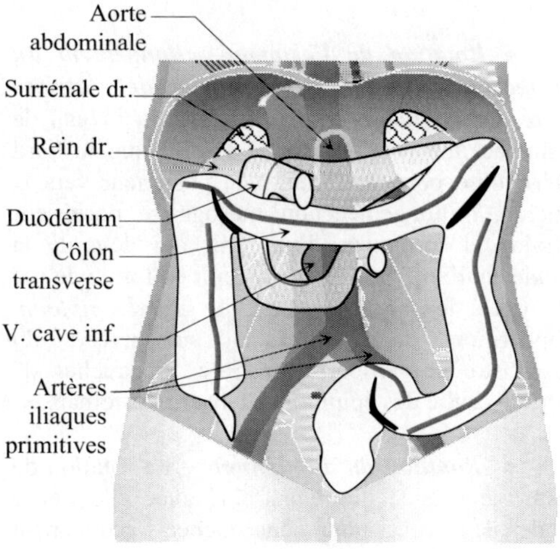

Topographie générale de la cavité abdominale

Développement de l'appareil digestif sous-diaphragmatique et évolution du péritoine. – Initialement les différents segments composant le tube digestif sont situés dans un plan sagittal. Par la suite, l'allongement rapide du tube digestif par rapport au corps de l'embryon, entraîne des inflexions, des inégalités et des dilatations tout au long du conduit. C'est ainsi que se suivent de haut en bas les parties suivantes : – l'estomac, dont le bord antérieur est concave et le bord postérieur convexe ; – l'anse duodénale, concave en arrière ; – l'anse intestinale à concavité postérieure, composée d'une branche supérieure ou descendante et d'une branche inférieure ou ascendante ; la branche descendante deviendra le jéjuno-iléon, et la branche descendante forme : le caecum, le côlon ascendant et le côlon transverse. L'anse intestinale va se poursuivre jusqu'à l'anus par l'intestin terminal qui deviendra : le côlon descendant, le côlon ilio-pelvien et le rectum.

Les différents segments du tube digestif qui se succèdent de haut en bas, sont rattachés à la paroi postérieure par un méso dorsal médian appelé, selon l'organe considéré : *mésogastre postérieur* pour l'estomac ; – *mésoduodénum* pour le duodénum ; – *mésentérium commune* pour l'anse intestinale ; – *mésentérium terminal* pour l'intestin terminal. L'estomac et la partie supérieure de l'anse intestinale sont réunis à la paroi antérieure par le mésogastre ventral.

Modifications du péritoine au cours du développement embryologique. – Avec le développement embryonnaire, des modifications vont transformer le tube digestif et son péritoine pour aboutir à leur forme adulte définitive.

• ***Rotation de l'estomac, allongement du mésogastre postérieur et ébauche de l'arrière cavité des épiploons.*** – On observe au niveau de l'estomac une rotation de telle sorte que le bord antérieur se porte à droite et le postérieur vers la gauche ; l'allongement du mésogastre postérieur entraîne la formation d'un repli qui déborde la grande courbure gastrique ; ce repli en forme de sac est appelé le sac épiploïque ou *grand épiploon.* L'apparition de fissurations au niveau du mésogastre postérieur constitue l'ébauche de l'arrière cavité des épiploons, derrière l'estomac.

• ***Rotation du duodénum.*** – La rotation de l'estomac vers la droite entraîne avec elle l'anse duodénale ; ceci a pour conséquence l'accolement de la face droite du duodénum, de la tête du pancréas et du mésoduodénum, sur la paroi abdominale postérieure. Cet accolement est à l'origine de la formation du *fascia de Treitz* chez l'adulte.

• ***Formation du foie et du pancréas.*** – Le foie se forme à partir du bourgeon hépatique qui prend naissance de la face antérieure du duodénum, puis se développe dans le mésogastre antérieur. La présence du foie dans le mésogastre antérieur divise celui-ci en trois parties : une partie moyenne formée par le péritoine hépatique qui enveloppe le foie ; une partie antéro-supérieure qui fixe le foie au diaphragme, c'est le *ligament suspenseur du foie ;* une partie postéro-inférieure unissant l'estomac au foie, qui constitue le *petit épiploon.* Il existe au dessus du foie, un segment du mésogastre antérieur interposé entre le ligament suspenseur et le petit épiploon, c'est le *ligament coronaire* unissant la face postérieure du foie au diaphragme. – Le bourgeon pancréatique naît de la paroi postérieure du duodénum, puis se développe dans le mésoduodénum et le mésogastre dorsal.

• ***Formation de la rate et des épiploons pancréatico-splénique et gastro-splénique.*** – La rate se développe dans l'épaisseur du mésogastre postérieur, entre l'estomac et la queue du pancréas. Il en résulte que la rate est fixée : au pancréas, par une partie du mésogastre postérieur correspondant à *l'épiploon pancréatico-splénique ;* – à l'estomac, par une autre partie appelée *épiploon gastro-splénique.*

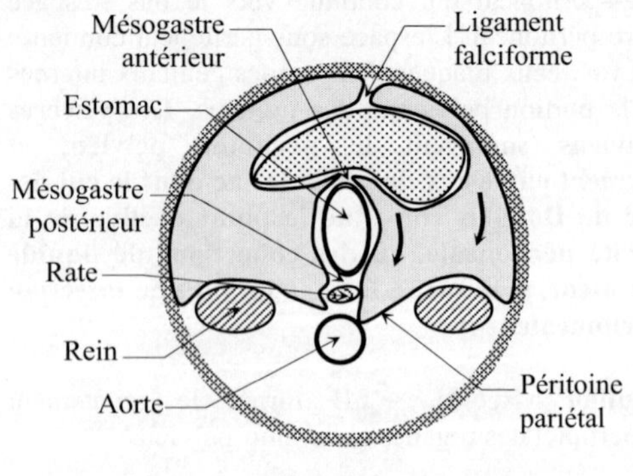

Coupe A

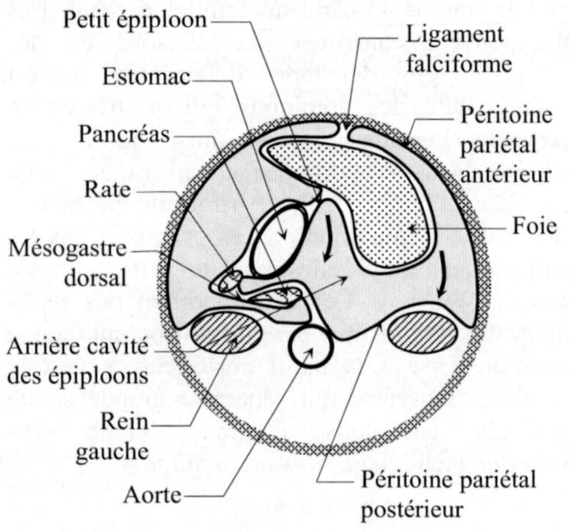

Coupe B

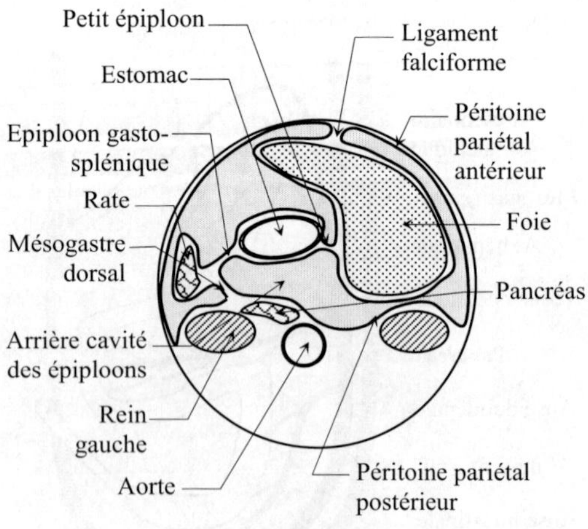

Coupe C

A. B. C. – Coupes transversales de l'abdomen à des stades successifs chez l'embryon, montrant la formation de l'arrière cavité des épiploons, la rotation de l'estomac et l'évolution des mésogastres antérieur et postérieur.

- ***Torsion et division de l'anse intestinale.*** – L'accroissement rapide de l'anse intestinale par rapport au corps de l'embryon, impose une rotation de celle-ci pour aboutir à sa position définitive, où chacun des éléments qui la composent occupe une position fixe au niveau de la cavité abdomino-pelvienne.
- ***Division du mésentère commun en mésocôlon ascendant, mésocôlon transverse et mésentère.*** – Elle accompagne la rotation de l'anse intestinale.
- ***Accolement du côlon et du mésocôlon ascendant.*** – La face postérieure du côlon ascendant et le feuillet postérieur de son méso se soudent au péritoine pariétal postérieur ; il en résulte la formation du fascia de Toldt droit fixant définitivement le côlon ascendant à la paroi abdominale postérieure.
- ***Accolement du côlon descendant et du mésocôlon descendant.*** – Le côlon descendant et son méso se soudent à la paroi, tandis que le côlon pelvien ou sigmoïde est fixé à la paroi pelvienne par le mésocôlon pelvien libre.
- ***Accolement du mésocôlon transverse au sac épiploïque.*** – Le sac épiploïque s'étend vers le bas et sur les côtés, descend en avant du mésocôlon transverse et du côlon transverse, auxquels il se soude ; il en résulte la formation du ligament gastro-colique fixant la grande courbure gastrique au côlon transverse.
- ***Oblitération de la cavité du grand épiploon.*** – A l'origine, la cavité du grand épiploon qui est une extension de l'arrière cavité des épiploons, descend dans le grand épiploon jusqu'à sa limite inférieure. Par la suite, le sac épiploïque se ferme par soudure des différents feuillets qui le composent.

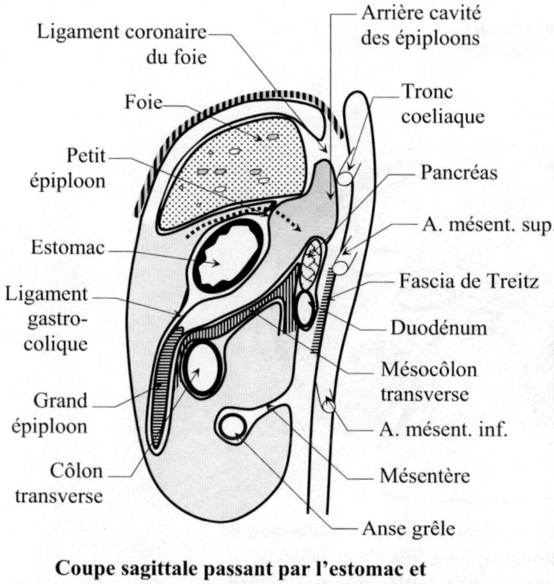

Coupe sagittale passant par l'estomac et l'arrière cavité des épiploons, chez le nouveau-né

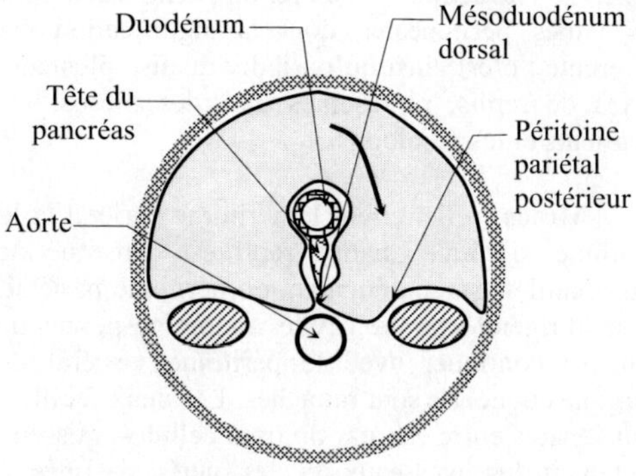

Coupe transversale passant par le duodénum, à un stade où celui-ci et la tête du pancréas sont situés dans un plan médian

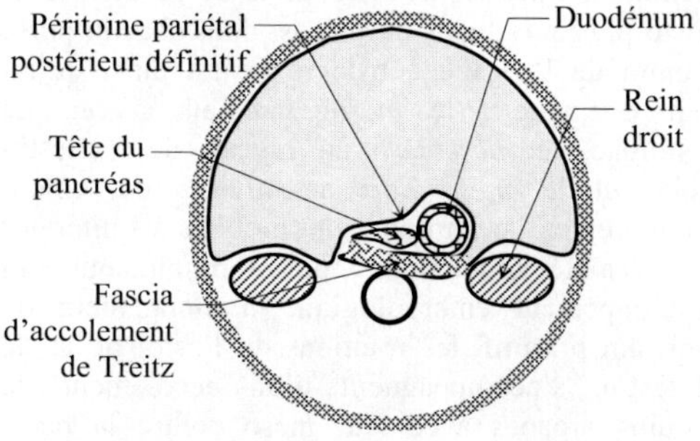

Coupe transversale passant par le duodénum, à un stade où celui-ci et la tête du pancréas basculent en arrière et vers la droite, et deviennent rétro-péritonéaux.

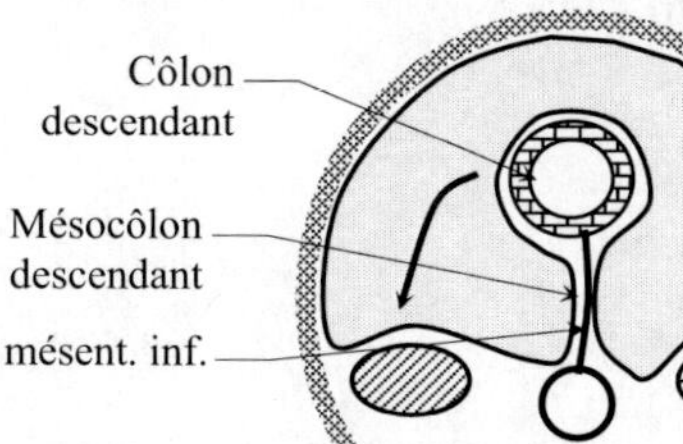

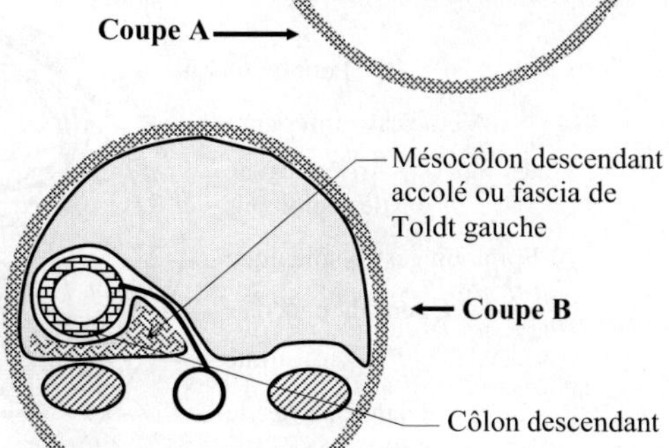

A et B. Coupes transversales de l'abdomen montrant l'évolution du côlon descendant et de son méso.

Replis péritonéaux. – Les replis péritonéaux sont des lames péritonéales dont la signification est différente ; c'est ainsi qu'on individualise plusieurs sortes de replis, représentés par : les mésos, les ligaments et les épiploons.

Mésos. – Ils relient le péritoine pariétal et le péritoine viscéral. Chaque repli est constitué de deux feuillets séreux émanant du péritoine pariétal, et se dirigent vers la cavité abdomino-pelvienne pour se continuer avec le péritoine viscéral de l'organe auquel ils sont rattachés. Les deux feuillets sont séparés entre eux par du tissu cellulo-graisseux contenant les vaisseaux et les nerfs destinés à l'organe ; c'est ainsi qu'on nomme aussi ces replis, *lames porte-vaisseaux.* Les vaisseaux quittent la paroi au niveau de la racine d'insertion du méso en cheminant entre les deux feuillets de ce dernier. Il existe plusieurs types de mésos, dont chacun porte le nom de l'organe considéré ; c'est ainsi qu'on peut distinguer : le *mésogastre* au niveau de l'estomac, le *mésentère* au niveau de l'intestin grêle, et le *mésocôlon* au niveau du côlon. Primitivement, ces mésos sont mobiles à l'intérieur de la cavité abdominale ; plus tard au cours du développement embryologique, l'allongement de l'intestin primitif, les rotations de l'estomac et de l'intestin, s'accompagnent d'un accolement de certains organes avec leur méso contre la paroi abdominale postérieure. Les deux feuillets accolés à la paroi deviennent un fascia constituant un plan de clivage avasculaire, que l'on peut facilement décoller au cours des manœuvres chirurgicales, afin de rendre de nouveau l'organe mobile comme à l'état primitif.

Ligaments péritonéaux. – Les ligaments péritonéaux sont des lames péritonéales formées de deux feuillets, reliant soit deux organes entre eux, soit un organe à la paroi abdominale. On distingue :

Le ligament falciforme du foie : reliant la face supérieure du foie au diaphragme.

Le ligament coronaire du foie : fixant la face postérieure du foie à la paroi.

Le ligament phréno-gastrique : rattachant la petite tubérosité de l'estomac au diaphragme.

Les ligaments suspenseurs des angles coliques droit et gauche : rattachant les angles coliques au diaphragme.

Le ligament large de l'utérus : lame péritonéale transversale reliant les bords latéraux de l'utérus à la paroi pelvienne.

Epiploons. – Les épiploons sont des lames péritonéales à deux feuillets, reliant deux organes intra-péritonéaux. On distingue quatre épiploons :

L'épiploon gastro-hépatique : lame péritonéale qui s'étend de la petite courbure de l'estomac jusqu'à la face inférieure du foie ; il contient dans son bord libre les éléments du pédicule hépatique.

L'èpiploon gastro-colique : ou grand épiloon qui se fixe sur la grande courbure de l'estomac, et descend en avant du côlon transverse et des anses grêles à la manière d'un tablier.

L'épiploon gastro-splénique : reliant la grande courbure de l'estomac à la face interne de la rate.

L'épiploon pancréatico-splénique : reliant la queue du pancréas à la face interne de la rate.

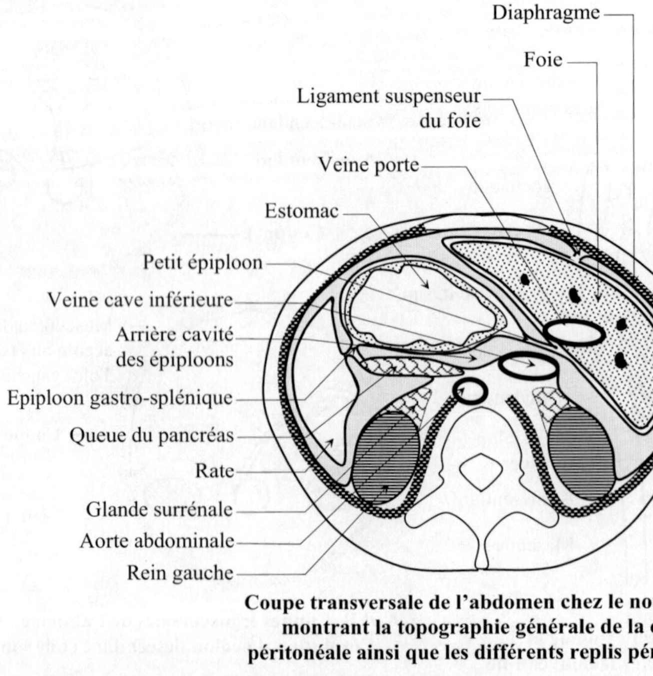

Coupe transversale de l'abdomen chez le nouveau-né, montrant la topographie générale de la cavité péritonéale ainsi que les différents replis péritonéaux

ANATOMIE FONCTIONNELLE DU PERITOINE

Les fonctions du péritoine sont : – soutien des viscères abdominaux en les fixant à la paroi ; – favorise le glissement des viscères les uns sur les autres grâce à la présence de sérosité entre les deux feuillets péritonéaux ; – résorption des liquides intra-péritonéaux ; – prévention des infections grâce à une sécrétion de liquide et de cellules qui tendent à cloisonner ou localiser l'infection.

APPLICATION PRATIQUE

- La **péritonite aiguë** est une inflammation du péritoine qui peut être de nature généralisée ou localisée. – Dans la **péritonite aiguë généralisée**, l'infection atteint le péritoine, soit par effraction à partir d'un organe abdominal, ou bien par voie sanguine lors d'une septicémie. Cliniquement, cette péritonite se manifeste par : une altération de l'état général, des douleurs abdominales, des vomissements ; la palpation de l'abdomen retrouve une *contracture abdominale* réalisant un ventre de bois. Parmi les causes des péritonites aiguës généralisées, on retrouve surtout la perforation d'ulcère gastro-duodénal. – La **péritonite aiguë localisée** est une inflammation de la cavité péritonéale cloisonnée par des adhérences ; elle peut être secondaire à un abcès sous-phrénique ou appendiculaire.

- Le **pneumopéritoine pathologique** est un épanchement d'air dans la cavité péritonéale, qui se traduit à la radiographie de l'abdomen en position debout, par une image claire en forme de croissant qui se trouve entre le foie et le diaphragme. Le pneumopéritoine pathologique peut être secondaire à une perforation d'ulcère ou à une plaie de l'abdomen.

- La **dialyse péritonéale** est un procédé d'épuration extra-rénale, qui utilise le péritoine comme membrane de dialyse des déchets azotés se trouvant dans le sang. Cette technique consiste à introduire dans la cavité péritonéale un liquide de dialyse qu'on évacue et qu'on renouvelle à intervalles réguliers.

ESTOMAC

GENERALITES

L'estomac est un réservoir musculaire creux, situé dans la partie supérieure de l'abdomen, en regard de l'épigastre et de l'hypochondre gauche. Il a pour fonction principale, le brassage des aliments en petits morceaux et leur digestion à l'aide des enzymes contenues dans le suc gastrique. Après leur digestion, les aliments sont transformés en une bouillie laiteuse appelée *chyme* gastrique ; celui-ci est ensuite propulsé grâce aux contractions de l'estomac, à travers l'orifice pylorique, vers le duodénum.

Situation. – L'estomac est un organe **sus-mésocolique**, situé dans la **loge sous-phrénique gauche** limitée par : - *en haut,* le diaphragme et le lobe gauche du foie ; - *en bas,* le côlon et le mésocôlon transverses ; - *en dedans,* la région cœliaque. En avant, l'estomac se projette en grande partie sur la paroi thoracique ; il est fixé par son extrémité supérieure à l'œsophage abdominal, et par son extrémité inférieure au pylore. Sa limite inférieure est variable selon le degré de remplissage de la cavité et la position de l'individu.

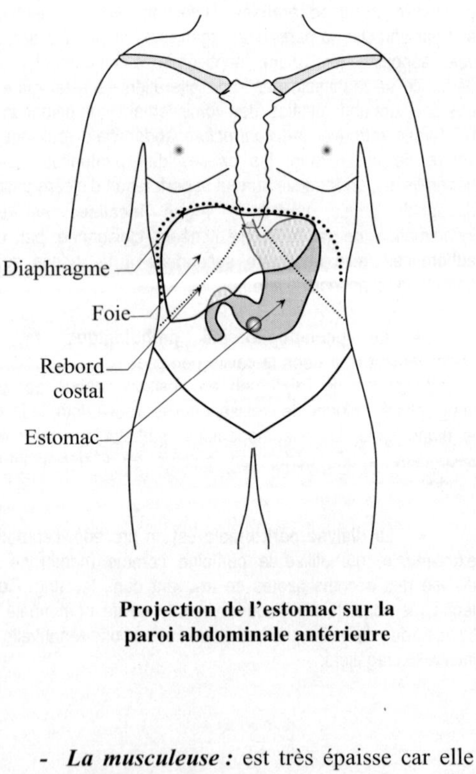

Projection de l'estomac sur la paroi abdominale antérieure

Structure. – L'estomac est constitué par quatre tuniques, disposées de la profondeur vers la superficie.

- ***La muqueuse :*** peut être visualisée à l'aide d'un endoscope ; elle est épaisse, rosée et parcourue de fins sillons délimitant des plis longitudinaux, parallèles à la direction de l'organe et convergeant vers le pylore. Ces plis disparaissent avec la distension de l'estomac.

- ***La sous-muqueuse :*** contient des vaisseaux et des nerfs ; elle est lâche, importante du point de vue chirurgical car elle permet le glissement de la muqueuse sous la musculeuse.

- ***La musculeuse :*** est très épaisse car elle joue un rôle dans les contractions gastriques ; elle est formée de trois sortes de fibres : des fibres superficielles longitudinales, des fibres moyennes circulaires et des fibres profondes obliques.

- ***La séreuse :*** est mince et luisante, et correspond au feuillet viscéral du péritoine ; elle permet les mouvements de glissement de l'estomac à l'intérieur de la cavité péritonéale.

Morphologie externe.

Forme. – Elle peut être étudiée radiologiquement chez le vivant, après absorption de bouillie barytée. En position debout, l'estomac d'un adulte a la forme d'un J, avec une *portion verticale* représentant les 2/3 de la longueur totale et une *portion horizontale* représentant le 1/3 restant.

- ***La portion verticale :*** est inclinée de haut en bas et de gauche à droite, on lui reconnaît deux segments : *la grosse tubérosité* et le *corps de l'estomac* dont l'extrémité inférieure ou *petite tubérosité* forme la partie la plus déclive de l'organe.

- ***la portion horizontale :*** ou antre gastrioque, légèrement ascendante, elle se dirige en se rétrécissant vers la droite, pour se terminer par le pylore qui s'unit au duodénum au niveau d'une zone, marquée par un sillon annulaire.

Cependant, il existe divers types morphologiques en relation avec :

- *l'âge,* le nouveau-né ne présente pas de segment horizontal ;
- *le sexe,* chez la femme, le segment vertical est plus important que chez l'homme ;
- *la position de décubitus dorsal,* où l'estomac adopte une forme globuleuse ;
- *la forme de la cage thoracique,* où l'on trouve un estomac court chez les sujets brévilignes et un estomac allongé chez les sujets longilignes.

Dimensions. – 25 cm de longueur, 12 cm de largeur et 8 cm d'épaisseur. Contenance 1,2 litres. Ces valeurs changent avec le degré de réplétion de l'estomac.

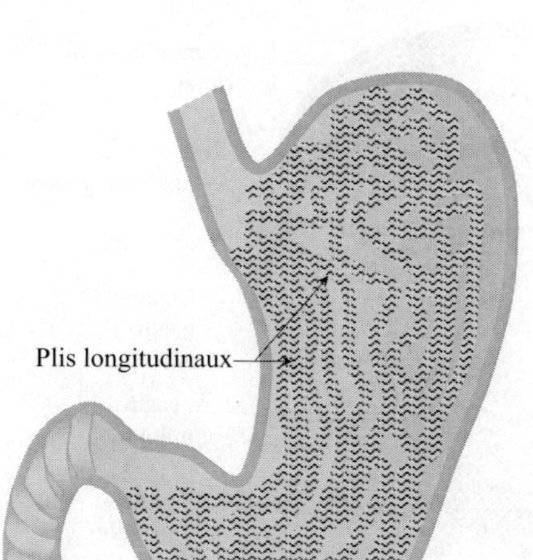

Coupe longitudinale montrant le relief muqueux de l'estomac

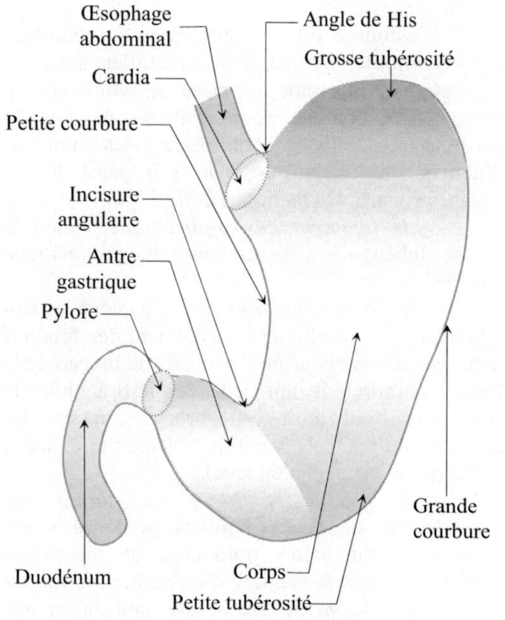

Morphologie externe de l'estomac, vue antérieure

Faces et bords de l'estomac. – L'estomac présente à décrire, 2 faces séparées par 2 bords.

- ***Les faces***, l'une, antérieure, l'autre, postérieure, plus ou moins convexes selon le degré de remplissage de l'organe ;

- ***Les bords*** ou courbures. – *Le bord droit* ou *petite courbure*, concave, regarde en haut et à droite, comporte deux segments, l'un, vertical, l'autre, horizontal, séparés par un angle aigu : *l'incisure angulaire.* – *Le bord gauche* ou *grande courbure,* convexe, comporte 3 segments : - supérieur, correspondant à la grosse tubérosité, il contourne la **poche à air gastrique qui est visible en radiographie sous forme d'une zone claire ;** - moyen, descendant, correspondant au corps ; - inférieur, correspondant à la petite tubérosité.

Orifices. – *Le cardia* ou orifice œsophagien, fait communiquer l'estomac avec l'œsophage abdominal, il est ovalaire, regarde en haut et à droite et un peu en avant. – *Le pylore* ou orifice pylorique, met en communication l'estomac avec le duodénum, il est circulaire, regarde à droite, en arrière et en haut. **Cet orifice est muni d'un sphincter, palpable, dont le développement important à la naissance peut entraîner une sténose hypertrophique du pylore qui se manifeste par des vomissements répétés.**

MOYENS DE FIXITE ET PERITONISATION

L'estomac est presque entouré totalement par le ***péritoine viscéral,*** dont les feuillets antérieur et postérieur tapissant les faces se réunissent au niveau des bords pour former des replis péritonéaux, ceux-ci constituent les moyens d'attache qui fixent l'estomac à la paroi et aux organes voisins. On distingue donc :

- ***le ligament gastro-phrénique,*** fixant la grosse tubérosité à la coupole diaphragmatique gauche.
- ***le petit épiploon*** ou ligament gasto-hépatique, qui résulte de l'accolement des feuillets antérieur et postérieur de l'estomac, au niveau de la petite courbure ; il unit cette dernière au hile du foie. Son bord droit est libre et contient les éléments du pédicule hépatique (veine porte, artère hépatique et canal cholédoque).
- ***le grand épiploon,*** est formé par l'accolement de quatre feuillets péritonéaux qui descendent du colon transverse et recouvrent l'intestin grêle à la manière d'un tablier : *le tablier épiploïque ;* sa partie supérieure unit la grande courbure au colon transverse en formant le ligament gastro-colique qui contient les artères gastro-épiploïques droite et gauche.
- ***l'épiploon gatro-splénique*** ou ligament gastro-splénique, unit la grande courbure au hile de la rate, il se continue en haut avec le ligament gastro-phrénique, en bas avec le ligament gastro-colique. Il contient les branches de l'artère splénique : vaisseaux courts et artère gastro-épiploïque gauche.

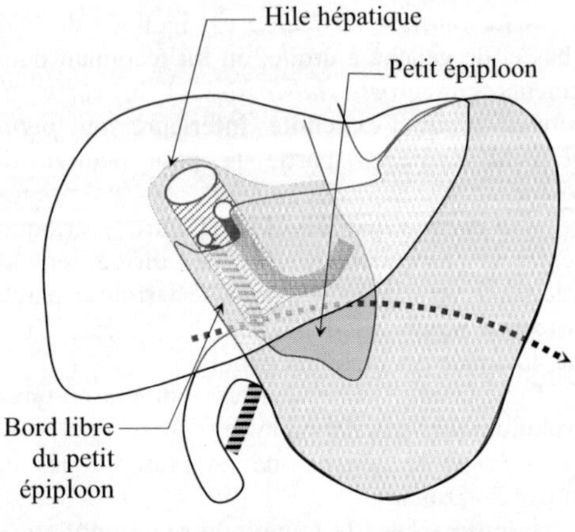

Schéma représentant les éléments du pédicule hépatique à l'intérieur du petit épiploon

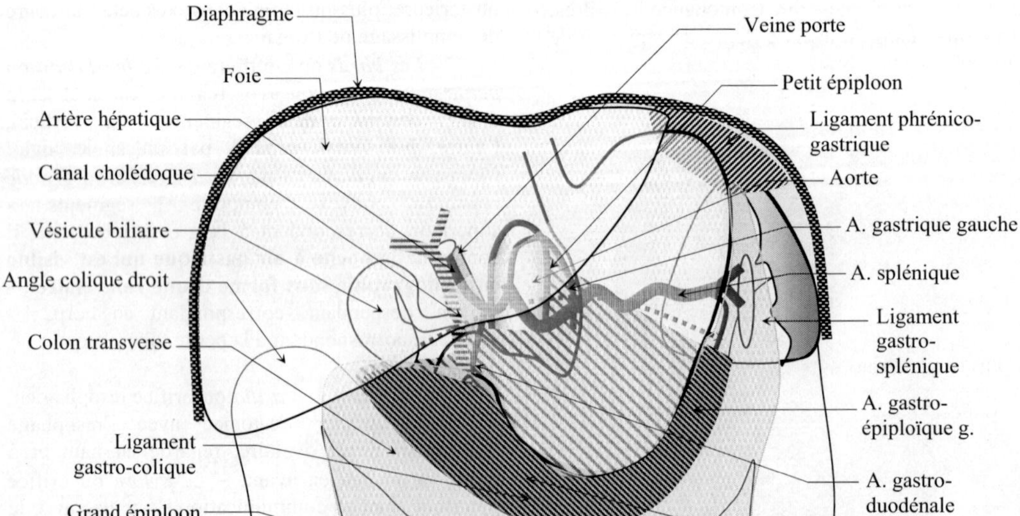

Moyens de fixité de l'estomac, vue antérieure de l'étage sus mésocolique

RAPPORTS DE L'ESTOMAC

Les rapports de l'estomac sont relativement fixes, en dépit de sa mobilité avec la réplétion.

Face antérieure. – Etant un organe **thoraco-abdominal**, l'estomac présente des rapports thoraciques et abdominaux.

Rapports thoraciques. – Les 2/3 supérieurs du segment vertical de l'estomac, se projettent sur l'hémithorax gauche, depuis la 5ème jusqu'à la 9ème côte. Cette surface correspond à l'espace semi-lunaire de Traube, sonore à la percussion ; il est limité par : - en bas, le rebord chondro-costal ; - à droite, une ligne verticale tangente au bord gauche du sternum ; - à gauche, la ligne axillaire antérieure.

Les rapports de l'estomac se font par l'intermédiaire du diaphragme :

- entre le diaphragme et la paroi thoracique, l'estomac entre en rapport avec : - le cul-de-sac costo-diaphragmatique et le poumon gauches ; - la face inférieure du péricarde ;

- entre l'estomac et le diaphragme : - le lobe gauche du foie.

Rapports abdominaux. – Ils se font avec le 1/3 inférieur du segment vertical et le segment horizontal, correspondant au *triangle de Labbé* limité par : - en haut et à droite, le bord antérieur du foie depuis le 9e cartilage droit jusqu'au 7e cartilage costal gauche ; - en haut et à gauche, le rebord chondro-costal ; - en bas, la ligne de Labbé joignant horizontalement les 10e cartilages costaux.

La face antérieure de l'estomac correspondant au triangle de Labbé, est en rapport direct avec la paroi abdominale, en regard des muscles grands droits.

Face postérieure. – La face postérieure de l'estomac entre en rapport avec les organes voisins, par l'intermédiaire de **l'arrière cavité des épiploons**, limitée par : - en arrière, le péritoine pariétal postérieur définitif ; en avant, le péritoine viscéral rétro-gastrique ; - à gauche, le ligament gastro-splénique.

Les rapports se font avec les organes situés de part et d'autre du mésocolon transverse :

- rapports sus-mésocoliques : - la face antéro-interne de la rate qui se moule sur l'estomac ; - à droite, la glande surrénale gauche ; en bas, le corps et la queue du pancréas ; - plus profondément, le pôle supérieur du rein gauche.

- rapports mésocoliques : - le mésocolon transverse sur lequel repose l'estomac ; - le colon transverse qui s'enfonce derrière l'estomac.

- rapports sous-mésocoliques : - l'angle duodéno-jéjunal et les premières anses grêles ; **ce rapport facilite la réalisation d'une anastomose entre l'estomac et l'intestin grêle, en passant à travers le mésocolon transverse.**

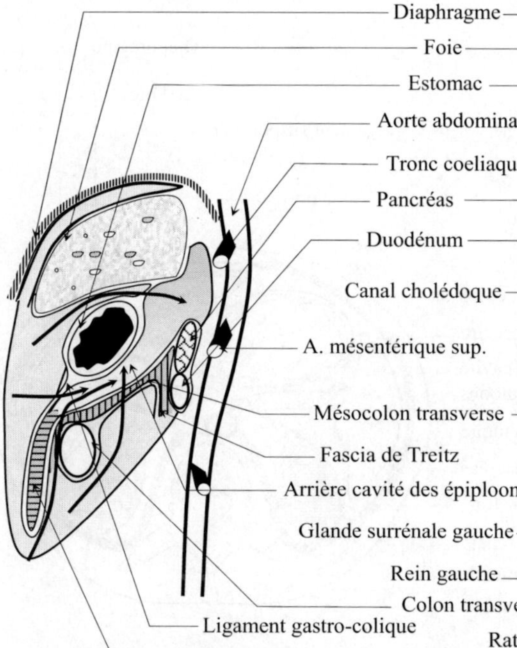

Coupe sagittale passant par l'arrière cavité des épiploons ; les flèches indiquent les différentes voies d'abord de cette cavité.

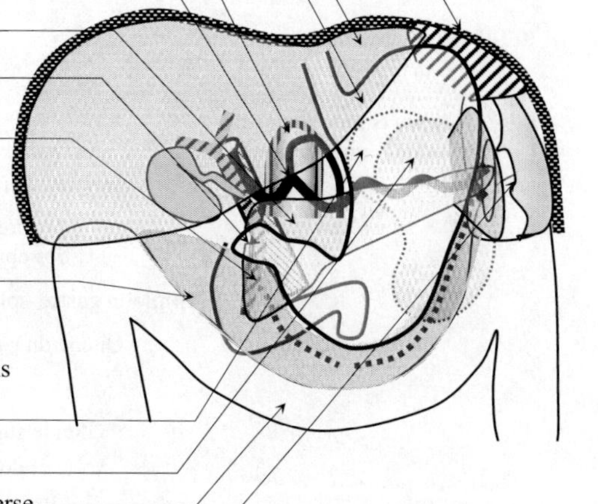

Vue antérieure de l'étage sus-mésocolique montrant les rapports de l'estomac

La grande courbure. – Elle présente les rapports suivants : - en haut, la grosse tubérosité est fixée au diaphragme par le ligament gastro-phrénique qui constitue le toit de l'arrière cavité des épiploons ; - dans la partie moyenne, le corps de l'estomac est fixé au hile de la rate par le ligament gastro-splénique contenant les vaisseaux courts de l'estomac ; - en bas, la petite tubérosité et la partie initiale de l'antre gastrique, sont fixées au côlon transverse par le ligament gastro-colique contenant les vaisseaux du cercle de la grande courbure.

La petite courbure. – Elle donne insertion au petit épiploon, par l'intermédiaire duquel, elle entre en rapport avec la région coeliaque de Luschka.

Le petit épiploon, comporte trois parties : - la pars condensa, située en regard du cardia ; elle contient les nerfs gastro-hépatiques ; - la pars flaccida ; elle contient entre ses deux feuillets, le cercle vasculaire de la petite courbure (vaisseaux gastriques droits et gauches) ; - la pars vasculosa, constituée par le bord droit, libre, du petit épiploon ; elle contient les éléments du pédicule hépatique.

La région coeliaque, située en arrière du petit épiploon, répond par l'intermédiaire du péritoine pariétal postérieur, aux éléments suivants : - l'aorte abdominale ; - le tronc coeliaque et ses branches : artère splénique, hépatique, et gastrique gauche ; - les ganglions lymphatiques pré et latéro-aortiques, ainsi que le plexus solaire.

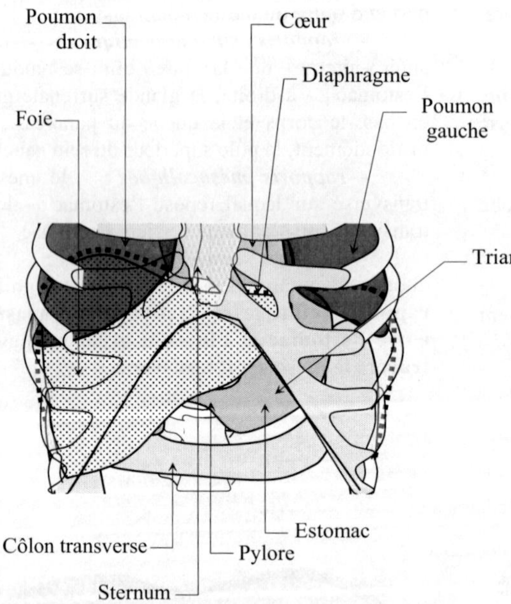

Rapports antérieurs de l'estomac, vue antérieure

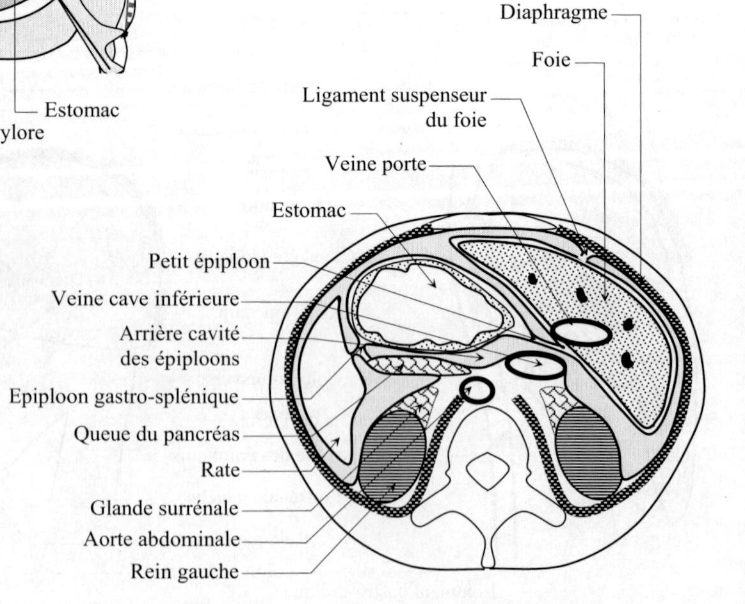

Coupe transversale de l'abdomen passant par D12

VAISSEAUX DE L'ESTOMAC

Artères. – Les artères de l'estomac sont issues des branches du tronc coeliaque. Elles forment au voisinage des courbures de l'estomac, deux cercles artériels.

Cercle artériel de la petite courbure. – Il est constitué par l'anastomose de l'artère coronaire stomachique avec l'artère pylorique ; ce cercle chemine entre les deux feuillets du petit épiploon.

Artère coronaire stomachique. – Dés son origine du tronc coeliaque, l'artère se dirige en haut et à gauche vers la petite courbure, et se divise en deux branches terminales : l'une, antérieure, descend le long de la face antérieure de l'estomac ; l'autre, postérieure, passe en arrière de la petite courbure pour s'anastomoser avec la branche homologue de la pylorique. – *Collatérales.* – Rameau cardio-oeso-tubérositaire, destiné au cardio-œsophage et à la grosse tubérosité ; – rameaux gastriques, destinés aux deux faces de l'estomac.

Artère pylorique. – L'artère pylorique ou gastrique droite, naît de l'hépatique propre, puis se dirige en bas, en avant du pédicule hépatique, et se termine au dessus du premier duodénum en se divisant en deux branches : antérieure et postérieure. – *Collatérales :* rameau pour le premier duodénum ; rameau pylorique qui chemine dans le sillon pyloro-duodénal ; rameaux pour l'antre gastrique.

Cercle artériel de la grande courbure. – Il est constitué par l'anastomose de l'artère gastro-épiploïque droite avec la gastro-épiploïque gauche. Ce cercle chemine entre les deux feuillets du ligament gastro-colique.

Artère gastro-épiploïque droite. – C'est une branche de division de l'artère gastro-duodénale ; dés sa naissance sous le premier duodénum, la gastro-épiploïque droite se dirige en bas et à gauche, et chemine dans le ligament gastro-colique, le long de la grande courbure, puis s'anastomose à plein canal avec son homologue gauche. – *Collatérales :* rameau pylorique inférieur ; rameaux gastriques pour les deux faces de l'estomac ; branches épiploïques, qui descendent dans le grand épiploon jusqu'à son bord inférieur, où elles s'anastomosent.

Artère gastro-épiploïque gauche. – Elle provient de l'artère splénique, au niveau du hile de la rate. Elle chemine d'abord dans le ligament gastro-splénique, puis dans le ligament gastro-colique en longeant la grande courbure, et se termine en s'anastomosant avec son homologue droite pour former le grand cercle artériel de la grande courbure. – *Collatérales :* vaisseaux courts pour la face postérieure de l'estomac ; branches gastriques pour la grande courbure ; branches épiploïques analogues aux branches droites.

Système des vaisseaux courts. – Ces vaisseaux courts proviennent de l'artère splénique, puis remontent dans l'épiploon gastro-splénique vers la grosse tubérosité. – On distingue : le rameau oeso-cardio-tubérositaire postérieur, se dirigeant en haut, vers la face postérieure de la grande courbure et du cardio-œsophage, et s'anastomose avec le rameau antérieur de la coronaire stomachique ; les vaisseaux courts proprement dits, provenant de la splénique ou de ses branches.

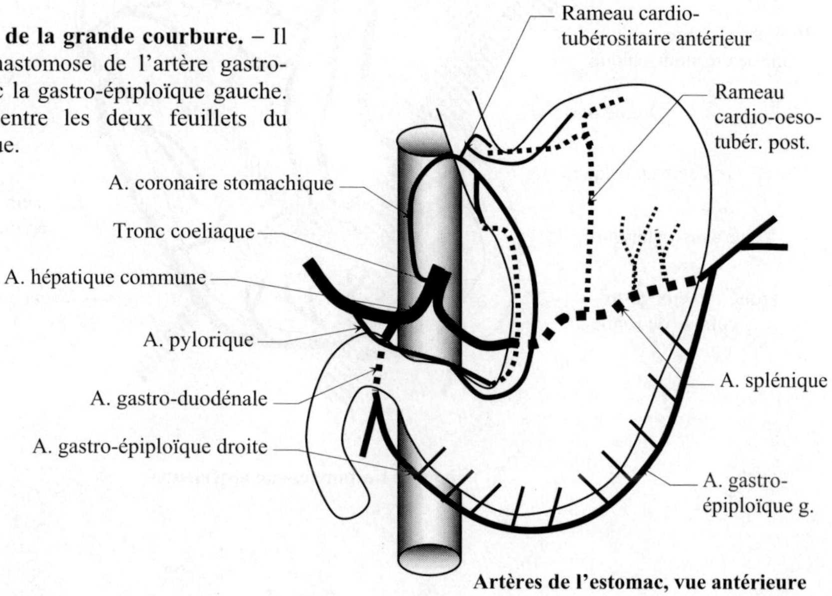

Artères de l'estomac, vue antérieure

Veines. – Elles prennent naissance d'un réseau veineux sous-épithélial, traversent les réseaux sous-muqueux et sous-séreux, et se drainent dans les veines satellites des artères.

Cercle veineux de la petite courbure. – Il est formé par l'anastomose de la veine coronaire stomachique et de la veine pylorique. Il est situé à l'intérieur du petit épiploon.

Veine coronaire stomachique. – La veine coronaire stomachique ou gastrique gauche, longe l'artère depuis la petite courbure, puis se termine dans la veine porte.

Veine pylorique. – La veine pylorique ou gastrique droite, est issue du bord supérieur du pylore, passe en avant de la face antérieure de l'artère gastro-duodénale, et se draine dans la veine porte.

Cercle veineux de la grande courbure. – Situé dans le ligament gastro-colique, il est formé par l'anastomose de la veine gastro-épiploïque droite et de la gastro-épiploïque gauche.

Veine gastro-épiploïque droite. – Elle suit l'artère jusqu'au niveau du bord inférieur du premier duodénum, puis se joint à la veine colique supérieure droite et à la veine pancréatico-duodénale inférieure droite, pour former le tronc veineux gastro-colique de Henlé qui se jette dans la veine mésentérique supérieure.

Veine gastro-épiploïque gauche. – Elle suit l'artère, puis se draine dans la veine splénique.

Veines gastriques courtes. – Elles suivent les artères homologues, puis rejoignent la veine coronaire stomachique à droite, et la veine splénique à gauche. **Certaines branches s'anastomosent avec les veines œsophagiennes et la veine diaphragmatique inférieure tributaires de la veine cave inférieure ; elles réalisent ainsi des anastomoses porto-caves qui peuvent se rompre en cas d'hypertension portale, et être à l'origine d'hémorragies digestives graves.**

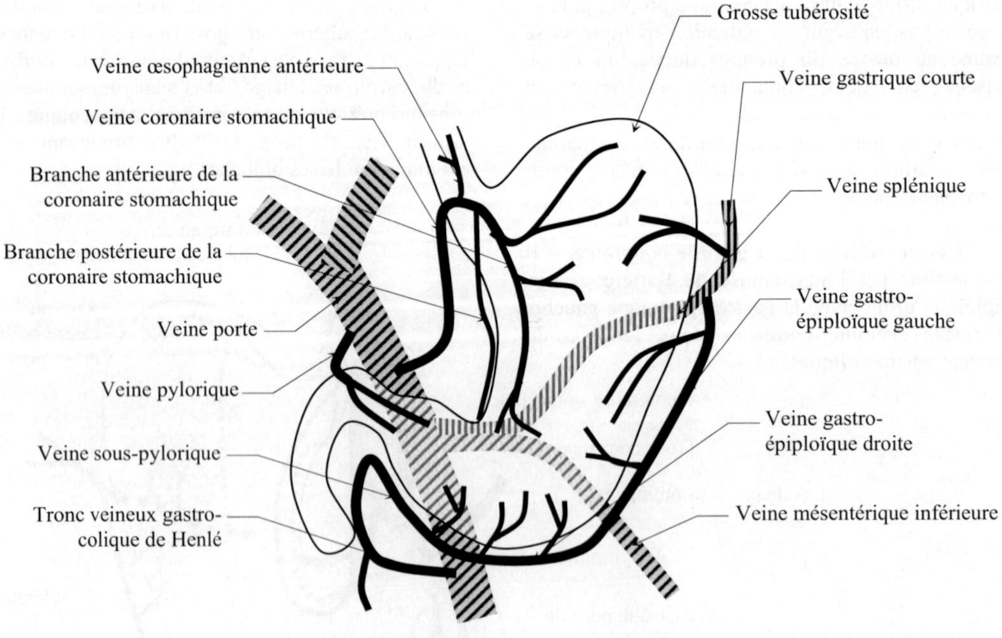

Veines de l'estomac, vue antérieure

Lymphatiques. – Ils prennent naissance au niveau du réseau muqueux, traversent le réseau sous-muqueux, le réseau sous-séreux, puis se drainent par des troncs collecteurs qui gagnent trois groupes ganglionnaires.

Groupe ganglionnaire de la coronaire stomachique. – Le territoire de drainage de ce groupe, correspond aux 2/3 droits du segment vertical de l'estomac ; il comporte trois types de ganglions : – *ganglions pariétaux,* échelonnés le long de la paroi gastrique, et juxta-cardiaux ; – *ganglions de la petite courbure,* placés le long du cercle artériel ; – *ganglions de la faux de la coronaire.*

Groupe ganglionnaire de l'artère splénique. – Ce groupe draine le territoire correspondant aux 1/3 gauche du segment vertical de l'estomac ; il comprend quatre types de ganglions : – *ganglions du hile de la rate ;* – *ganglions de la grosse tubérosité de l'estomac ;* – *ganglions sus-pancréatiques,* échelonnés le long du bord supérieur du pancréas.

Groupe ganglionnaire de l'artère hépatique. – Il draine le territoire qui correspond au segment horizontal de l'estomac ; il est constitué par les ganglions suivants : – *ganglions de la grande courbure,* échelonnés le long de l'artère gastro-épiploïque droite ; – *ganglions rétro-pyloriques, placés le long de l'artère gastro-duodénale.*

En définitive, tous ces groupes ganglionnaires gagnent le *ganglion coeliaque,* placé à gauche de l'artère hépatique.

Dans les cancers de l'estomac, l'exérèse chirurgicale doit s'accompagner nécessairement d'un curage ganglionnaire correspondant au territoire atteint par la tumeur.

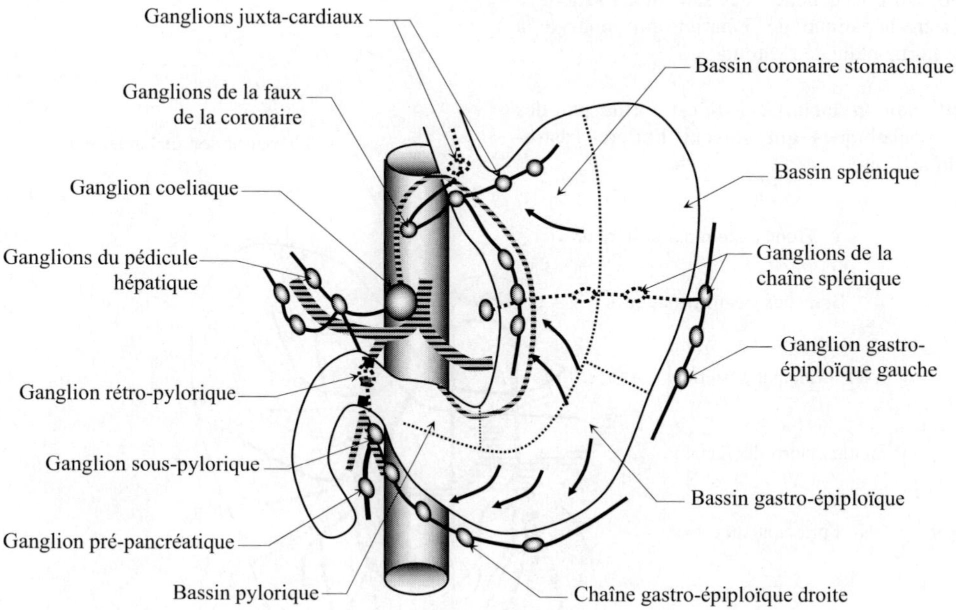

Lymphatiques de l'estomac

NERFS DE L'ESTOMAC

Les nerfs de l'estomac proviennent des 2 nerfs vagues et du plexus coeliaque sympathique ; ces nerfs se groupent en 3 pédicules, avant d'atteindre l'estomac.

Pédicule de la petite courbure. – Il est issu des branches de division des 2 nerfs vagues, disposées en deux plans :

– *le plan antérieur :* est constitué de 4 à 6 rameaux provenant du nerf pneumogastrique gauche ; le plus volumineux de ces rameaux forme le *nerf principal antérieur ;*

– *le plan postérieur :* ses rameaux analogues à ceux du plan antérieur, proviennent du nerf pneumogastrique droit ; le plus volumineux d'entre eux forme le *nerf principal postérieur de la petite courbure.*

Ces nerfs s'épanouissent dans la partie verticale de l'estomac sans atteindre la région antro-pylorique.

Pédicule pylorique. – Il est constitué de 3 à 4 rameaux issus des branches hépatiques du pneumogastrique gauche ; ces rameaux forment le nerf gastro-hépatique de Latarjet qui innerve la portion horizontale de l'estomac.

Pédicule sous-pylorique. – Il est formé par des fibres sympathiques qui suivent l'artère gastro-épiploïque droite.

APPLICATION PRATIQUE

Le traitement chirurgical de l'ulcère gastro-duodénal, est basé sur la suppression de la sécrétion acide gastrique ; celle-ci étant sous contrôle du nerf vague, pour cette raison on pratique donc diverses vagotomies.

- **La vagotomie tronculaire** sectionne les fibres destinées au fundus gastrique, lieu de sécrétion d'acide chlorhydrique, mais également celles qui se dirigent vers la région antro-pylorique, lieu de sécrétion alcaline, ainsi que celles qui vont aux autres viscères. Elle présente des inconvénients tels que la diarrhée.

- **La vagotomie sélective** épargne les nerfs qui ne se dirigent pas vers l'estomac, mais sectionne les fibres destinées à la région antro-pylorique.

- **La vagotomie hyperselective** est limitée aux seules fibres qui se destinent au fundus gastrique ; elle est donc la technique pratiquée actuellement.

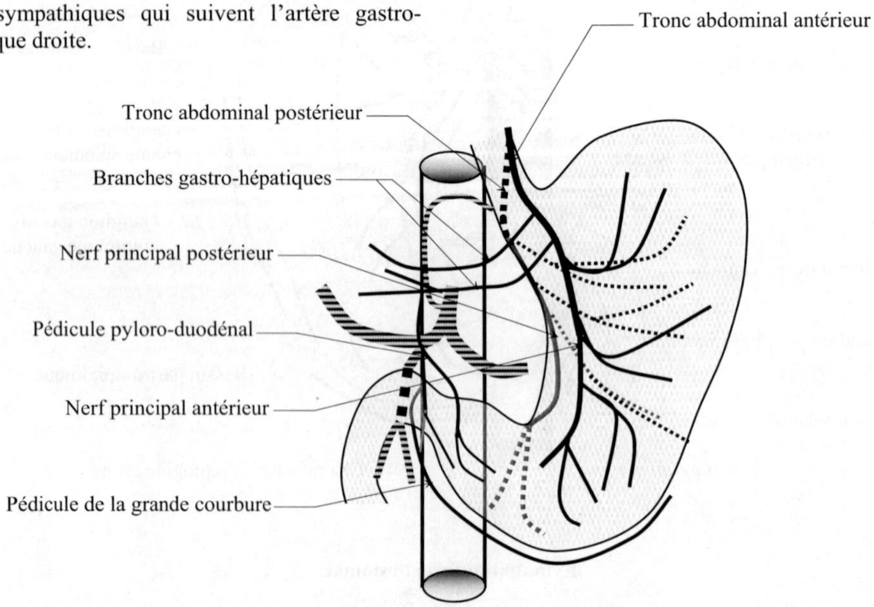

Nerfs de l'estomac

DUODENUM

Le duodénum forme le segment initial de l'intestin grêle, faisant suite à l'estomac au niveau du pylore et se termine au niveau de l'angle duodéno-jéjunal. C'est un organe profondément plaqué contre la paroi abdominale postérieure, en avant de la colonne vertébrale et des gros vaisseaux prévertébraux. Il se distingue particulièrement par sa fixité grâce à ces connexions avec les organes et les vaisseaux voisins, ainsi qu'avec le péritoine pariétal postérieur qui l'applique contre la paroi.

Subdivision. – Le duodénum a la forme d'un anneau ouvert en haut et à gauche, présentant quatre segments.

- Le premier duodénum (D1) : ou bulbe duodénal, fait suite au pylore à hauteur du flanc droit de L1, se dirige en haut, en arrière et à droite ; il se poursuit par le 2e segment en formant un angle aigu : **le génu supérius.**

- Le deuxième duodénum : est situé verticalement le long du flanc droit du rachis lombaire, depuis L1 jusqu'à L4 ; il se termine en formant avec le 3e segment un angle droit : **le génu inférius.**

- Le troisième duodénum : est positionné transversalement, en épousant par sa face postérieure, concave, la saillie vertébrale.

- Le quatrième duodénum : est un segment court qui monte le long du flanc gauche du rachis jusqu'au niveau de L2 où il se continue par la première anse jéjunale en formant avec celle-ci, un angle aigu : **l'angle duodéno-jéjunal.**

Dimensions. – La longueur du duodénum est de 25 cm en moyenne : dont 5 cm pour D1, 8 cm pour D2, 6 cm pour D3 et 6 cm pour D4.

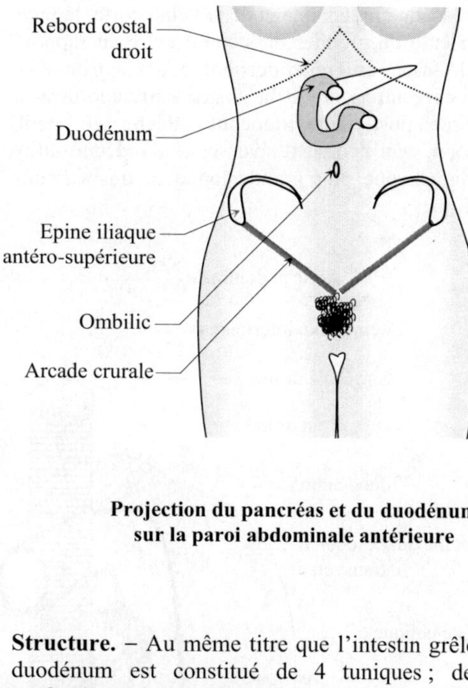

Projection du pancréas et du duodénum sur la paroi abdominale antérieure

Structure. – Au même titre que l'intestin grêle, le duodénum est constitué de 4 tuniques ; de la profondeur à la superficie :

– *la muqueuse,* de type glandulaire, avec des glandes propres au duodénum : *les glandes de Liberkuhn et de Brunner ;*

– *la sous-muqueuse ;*

– *la musculeuse*, avec des fibres superficielles longitudinales et circulaires profondes ;

– *la séreuse*, correspondant au péritoine viscéral.

RAPPORTS

Premier duodénum ou duodénum sous-hépatique. – Il se projette sur la moitié droite du corps de L1.

- *La face antérieure,* répond par l'intermédiaire du péritoine, d'avant en arrière : - au lobe carré du foie, au col de la vésicule biliaire et à l'extrémité droite du hile hépatique.

- *La face postérieure,* est divisée en deux segments par le passage de l'artère gastro-duodénale : - le segment interne, mobile, péritonisé, entre en rapport avec l'extrémité droite de l'arrière cavité des épiploons, et par l'intermédiaire de celle-ci avec le corps du pancréas et l'artère hépatique ; - le segment externe, extra-péritonéal, adhère en bas au col du pancréas qu'il déborde vers le haut ; il répond au canal cholédoque et à la veine porte, ainsi qu'à l'artère gastro-duodénale qui passe entre duodénum et pancréas. Par l'intermédiaire du pancréas, du cholédoque et de la veine porte, la face postérieure du premier duodénum entre en rapport avec le fascia de Treitz, derrière lequel se trouve la veine cave inférieure et la glande surrénale droite. La face postérieure donnant attache au petit épiploon, ceci permet d'abaisser le duodénum afin de dégager une plus grande longueur du pédicule hépatique.

L'intimité des rapports du premier duodénum avec le cholédoque, explique la possibilité de fistules cholédoco-duodénales dans l'ulcère duodénal.

Le deuxième duodénum, segment descendant ou pré-rénal.

- *La face antérieure :* recouverte de péritoine, est croisée par le colon transverse et le mésocolon transverse qui divise celle-ci en deux parties, l'une sus-mésocolique, l'autre, sous-mésocolique. La partie sus-mésocolique est en rapport avec la vésicule biliaire et la face inférieure du foie où elle marque une empreinte ; il faut donc soulever le foie pour découvrir cette partie. **Ces rapports expliquent les adhérences cholécysto-duodénales gênant l'abord chirurgical du pédicule hépatique, de même que la fréquence des fistules cholécysto-duodénales.** La partie sous-mésocolique est en rapport avec la partie droite du colon transverse, et au dessous de celui-ci avec les anses grêles.

- *La face postérieure :* répond par l'intermédiaire du fascia de Treitz, au pédicule rénal droit, à la partie interne de la face antérieure du rein droit, à l'uretère et aux vaisseaux gonadiques droits. **L'intimité de ces rapports explique les lésions possibles dans les néphrectomies droites.**

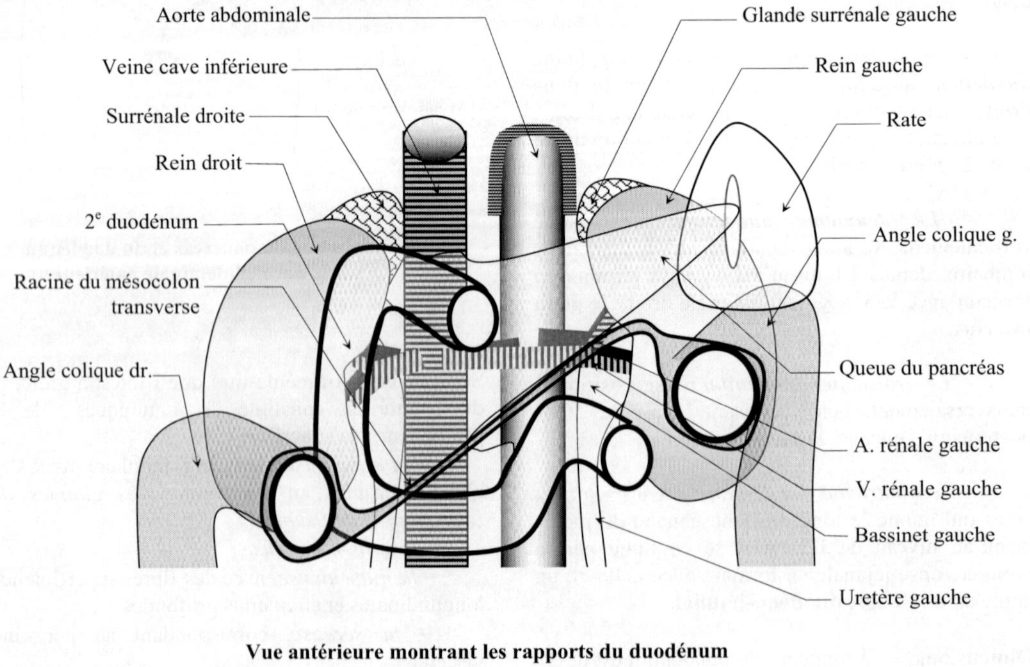

Vue antérieure montrant les rapports du duodénum

Le troisième duodénum - pré cavo-aortique.

- ***La face antérieure :*** répond aux vaisseaux mésentériques supérieurs, la veine étant située à droite de l'artère ; ces vaisseaux sont accompagnés de collecteurs et ganglions lymphatiques, et d'un plexus nerveux. A droite de ces vaisseaux, la face antérieure répond au mésocolon ascendant contenant les vaisseaux coliques droits, leurs lymphatiques et leurs ganglions. A gauche de ces vaisseaux, lc duodénum répond à la racine du mésentère contenant les vaisseaux jéjunaux.
- ***La face postérieure :*** est appliquée au plan postérieur par l'intermédiaire du *fascia de Treitz* derrière lequel se trouvent la veine cave inférieure à droite et l'aorte à gauche.
- ***La face supérieure :*** répond dans sa partie droite, au crochet du pancréas.
- ***La face inférieure :*** répond aux anses grêles.

Le quatrième duodénum - para-aortique gauche.

- ***La face antérieure :*** sous-mésocolique, répond à la première anse jéjunale et par l'intermédiaire du mésocolon transverse qui retombe sur elle, à l'arrière cavité des épiploons et à la face postérieure de l'estomac.
- ***La face postérieure :*** répond à l'aorte ainsi qu'aux vaisseaux rénaux et gonadiques gauches.
- ***Le bord interne :*** répond à l'extrémité supérieure de la racine du mésentère.
- ***Le bord externe :*** répond à l'arc vasculaire de Treitz formé par le croisement de la veine mésentérique inférieure et de l'artère colique supérieure gauche.

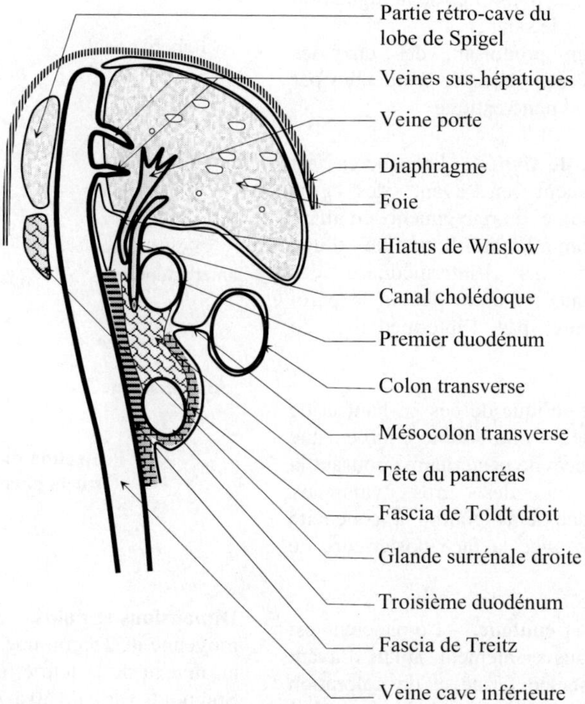

Coupe sagittale de l'abdomen passant par l'hiatus de Winslow, montrant les rapports du duodénum

PANCREAS

GENERALITES

Le pancréas est une glande digestive mixte, située entre l'estomac et la colonne vertébrale. C'est un organe doué d'une double fonction :

- *endocrine :* en sécrétant des hormones (insuline et glucagon), responsables de la régulation du taux de glucose dans le sang ;

- *exocrine :* en produisant des enzymes digestives, qui se déversent dans le duodénum par l'intermédiaire du canal pancréatique.

Situation et moyens de fixité. – Le pancréas est couché transversalement en avant des gros vaisseaux prévertébraux et du rein gauche, en allant du deuxième duodénum à la rate. Il est fixé : d'une part, au duodénum par l'intermédiaire des vaisseaux et des canaux ; d'autre part, à la paroi abdominale postérieure par l'intermédiaire du fascia de Treitz.

Direction. – Elle est oblique de bas en haut et de droite à gauche, et décrit une double courbe : une première courbe à concavité postérieure épousant la saillie du rachis et des gros vaisseaux prévertébraux, une deuxième courbe à concavité antérieure en relation avec la face postérieure de l'estomac.

Forme, consistance et couleur. – Le pancréas est un organe allongé transversalement, aplati d'avant en arrière, de consistance ferme et de coloration blanc rosée. Sa forme générale a pu être comparée à un marteau avec : - une extrémité droite volumineuse, appelée tête ; - une portion plus étroite et allongée, appelée corps, se continuant à gauche par une extrémité effilée, la queue ; - une partie intermédiaire rétrécie, unissant la tête et le corps, appelée col.

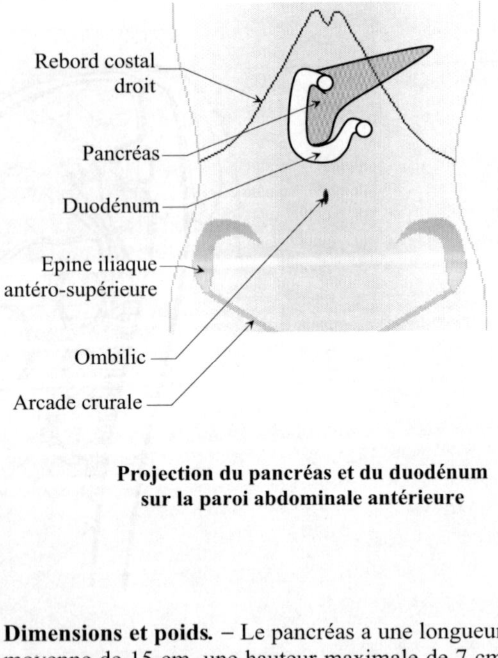

Projection du pancréas et du duodénum sur la paroi abdominale antérieure

Dimensions et poids. – Le pancréas a une longueur moyenne de 15 cm, une hauteur maximale de 7 cm au niveau de la tête et une épaisseur de 2 à 3 cm. Son poids varie de 60 à 70 grammes.

CONFIGURATION ET RAPPORTS

Tête du pancréas. – La tête se trouve à l'intérieur du cadre formé par les quatre segments du duodénum. Elle est de forme quadrilatère, allongée de haut en bas et aplatie d'avant en arrière. Elle présente au niveau de sa partic inférieure, un prolongement incurvé, le *crochet,* dont la concavité antérieure épouse les vaisseaux mésentériques supérieurs. Sa partie supérieure fait saillie en avant du premier duodénum pour former le *tubercule pancréatique.*

- ***La face antérieure :*** est légèrement convexe, croisée par la racine du mésocolon transverse qui la divise en une partie sus-mésocolique et une autre sous-mésocolique.

- *La partie sus-mésocolique :* recouverte par le foie, est croisée en haut par l'artère gastro-duodénale et la partie initiale de ses branches terminales.

- *La partie sous-mésocolique :* cachée derrière le colon et le mésocolon transverses, est croisée obliquement par la racine du mésentère contenant entre ses deux feuillets les vaisseaux mésentériques supérieurs. Plus à droite, les vaisseaux coliques supérieurs droits cheminent dans le mésocolon ascendant, en croisant obliquement la tête pancréatique. **L'abord chirurgical du pancréas, nécessite donc le relèvement du mésocolon transverse, afin de découvrir la tête. L'autre manœuvre consiste à décoller la partie droite du côlon afin de séparer celui-ci, son méso et ses vaisseaux du duodéno-pancréas, permettant ainsi un accès direct à l'organe tout en évitant les vaisseaux coliques supérieurs droits.**

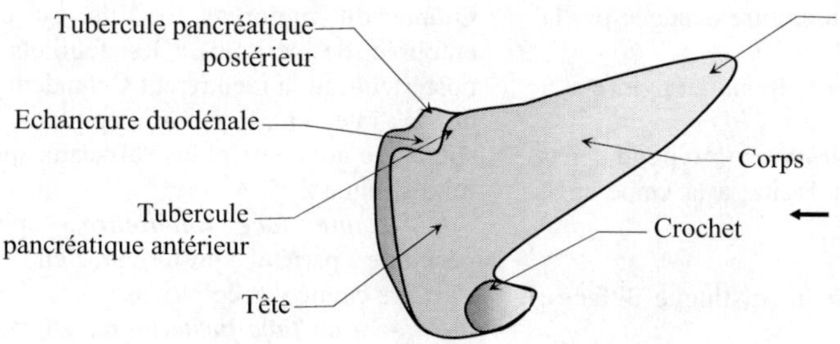

Différentes parties du pancréas, vue antérieure

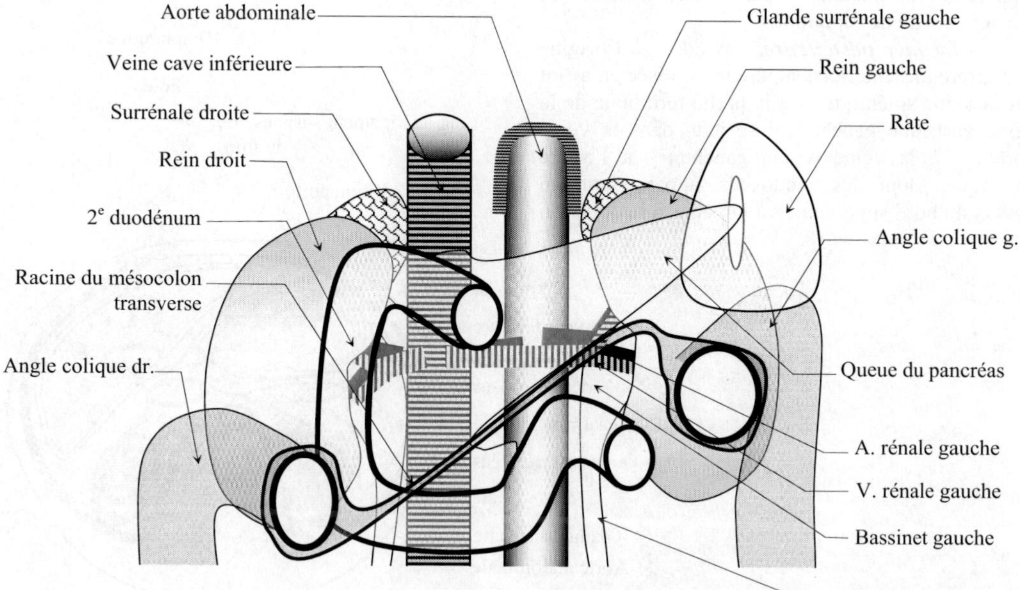

Vue antérieure montrant les rapports du pancréas

- La face postérieure : presque plane, est croisée en arrière par : - le segment rétro-pancréatique du cholédoque ; - les arcades artérielles pancréatico-duodénales ainsi que les arcades veineuses correspondantes. En arrière de tous ces éléments, se trouve le *fascia de Treitz,* par l'intermédiaire duquel la tête est en rapport avec la veine cave inférieure, le pédicule rénal et les vaisseaux gonadiques droits.

- La circonférence : répond à la convexité du cadre duodénal ; elle se creuse d'une gouttière dans laquelle le duodénum se place à la manière d'un pneu dans une jante.

Col du pancréas. – Son existence est la conséquence d'un étranglement du pancréas, entre le premier duodénum en haut et les vaisseaux mésentériques supérieurs en bas. Le premier duodénum creuse sur le bord supérieur du pancréas, l'échancrure duodénale, bordée en avant par le *tubercule pancréatique pré-duodénal,* en arrière par le *tubercule rétro-duodénal.* Le bord inférieur est creusé par une échancrure inférieure occupée par la grande veine mésentérique.

- La face antérieure : répond au pylore et à l'antre gastrique.

- La face postérieure : répond par l'intermédiaire du fascia de Treitz, à la veine cave inférieure.

Corps du pancréas. – On lui distingue 3 faces, séparées par 3 bords.

- La face antérieure : est concave et tapissée par le péritoine pariétal postérieur. Elle entre en rapport avec l'estomac par l'intermédiaire de l'arrière cavité des épiploons.

- La face postérieure, répond : - à l'origine de l'artère mésentérique supérieure croisée en avant par la veine splénique ; - à la partie terminale de la veine gastrique gauche qui se jette dans la veine porte ; - à la veine rénale gauche ; - à l'artère splénique, dont les sinuosités apparaissent au dessus du bord supérieur ; - à la veine splénique qui longe transversalement cette face postérieure, et aux lymphatiques de la chaîne splénique échelonnés le long de l'artère. En arrière du pancréas et des vaisseaux spléniques, se trouve le fascia de Treitz par l'intermédiaire duquel le corps du pancréas entre en rapport avec : l'aorte abdominale ; le pédicule rénal, le rein et la surrénale gauches.

- La face inférieure : est marquée par les empreintes de l'angle duodéno-jéjunal et du colon transverse.

- Le bord supérieur : est en rapport avec le tronc coeliaque et le plexus solaire ; il porte à son extrémité gauche les empreintes des vaisseaux spléniques qui le contournent pour cheminer sur la face antérieure de la queue du pancréas, avant de rejoindre le hile splénique.

- Le bord antéro-inférieur : donne attache au mésocolon transverse.

- Le bord postéro-inférieur : limite avec le bord antéro-inférieur, la face inférieure.

Queue du pancréas. – Elle est complètement entourée de péritoine ; les feuillets antérieur et postérieur qui la recouvrent s'étendent jusqu'au hile de la rate en forment l'épiploon pancréatico-splénique qui contient les vaisseaux spléniques. On lui distingue :

- une face antérieure, tapissée par le péritoine pariétal postérieur, en rapport avec l'arrière cavité des épiploons ;

- une face postérieure, en rapport avec le rein ;

- une face inférieure, en rapport avec le côlon transverse.

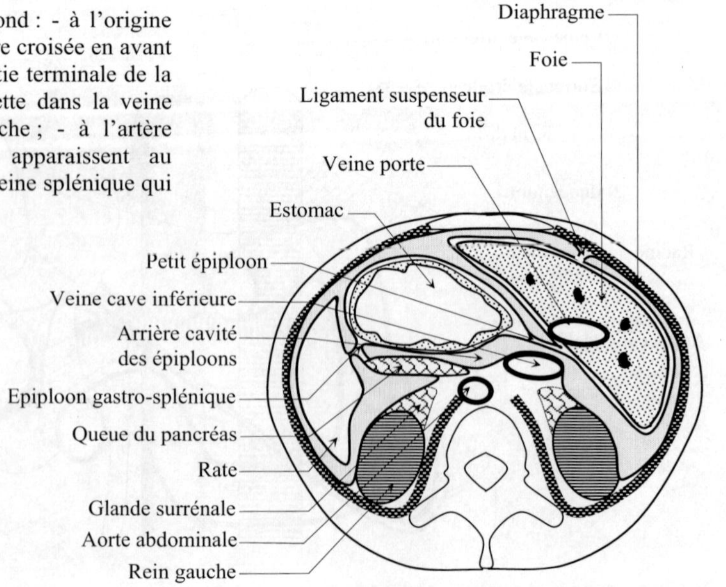

Coupe transversale de l'abdomen passant par la 12ème vertèbre dorsale

CANAUX EXCRETEURS DU PANCREAS

Le pancréas possède deux conduits excréteurs : - l'un, principal, le canal de *Wirsung ;* l'autre, accessoire, le canal de *Santorini.* Ces canaux permettent de drainer vers le duodénum, le suc pancréatique contenant des enzymes digestives.

Le canal pancréatique de Wirsung. – Il présente un trajet sinueux le long du grand axe du pancréas, en commençant depuis la queue ; arrivé au niveau du col, il s'incline vers le bas en traversant la tête du pancréas. Il s'unit au canal cholédoque à l'intérieur de la paroi duodénale, et s'ouvre au niveau de la grande caroncule située dans la partie inférieure de la lumière du deuxième duodénum. Le canal de Wirsung présente plusieurs modalités d'ouverture au niveau de la grande caroncule, parmi lesquelles : - dans le type classique, la terminaison des 2 canaux est dilatée sous forme d'ampoule creusée dans la paroi duodénale, l'ampoule de Water ; - le conduit pancréatique reste accolé sous le cholédoque jusqu'à sa terminaison pour s'ouvrir par un orifice propre au niveau de la lumière duodénale ; - les 2 canaux se réunissent précocement pour former un seul canal commun qui vient s'ouvrir dans la lumière duodénale. La terminaison au niveau de la paroi duodénale est entourée par le *sphincter d'Oddi* comportant un sphincter commun et un sphincter propre pour chacun des deux canaux.

Le canal de Santorini. – C'est un canal plus fin qui se détache du Wirsung au moment où ce dernier s'infléchit vers le bas. Il traverse horizontalement la tête pour venir s'ouvrir dans la petite caroncule située au dessus de l'ampoule de Water. Le rôle du sphincter d'Oddi est de s'opposer au reflux, du duodénum vers les conduits cholédoque et pancréatique. **L'hypertonie du sphincter d'Oddi entraîne un blocage de l'évacuation du foie et du pancréas, qui serait à l'origine de pancréatites et d'affections hépato-biliaires**.

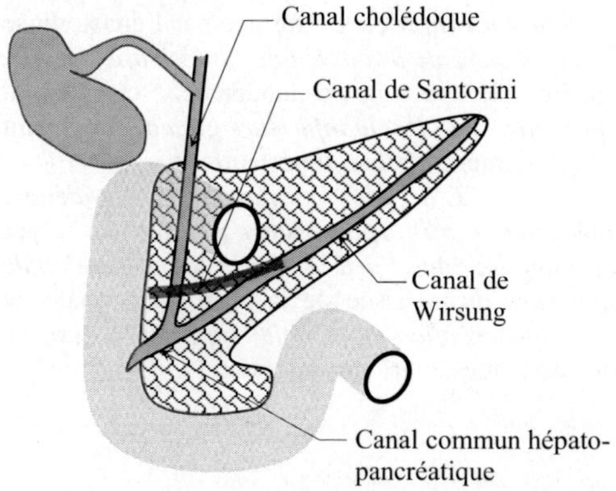

Schéma représentant les canaux pancréatiques ; ***ici, l'abouchement du canal de Wirsung se fait par un canal commun avec le cholédoque***

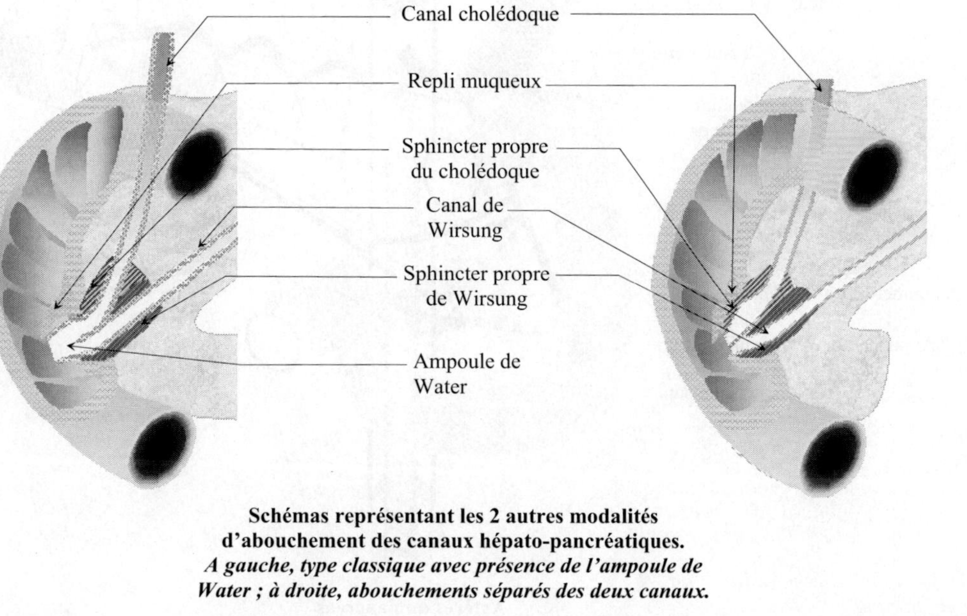

Schémas représentant les 2 autres modalités d'abouchement des canaux hépato-pancréatiques. ***A gauche, type classique avec présence de l'ampoule de Water ; à droite, abouchements séparés des deux canaux.***

VAISSEAUX DU PANCREAS

Artères.

La tête du pancréas. – Les artères de la tête du pancréas proviennent de deux gros troncs viscéraux, eux même originaires de l'aorte abdominale, ce sont : ***le tronc coeliaque,*** en haut, ***l'artère mésentérique supérieure,*** en bas. Ces artères vont former deux arcades.

- ***L'arcade pancréatico-duodénale antérieure ou inférieure :*** formée par l'anastomose de la *pancréatico-duodénale inférieure droite*, branche de la gastro-duodénale, et de la *pancréatico-duodénale inférieure gauche* provenant de l'artère mésentérique supérieure.
- ***L'arcade pancéatico-duodénale supérieure ou postérieure :*** formée par l'anastomose de *l'artère pancréatico-duodénale supérieure droite* issue de la gastro-duodénale, et de la *pancréatico-duodénale supérieure gauche* issue de la mésentérique supérieure.

En outre, la vascularisation de la tête du pancréas est assurée par ***l'artère pancréatique dorsale*** qui naît dans la plupart des cas de l'artère splénique ; descend verticalement, et se divise en deux branches : l'une droite, vascularise la tête, l'autre gauche, vascularise le corps et la queue.

Le corps et la queue. – Leur vascularisation est assurée par :

- ***l'artère splénique,*** qui donne des rameaux descendants ;
- ***l'artère pancréatique transverse,*** branche gauche de l'artère pancréatique dorsale.

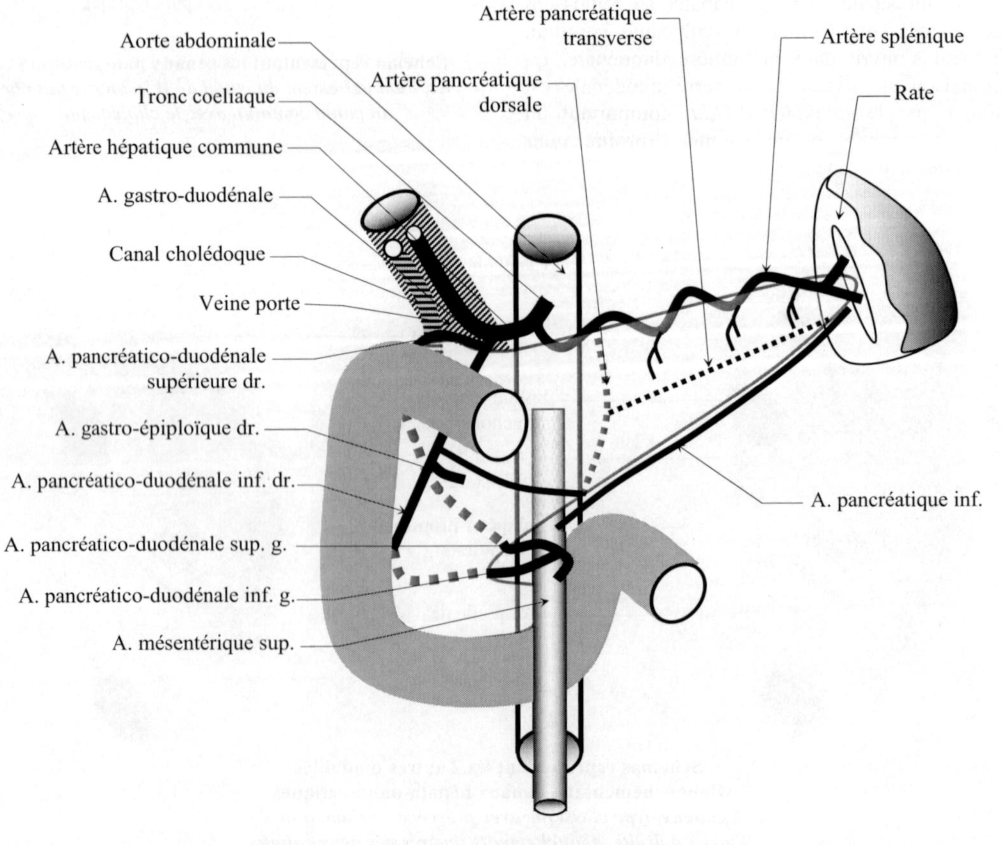

Artères du pancréas

Veines.

Veines de la tête du pancréas. – Elles forment deux arcades qui drainent à la fois la tête du pancréas et le duodénum. Elles sont tributaires de la *veine porte* et de la *veine mésentérique supérieure*.

- ***L'arcade pancréatico-duodénale supérieure ou postérieure :*** présente un trajet similaire à celui de l'arcade artérielle, sauf que la veine passe en arrière du cholédoque. Cette arcade veineuse est formée par l'anastomose de la veine pancréatico-duodénale supérieure droite, affluent de la veine porte, et de la veine pancréatico-duodénale supérieure gauche, affluent de la veine mésentérique supérieure.
- ***L'arcade pancréatico-duodénale inférieure ou antérieure :*** est formée par l'anastomose de la veine pancréatico-duodénale inférieure droite qui chemine en arrière du pancréas, et de la veine pancréatico-duodénale inférieure gauche qui chemine en avant du pancréas ; les deux veines sont des affluents de la mésentérique supérieure, la gauche se réunit à la gastro-épiploïque droite et à la colique supérieure droite pour former le tronc gastro-colique de Henlé qui se jette dans la mésentérique supérieure.

En outre, la tête du pancréas est drainée par quelques fins rameaux qui se jettent directement dans la veine porte.

Veines du corps et de la queue. – Elles forment de petits rameaux qui se jettent dans la veine splénique, en amarrant celle-ci à la face postérieure du pancréas.

Lymphatiques. – Ils sont communs au pancréas et au duodénum ; ils se répartissent en quatre territoires principaux : - un *territoire supérieur* qui rejoint les ganglions de la *chaîne splénique* ; - un *territoire inférieur* qui se rend dans les *ganglions mésentériques* ; - un *territoire postérieur droit* qui se jette dans les *ganglions pré-pancréatiques* situés le long des arcades artérielles ; - un *territoire postérieur gauche* qui rejoint les *ganglions du hile* de la rate.

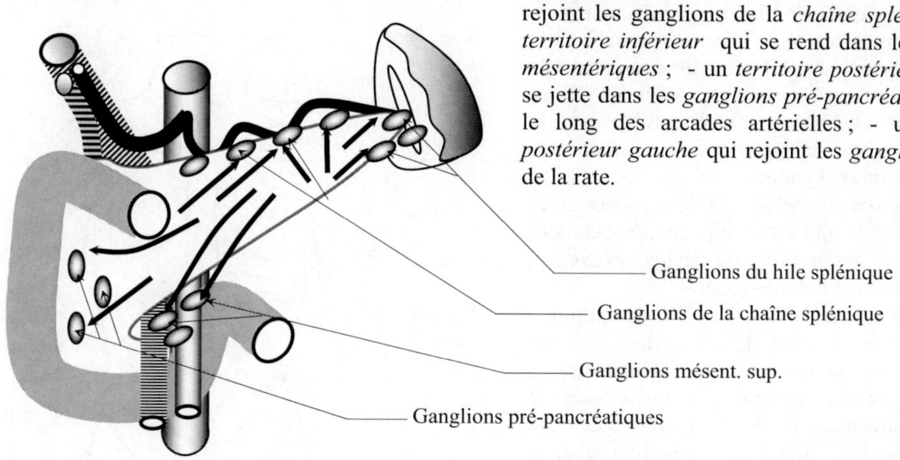

Lymphatiques du pancréas

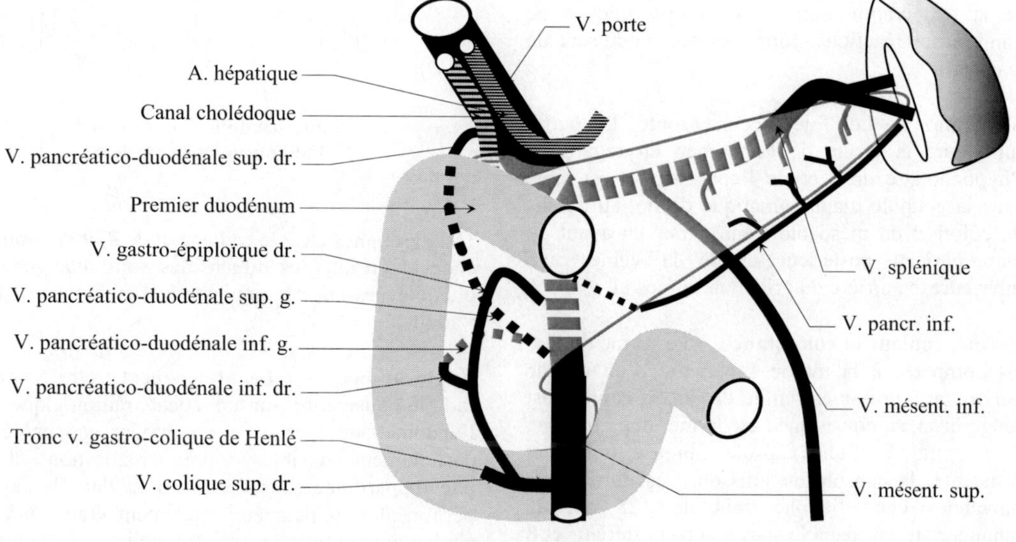

Veines du pancréas

FOIE ET VOIES BILIAIRES

FOIE

Le foie est une volumineuse glande annexe du tube digestif, qui sécrète la bile indispensable à la digestion des graisses ; il remplit également de nombreuses fonctions métaboliques vitales, de ce fait sa destruction totale est incompatible avec la vie. Le foie est une glande mixte, douée de fonctions exocrines et endocrines.

La ***fonction exocrine.*** – Elle consiste en la sécrétion de la bile, qui est un liquide contenant des sels biliaires et des produits de déchets provenant de la destruction de globules rouges.

La ***fonction endocrine.*** – Elle est multiple : maintien du taux normal de sucre dans le sang grâce à la fonction glycogénique qui consiste à stocker du sucre sous forme de glycogène quand la glycémie augmente, ou à le libérer quand la glycémie diminue ; – fonction d'épuration du sang en éliminant les substances toxiques contenues dans le sang, sous forme de bile ; – participe au maintien de la température normale du corps grâce à de nombreuses réactions chimiques qui produisent de la chaleur.

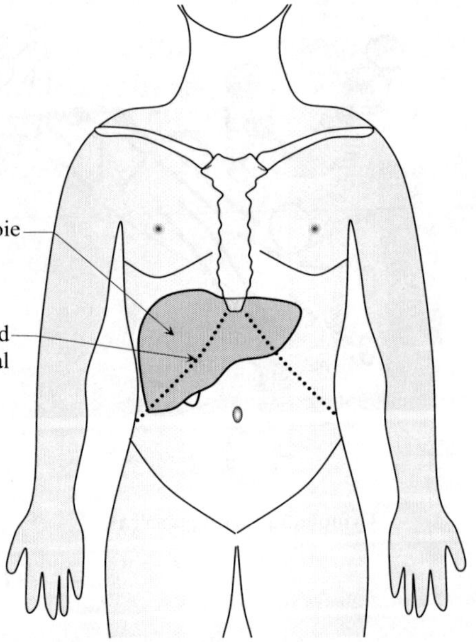

Situation du foie au niveau de l'abdomen, vue antérieure

Situation. – Le foie occupe toute la partie supérieure et droite de l'abdomen en regard de l'hypochondre droit et de l'épigastre. Il est situé sous la coupole diaphragmatique droite, au dessus du côlon et du mésocôlon transverse, en avant du plan pariétal postérieur et de la veine cave inférieure, en arrière du gril chondro-costal.

Forme, couleur et consistance. – La forme du foie est comparée à la moitié supérieure d'un ovoïde horizontal à grosse extrémité droite. Sa couleur est rouge brun, sa consistance est ferme, mais friable ; il est entouré d'une capsule fibreuse mince et résistante, la capsule de Glisson. Ses dimensions moyennes chez l'adulte sont de : 28 cm de longueur, 15 cm dans le sens antéro-postérieur et 8 cm d'épaisseur maximale à droite. Son poids est de 1500 grammes chez le cadavre et de 2300 grammes chez le vivant. Ses dimensions sont relativement plus élevées chez le nouveau et l'enfant que chez l'adulte.

Explorations. – Le foie peut être étudié radiologiquement : sur un cliché radiologique de l'abdomen de face où ses contours peuvent être parfaitement visibles après réalisation d'un pneumopéritoine (introduction d'air dans la cavité péritonéale). Il peut être également étudié par la cholangiographie, la scintigraphie, la spléno-portographie et l'artériographie sélective.

Morphologie externe. – Le foie présente à décrire 3 faces : supérieure, inférieure et postérieure ; – 3 bords : antérieur, postéro-supérieur et postéro-inférieur.

Face supérieure. – La face supérieure ou diaphragmatique est lisse, régulière et convexe. Sa largeur est plus importante à droite, puis diminue progressivement vers la gauche. Elle est tapissée par le feuillet viscéral du péritoine, et présente à l'union de ses 2/3 droits et de son 1/3 gauche un repli sagittal à deux feuillets qui représentent la réflexion du péritoine viscéral sur le péritoine diaphragmatique, c'est le *ligament falciforme* ou ligament suspenseur du foie.

Face inférieure. – Elle est inclinée en bas et en avant, et marquée par la présence de 3 sillons : un sillon transversal et deux sillons antéro-postérieurs droit et gauche.

- *Sillon transversal.* – Il correspond au hile hépatique situé dans la partie moyenne, où se divisent les éléments du pédicule hépatique : veine porte, artère hépatique et voies biliaires.
- *Sillon antéro-postérieur droit.* – Il forme une gouttière qui s'élargit en avant où il constitue la *fossette cystique* ou lit de la vésicule biliaire.
- *Sillon antéro-postérieur gauche.* – Il est étroit et profond, et présente au niveau du bord antérieur du foie une échancrure où il se prolonge par le *ligament rond* ou cordon fibreux de la veine ombilicale oblitérée. Il se prolonge en arrière vers la face postérieure par le *sillon d'Arantius*.

Ces sillons délimitent au niveau de la face inférieure 3 parties. – *Une partie droite,* marquée par 3 empreintes : l'empreinte colique en avant, l'empreinte rénale en arrière et l'empreinte duodénale en dedans. – *Une partie gauche,* concave, marquée par l'empreinte gastrique. – *Une partie moyenne,* qui présente d'avant en arrière : le lobe carré, le hile du foie et le lobe de Spigel.

Par ailleurs, la face inférieure du foie est tapissée entièrement par le péritoine viscéral sauf au niveau de la fossette cystique, où ce dernier passe en pont autour de la vésicule qui adhère directement au parenchyme hépatique. Le péritoine viscéral de la face inférieure se réfléchit au niveau du hile hépatique pour former les deux feuillets du *petit épiploon.*

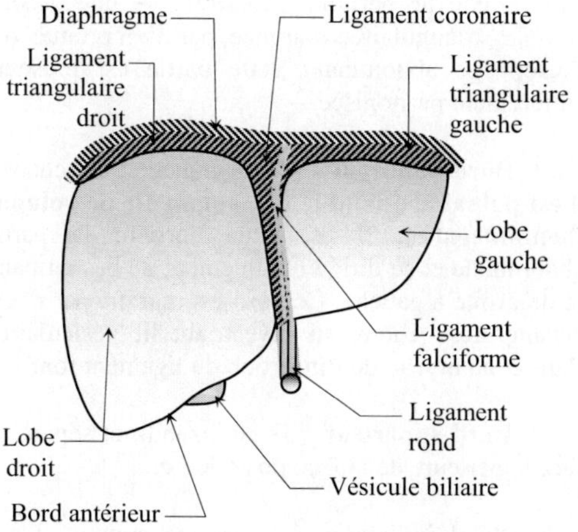

Face supérieure du foie

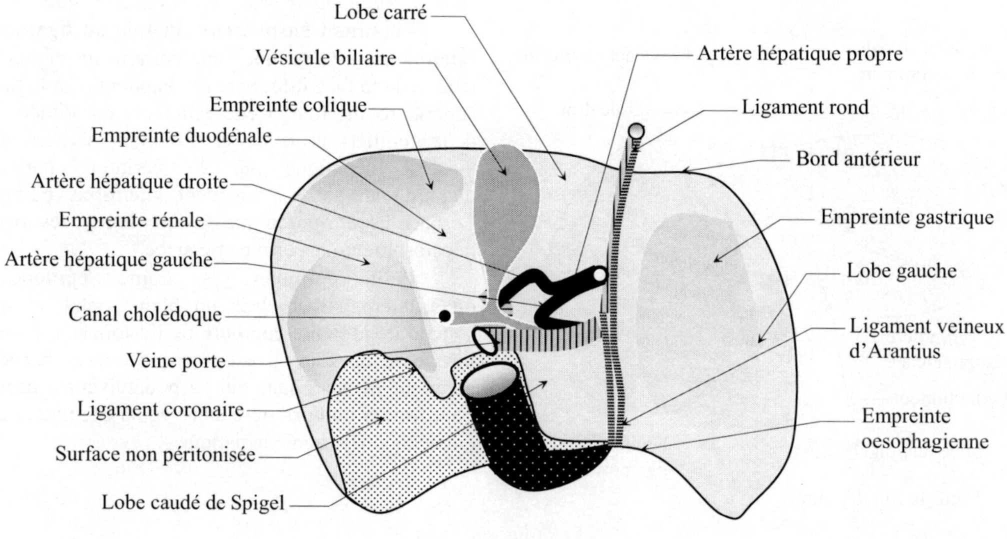

Face inférieure du foie

Face postérieure. – Elle est de forme triangulaire à base droite et à sommet gauche. Elle présente une concavité postérieure qui se moule sur la convexité de la veine cave inférieure et des corps vertébraux. Elle est marquée par la présence de deux sillons : – un ***sillon vertical droit,*** qui est une gouttière profonde où se loge la veine cave inférieure amarrée au foie par les veines sus-hépatiques ; – un ***sillon vertical gauche,*** qui prolonge le sillon d'Arantius.

Ces deux sillons délimitent au niveau de la face postérieure, trois parties : – une *partie droite,* convexe, épousant la gouttière costo-vertébrale, et marquée par l'empreinte rénale ; elle présente une large zone dépéritonisée circonscrite par les deux feuillets du péritoine viscéral qui forment le ligament coronaire et qui se réfléchissent, l'un, sur le plan postérieur, l'autre, sur le diaphragme ; – une *partie moyenne,* formée par le lobe de Spigel tapissé par le péritoine viscéral ; – une *partie gauche,* triangulaire, marquée par l'empreinte de l'œsophage abdominal ; cette partie est presque entièrement péritonisée.

Bord antérieur. – Il est mince et tranchant ; **il est palpable quand le foie augmente de volume (héptomégalie).** Il est situé derrière la paroi abdominale et se dirige obliquement de bas en haut et de droite à gauche. Ce bord est marqué par deux échancrures : l'une, au niveau du lit vésiculaire, l'autre, au niveau de l'insertion du ligament rond.

Bord supérieur.– Il est arrondi, et sépare la face supérieure de la face postérieure.

Bord inférieur. – Epais et mousse, il est marqué par l'empreinte de la glande surrénale droite.

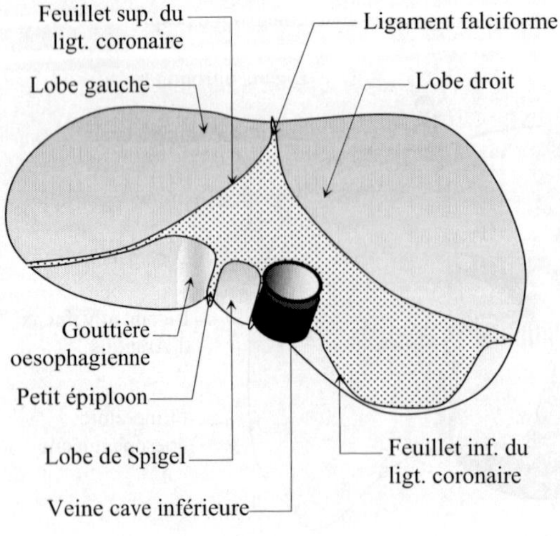

Face postérieure du foie

MOYENS DE FIXITE DU FOIE

Les moyens de fixité du foie sont représentés par : les pédicules vasculaires auxquels il est amarré; – les replis péritonéaux qui l'attachent à la paroi.

Veine cave inférieure. – Le foie est rattaché solidement à la veine cave inférieure par l'intermédiaire des veines sus-hépatiques.

Pédicule hépatique. – Il est constitué par la veine porte, les voies biliaires et les artères hépatiques ; tous ces éléments s'attachent au foie au niveau du hile.

Ligament phréno-hépatique. – Il est constitué par un feutrage de tissu celluleux dense, situé dans l'aire du ligament coronaire, et qui fixe solidement le foie à la partie verticale du diaphragme.

Ligament coronaire. – Le ligament coronaire est un repli péritonéal, qui unit la face postérieure du foie à la partie verticale du diaphragme. Il est composé de deux feuillets : – *un feuillet supérieur,* longeant le bord postéro-supérieur du foie, se réfléchit sur le diaphragme, et se prolonge au milieu par les deux feuillets formant le ligament falciforme ; – *un feuillet inférieur,* qui se réfléchit de la partie verticale du diaphragme vers le foie en longeant son bord inférieur, puis la veine cave, et se prolonge par les deux feuillets constituant le petit épiploon. Le ligament coronaire se prolonge sur les côtés par deux replis péritonéaux constitués par la réunion des feuillets supérieur et inférieur du ligament coronaire, ce sont : *Les ligaments triangulaires droit et gauche.*

Ligament suspenseur du foie ou ligament falciforme. – C'est une lame péritonéale sagittale, tendue de la face inférieure du diaphragme à la face supérieure du foie. Cette lame est constituée de deux feuillets issus de la réflexion du péritoine viscéral hépatique sur le péritoine pariétal diaphragmatique. Le ligament falciforme partage l'espace hépato-phrénique en deux loges : les loges hépato-phréniques droite et gauche.

Petit épiploon. – Lame péritonéale quadrilatère, située dans un plan frontal, et qui s'étend de la petite courbure de l'estomac à la face inférieure du foie. Il est formé de deux feuillets antérieur et postérieur qui se poursuivent à droite pour former un bord libre dans lequel cheminent les éléments du pédicule hépatique.

CONSTITUTION DU FOIE

Le foie est composé d'un ensemble de petits segments, appelés *lobules hépatiques,* séparés entre eux par des *fissures interlobulaires.* Celles-ci contiennent du tissu conjonctif et des vaisseaux interlobulaires ; elles s'élargissent au niveau de la jonction de quelques lobules, où elles prennent le nom d'espaces portes, ou espaces de Kiernan, ou espaces interlobulaires.

Le foie est entouré par une capsule mince et résistante appelée *capsule de Glisson,* celle-ci est enveloppée par une membrane conjonctive et par la séreuse péritonéale. Au niveau du hile, la membrane conjonctive enveloppe les vaisseaux sanguins et les canaux biliaires, puis s'introduit avec eux dans le tissu hépatique, et forme dans le tissu conjonctif lâche, des gaines entourant chacune une ramification de la veine porte, de l'artère hépatique et des canaux biliaires. Ainsi, la capsule de Glisson enveloppe les vaisseaux et les canaux biliaires jusqu'aux espaces portes.

VAISSEAUX ET NERFS DU FOIE

Le foie possède une double vascularisation, à la fois fonctionnelle et nutritive. La vascularisation fonctionnelle est assurée par la veine porte qui apporte vers le foie, le sang venu du tube digestif pour qu'il soit traité ; – la vascularisation nutritive est assurée par l'artère hépatique qui ramène vers le foie, du sang oxygéné. Le sang apporté au foie par ces vaisseaux, rejoint la veine cave inférieure par l'intermédiaire des veines sus-hépatiques.

Veine porte. – Elle arrive au niveau du hile et se divise en deux branches droite et gauche qui s'écartent l'une de l'autre, et s'enfoncent dans le foie où elles se distribuent. – La *branche droite,* plus courte que la gauche, se ramifie dans le lobe droit ; – la *branche gauche,* se ramifie dans le lobe gauche. Les branches de la veine porte se ramifient à l'intérieur du parenchyme hépatique en plusieurs rameaux, qui cheminent avec des rameaux de l'artère hépatique et un conduit biliaire ; ces éléments sont entourés par une gaine de la capsule de Glisson jusqu'aux espaces portes. Dans les espaces portes, chaque ramification de la veine porte s'épanouit en plusieurs rameaux interlobulaires qui s'anastomosent pour former des réseaux interlobulaires d'où partent des veines qui pénètrent à l'intérieur des lobules.

Artère hépatique. – Elle se bifurque en deux branches droite et gauche, au dessous de la division de la veine porte. – La *branche gauche* se divise en trois branches secondaires destinées pour : le lobe carré, le lobe caudé et le lobe gauche ; – la *branche droite,* plus volumineuse, donne l'artère cystique, puis se distribue à l'intérieur du parenchyme hépatique.

Veines sus-hépatiques. – Le sang qui arrive au lobule hépatique par la veine porte et l'artère hépatique, quitte le lobule par la *veine centrolobulaire.* Les veines centrolobulaires rejoignent les veines sublobulaires situées en dehors du lobule ; ces dernières se regroupent pour former des vaisseaux de plus en plus volumineux, et en définitive tout le sang veineux du foie est drainé vers la veine cave inférieure par l'intermédiaire des veines sus-hépatiques.

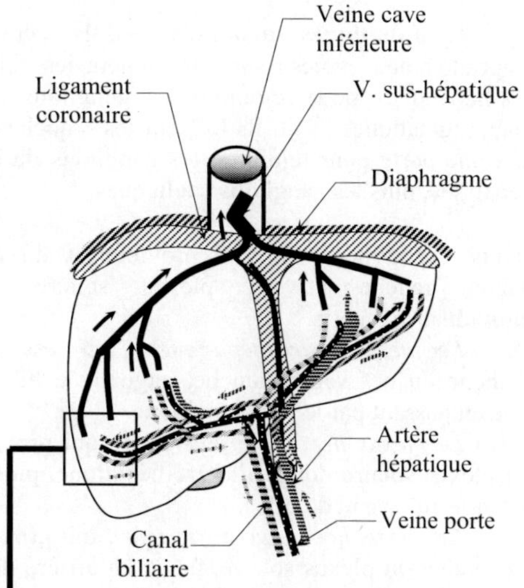

Vaisseaux du foie

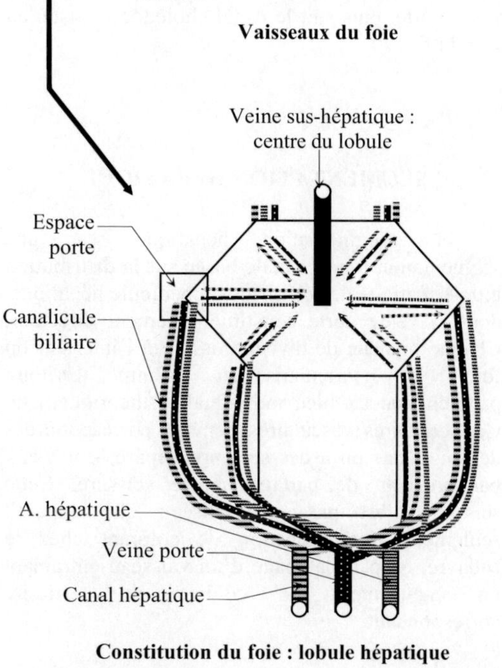

Constitution du foie : lobule hépatique

Lymphatiques. – Les lymphatiques du foie se répartissent en deux réseaux : l'un, profond, l'autre, superficiel.

Lymphatiques superficiels. – Les *lymphatiques de la face supérieure,* empruntent deux voies : ceux qui sont placés à proximité du bord antérieur poursuivent leur trajet sous la séreuse en direction de la face inférieure ; ceux qui sont placés plus haut, se dirigent en arrière en cheminant sous la séreuse pour rejoindre l'aire du ligament coronaire, puis les ganglions coeliaques. – *Les lymphatiques de la face inférieure :* rejoignent les ganglions du hile hépatique, à l'exception des lymphatiques postérieurs du lobe caudé et du lobe droit qui se rendent aux ganglions latéro-caves.

Lymphatiques profonds. – Ils peuvent emprunter deux voies : soit, ils longent les veines sus-hépatiques pour rejoindre les ganglions sus-diaphragmatiques ; soit, ils longent les branches de la veine porte pour rejoindre les ganglions du hile hépatique, puis les ganglions coeliaques.

Nerfs. – Les nerfs du foie proviennent du nerf vague gauche et du plexus solaire. On individualise 3 nerfs.

Le nerf gastro-hépatique : qui est une branche du nef vague gauche, gagnant le hile du foie en passant par le petit épiploon.

Le plexus hépatique antérieur : qui provient du plexus solaire, longe l'artère hépatique, puis se termine au niveau du hile.

Le plexus hépatique postérieur : qui provient également du plexus solaire, passe en arrière de la veine porte, puis suit le canal cholédoque jusqu'au hile du foie.

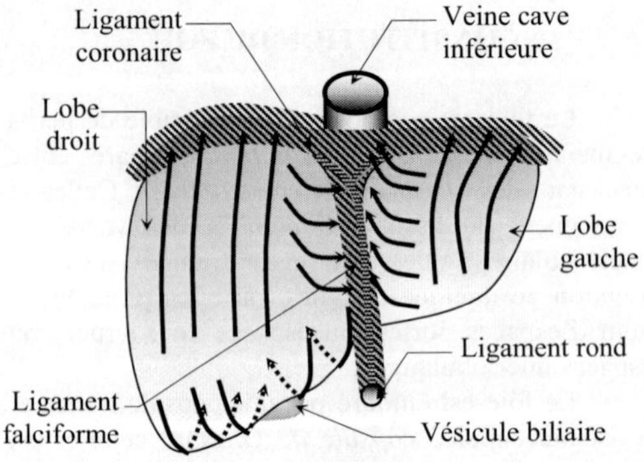

Lymphatiques du foie, vue supérieure

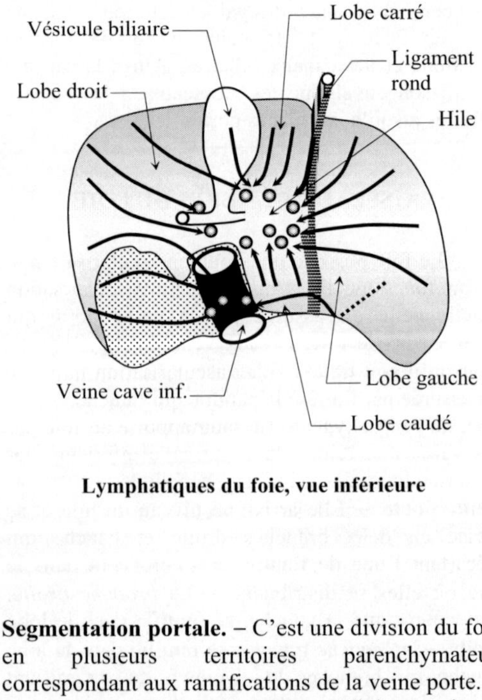

Lymphatiques du foie, vue inférieure

SEGMENTATION HEPATIQUE

La segmentation hépatique, est une segmentation fonctionnelle basée sur la distribution intra-hépatique des éléments du pédicule hépatique, dont la veine porte constitue l'élément directeur. Chaque branche de division assure à l'intérieur du foie, la vascularisation d'un territoire parenchymateux bien individualisé théoriquement. Ces territoires vasculaires peuvent correspondre à des segments ou à des secteurs, séparés entre eux par un plan de partage appelé scissure. Cette scissure n'est pas matérialisée ; elle apparaît seulement après injection de colorant chez le cadavre, ou par clampage d'un vaisseau entraînant un changement de couleur du territoire correspondant.

Segmentation portale. – C'est une division du foie en plusieurs territoires parenchymateux correspondant aux ramifications de la veine porte.

Le tronc de la veine porte se divise au niveau du hile en deux branches droite et gauche ; la branche droite irrigue le foie droit, la branche gauche irrigue le foie gauche. Ces deux territoires sont séparés par un plan de clivage représenté par la *scissure principale ou médiane.* Sur la face inférieure, cette scissure passe par le fond de la fossette cystique en avant, et le bord gauche de la veine cave inférieure en arrière.

La *branche droite* de la veine porte se divise en deux branches principales correspondant aux deux secteurs droits : le secteur *paramédian droit* et le secteur *latéral droit.* Ces deux secteurs séparés par la *scissure droite,* comportent chacun un segment antérieur et un segment postérieur.

La *branche gauche* de la veine porte se divise en deux branches : une branche pour le secteur *paramédian gauche* et une branche pour le *secteur latéral gauche,* dont la ligne de séparation est marquée par la scissure gauche qui coupe transversalement le lobe gauche. Le secteur paramédian gauche est séparé par la scissure ombilicale en deux segments : un segment correspondant au lobe carré et qui s'étend sur la face supérieure du foie ; un autre segment forme la partie antérieure du lobe gauche.

Le *secteur dorsal* correspond au lobe caudé et au parenchyme sous-jacent.

En définitive, le foie est divisé en cinq secteurs : deux secteurs paramédians droit et gauche ; deux secteurs latéraux droit et gauche ; un secteur dorsal à cheval sur les deux foies. Chaque secteur comporte deux segments à l'exception du secteur latéral gauche et du secteur dorsal. Au total, on dénombre huit segments : numérotés de I à VIII au niveau de la face inférieure du foie, en tournant dans le sens inverse d'une aiguille d'une montre, le segment VIII apparaît seulement sur la face supérieure.

Segmentation sus-hépatique. – La segmentation sus-hépatique est basée sur la disposition des veines sus-hépatiques.

La *veine sus-hépatique droite* est superposée sur la scissure portale droite ; elle draine le secteur sus-hépatique droit.

La *veine sagittale* est placée dans le plan de la scissure portale principale séparant le foie droit du foie gauche. Elle draine le secteur sus-hépatique médian.

La *veine sus-hépatique gauche* est superposée à la scissure portale gauche ; elle draine le secteur sus-hépatique gauche correspondant au lobe gauche.

Les veines spiegeliennes assurent la circulation de retour du secteur sus-hépatique dorsal correspondant au secteur portal dorsal.

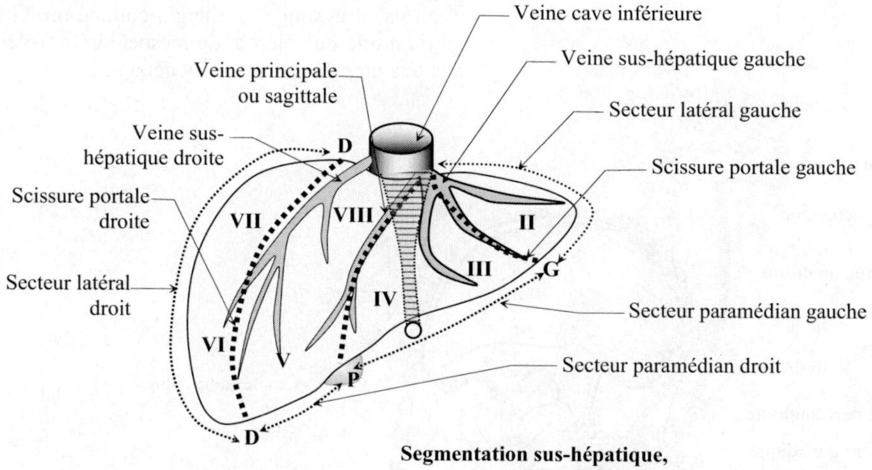

Segmentation sus-hépatique, vue supérieure

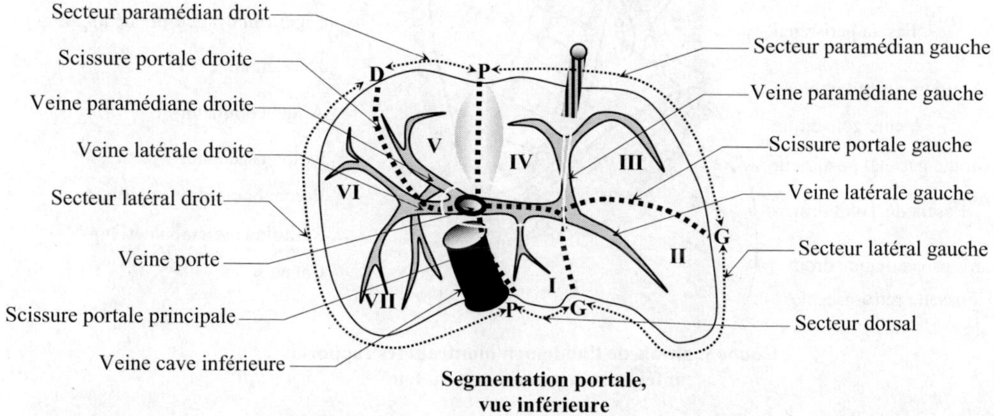

Segmentation portale, vue inférieure

APPLICATION PRATIQUE

La segmentation hépatique rend possible certaines exérèses chirurgicales du foie, dont les plus utilisées en pratique sont les suivantes.

- *L'hépatectomie gauche* ou ablation de l'hémi-foie gauche tributaire de la branche gauche de la veine porte.

- *L'hépatectomie droite* ou ablation de l'hémi-foie droit tributaire de la branche droite de la veine porte.

- Résection du *segment III*, tributaire du pédicule portal cheminant à la partie antérieure de la scissure sus-hépatique gauche ou scissure ombilicale facilement repérable à la surface du foie en regard du ligament falciforme.

- Résection du *secteur sus-hépatique gauche*, correspondant au lobe gauche classique limité par la scissure ombilicale visible à la surface du foie. Ce secteur est drainé par la veine sus-hépatique gauche facilement repérable sur le flanc gauche de la veine cave inférieure.

RAPPORTS DU FOIE

Face supérieure. – Le foie répond au diaphragme par l'intermédiaire des deux feuillets, viscéral et pariétal, qui forment le ligament suspenseur du foie ; celui-ci divise l'espace interhépato-diaphragmatique en deux loges : les loges interhépato-diaphragmatiques droite et gauche.

Par l'intermédiaire du diaphragme, le foie répond : à la plèvre et à la base du poumon droit, à la face inférieure du cœur et du péricarde, et à la base du poumon gauche.

Face postérieure. – Elle est en rapport avec : la partie verticale du diaphragme par l'intermédiaire du ligament coronaire ; la veine cave inférieure à laquelle cette face est rattachée par les veines sus-hépatiques ; au pôle supérieur du rein droit et à la surrénale droite ; à l'œsophage abdominal.

Face inférieure. – Elle répond : au pédicule hépatique situé dans le bord droit du petit épiploon, et formé par la veine porte, l'artère hépatique propre et le canal cholédoque ; à la vésicule biliaire et au canal cystique ; à l'angle colique droit ; à la partie droite du côlon et du mésocôlon transverses; à la tête du pancréas et au duodénum.

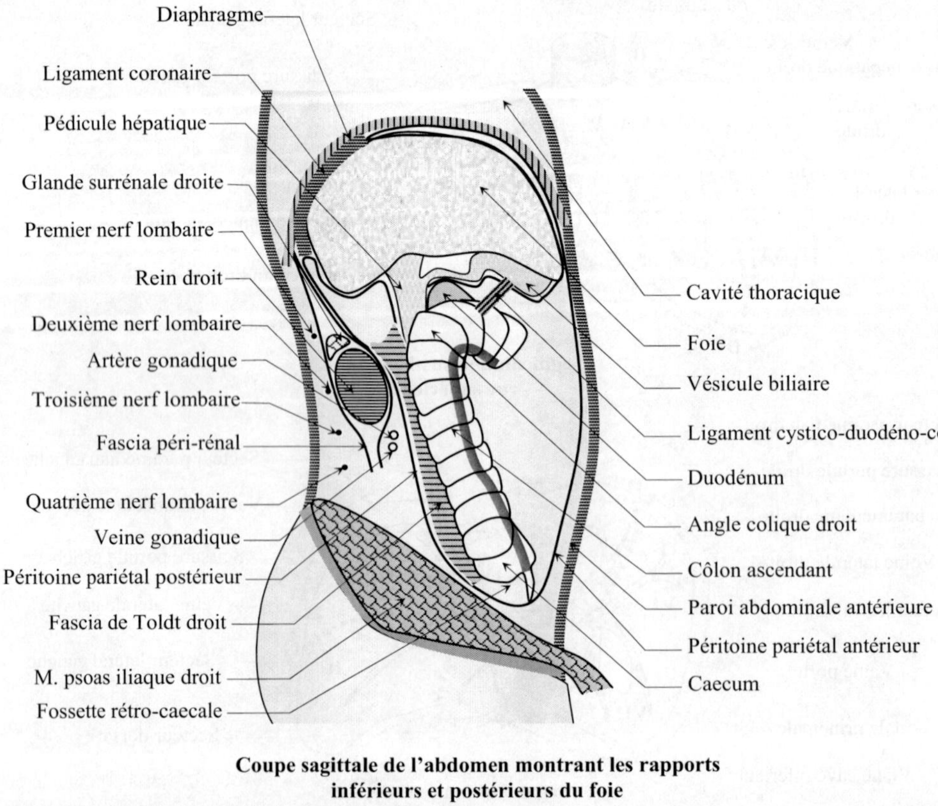

Coupe sagittale de l'abdomen montrant les rapports inférieurs et postérieurs du foie

VOIES BILIAIRES

Les voies biliaires conduisent la bile depuis le foie jusqu'au duodénum. Elles présentent à décrire deux parties : les voies biliaires intra-hépatiques et les voies biliaires extra-hépatiques.

Voies biliaires intra-hépatiques. – Elles commencent par les canalicules intralobulaires qui cheminent entre les cellules des lobules. Ces canalicules se déversent dans les canaux périlobulaires qui convergent vers les espaces portes pour former des canaux plus gros. A partir des espaces portes, les canaux biliaires cheminent avec un rameau de l'artère hépatique et de la veine porte, à l'intérieur de la gaine Glissonnienne. Au niveau du hile, les conduits biliaires se réunissent entre eux pour former deux canaux droit et gauche, qui sont les branches d'origine du canal hépatique.

Voies biliaires extra-hépatiques. – Les deux branches d'origine du canal hépatique convergent l'une vers l'autre pour constituer le canal hépato-cholédoque. Sur ce conduit s'abouche le canal cystique lié à un réservoir, la vésicule biliaire. Le canal hépato-cholédoque présente deux segments : un segment supérieur appelé canal hépatique commun, situé en amont de l'abouchement du canal cystique ; un segment inférieur, le canal cholédoque, situé en aval de l'abouchement du cystique. Ainsi, les voies biliaires extra-hépatiques comportent deux parties.

*La voie biliaire principale***,** qui transporte la bile du foie jusqu'au deuxième duodénum ; elle comporte les canaux hépatiques droit et gauche, le canal hépatique commun et le canal cholédoque.

La voie biliaire accessoire, branchée en dérivation sur la voie biliaire principale ; elle est constituée par la vésicule biliaire et le canal cystique.

Voie biliaire principale. – Elle peut être étudiée radiologiquement par la ***cholangiographie.*** Elle se projette en avant des apophyses transverses, depuis la 11ème vertèbre thoracique jusqu'à la 3ème vertèbre lombaire.

Origine. – Elle prend naissance de la réunion des deux canaux hépatiques droit et gauche, au niveau de la partie droite du hile hépatique. Le conduit droit est court et vertical ; le gauche est plus long et presque horizontal. En fait, cette origine est variable ; la confluence des deux canaux peut se faire plus bas dans le pédicule hépatique.

Trajet. – La voie biliaire principale descend le long du bord droit du petit épiploon, en avant de la veine porte et à droite de l'artère hépatique propre. Elle reçoit le canal cystique au dessus du bord supérieur du premier duodénum, et prend le nom de canal cholédoque. Ce dernier prend une direction oblique en bas et à droite en s'écartant progressivement de la veine porte avec laquelle il délimite un triangle, le triangle interporto-cholédocien. Le canal cholédoque continue son chemin en passant en arrière de la face postérieure du premier duodénum et de la tête du pancréas, en décrivant une courbe concave en haut et à droite.

Terminaison. – Le canal cholédoque traverse obliquement la paroi du deuxième duodénum, accolé au bord supérieur du canal de Wirsung, et se termine par un orifice qui s'ouvre dans la lumière duodénale ; cet orifice est placé au fond d'une cavité appelée *ampoule de Vater,* et entouré par un repli muqueux appelé : *grande caroncule* du duodénum.

Structure. – La voie biliaire principale est formée d'une tunique muqueuse et d'une tunique conjonctive élastique. Au niveau du segment terminal, le canal cholédoque est entouré par un sphincter musculaire lisse : le *sphincter d'Oddi* comportant un sphincter commun entourant le cholédoque et le Wirsung, et un sphincter propre à chacun de ces canaux.

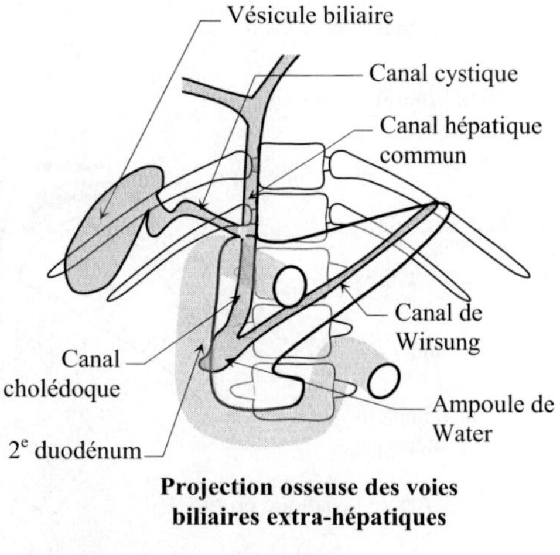

Projection osseuse des voies biliaires extra-hépatiques

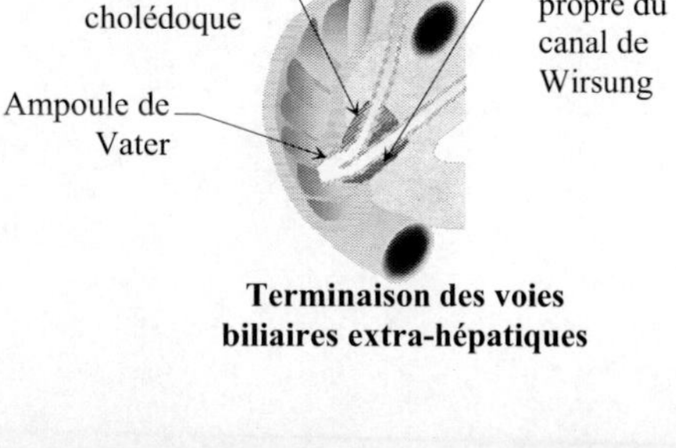

Terminaison des voies biliaires extra-hépatiques

Rapports. – La voie biliaire principale présente à étudier 4 segments : segment hilaire, segment intra-épiploïque, segment rétroduodéno-pancréatique et segment intrapariétal. Les deux premiers segments constituent le pédicule hépatique.

Segment hilaire. – Au niveau du hile du foie, les éléments du pédicule hépatique sont disposés de la manière suivante : le plan antérieur est occupé par les deux branches d'origine du canal hépatique commun, dont la convergence se fait en regard de la branche droite de la veine porte ; – le plan moyen est occupé par les deux branches terminales de l'artère hépatique propre ; – le plan postérieur est occupé par la bifurcation de la veine porte en deux branches, droite et gauche. Le canal hépatique droit passe en avant de la branche droite de la veine porte et au dessus de la branche droite de l'artère hépatique. Le canal hépatique gauche passe, soit en avant, soit en arrière de la branche gauche de l'artère hépatique.

Segment intra-épiploïque. – Ce segment correspond à la moitié supérieure du canal hépato-cholédoque, cheminant dans l'épaisseur du bord libre du petit épiploon, et accompagné de la veine porte et de l'artère hépatique. La veine est l'élément le plus postérieur du pédicule hépatique ; l'artère hépatique monte en avant de la veine porte, le long de son flanc gauche ; le canal hépato-cholédoque descend le long du flanc droit de la face antérieure de la veine porte. L'artère hépatique se bifurque au dessus et à gauche de la réunion du canal hépatique avec le canal cystique ; la branche droite de l'artère se dirige obliquement en haut et à droite, puis passe en arrière du canal hépatique ; la branche gauche se dirige en haut et à gauche en s'éloignant du canal hépatique. L'artère cystique prend naissance, soit de l'artère hépatique propre, soit de sa branche droite. L'artère pylorique prend naissance de l'artère hépatique propre, descend en avant d'elle et à gauche du canal hépato-cholédoque ; la veine pylorique chemine le long de l'artère et se jette dans la veine porte.

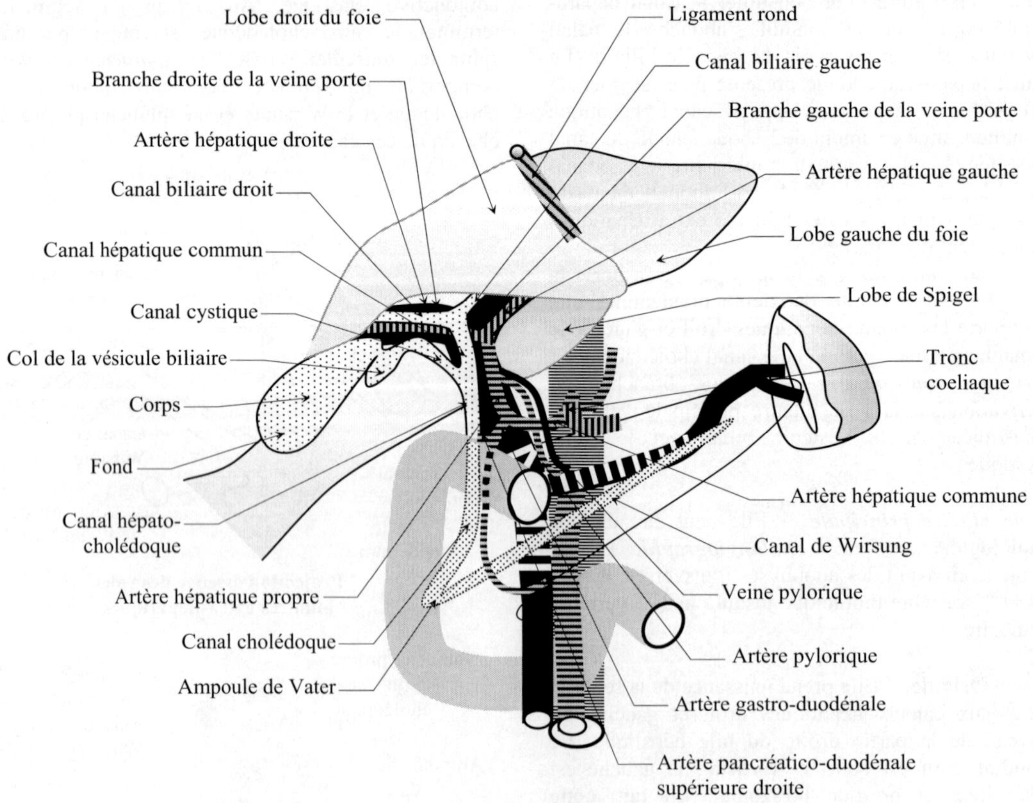

Pédicule hépatique

Segment rétro-duodéno-pancréatique. – Ce segment correspond au canal cholédoque, oblique en bas et à gauche jusqu'au tubercule épiploïque du pancréas, puis dévie en bas et à droite jusqu'à sa terminaison. Au niveau du duodénum, le canal cholédoque est placé en avant de la veine porte, puis celle-ci passe en arrière du pancréas, tandis que le cholédoque s'éloigne de la face antérieure de la veine pour passer derrière le premier duodénum. Ainsi, sc forme entre la veine porte et le canal cholédoque, le triangle interporto-cholédocien. A ce niveau, le canal cholédoque présente des rapports avec les branches de l'artère hépatique : l'artère *gastro-duodénale* naît de l'artère hépatique commune en avant de la veine porte, puis se porte en bas et à droite pour cheminer derrière le duodénum ; l'artère *pancréatico-duodénale supérieure droite,* branche collatérale de la gastro-duodénale, croise transversalement la face antérieure du cholédoque, puis descend en arrière de la tête du pancréas pour aller s'anastomoser avec la pancréatico-duodénale supérieure gauche. La *veine pancréatico-duodénale supérieure gauch*e se jette dans la veine porte en passant en arrière du cholédoque. La veine cave inférieure passe en arrière du cholédoque, dont elle est séparée par le fascia de Treitz. Les ganglions lymphatiques s'échelonnent le long du canal cholédoque.

Segment intrapariéto-duodénal. – Le canal cholédoque traverse obliquement la paroi du deuxième duodénum, au niveau de sa partie moyenne, et s'ouvre dans la lumière duodénale, soit par un orifice commun avec le canal de Wirsung, soit par un orifice distinct pour chacun de ces canaux.

Voie biliaire accessoire. – La voie biliaire accessoire est constituée par la vésicule biliaire et le canal cystique.

Vésicule biliaire. – La vésicule biliaire est un réservoir musculo-membraneux, logée dans la fossette cystique de la face inférieure du foie**.** Elle a la forme d'une poire allongée, mesurant 8 à 10 cm de longueur et 3 à 4 cm de largeur. Elle présente à décrire : un *fond* qui correspond à l'extrémité antérieure arrondie, répondant à l'échancrure cystique du bord antérieur du foie ; – un *corps* aplati, dirigé obliquement en haut, en arrière et à gauche ; – un *col* ou bassinet faisant suite au corps sur lequel il se coude, qui se dirige d'arrière en avant et à gauche, et qui se continue au niveau de son extrémité antérieure par le canal cystique.

Rapports. – Le *fond* de la vésicule biliaire se projette sur un point de la paroi abdominale antérieure ; ce point correspond au croisement de l'extrémité antérieure de la dixième côte avec le bord externe du muscle grand droit. – Le *corps* répond : en haut, à la face inférieure du foie à laquelle il est uni par du tissu cellulo-fibreux ; en bas, au péritoine viscéral qui se continue avec celui de la face inférieure du foie, et par l'intermédiaire du péritoine avec le colon transverse et la partie sus-mésocolique du duodénum. – Le *col* est compris entre les deux feuillets du petit épiploon ; il répond : au premier duodénum, et à l'artère cystique qui aborde le col par le côté gauche.

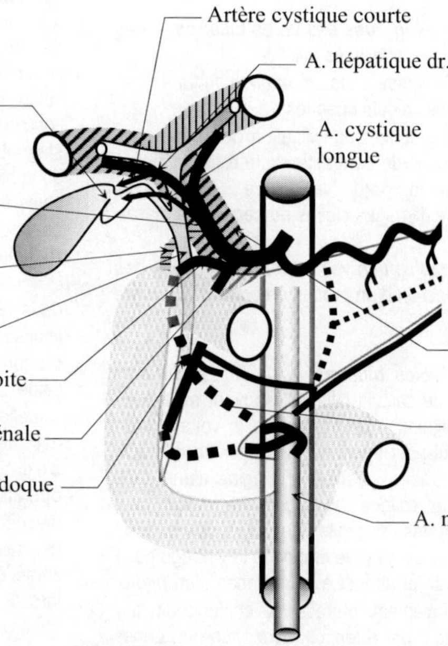

Rapports des voies biliaires extra-hépatiques

Vaisseaux et nerfs des voies biliaires.

Artères. – *Voie biliaire principale :* elle reçoit des fins rameaux fournis par l'artère hépatique propre et l'artère pancréatico-duodénale supérieure droite. – *Voie biliaire accessoire :* ses artères proviennent essentiellement de l'artère cystique qui fournit des branches pour le canal cystique et la vésicule biliaire. L'artère cystique prend naissance, soit de l'artère hépatique, soit de sa branche droite, puis se divise au contact du col en deux branches, l'une supérieure, l'autre inférieure, et qui se ramifient sur la vésicule. **La ligature de l'artère cystique lors d'une cholécystectomie, se fait au niveau de sa terminaison sur la vésicule.**

Veines. – Les veines de la voie biliaire principale se jettent directement dans la veine porte et dans les veines pancréatico-duodénales. – Les veines cystiques se distinguent en veines superficielles et en veines profondes ; – les veines superficielles suivent les artères et rejoignent la branche droite de la veine porte ; – les veines profondes drainent la face supérieure du corps et se jettent dans le foie.

Lymphatiques. – Les lymphatiques de la vésicule biliaire se rendent dans les ganglions du hile, dans les ganglions du pédicule hépatique, et dans le ganglion cystique.

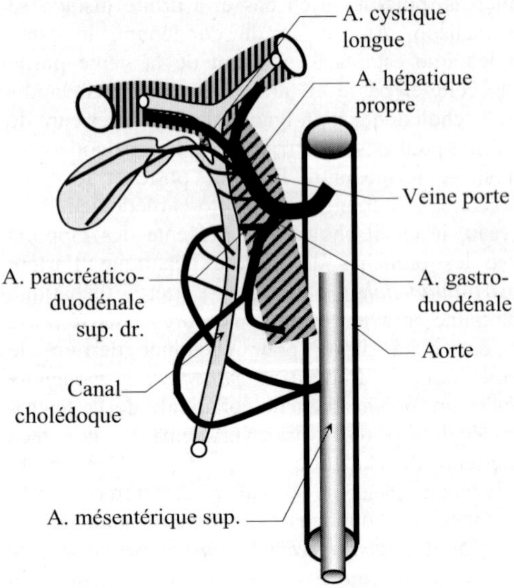

Artères des voies biliaires

APPLICATION PRATIQUE

Explorations radiologiques des voies biliaires. – Les voies biliaires peuvent être visualisées par :

- Le *cliché radiologique sans préparation de face :* à la recherche d'une image de calculs opaques.
- La *cholécystographie :* opacification de la vésicule, après ingestion d'un produit de contraste excrété électivement par la muqueuse de la paroi vésiculaire ; les calculs apparaissent sous forme d'images claires au sein d'une masse vésiculaire opaque.
- La *cholangiographie intraveineuse :* opacification des voies biliaires, après injection d'un produit de contraste excrété par la cellule hépatique.

Pathologie des voies biliaires. – La *lithiase biliaire :* est due à la formation de calculs biliaires, souvent multiples ; quand le calcul est solitaire, il peut atteindre le volume d'un œuf de poule. Le calcul peut migrer et entraîner un obstacle temporaire sur la voie biliaire, ceci est à l'origine d'une crise douloureuse à type de *colique hépatique.* Le calcul peut s'enclaver dans différents endroits de la voie biliaire : l'enclavement dans le canal cystique empêche la vidange de la vésicule, celle-ci se dilate et aboutit à la formation d'un *hydro-cholécyste ;* – si l'enclavement intéresse le cholédoque, il y aura apparition d'un *ictère par rétention,* avec jaunisse, urines foncées et selles décolorées, car les pigments biliaires en excès dans le sang passent dans les urines. En l'absence de migration, le calcul entraîne l'ulcération de la muqueuse vésiculaire qui s'épaissit et constitue la *cholécystite chronique lithiasique,* qui peut évoluer vers l'inflammation aiguë suppurée : c'est la *cholécystite aiguë,* pouvant se compliquer de perforation de la vésicule et entraîner le déversement de son contenu à l'intérieur de la cavité péritonéale, ce qui aboutit à la péritonite biliaire ou à l'abcès sous-phrénique. La vésicule biliaire peut également se perforer dans le duodénum et constituer la *fistule cholécysto-duodénale ;* dans ce cas, le calcul peut donc migrer à travers le tube digestif et être à l'origine d'une occlusion intestinale par *iléus biliaire.* La stagnation de la bile en amont de l'obstacle, ainsi qu'une lésion du sphincter d'Oddi, peuvent entraîner une infection grave des voies biliaires : c'est une *angiocholite* pouvant se compliquer de *septicémie.* La lithiase du cholédoque peut aussi être à l'origine d'une *pancréatite.*

– *Traitement.* – La *cholécystectomie :* c'est une ablation de la vésicule biliaire, constituant l'essentiel du traitement de la lithiase vésiculaire. – La *cholédocotomie :* est une ouverture du canal cholédoque, dans le but d'en extraire des calculs à l'aide de pinces spéciales ; elle permet aussi de vérifier visuellement l'état des conduits biliaires. – La sphinctérotomie est une section d'une partie du sphincter d'Oddi, dans le but d'extraire un calcul enclavé dans l'ampoule de Vater ; cette opération se fait après avoir réalisé une ouverture dans le deuxième duodénum : *duodénotomie.* – L'anastomose bilio-digestive : consiste à mettre en communication directe le cholédoque et l'intestin grêle ; cette intervention est indiquée lorsque le calcul biliaire ne peut pas être extrait chirurgicalement.

ANATOMIE FONCTIONNELLE DU FOIE ET EXPLORATIONS

Physiologie. – Le foie participe pratiquement à toutes les fonctions métaboliques de l'organisme ; il représente de ce fait, une véritable usine métabolique dont la destruction totale est incompatible avec la vie. Il reçoit par la veine porte, le sang veineux des organes digestifs contenant les produits de la digestion. Le foie est doué de deux grandes fonctions : détoxication et épuration ; synthèse et stockage des substances.

Détoxication et épuration. – Le foie sécrète un produit liquide, la bile, à un rythme d'environ 1 litre par jour. Cette bile est stockée, concentrée, dans la vésicule biliaire, et ensuite déversée par le canal cholédoque dans le duodénum, au cours de la digestion. La bile est constituée essentiellement par : les sels biliaires, la bilirubine et le cholestérol, les produits du catabolisme des hormones thyroïdiennes, des protéines et des sels minéraux. La bile joue un rôle dans la digestion des graisses en les rendant hydrosolubles ; elle stimule la contractilité de la vésicule et de l'intestin. – La détoxication de l'ammoniac provenant de la dégradation des acides aminés dans le foie : le foie transforme l'ammoniac en urée, substance hydrosoluble qui passe dans le sang, puis éliminée dans les urines.

Synthèse et stockage des substances. – *Glucides.* – Le foie participe à la régulation de la glycémie de deux manières. Il stocke le glucose qui se trouve en excès dans le sang du tube digestif après le repas, et le transforme en glycogène ; le glucose est libéré secondairement dans la circulation générale, entre les repas, en fonction des besoins. – Lorsque le taux de glucose diminue dans le sang, le foie élabore du glycogéne, soit à partir du galactose, soit à partir des lipides ou des protides : c'est la *néoglycogénèse*. – *Lipides.* – Le foie participe à la production d'énergie, en dégradant les acides gras alimentaires en corps cétoniques. Il est aussi responsable de la synthèse et de la dégradation du cholestérol. – *Protides.* – Le foie retient les acides aminés, constituants des protéines alimentaires, et les utilise de différentes manières : soit en les stockant, soit en les laissant passer dans la circulation sanguine, soit en les utilisant sous forme de combustible, ou bien en les transformant en protéines. Le foie synthétise chaque jour, jusqu'à 40 grammes de protéines plasmatiques, ce sont notamment : la sérumalbumine et les facteurs de la coagulation sanguine (l'héparine et la prothrombine). Le foie synthétise des enzymes responsables des réactions métaboliques ; il est également le lieu de stockage du fer et de certaines vitamines.

Explorations du foie. – Le foie peut être exploré par différents procédés : l'examen clinique, l'exploration radiologique et l'exploration fonctionnelle.

Examen clinique. – La palpation et la percussion de l'abdomen, permettent d'apprécier le volume et la consistance du foie.

Exploration radiologique. – *La scintigraphie :* c'est l'examen après utilisation d'un isotope radio-actif qui se fixe sur l'organe et qui émet des rayons gamma ; elle permet de mettre en évidence des kystes, des abcès ou des tumeurs. – *L'échographie :* est une technique basée sur la réflexion des ultrasons ; elle permet une étude plus poussée des structures internes de l'organe. – *Tomodensitométrie* ou *Scanner.*

Exploration fonctionnelle. – Il existe plusieurs tests qui permettent d'apprécier les différentes fonctions du foie.

Test à la B.S.P : il permet d'apprécier la fonction excrétrice du foie ; ce test consiste à injecter une substance colorante éliminée exclusivement par le foie, la vitesse d'élimination de cette substance permet d'apprécier la capacité du foie à éliminer la bilirubine.

Test d'insuffisance cellulaire hépatique : il permet d'apprécier l'état fonctionnel de l'hépatocyte ; son atteinte se traduit par : – une diminution du taux sanguin des substances synthétisées par le foie : chute du cholestérol, des protéines plasmatiques et des facteurs de la coagulation ; – une diminution de la fonction d'épuration qui se traduit par une élévation du taux sanguin de la bilirubine conjuguée.

Tests de rétention biliaire : une anomalie de ces tests indique la présence d'un obstacle à l'écoulement de la bile par le foie. C'est ainsi qu'on observe : – une élévation du taux sanguin de bilirubine conjuguée et du cholestérol ; – une augmentation du taux sanguin des phosphatases alcalines, sous l'effet de la stase biliaire ; – une stéatorrhée ou selles graisseuses par absence de sels biliaires dans le tube digestif.

Test de cytolyse : ou de destruction cellulaire hépatique ; il permet de mettre en évidence une augmentation dans le sang, de certaines enzymes stockées dans l'hépatocyte. Ces enzymes sont notamment : la *transaminase-glutamo-oxalo-acétique ou S.G.O.T. ;* et la *transaminase glutamo-pyruvique ou S.G.P.T.* Le taux sanguin de ces enzymes est proportionnel à la destruction de l'hépatocyte.

RATE

La rate est un organe lymphoïde, intimement liée à la fois au système circulatoire et au système lymphatique. Elle joue un rôle dans l'élaboration des anticorps, le stockage et la destruction des globules rouges vieux.

Situation. – Organe thoraco-abdominal, la rate est située dans l'étage sus-mésocolique de l'abdomen, au dessous de la coupole diaphragmatique gauche, au dessus de l'angle colique gauche, en arrière et en dehors de l'estomac, en avant du rein gauche et de la queue du pancréas. Elle est cachée par la partie inférieure du grill costal ; sa projection squelettique se situe en regard des 9ème, 10ème et 11ème côtes, selon un ovale dont le grand axe est dirigé en bas et en dehors, parallèlement aux dernières côtes. **De part sa situation, la rate est vulnérable dans les traumatismes thoraciques, où elle peut se rompre lors des fractures des dernières côtes, notamment.**

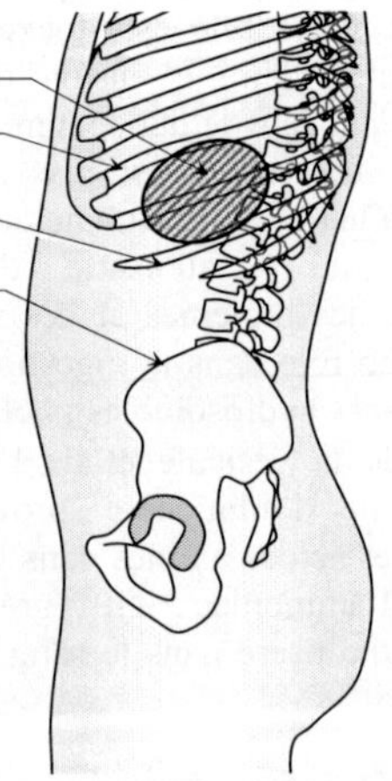

Projection de la rate sur la paroi thoracique ; vue latérale gauche

Explorations radiologiques. – La rate est visible sur de simples clichés radiologiques de l'abdomen ; ses contours deviennent plus nets, après insufflation d'air dans l'estomac ou après un pneumopéritoine. Elle peut également être visualisée, à l'aide d'une spléno-portographie.

Morphologie. – La rate est un organe de consistance ferme, mais friable, de coloration rouge violacé ; elle est entourée d'une capsule mince et fragile ; sa forme est celle d'un ovoïde avec :

- ***une face externe,*** lisse et convexe ;
- ***une face interne,*** hilaire, où arrivent et d'où partent les éléments du pédicule splénique ;
- ***un bord antérieur,*** crénelé ;
- ***un bord postérieur,*** mousse et arrondi ;
- ***deux pôles,*** l'un supérieur, l'autre inférieur.

Dimensions. – A l'état normal, la rate présente : - 12 cm en hauteur, 8 cm en largeur et 5 cm en épaisseur ; son poids est de 200 à 250 grammes. **En pathologie, dans certaines maladies infectieuses, notamment le *Kala-azar,* la rate augmente considérablement de volume *(splénomégalie) ;* elle peut parfois occuper presque tout l'abdomen.**

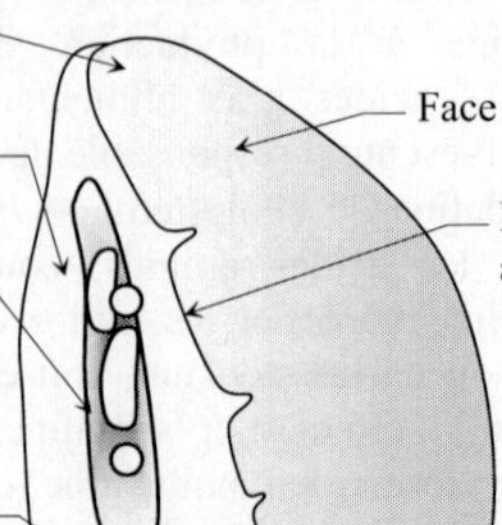

Vue antérieure de la rate

RAPPORTS DE LA RATE

La face externe, ou diaphragmatique se moule sur la coupole diaphragmatique gauche, par l'intermédiaire de laquelle elle entre en rapport avec les organes thoraciques : - le *cul de sac costo-diaphragmatique gauche* qui la recouvre totalement et le poumon gauche qui descend jusqu'à la 10ème côte. Ces organes séparent la rate de la paroi thoracique, où elle se projette selon un axe parallèle à la 10ème côte, en arrière de la ligne axillaire moyenne. **Ces rapports thoraciques sont d'une importance considérable pour deux raisons : les blessures de la rate sont fréquentes au cours des plaies siégeant dans la partie inférieure de la paroi thoracique gauche, de même que l'éclatement de celle-ci dans les traumatismes violents ; – la voie d'abord thoraco-abdominale permet l'accès direct à l'organe.**

La face interne, creusée par le hile splénique qui la sépare en deux versants : - ***le versant antérieur*** ou pré-hilaire, est en rapport avec *la grande courbure de l'estomac* à laquelle il est rattaché par le ligament gastro-splénique contenant les vaisseaux courts et l'artère gastro-épiploïque gauche qui viennent de l'artère splénique ; - ***le versant antérieur*** ou rétro-hilaire, est en rapport avec le *rein et la surrénale gauches,* et plus loin avec la paroi abdominale postérieure ; - ***la région hilaire,*** est en rapport avec les éléments du pédicule splénique : *artère et veine splénique*, qui cheminent à l'intérieur de l'épiploon pancréatico-splénique, accompagnées par la *queue du pancréas.*

Le bord antérieur, répond à l'état normal au *rebord costal* qu'il ne doit pas dépasser en bas, sauf en cas d'augmentation de volume de la rate (splénomégalie) ; dans ce cas, il devient palpable à travers la paroi abdominale antérieure.

Le pôle supérieur, est en rapport avec la grosse tubérosité de l'estomac, le lobe gauche du foie et l'œsophage abdominal.

Le pôle inférieur repose sur l'angle colique gauche ; il répond à l'extrémité gauche du mésocolon transverse.

Le bord postérieur, répond au bord externe du rein et à la partie verticale du diaphragme.

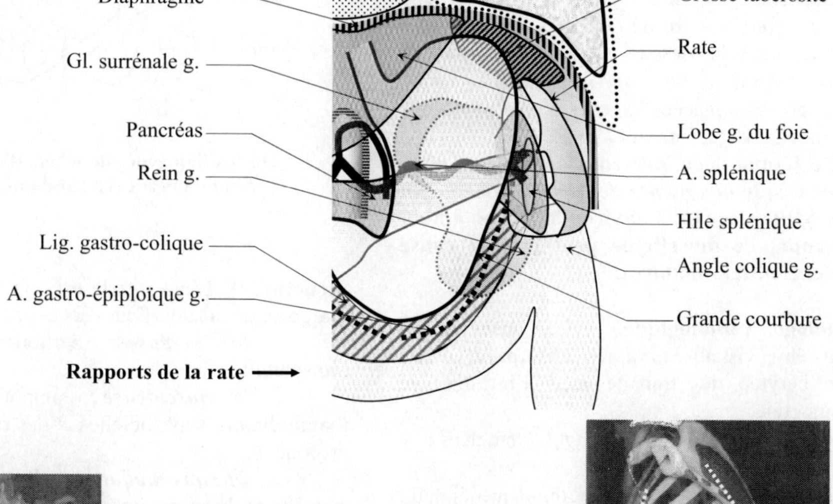

Rapports de la rate ⟶

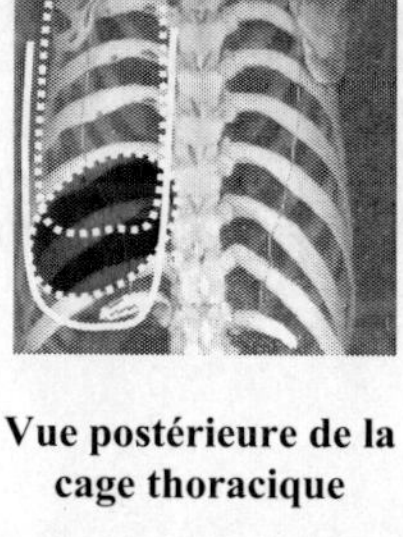

Vue postérieure de la cage thoracique

Projection sur le squelette de la cage thoracique des organes suivants : la rate (en noir avec contour blanc) ; – le poumon gauche (en pointillé blanc) ; – la plèvre gauche (en trait continu blanc).

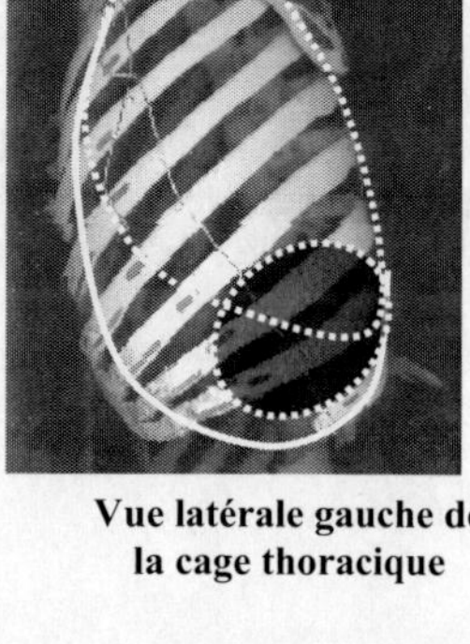

Vue latérale gauche de la cage thoracique

JEJUNO - ILEON

L'intestin grêle ou jéjuno-iléon est un segment du tube digestif, qui s'étend de l'angle duodéno-jéjunal au côlon ascendant.

Dimensions. – Longueur : 5 à 6 mètres ; – diamètre : 3 cm au niveau de l'angle duodéno-jéjunal, 2 cm au niveau de sa terminaison.

Configuration extérieure. – Tout au long de son trajet, le jéjuno-iléon décrit une série de longues flexuosités appelées *anses intestinales*, au nombre de 15 à 16. Les anses intestinales ou anses grêles, sont disposées en deux groupes : un *groupe supérieur gauche,* formé d'anses horizontales placées les unes au dessus des autres, formant le *jéjunum ;* – un *groupe inférieur droit,* formé d'anses verticales placées les unes à côté des autres et d'avant en arrière, formant *l'iléon.*

Le jéjuno-iléon présente dans deux pour cent des cas, le *diverticule de Meckel,* vestige du canal vitellin, siégeant à environ 80 cm en amont du caecum ; ce diverticule peut être la cause d'accidents inflammatoires.

Morphologie radiologique. – Les anses grêles peuvent être visualisées après absorption d'une bouillie barytée qui transite dans l'intestin : le transit du grêle.

Aspect. – Jéjunum : images dentelées ; – iléon : images diverticulaires.

Topographie. – Angle duodéno-jéjunal : fixe, en regard du bord gauche de L2 ; – anses supérieures : horizontales ; – anses moyennes : obliques, débordent le rachis lombaire ; – anses inférieures : verticales, occupant le bassin ; – dernière anse iléale : se dirige obliquement en haut vers le caecum.

Physiologie. – Contractions péristaltiques permettant la progression de la bouillie opaque ; – transit plus rapide dans le jéjunum que dans l'iléon, durée 5 à 6 heures.

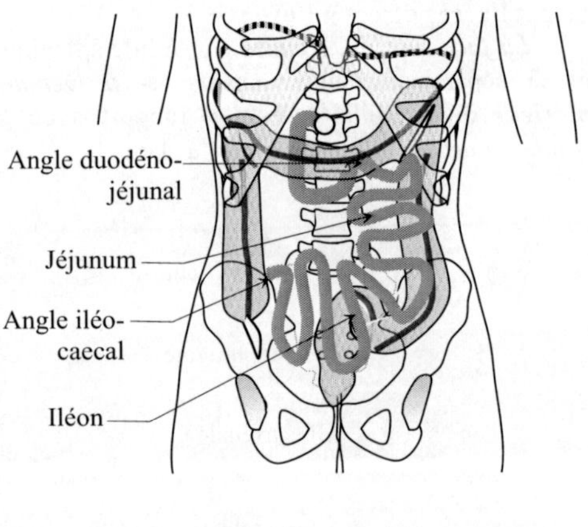

Disposition générale schématique du jéjuno-iléon dans la cavité abdomino-pelvienne

Structure. – L'anse grêle est constituée de quatre tuniques, de la superficie vers la profondeur :

- ***la séreuse :*** péritonéale, lisse et transparente ;
- ***la musculeuse :*** comportant des fibres longitudinales superficielles et des fibres circulaires profondes ;
- ***la sous-muqueuse :*** lâche, et permet le glissement de la muqueuse sous la musculeuse ;
- ***la muqueuse :*** de coloration rosée ; elle présente trois types de reliefs : les villosités intestinales qui donnent à la muqueuse son aspect velouté ; – les valvules conniventes ou replis circulaires ; – les plaques de Peyer, qui sont des amas de follicules lymphoïdes, ayant la forme de plaques blanchâtres ovalaires.

Rapports. – Dans l'ensemble, les anses grêles occupent le secteur gauche de la cavité abdominale, et le bassin. Les rapports sont :

En arrière : – dans la partie médiane, le rachis lombaire et les gros vaisseaux prévertébraux (aorte et veine cave inférieure) ; latéralement, les mésocôlons droit et gauche qui les isolent des organes rétro-péritonéaux (reins et uretères). – *En haut :* le côlon transverse et le mésocôlon transverse, les isolent des organes sus-mésocoliques (estomac, rate, pancréas et partie supérieure du duodénum). – *En bas :* le côlon pelvien, le rectum et les organes génito-urinaires. – *A droite :* le caecum et le côlon droit. – *A gauche :* le côlon gauche. – *En avant :* le grand épiploon, qui recouvre les anses intestinales et les sépare de la paroi abdominale antérieure.

MESENTERE

Le mésentère est un méso péritonéal qui relie les anses grêles à la paroi abominable postérieure ; il contient entre ses deux feuillets des vaisseaux, et constitue donc un organe de soutien et de nutrition.

Morphologie externe et rapports. – Le mésentère est une cloison festonnée, croisant obliquement l'étage sous-mésocolique de l'abdomen. Ces plis augmentent de hauteur depuis son insertion pariétale ou racine, jusqu'à son bord intestinal. Le mésentère présente à décrire : deux faces, l'une, antérieure ou droite, l'autre postérieure ou gauche ; deux bords, l'un, adhérent ou racine, l'autre, libre ou intestinal.

Les *faces* forment des replis en accordéon, dont le nombre est le même que celui des anses intestinales, la hauteur de ceux-ci augmente du bord adhérent au bord intestinal.

Le *bord adhérent* ou racine, fixe le mésentère à la paroi abdominale postérieure. Il s'étend depuis L2, en dedans de l'angle duodéno-jéjunal, puis se dirige obliquement en bas et à droite, vers la fosse iliaque droite. Depuis son origine, la racine du mésentère suit le bord droit du quatrième duodénum ; croise ensuite le crochet du pancréas et le 3e duodénum en passant par l'émergence des vaisseaux mésentériques supérieurs. La racine du mésentère croise la face antérieure de la veine cave inférieure ; ensuite elle passe en dehors de l'artère iliaque primitive, puis croise l'uretère et les

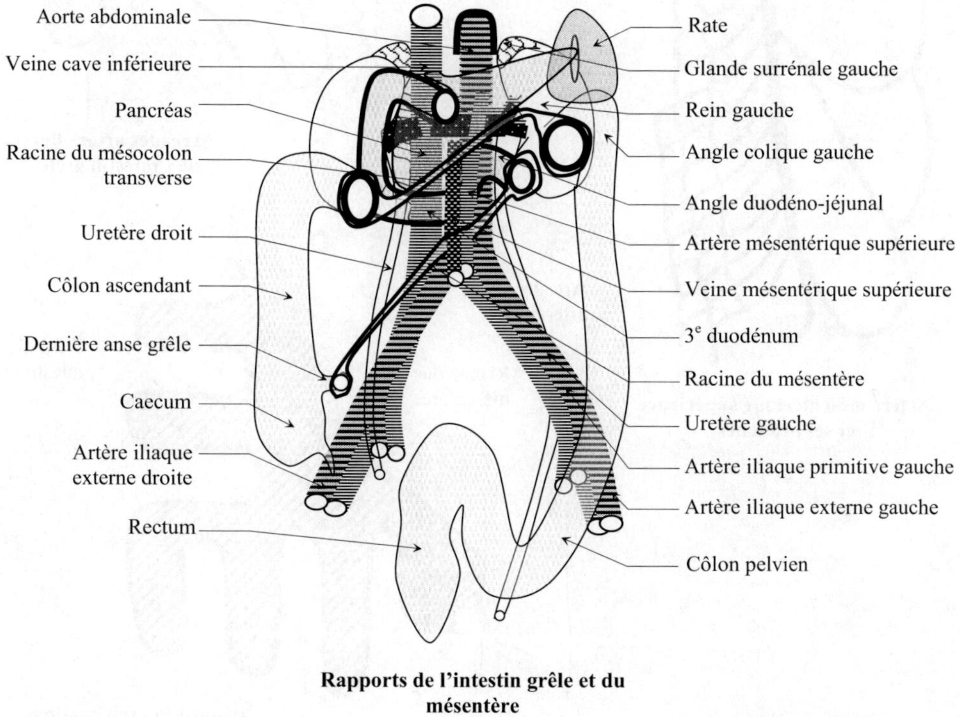

Rapports de l'intestin grêle et du mésentère

vaisseaux gonadiques. Elle se termine au niveau de l'angle d'union entre la dernière anse iléale et le côlon ascendant.

Le *bord libre* ou intestinal est sinueux, à ce niveau les deux feuillets du mésentère s'écartent pour entourer l'intestin.

VAISSEAUX

Artères. – Les artères de l'intestin grêle proviennent de l'artère mésentérique supérieure. Au niveau du mésentère, l'artère mésentérique supérieure donne par son bord gauche : les artères du grêle, au nombre de 12 à 16, dont le mode de groupement est le suivant : un groupe supérieur formé de 4 à 6 longues et volumineuses branches destinées aux anses horizontales du jéjunum ; un groupe inférieur comportant 6 à 10 courtes et fines branches qui irriguent les anses verticales de l'iléon.

Arcades artérielles. – Les artères du grêle se divisent et s'anastomosent entre elles pour former des arcades de 1er ordre, à partir desquelles prennent naissance d'autres branches formant d'autres arcades de 2e, 3e, 4e et 5e ordre. La dernière arcade est le vaisseau parallèle qui longe le bord mésentérique et donne les vaisseaux droits. Les vaisseaux droits se divisent en deux branches pour les deux faces intestinales.

Veines. – Elles ont la même disposition que les artères et rejoignent la veine mésentérique supérieure.

Lymphatiques. – Les lymphatiques qui sortent de la paroi intestinale sont les chylifères ; ceux-ci rejoignent directement, soit les ganglions du groupe juxta-intestinal, soit ceux du groupe intermédiaire. Ces deux groupes gagnent le groupe central, dont les efférents se jettent dans le tronc lombaire gauche ou dans la citerne de Pecquet.

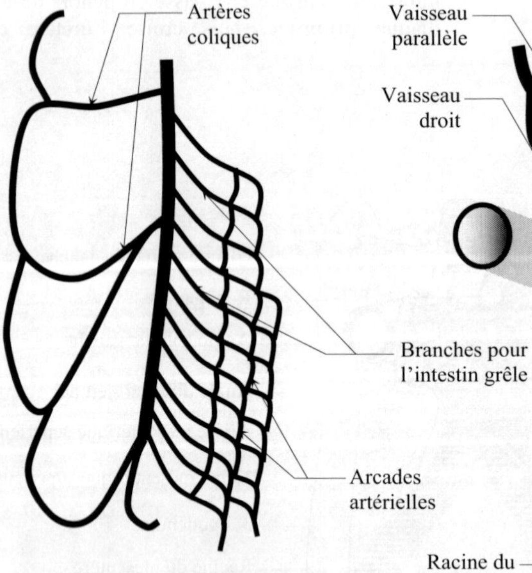

Artère mésentérique supérieure et ses branches

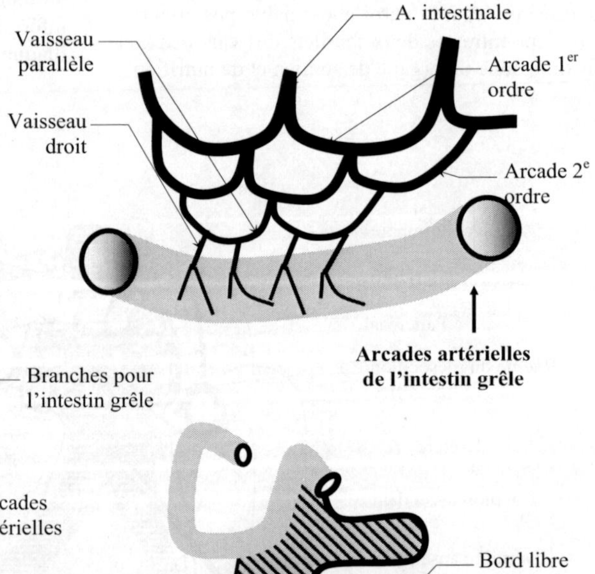

Arcades artérielles de l'intestin grêle

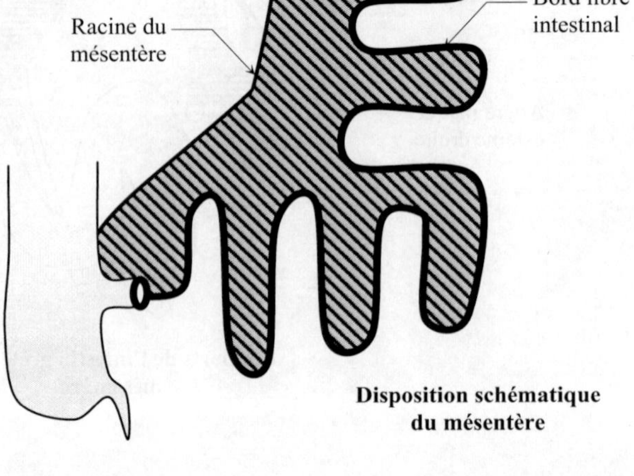

Disposition schématique du mésentère

CÔLON

Le côlon ou gros intestin est le segment terminal du tube digestif ; il fait suite à l'intestin grêle et se termine au rectum. Sa fonction principale, est d'absorber l'eau et les sels minéraux, à partir des aliments digérés par l'intestin grêle et ne contenant plus de substances assimilables par l'organisme. Il concentre ainsi les résidus solides, les fèces qu'il va évacuer par des contractions péristaltiques, vers le rectum.

Disposition générale. – Le côlon commence dans la fosse iliaque droite par le **caecum**, sur lequel s'attache l'appendice ; puis il se poursuit verticalement en formant le **côlon ascendant**. Au niveau de la face inférieure du foie, il se coude en formant **l'angle colique droit**, celui-ci se continue par le **côlon transverse** qui se porte vers la gauche jusqu'à l'extrémité inférieure de la rate. Il se coude de nouveau pour former **l'angle colique gauche** qui se continue verticalement par le **côlon descendant**. Arrivé dans la fosse iliaque gauche, il se poursuit par un segment flexueux, le **côlon ilio-pelvien** ou sigmoïde qui se termine par le rectum.

Division anatomo-chirurgicale. – *Du point de vue anatomique,* le côlon est constitué par un ensemble de segments qui se suivent en formant le cadre colique ; de l'angle *iléo-cæcal* jusqu'au rectum, on trouve : le caecum, le côlon ascendant, l'angle colique droit ou hépatique, le côlon transverse, l'angle colique gauche ou splénique, le côlon descendant et le côlon ilio-pelvien.

Du point de vue chirurgical on distingue : - **le côlon droit**, dont la vascularisation est tributaire des vaisseaux mésentériques, et comprend : le caeco-appendice, le côlon ascendant et la moitié droite du côlon transverse ; - **le colon gauche,** dont la vascularisation est tributaire des vaisseaux mésentériques inférieurs, et comprend : la moitié gauche du côlon transverse, l'angle colique gauche ou splénique et le côlon ilio-pelvien.

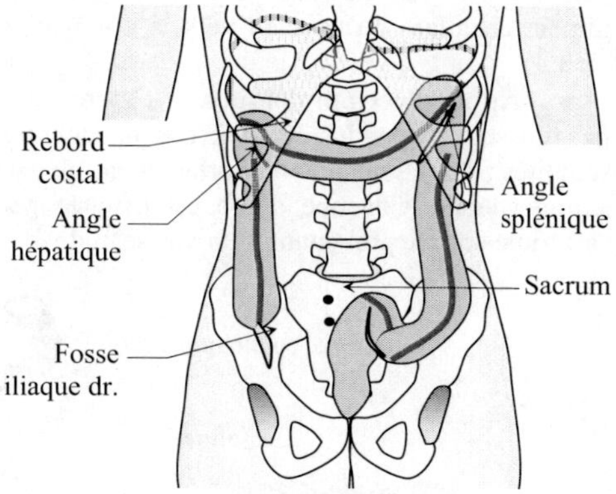

Disposition générale du côlon au niveau de l'abdomen

Dimensions. – Elles sont variables selon la taille de l'individu : la longueur est de 1 m 50 en moyenne ; le calibre maximal est de 8 cm au niveau du caecum, et diminue graduellement jusqu'à 3 cm au niveau du côlon ilio-pelvien. **Une longueur excessive du côlon réalise le dolicho-colon, et un calibre excessif le méga-colon.**

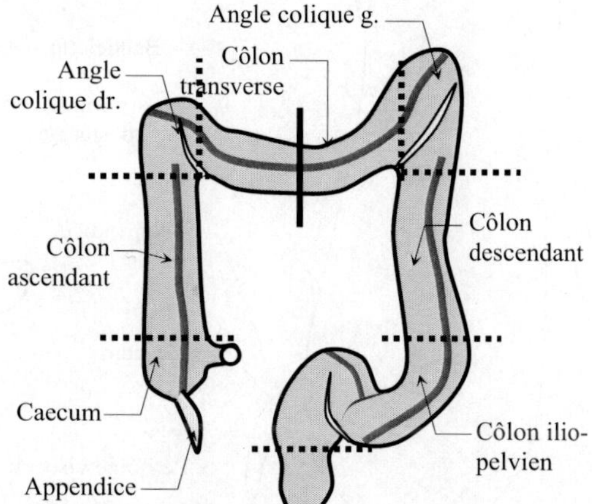

Divisions du côlon ; le trait continu indique la séparation entre le côlon droit et le côlon gauche

Configuration externe. – Le côlon se distingue de l'intestin grêle par la présence des éléments suivants.

- **Bandelettes musculaires.** – Elles parcourent le côlon sur toute sa longueur, et convergent toutes vers l'appendice, on distingue : la bandelette antérieure ou libre, large, qui devient inférieure au niveau du côlon transverse ; - la postéro-externe ou omentale, sa largeur est moyenne ; - la postéro-interne ou mésocolique, mince. Le côlon transverse possède uniquement deux bandelettes, l'une, antérieure, l'autre, postérieure.
- **Bosselures.** – Le côlon présente sur tout son trajet des sillons transversaux séparant des bosselures ou haustrations coliques, celles-ci diminuent en allant du caecum vers le côlon ilio-pelvien.
- **Appendices épiploïques.** – Ce sont des corps graisseux appendus le long des bandelettes musculaires ; elles sont plus importantes au niveau du côlon gauche. Chacune d'elle est irriguée par une artériole spirale provenant d'un vaisseau droit.

Configuration interne. – Elle peut être étudiée par la **colonoscopie**. L'aspect interne s'oppose à celui de la surface externe du côlon : - les bandelettes correspondent à 3 saillies longitudinales ; - les bosselures correspondent à des dépressions ; - les sillons correspondent à des replis arqués.

Structure. – La paroi du côlon est constituée de quatre tuniques, de la profondeur vers la superficie, on trouve : - ***la muqueuse,*** soulevée par des plis transversaux ou valvules coliques correspondant aux sillons de la surface externe ; - ***la sous-muqueuse,*** lâche, permet à la muqueuse de glisser sous la musculeuse ; - ***la musculeuse,*** faite de fibres musculaires superficielles longitudinales, et profondes circulaires ; - ***la séreuse*** correspondant au péritoine viscéral.

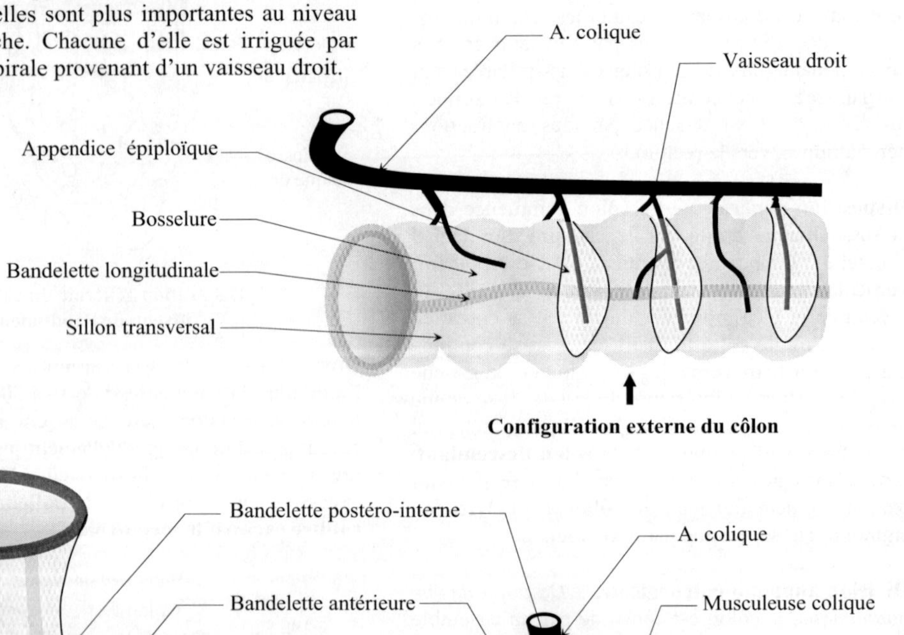

Configuration externe du côlon

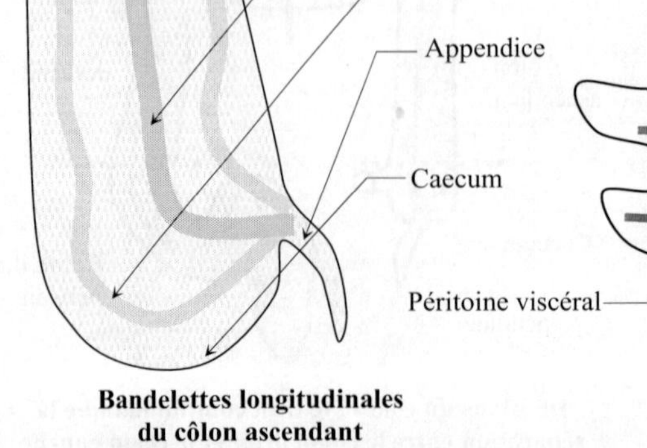

Bandelettes longitudinales du côlon ascendant

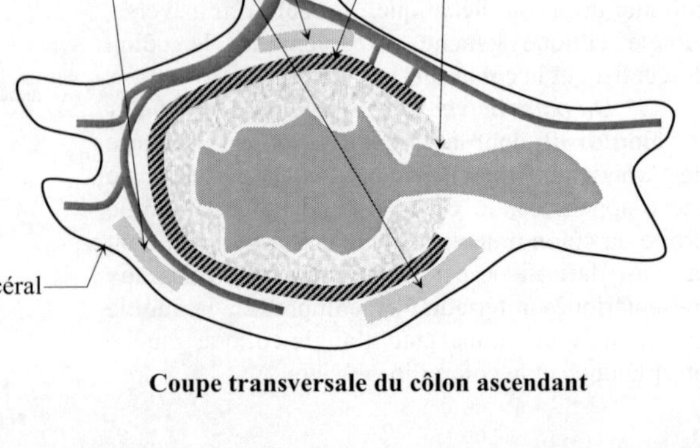

Coupe transversale du côlon ascendant

CAECUM ET APPENDICE

Le caecum constitue le segment initial du côlon, situé au dessous du niveau de la jonction iléo-caecale.

Situation. – A l'état normal, le caecum est situé dans la fosse iliaque droite. Cependant, il existe parfois d'autres positions inhabituelles, c'est ainsi que le caecum peut se trouver dans les positions suivantes : - position *sous-hépatique,* fréquente chez l'enfant ; position *pelvienne,* fréquente chez le vieillard ; - position ectopique, dans la *fosse iliaque gauche* ou même au niveau de *l'ombilic.*

Dimensions et forme. – Le caecum a la forme d'un sac ouvert vers le haut. Il mesure en moyenne 8 cm de hauteur et 6 cm de largeur.

Morphologie externe. – Le caecum est un sac présentant à décrire : 4 faces (antérieure, postérieure, interne et externe) ; une base supérieure se continuant avec le côlon ascendant, et une extrémité inférieure ou fond. Au dessus de la face interne, se trouve l'abouchement de la partie terminale de l'intestin grêle, formant avec le caecum l'angle iléo-caecal. L'appendice s'implante au dessous de l'angle iléo-cæcal, au niveau du point de convergence des 3 bandelettes musculaires : antérieure, postéro-interne et postéro-externe. Entre les bandelettes se trouvent des bosselures, dont l'une d'entre elles forme le fond du caecum.

Appendice vermiculaire. – C'est un diverticule creux fixé sur la face interne du caecum, à 3 cm au dessous de l'abouchement de l'iléon.

- **Dimensions.** – L'appendice mesure en moyenne 6 cm de longueur sur 5 mm de diamètre.
- **Situation.** – La position de l'appendice est variable par rapport au caecum : - le plus fréquemment, position ***latéro-caecale***, verticalement descendant le long de la face interne du caecum ; - positions anormales (pré-iléal, rétro-iléal ou rétro-caecal).
- **Forme et direction.** – L'appendice est de forme cylindrique, effilé à son extrémité. Sa direction est d'abord transversale vers l'intérieur, puis se coude pour devenir verticale.

Morphologie interne. – En dehors des reliefs qui reflètent son aspect externe, le caecum est marqué sur sa face interne par 2 orifices.

- **L'orifice iléo-caecal :** présente une *valvule iléo-caecale* ou valvule de Bauhin, formée par deux valves : l'une, supérieure, iléo-colique horizontale ; l'autre, inférieure, iléo-caecale verticale.
- **L'orifice appendiculaire :** est situé à 3 cm au dessous de l'orifice iléo-caecal ; il est entouré par la *valvule de Gerlach.*

Structure. – Le caecum est constitué de 4 tuniques, de la profondeur vers la superficie : ***la muqueuse,*** riche en follicules lymphoïdes ; - ***la sous-muqueuse,*** identique à celle de l'intestin grêle ***; la musculeuse,*** formée par des fibres musculaires superficielles longitudinales et des fibres profondes circulaires ; - ***la séreuse,*** correspondant au péritoine viscéral.

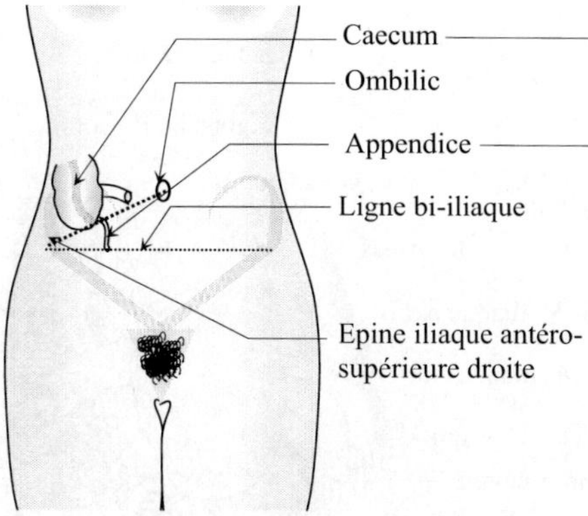

Repères superficiels du caecum et de l'appendice, au niveau de la paroi abdominale antérieure.

Le point de McBurney est situé à l'union du tiers externe et du tiers moyen de la ligne joignant l'épine iliaque antéro-supérieure droite à l'ombilic ; ce point correspond à la base de l'appendice.

Le point de Lanz est situé à l'union du tiers droit et du tiers moyen de la ligne bi-iliaque ; ce point correspond à la pointe de l'appendice.

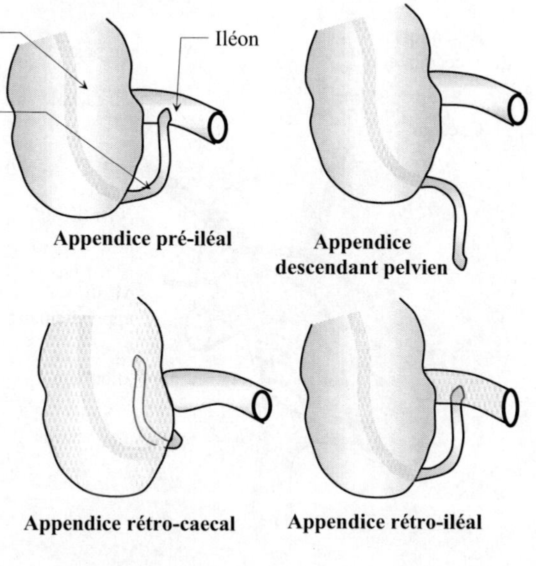

Variations de position de l'appendice

Moyens de fixité.

• **Le péritoine caecal.** – Dans la plupart des cas, le caecum est libre dans la fosse iliaque interne, tapissé dans sa totalité par le péritoine. Par ailleurs, le caecum est relié à la paroi par deux ligaments : l'un, supérieur, reliant le bord externe à la paroi lombo-iliaque, l'autre, inférieur, reliant le bord interne à la paroi iliaque. Ces deux ligaments délimitent la fossette rétro-caecale située en avant du péritoine pariétal postérieur ; cette fossette peut loger l'appendice en position rétro-caecale. L'artère caecale antérieure soulève un repli au niveau du péritoine antérieur reliant l'iléon au caecum.

Plus rarement, le caecum est anormalement accolé à la paroi postérieure et devient ainsi rétro-péritonéal. **Chirurgicalement, il peut être mobilisé en décollant le fascia de Toldt droit.** Dans certains cas, le caecum est très mobile ; cette situation le prédispose au volvulus.

• **Le péritoine appendiculaire.** – L'appendice est entièrement recouvert de péritoine ; il est relié au caecum et à l'iléon par un méso, dont le bord gauche, libre, est soulevé par l'artère appendiculaire.

Rapports. – Dans la fosse iliaque droite, le caecum est en rapport avec les organes voisins par l'intermédiaire de ses faces, de ses bords et de son fond.

• **La face postérieure.** – Elle répond d'avant en arrière aux structures suivantes : - le péritoine pariétal postérieur ; - la couche celluleuse sous-péritonéale, où cheminent les vaisseaux iliaques externes, les vaisseaux gonadiques, le nerf génito-crural et l'uretère ; - le fascia iliaca ; - la couche celluleuse sous-aponévrotique, contenant les vaisseaux circonflexes, ilio-lombaires, le nerf crural et le nerf fémoro-cutané ; - les muscles iliaque en dehors et psoas en dedans.

• **La face antérieure.** – Elle est en rapport direct avec la paroi abdominale antérieure, formée de la profondeur vers la superficie par :

- Le péritoine pariétal antérieur.
- Le fascia transversalis.
- Les muscles larges de l'abdomen (transverse, petit oblique et grand oblique), traversés par les nerfs petit et grand abdomino-génitaux, et recouverts par les aponévroses constituant en dedans la gaine du grand droit. **Les voies d'abord pour appendicectomie, peuvent se faire : soit par l'incision de Mc Burney, en séparant les muscles larges ; - soit par l'incision de Jalaguier, en traversant la gaine du muscle grand droit de l'abdomen.**
- Le tissu cellulaire sous-cutané.
- La peau.

• **Le bord interne.** – Il est en rapport en haut, avec la partie terminale de l'iléon avec lequel il forme l'angle iléo-caecal ; le mésentère contenant les vaisseaux caecaux accompagne l'iléon. En bas, le bord interne est en rapport avec l'appendice en position normale.

• **Le bord externe.** – En haut, il est en rapport avec la gouttière pariéto-colique ; en bas, avec le muscle iliaque recouvert par le fascia iliaca.

• **Le fond.** – Il est en rapport avec la partie inférieure de la fosse iliaque droite ; il est proche de l'arcade crurale séparant l'anneau crural du canal inguinal, **ceci explique la possibilité d'hernies du caecum.**

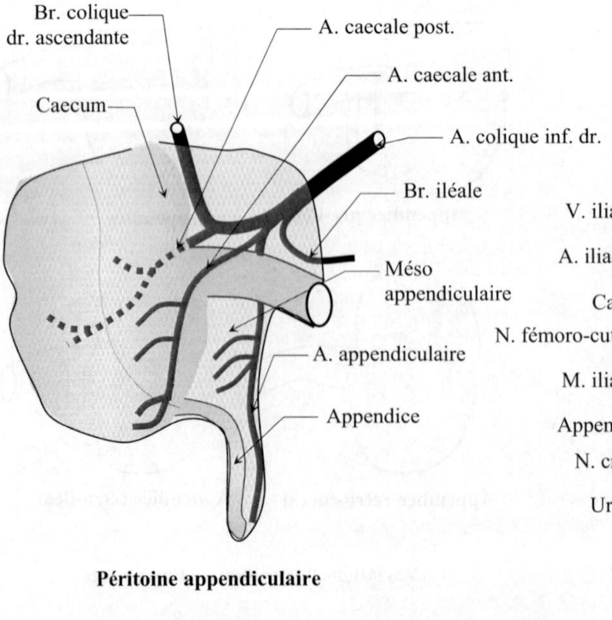

Péritoine appendiculaire

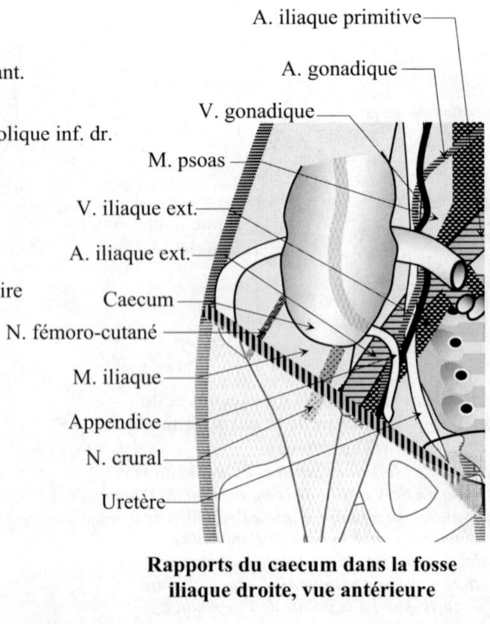

Rapports du caecum dans la fosse iliaque droite, vue antérieure

CÔLON ASCENDANT

Le côlon ascendant s'étend depuis le caecum jusqu'à l'angle colique droit.

Direction. – Il a un trajet oblique de bas en haut et d'avant en arrière, par conséquent sa partie supérieure est plus profondément située. Radiologiquement, le côlon ascendant apparaît sous 3 aspects : soit sous forme d'un arc concave en dedans, soit sous forme d'une colonne, soit sous forme d'accordéon lorsque sa longueur est importante.

Dimensions. – Le côlon ascendant mesure environ 13 cm de longueur et 6 cm de diamètre.

Morphologie externe. – Il est parcouru longitudinalement par 3 bandelettes : antérieure, postéro-interne et postéro-externe. Il présente en moyenne 8 haustrations, dont le volume croît de haut en bas. Les appendices épiploïques sont peu nombreux.

Moyens de fixité. – Le colon ascendant et le mésocolon ascendant sont fixés au péritoine pariétal postérieur, par l'intermédiaire du fascia de Toldt droit. **Dans l'hémicolectomie droite, le côlon et son méso sont rendus mobiles, en décollant ceux-ci de la paroi postérieure.** Dans certains cas, le côlon ascendant n'est pas accolé à la paroi postérieure et reste libre dans la cavité abdominale ; ceci rend facile son exérèse chirurgicale, mais l'expose en revanche aux occlusions par invagination.

Rapports. – **En arrière,** le côlon ascendant entre en rapport par l'intermédiaire du fascia de Toldt avec, de bas en haut : le muscle iliaque, le muscle carré des lombes et le pôle inférieur du rein droit. – **En dedans,** il répond : à l'iléon situé en avant du mésocolon ; - aux vaisseaux coliques droits qui cheminent à l'intérieur du mésocolon ; - au deuxième duodénum, à l'uretère et aux vaisseaux gonadiques qui cheminent derrière le péritoine pariétal postérieur. – **En dehors,** il est séparé de la paroi latérale par la *gouttière pariéto-colique, où peuvent se former des collections suppurées ou sanguines.* – **En avant,** le côlon ascendant répond en bas, aux muscles de la paroi abdominale, traversés par les 11e et 12e nerfs intercostaux ; en haut, le côlon est séparé de la paroi abdominale par les anses grêles ou le grand épiploon.

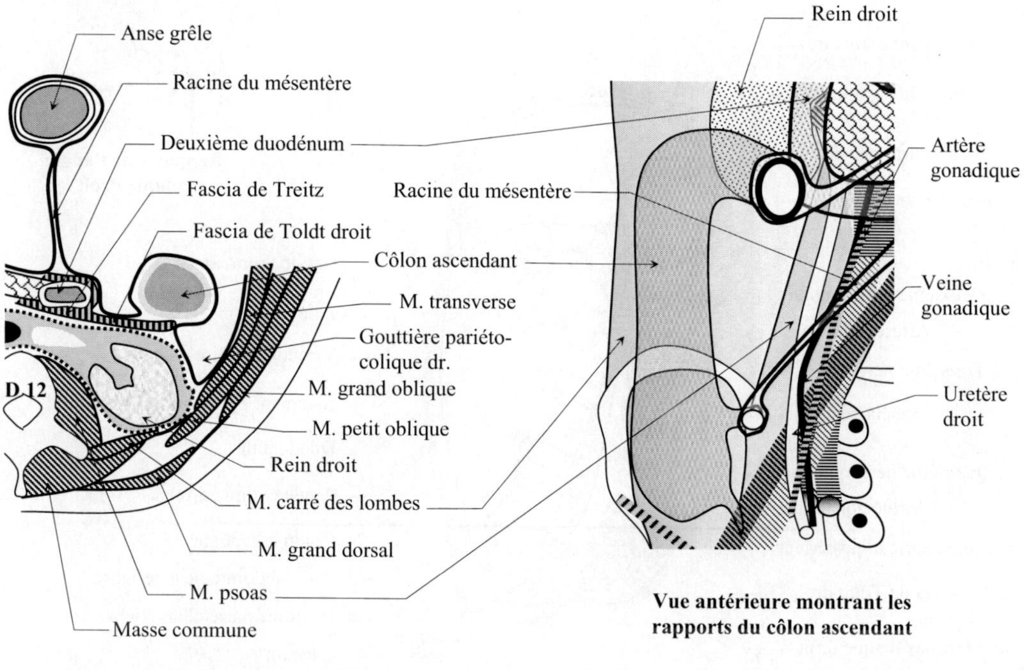

Vue antérieure montrant les rapports du côlon ascendant

Coupe transversale de l'abdomen passant par la douzième vertèbre dorsale

ANGLE COLIQUE DROIT

L'angle colique droit ou angle hépatique, est constitué par la jonction du côlon ascendant et du côlon transverse.

Situation. – Il est situé sous la face inférieure du foie, en regard de l'extrémité antérieure de la dixième côte.

Forme. – Habituellement, il forme un angle aigu ouvert en bas, en dedans et en avant. Cette orientation est le fait de l'obliquité en haut et en arrière du colon ascendant, et de l'inclinaison en avant, en dedans et en bas de la partie droite du colon transverse. **Radiologiquement, les deux branches de l'angle colique, se confondent sur les clichés en incidence de face.**

Moyens de fixité. – L'angle colique droit est fixé par 3 ligaments disposés en 3 plans: - *un plan profond,* en arrière du côlon, formé par les ligaments phréno-colique et réno-colique ; - *un plan moyen,* formé par le ligament cystico-duodéno-colique ; - *un plan superficiel,* en avant du colon, formé par l'expansion droite du grand épiploon.

Rapports. – En avant : l'angle colique droit est en rapport avec l'extrémité antérieure de la 10ème côte, dont il est séparé par le foie et la l'extrémité droite du grand épiploon ; **en arrière :** il répond à la partie moyenne du rein droit ; **en dedans :** à la surrénale droite et le deuxième duodénum ; **en dehors :** à la partie supérieure de la gouttière pariéto-colique ; e**n haut :** à la face inférieure du foie.

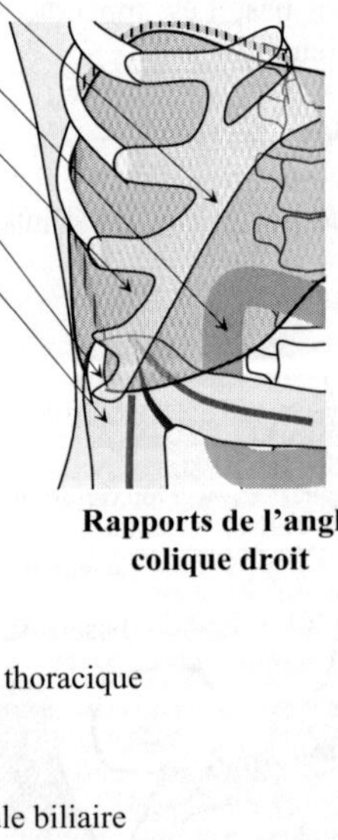

Rapports de l'angle colique droit

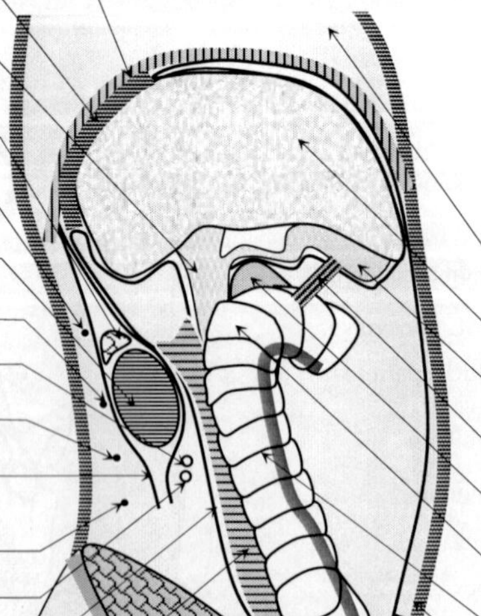

Coupe sagittale de l'abdomen montrant les rapports du côlon ascendant et de l'angle colique droit

CÔLON TRANSVERSE

Le côlon transverse s'étend depuis l'angle colique droit jusqu'à l'angle colique gauche.

Division et direction. – Le côlon transverse comporte une partie droite fixe, et une partie gauche mobile. La ligne de séparation est située légèrement à droite de la ligne médiane, en regard du bord interne du deuxième duodénum. La partie droite est accolée à la paroi, orientée en avant en dedans et en bas. La partie gauche, plus longue, est orientée, en arrière et en haut ; elle est attachée à la paroi par le mésocolon transverse. Dans l'ensemble, le côlon transverse forme une courbe concave en haut et en arrière.

Rapports. – *La partie droite ou fixe* répond : *en avant,* à la paroi abdominale antérieure dont il est séparé par l'extrémité droite du grand épiploon ; - *en haut,* à la face inférieure du foie ; - *en arrière,* au rein droit, au bassinet et au deuxième duodénum, sur lesquels le côlon est accolé par l'intermédiaire du mésocôlon ascendant ; - *en bas,* aux anses grêles.

La partie gauche ou mobile répond : - *en avant,* à la paroi abdominale dont il est séparé par le grand épiploon et l'arrière cavité des épiploons ; *en haut,* à la grande courbure de l'estomac et à la face inférieure du corps du pancréas ; - *en arrière,* de droite à gauche, à la tête du pancréas, au deuxième, troisième et quatrième duodénum, aux anses grêles et à la partie moyenne du rein gauche. Le segment mobile est relié à la paroi postérieure par l'intermédiaire du mésocôlon transverse.

• **Mésocôlon transverse.** – Le mésocôlon transverse est large et court, le long de la partie fixe du côlon transverse ; à gauche du 2e duodénum, le mésocôlon transverse s'allonge jusqu'au voisinage de l'angle splénique. Il présente à décrire : un bord pariétal, un bord viscéral et 2 faces. – Le *bord pariétal* croise en avant le 2e duodénum et la tête du pancréas, puis passe au dessus de l'angle duodéno-jéjunal, et se termine en se réunissant au ligament phrénico-colique gauche. – Le *bord viscéral* longe l'anse colique sur laquelle il s'attache. – La *face supérieure* représente la partie inférieure de la paroi postérieure de l'arrière-cavité des épiploons. – La *face inférieure* répond aux anses intestinales.

• **Grand épiploon.** – Le grand épiploon ou ligament gastro-colique est un repli péritonéal, reliant le côlon transverse à l'estomac. Il descend à la manière d'un tablier, de l'estomac jusqu'au bassin, en avant des anses grêles et en arrière de la paroi abdominale antérieure.

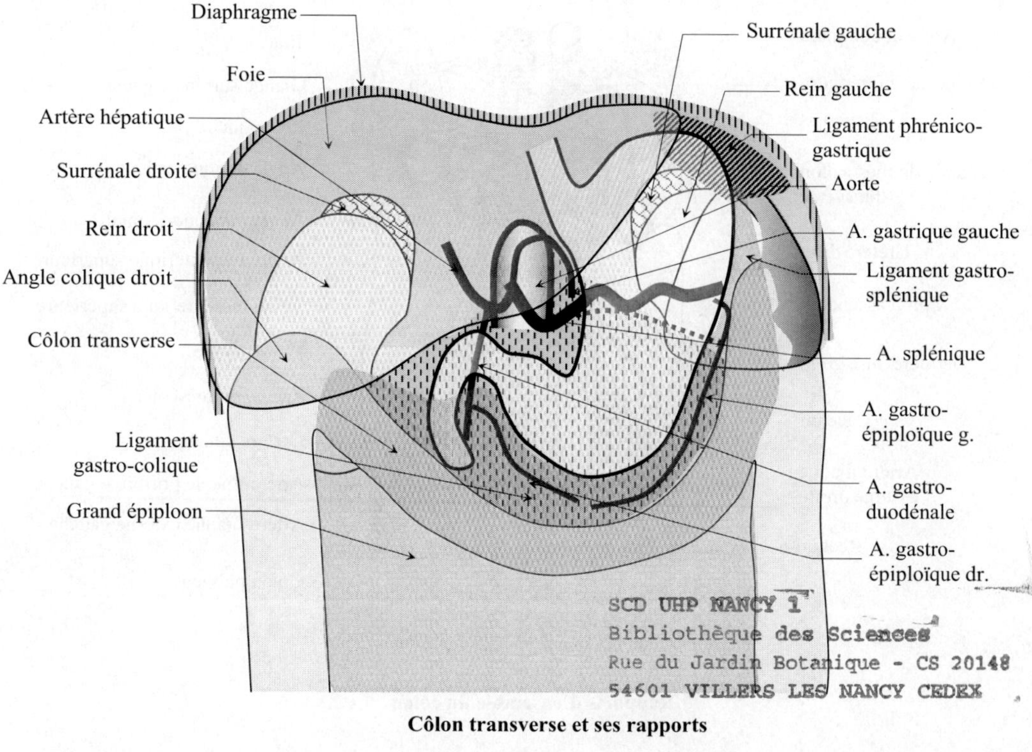

Côlon transverse et ses rapports

ANGLE CÔLIQUE GAUCHE

L'angle colique gauche ou angle splénique du côlon est plus aigu que l'angle hépatique ; il est situé au niveau de la jonction entre le côlon transverse et le côlon descendant.

Rapports. – L'angle splénique déborde en dehors le rein gauche, et se fixe au diaphragme par le ligament phrénico-colique gauche. Il est placé plus profondément et plus haut que l'angle hépatique. La rate repose sur l'angle colique gauche et sur le ligament phrénico-colique gauche. L'angle colique gauche répond en avant à la grande courbure de l'estomac.

CÔLON DESCENDANT

Le côlon descendant fait suite à l'angle splénique du côlon, et se termine en se continuant par le côlon ilio-pelvien à hauteur de la crête iliaque gauche. Sa situation est plus profonde et son diamètre est plus petit par rapport au côlon ascendant.

Rapports. – Le côlon descendant est appliqué par sa face postérieure sur le bord externe du rein gauche et sur la paroi abdominale postérieure ; ce rapport se fait par l'intermédiaire d'un fascia d'accolement ou fascia de Toldt gauche. Sa face antérieure et ses faces latérales répondent aux anses intestinales par l'intermédiaire du péritoine pariétal postérieur.

CÔLON ILIO-PELVIEN

Le côlon ilio-pelvien fait suite au côlon descendant au niveau de la crête iliaque gauche, et se continue par le rectum au niveau de la 3ème vertèbre sacrée. Il présente deux parties : une partie fixe, le côlon iliaque ; une partie mobile, le côlon pelvien

Côlon iliaque. – Le côlon iliaque chemine dans la fosse iliaque gauche, depuis la crête iliaque gauche jusqu'au bord externe du psoas. Ses faces antérieure et latérales sont tapissées par le péritoine, par l'intermédiaire duquel elles sont en rapport avec les anses intestinales ou avec l'anse du côlon pelvien. Sa face postérieure est en rapport avec le muscle psoas par l'intermédiaire du fascia d'accolement qui prolonge celui du côlon descendant.

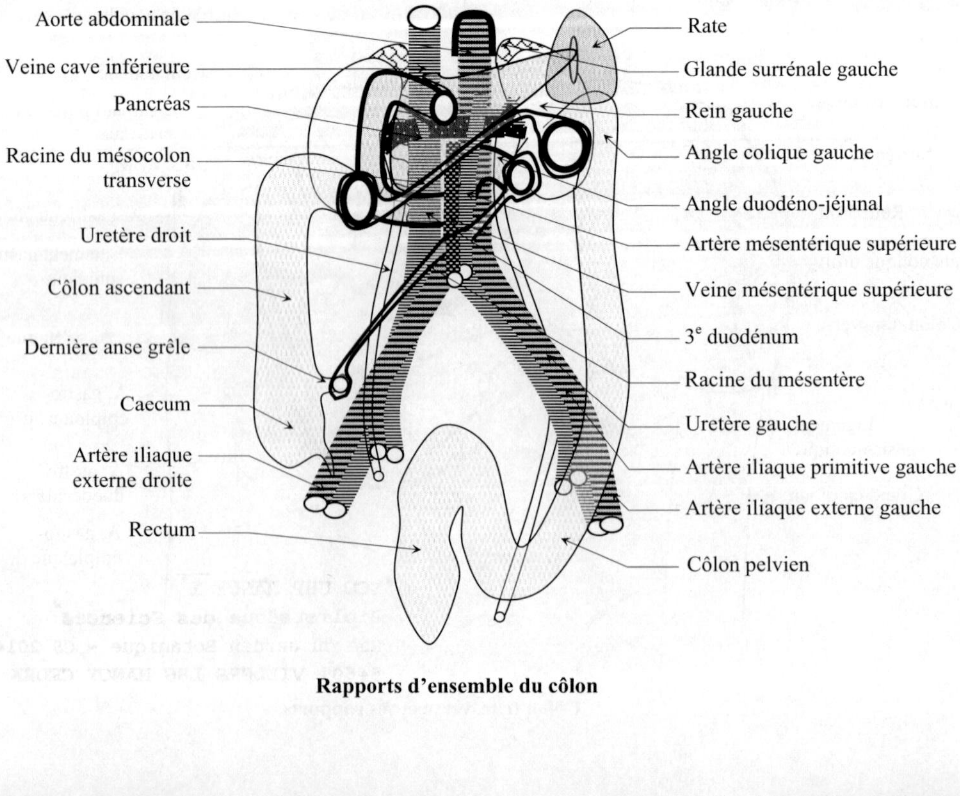

Rapports d'ensemble du côlon

Côlon pelvien ou sigmoïde. – Il fait suite au côlon iliaque en regard du bord interne du psoas gauche, et se poursuit avec le rectum au niveau de la 3ème vertèbre sacrée. Il a la forme d'une anse dont la situation, les rapports et la mobilité sont variables en fonction de la longueur du côlon.

Côlon pelvien normal. – Le côlon pelvien normal mesure environ 40 cm de longueur ; il est très mobile, attaché à la paroi par le mésocôlon pelvien, et décrit une courbe concave en arrière et en bas. Dès son origine, il croise les vaisseaux iliaques externes ; il répond : *en bas et en avant,* à la vessie ou à l'utérus et au ligament large ; – *en arrière*, au rectum ; – *en haut,* aux anses intestinales.

Côlon pelvien long ou abdomino-pelvien. – Le côlon pelvien long peut atteindre jusqu'à 80 cm de longueur ; il forme une anse concave en bas, et qui monte dans la cavité abdominale, en avant du côlon descendant et des anses grêles.

Côlon pelvien court. – Le côlon pelvien court longe la paroi postéro-latérale gauche du bassin en décrivant une ou deux sinuosités ; dans ce cas, il est fixé à la paroi par un mésocolon pelvien très court, permettant seulement une mobilité très réduite.

• **Mésocolon pelvien.** – Le mésocolon pelvien suspend à la paroi le côlon pelvien. Son bord pariétal comprend deux racines : une *racine oblique*, qui longe les artères iliaque externe et primitive, puis croise les vaisseaux gonadiques et l'uretère, et se poursuit par la racine verticale au dessous de la division de l'aorte ; une *racine verticale* qui se dirige en bas et en dedans vers le rectum. Le mésocolon pelvien contient dans son épaisseur : la terminaison de l'artère mésentérique inférieure, les artères sigmoïdes et les veines satellites, les lymphatiques et les nerfs. La *fossette sigmoïde* est un espace délimité par le péritoine pariétal en arrière et le mésocolon pelvien en avant ; cet espace est situé dans l'intervalle séparant les deux racines du bord adhérent du mésosigmoïde.

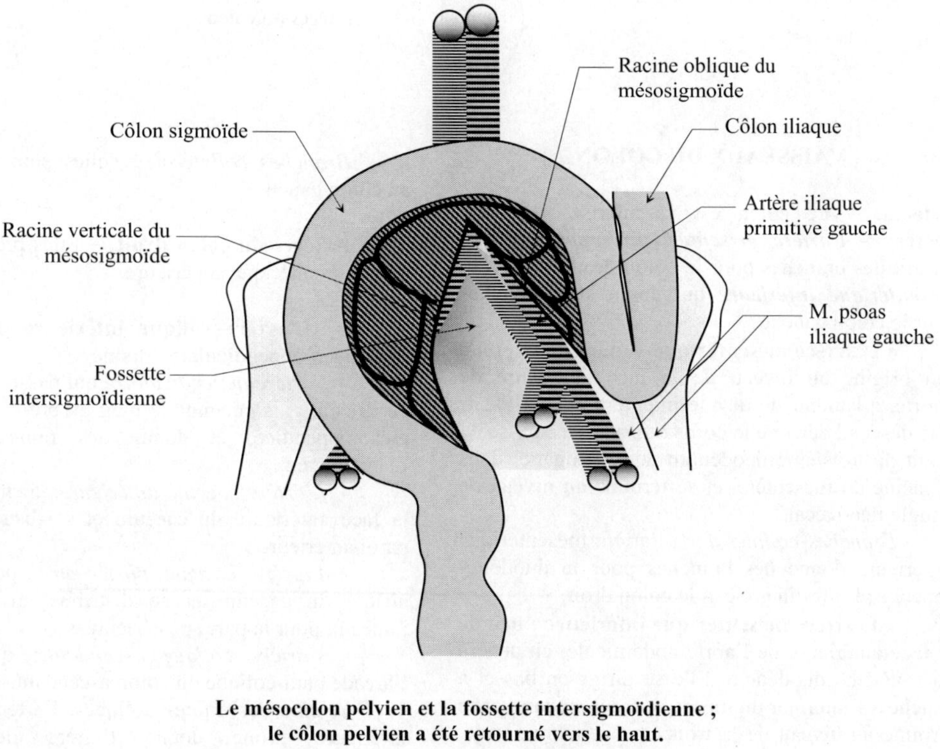

Le mésocolon pelvien et la fossette intersigmoïdienne ; le côlon pelvien a été retourné vers le haut.

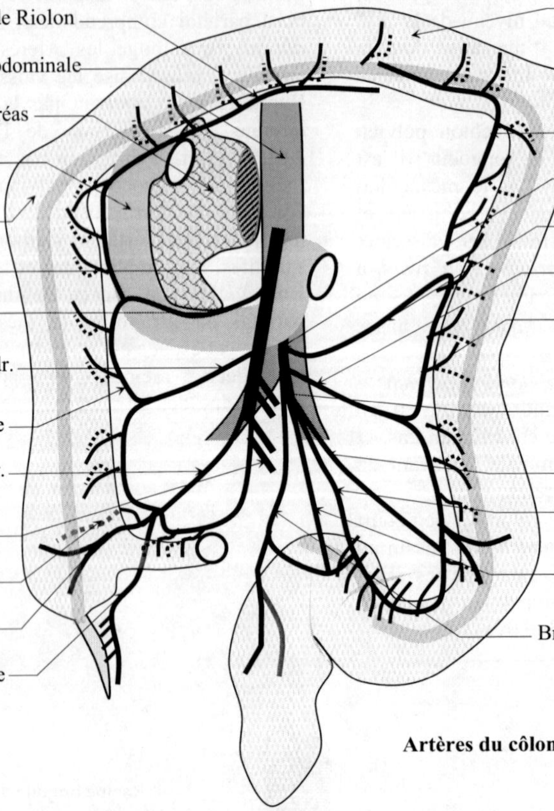

Artères du côlon

VAISSEAUX DU CÔLON

Artères. – Le côlon est vascularisé par deux artères : - ***l'artère mésentérique supérieure*** qui fournit des branches pour le côlon droit ; - ***l'artère mésentérique inférieure*** qui donne des branches pour le côlon gauche.

• **L'artère mésentérique supérieure :** prend son origine au niveau de la face antérieure de l'aorte, à hauteur du disque intervertébral D12-L1. Elle descend derrière le corps du pancréas, passe en avant du troisième duodénum pour s'engager dans la racine du mésentère, et se termine au niveau de l'angle iléo-cæcal.

Branches collatérales : l'artère mésentérique supérieure donne des branches pour le duodéno-pancréas, l'intestin grêle et le côlon droit.

• **L'artère mésentérique inférieure :** naît de la face antérieure de l'aorte abdominale, en arrière du troisième duodénum. Elle se dirige en bas et à gauche à l'intérieur du mésocôlon descendant, et se termine au niveau de la troisième vertèbre sacrée, en deux branches : les artères hémorroïdales supérieures droite et gauche.

Branches collatérales : elles sont destinées au côlon gauche.

Artères du côlon droit. – Elles proviennent de la mésentérique supérieure.

• **L'artère colique inférieure droite** ou iléo-caeco-appendiculaire, donne :

- *l'artère appendiculaire* qui passe en arrière de l'iléon, puis chemine le long du bord interne du méso-appendice, et donne des rameaux pour l'appendice ;
- *L'artère caecale antérieure,* cheminant sur la face antérieure du caecum et se distribue à la paroi antérieure ;
- *l'artère caecale postérieure,* passant en arrière du caecum et se distribue en plusieurs rameaux pour la paroi postérieure ;
- *l'artère colique ascendante,* qui forme l'arcade para-colique du côlon ascendant.

A côté des artères coliques, l'artère colique inférieure droite donne l'artère iléale qui s'anastomose avec la dernière branche iléale de la mésentérique supérieure.

• **L'artère colique moyenne droite :** est l'artère du côlon ascendant, mais elle est souvent inconstante ; elle chemine dans le mésocôlon ascendant, et se termine en deux branches : l'une, descendante, qui s'anastomose avec la branche colique de la colique inférieure ; l'autre, ascendante s'anastomosant avec la colique supérieure droite.

• **L'artère colique supérieure droite :** assure l'irrigation de l'angle colique droit et de la partie droite du côlon transverse. Elle circule entre les deux feuillets du mesocôlon transverse, et se termine en deux branches : la branche descendante ou artère de l'angle colique droit, s'anastomose avec la colique moyenne ; la branche ascendante longe le bord inférieur du côlon transverse, et s'anastomose avec son homologue de la colique supérieure gauche, pour former l'arcade de Riolon.

Les trois artères coliques réalisent entre elles *l'arcade para-colique*, longeant le côlon ascendant à quelques centimètres. Cette arcade entre en continuité avec : les artères du caecum en bas et celles de l'angle colique droit en haut. De cette arcade se détachent des vaisseaux droits qui se divisent en deux branches : l'une, ventrale, destinée à la face antérieure et au bord droit du côlon ; l'autre, dorsale, pour la face postérieure et le bord gauche. Parmi ces vaisseaux droits, certains sont courts et fins ; d'autres, sont longs et volumineux.

Artères du côlon gauche. – Elles proviennent de la mésentérique inférieure.

• **L'artère colique supérieure gauche :** assure la vascularisation de l'angle colique gauche. Elle donne deux branches : la branche ascendante circule dans le mésocôlon transverse et forme avec son homologue droite l'arcade de Riolon qui irrigue le côlon transverse ; la branche descendante irrigue le côlon descendant.

• **L'artère colique moyenne gauche :** ou artère du côlon descendant, est inconstante. Elle naît soit de la mésentérique inférieure, soit de la colique supérieure gauche. Elle chemine transversalement dans le mésocôlon descendant, et se termine en deux branches : l'une, ascendante, s'anastomosant avec la colique supérieure gauche ; l'autre descendante, s'anastomosant avec la sigmoïdienne supérieure.

L'arcade para-colique est issue des artères coliques supérieure et moyenne ; elle longe le côlon descendant et le côlon iliaque, et donne des vaisseaux droits longs et courts.

• **L'artère colique inférieure gauche :** chemine obliquement en bas et à gauche, dans le mésocôlon descendant ; elle se termine en donnant les trois artères sigmoïdiennes : supérieure, moyenne et inférieure. Ces trois artères sigmoïdiennes se divisent en une branche ascendante et une branche descendante, s'anastomosant entre elles. La sigmoïdienne supérieure s'anastomose avec l'arcade para-colique formée par la colique moyenne et la colique supérieure.

Veines. – Satellites des artères, elles forment une arcade située en dedans de l'arcade artérielle. Les veines du côlon droit rejoignent la **veine mésentérique supérieure** ; celles du côlon gauche se jettent dans la **veine mésentérique inférieure.** En définitive, les veines mésentériques supérieure et inférieure se rendent dans le système porte.

Veines du côlon droit. – Elles se drainent vers la veine mésentérique supérieure, puis la veine porte.

• **La veine colique inférieure droite :** se rend dans la veine mésentérique supérieure, tributaire de la veine porte.

• **La veine colique supérieure droite :** forme avec la veine gastro-épiploïque droite et la veine pancréatico-duodénale inférieure droite, le tronc veineux gastro-colique de Henlé qui se jette dans la veine mésentérique supérieure, tributaire de la veine porte.

Veines du côlon gauche. – Elles se drainent vers la veine mésentérique inférieure, puis la veine porte.

• **La veine colique supérieure gauche :** affluent de la veine mésentérique inférieure tributaire de la veine porte.

• **Les veines sigmoïdiennes :** se réunissent avec les veines hémorroïdales supérieures pour former l'origine de la veine mésentérique inférieure tributaire du système porte.

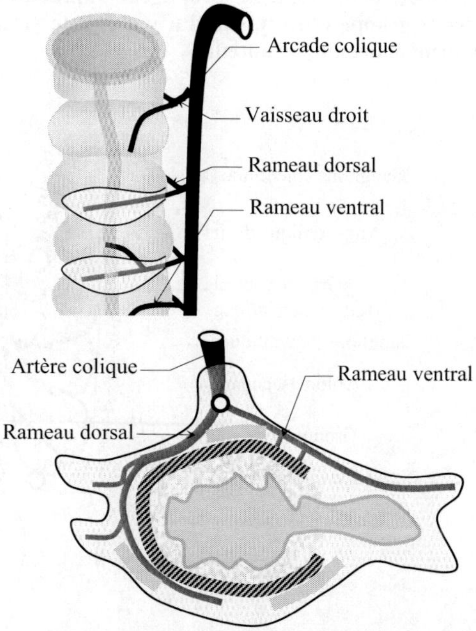

Schémas représentant les arcades artérielles paracoliques et les vaisseaux droits

Lymphatiques.

Lymphatiques du côlon droit.

• Les lymphatiques caeco-appendiculaires se rendent vers les *ganglions iléo-caecaux* situés sur le trajet de l'artère iléo-colique, puis dans les ganglions du confluent portal.

• Les lymphatiques du côlon ascendant sont situés dans le mésocôlon ascendant. Ils traversent plusieurs relais ganglionnaires, formés par les groupes suivants :

- *le groupe épicolique,* situé sur la paroi colique ;
- *le groupe paracolique,* longeant l'arcade paracolique ;
- *le groupe intermédiaire,* situé sur le trajet des vaisseaux coliques ;
- *le groupe principal,* situé à l'origine des artères coliques ;
- *le groupe central,* situé depuis l'origine de l'artère mésentérique supérieure jusqu'au confluent portal rétro-pancréatique.

• Les lymphatiques de l'angle colique droit et de la partie droite du côlon transverse suivent les vaisseaux coliques supérieurs droits ; ils se rendent d'abord vers un premier relais ganglionnaire *pré-pancréatique,* puis rejoignent le *groupe central du confluent portal rétro-pancréatique.*

La propagation des cancers du caecum et du côlon ascendant, est lente ; ceci s'explique par la présence de plusieurs relais ganglionnaires interrupteurs. En revanche, les cancers de l'angle colique et de la partie droite du côlon transverse, se propagent rapidement vers le groupe central, car il n'y a pas de relais intermédiaires interrupteurs.

Lymphatiques du côlon gauche.

• Les lymphatiques de la partie gauche du côlon transverse et de l'angle colique gauche : issus des ganglions épicoliques et paracoliques, se rendent, soit directement vers le groupe ganglionnaire central rétro-pancréatique ; soit en passant par le relais pré-pancréatique. **Les cancers de l'angle colique gauche sont de mauvais pronostic par rapport aux autres parties du côlon, car ils se propagent rapidement vers le groupe ganglionnaire central rétro-pancréatique.**

• Les lymphatiques du côlon descendant : à partir des groupes épicolique, paracolique et intermédiaire, ils rejoignent deux groupes ganglionnaires : - le groupe central rétro-pancréatique, en passant par les ganglions situés le long de la veine mésentérique inférieure ; - le groupe ganglionnaire juxta-aortique, en passant par les relais ganglionnaires situés à l'origine de l'artère colique supérieure gauche.

• Les lymphatiques du côlon sigmoïde : sont issus de 5 groupes ganglionnaires : - *épicolique,* situé sur la paroi colique ; - *paracolique,* longeant l'arcade colique ; - *intermédiaire,* situé le long des artères sigmoïdiennes ; - *principal,* le long du tronc de l'artère mésentérique inférieure, jusqu'à l'origine de l'artère colique supérieure gauche ; - *central,* situé à l'origine de l'artère mésentérique inférieure (ganglions pré et latéro-aortiques).

APPLICATION PRATIQUE.

Dans les cancers du côlon, différents types d'exérèses coliques peuvent être pratiquées. Cependant, en pratique, on a souvent recours à l'hémicolectomie droite ou gauche ; ceci s'impose afin de limiter au mieux les risques de diffusion lymphatique.

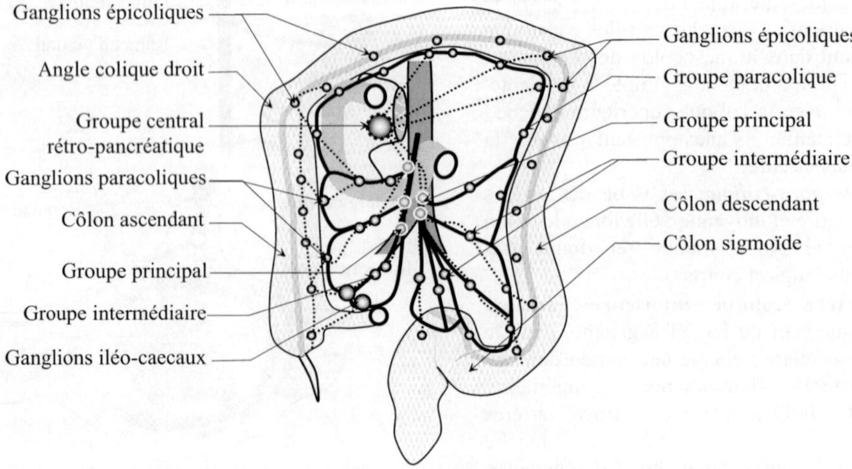

Lymphatiques du côlon

RECTUM

Le rectum est le segment terminal du tube digestif, qui fait suite au côlon pelvien à hauteur de la troisième vertèbre sacrée, et se termine au niveau de l'orifice anal. C'est un réservoir de stockage de déchets issus des aliments non digérés appelés fèces ; ceux-ci contiennent également du mucus, des bactéries et des cellules mortes.

Direction. – Le rectum descend en avant du sacrum et du coccyx ; il décrit une première courbe concave en avant en suivant celle du sacrum et du coccyx. Au sommet du coccyx, le rectum se coude vers l'arrière en formant une deuxième courbure à concavité postérieure. A côté des courbures sagittales, le rectum présente également quelques inflexions latérales de siège variable.

Subdivision et dimensions. – Du point de vue morphologique et topographique, on distingue au rectum deux portions : - ***une portion pelvienne*** ou ***ampoule rectale,*** située dans la cavité pelvienne ; - ***une portion périnéale*** ou ***canal anal,*** située dans l'épaisseur du périnée. La séparation entre ces deux segments est marquée par le coude du rectum ou cap anal. La longueur moyenne du rectum est de 12 à 15 cm, dont 10 à 12 cm pour le rectum pelvien et 2 à 3 cm pour le canal anal.

Configuration extérieure et calibre. – Le rectum est très extensible, au point que quand celui-ci est très distendu, il peut occuper toute l'excavation pelvienne. La surface du rectum pelvien est longée par des stries formées par les fibres musculaires longitudinales, superficielles ; il est creusé latéralement par des sillons peu profonds.

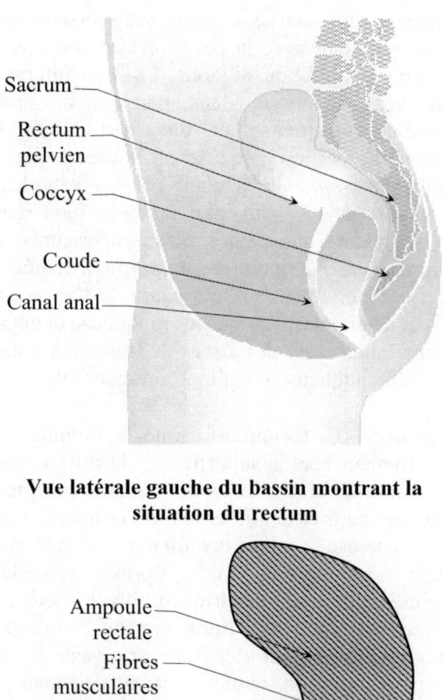

Vue latérale gauche du bassin montrant la situation du rectum

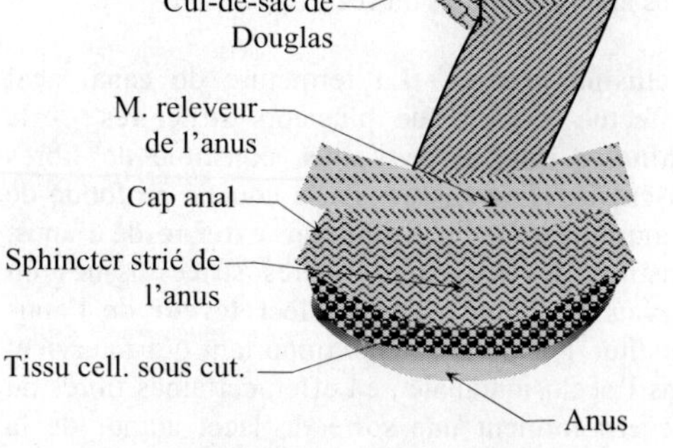

Vue latérale gauche du rectum montrant sa musculature

Configuration interne. – La surface interne du rectum peut être examinée à l'aide d'un rectoscope ; ceci après avoir effectué au préalable, un lavement évacuateur afin de vider le rectum. En effet, on remarque la présence de replis muqueux longitudinaux qui disparaissent avec la distension de l'organe. Il existe également dans le rectum pelvien, des replis transversaux semi-lunaires, surnommés *valvules rectales* ou *valvules de Houston.* Ces valvules sont permanentes et correspondent aux sillons de la surface externe du rectum. Au niveau du canal anal, se trouvent les *colonnes* et les *valvules de Morgagni.* Les *colonnes de Morgagni* sont des saillies longitudinales, avec une extrémité supérieure mince et une extrémité inférieure large. Les extrémités inférieures ou bases des colonnes de Morgagni sont reliées entre elles par les *valvules de Morgagni,* qui sont des replis transversaux semi-lunaires limitant avec la paroi rectale des fossettes en forme de nids de pigeons. La face interne du canal anal, comporte deux parties : une partie supérieure **muqueuse** et une partie inférieure **cutanée**. La partie muqueuse est limitée en bas par la *ligne ano-cutanée,* passant par les valvules de Morgagni, et en haut par la *ligne ano-rectale* correspondant aux extrémités supérieures des colonnes de Morgagni. La partie cutanée est appelée zone cutanée lisse à cause de l'absence de poils et de glandes. Les parties muqueuse et cutanée du canal anal, sont des zones de transition entre la peau et la muqueuse rectale proprement dite.

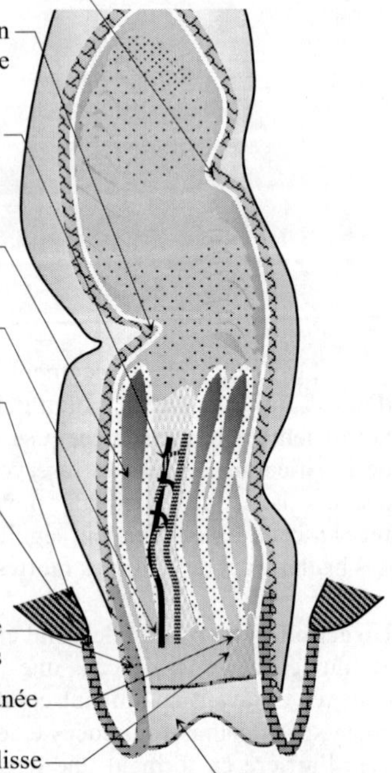

Coupe frontale du rectum et de l'anus montrant leur configuration interne

Structure. – Le rectum est formé de 4 tuniques ; de la profondeur vers la superficie : - la **muqueuse** de type intestinal et glandulaire ; - la **sous-muqueuse,** lâche, qui permet le glissement de la muqueuse sur la musculeuse ; - la **musculeuse,** formée d'une couche superficielle de fibres musculaires longitudinales qui s'intriquent avec celles du releveur de l'anus et d'une couche profonde de fibres circulaires, qui s'épaissit au niveau du canal anal pour former le sphincter interne de l'anus ; - la **séreuse** correspondant au péritoine viscéral recouvrant uniquement la partie supérieure des faces antéro-latérales du rectum pelvien.

Occlusion anale. – La fermeture du canal anal s'effectue à l'aide de plusieurs structures : - le **sphincter interne** de l'anus, constitué de fibres musculaires lisses issues de la couche profonde de la musculeuse ; - le **sphincter externe** de l'anus, constitué de fibres musculaires striées issues du releveur de l'anus. Le **muscle releveur** de l'anus constitue l'élément le plus important qui intervient dans l'occlusion anale ; en effet, certaines fibres du releveur forment une sorte de lacet autour de la courbure périnéale. Le canal est attiré vers l'avant pendant la contraction du releveur ; il revient vers l'arrière pendant le relâchement.

Ces structures musculaires présentent un tonus permanent ; elles se relâchent seulement lors de la défécation ; une lésion de celles-ci entraîne l'incontinence anale.

Défécation. – La défécation est un acte à la fois involontaire et volontaire. Le mécanisme de la défécation est déclenché par la réplétion de l'ampoule rectale, dont la tension des parois agit comme un stimulus. Le relâchement involontaire du sphincter interne lisse, est suivi d'un relâchement volontaire du sphincter externe strié et du muscle releveur de l'anus. La défécation s'accompagne également de la contraction des muscles abdominaux.

RAPPORTS DU RECTUM

Rapports du rectum pelvien. – Le rectum pelvien est tapissé par le péritoine viscéral, au niveau des faces antérieure et latérales.

- *Chez l'homme,* le péritoine viscéral se réfléchit sur la vessie pour former le *cul-de-sac vésico-rectal ; chez la femme,* le péritoine se réfléchit sur la face postérieure du vagin pour former le *cul-de-sac vagino-rectal.* Dans les deux sexes, cette réflexion du péritoine s'appelle aussi *cul-de-sac de Douglas ;* celui-ci est situé à environ 7 cm de l'anus. **On peut palper indirectement ce cul-de-sac, par le toucher rectal chez l'homme ou par le toucher vaginal chez la femme ; cette manœuvre déclenche une douleur vive en cas d'infection d'un organe abdominal se compliquant de péritonite.** Au dessous du péritoine, le rectum est recouvert par une gaine fibreuse qui s'étend jusqu'au plancher périnéal ; sa paroi antérieure forme chez l'homme, *l'aponévrose prostato-péritonéale de Denonvilliers.* Par l'intermédiaire du péritoine et de la gaine fibreuse, le rectum entre en rapport avec les organes voisins.

- **La face postérieure,** entre en rapport avec le sacrum, le coccyx et le muscle pyramidal ; elle est séparée de ces derniers par les vaisseaux sacrés moyens et latéraux, la chaîne sympathique pelvienne, et latéralement les branches antérieures des nerfs sacrés.

- **La face antérieure,** présente des rapports différents chez l'homme et chez la femme.

Chez l'homme, elle entre en rapport par l'intermédiaire du cul-de-sac de Douglas, avec la face postéro-supérieure de la vessie ; au dessous de ce cul-de-sac, elle répond à la face postéro-inférieure de la vessie avec laquelle elle est séparée par les canaux déférents et les vésicules séminales, plus bas, à la prostate. L'aponévrose prostato-péritonéale de Denonvilliers sépare le rectum de la vessie et de la prostate ; elle entoure les vésicules séminales et la partie terminale des canaux déférents.

Chez la femme, la face antérieure répond par l'intermédiaire du cul-de-sac de Douglas, à la face postérieure de l'utérus et au cul-de-sac postérieur du vagin ; au dessous du péritoine, le rectum répond au vagin par l'intermédiaire du *fascia recto-véginal.*

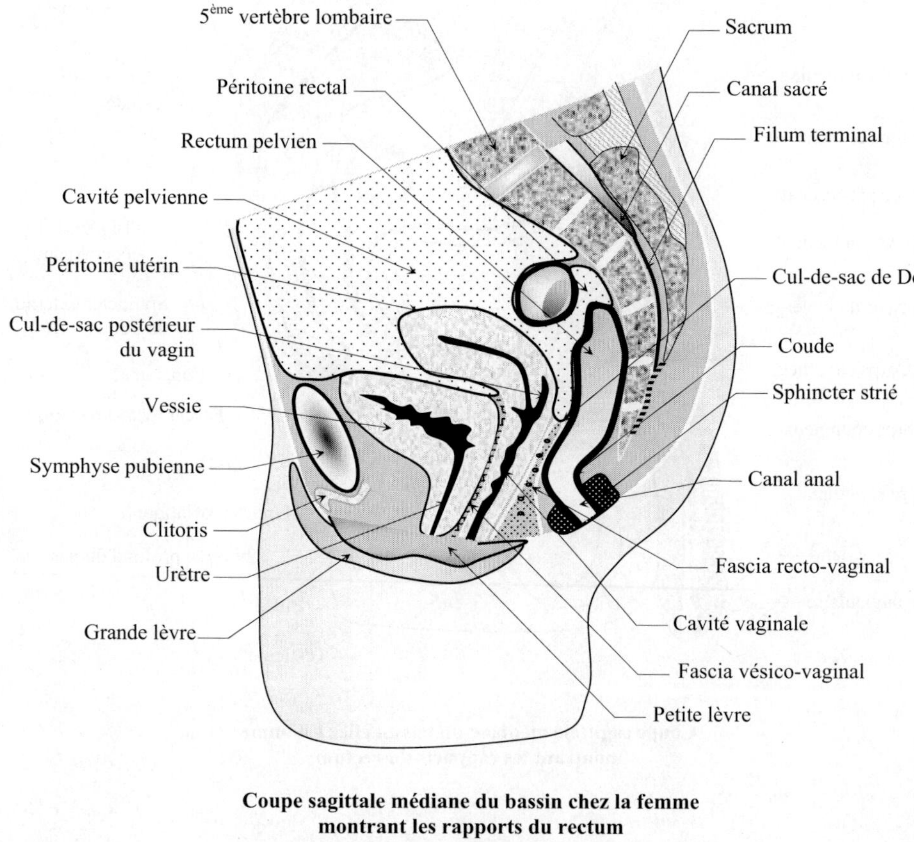

Coupe sagittale médiane du bassin chez la femme montrant les rapports du rectum

- Les faces latérales : – le segment supérieur, péritonéal, répond quand le rectum est vide, au côlon pelvien et aux anses intestinales ; - quand le rectum est distendu, les faces latérales se rapprochent de la paroi pelvienne, et entrent en rapport par l'intermédiaire des culs-de-sac latéraux, avec l'uretère et les vaisseaux hypogastriques ; chez la femme, elles sont également en rapport avec l'ovaire et le pavillon de la trompe ; – au dessous du péritoine, les faces latérales sont en rapport avec la partie postérieure de la gaine de l'hypogastrique contenant le plexus nerveux hypogastrique.

Le coude ou le cap anal est en rapport, en arrière avec le sommet du coccyx, en avant avec la prostate chez l'homme, le vagin chez la femme.

Rapports du rectum périnéal ou canal anal. – Le rectum périnéal est entouré par des structures musculaires et aponévrotiques, formées de haut en bas par : l'aponévrose pelvienne, le muscle releveur de l'anus et le sphincter externe de l'anus. Par l'intermédiaire des muscles releveur et sphincter externe de l'anus, le rectum répond en avant, au *noyau fibreux central* du périnée, en avant duquel se trouvent : l'urètre, les glandes de Cooper et le bulbe, chez l'homme ; le vagin, chez la femme. Latéralement, le canal anal est en rapport avec l'espace ischio-rectal ; en arrière, avec le raphé ano-coccygien séparant les 2 espaces ischio-rectaux.

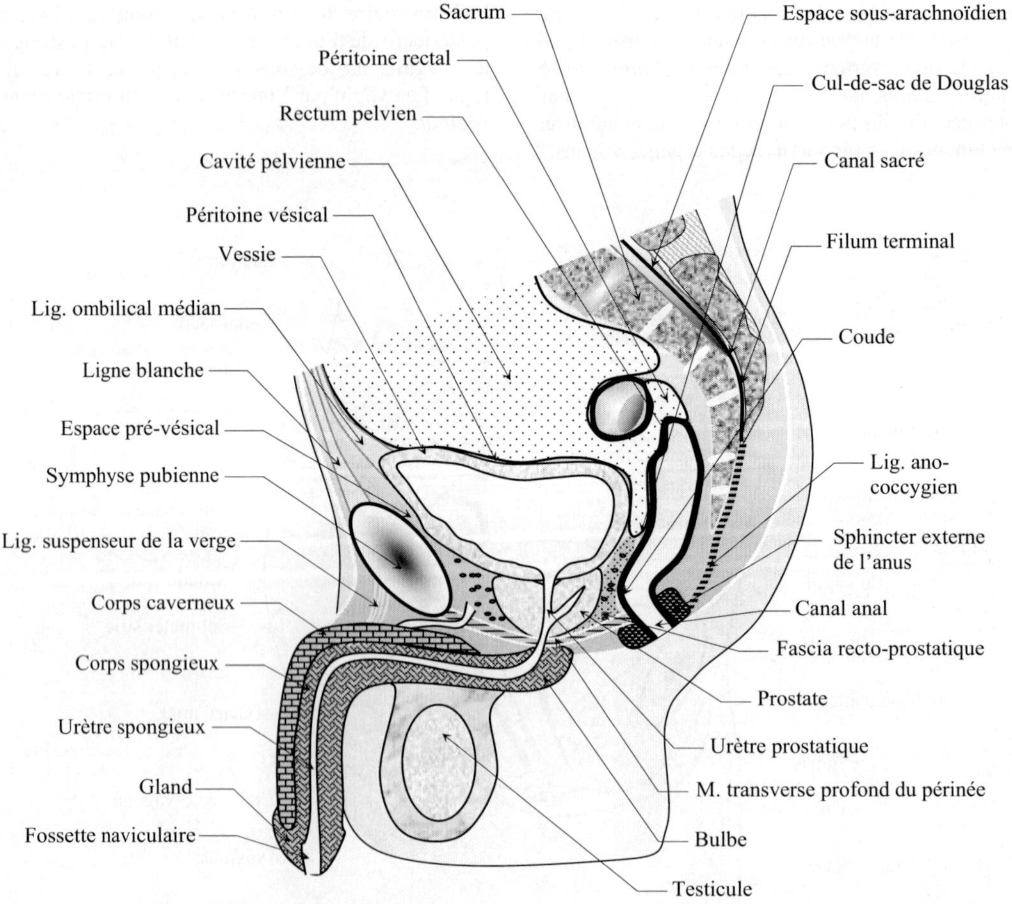

Coupe sagittale médiane du bassin chez l'homme montrant les rapports du rectum

VAISSEAUX DU RECTUM

Artères. – Le rectum est irrigué de chaque côté par : les artères hémorroïdales supérieures, moyennes et inférieures.

Artères hémorroïdales supérieures. – Les artères hémorroïdales supérieures ou rectales supérieures, proviennent de la bifurcation de l'artère mésentérique inférieure, en arrière de l'extrémité supérieure du rectum. Les deux artères rectales droite et gauche, s'écartent l'une de l'autre et se dirigent vers les parois latérales du rectum. L'hémorroïdale droite fournit des rameaux pour la face postéro-droite, l'hémorroïdale gauche pour la face antéro-gauche.

Artères hémorroïdales moyennes. – Les artères hémorroïdales moyennes ou rectales moyennes, sont issues de l'artère hypogastrique, et se dirigent vers la paroi latérale de l'extrémité inférieure de l'ampoule rectale. Elles donnent des rameaux ascendants qui s'anastomosent avec les hémorroïdales supérieures, et des rameaux descendants qui s'anastomosent avec les hémorroïdales inférieures.

Artères hémorroïdales inférieures. – Les artères hémorroïdales inférieures ou rectales inférieures, naissent de chaque côté, de l'artère honteuse interne. Elles traversent l'espace ischio-rectal, et fournissent des rameaux pour : le sphincter externe de l'anus, le canal anal et la peau de la marge anale.

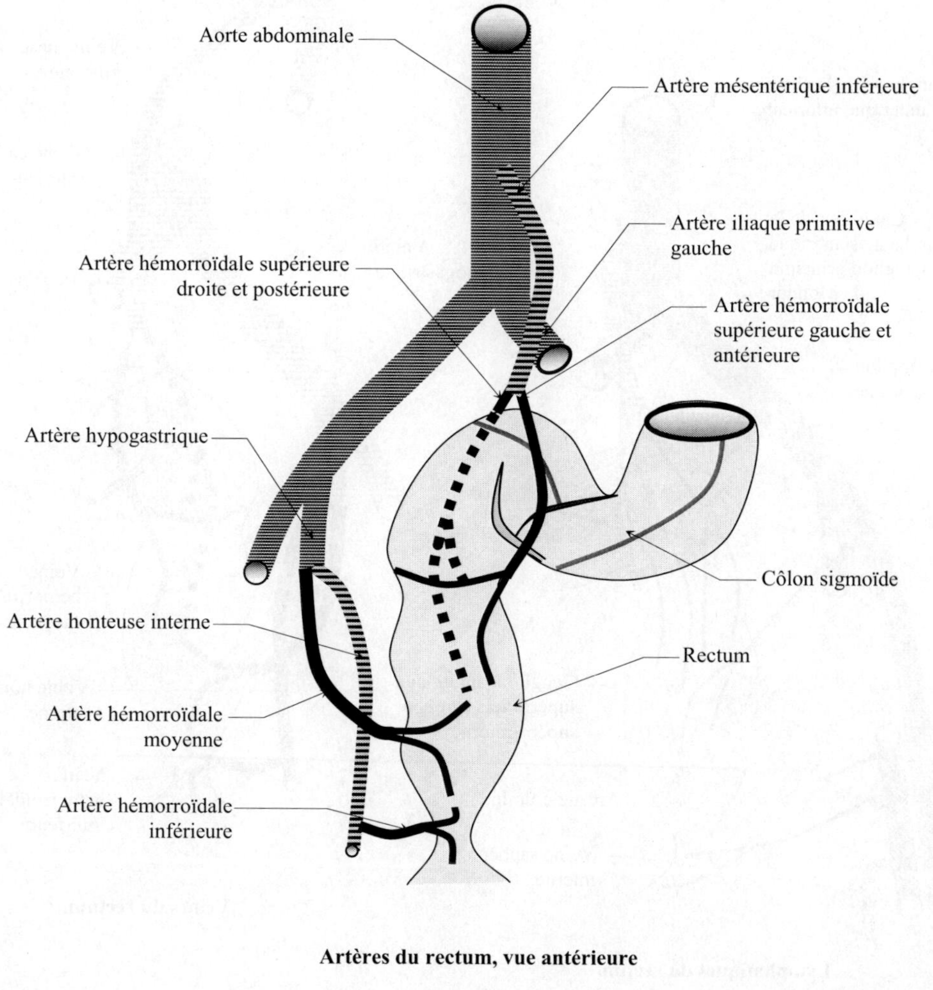

Artères du rectum, vue antérieure

Veines. – Les veines hémorroïdales ou veines rectales, longent les artères. Les *veines hémorroïdales supérieures* se drainent dans la veine mésentérique inférieure tributaire de la veine porte ; les *veines hémorroïdales moyennes et inférieures* se rendent dans les veines hypogastriques tributaires de la veine cave inférieure. Toutes ces veines prennent naissance d'un plexus sous-muqueux riche, appelé plexus veineux hémorroïdal ; ce plexus veineux réalise une anastomose porto-cave. **La dilatation de ces veines, constitue des hémorroïdes qui peuvent être secondaires au syndrome d'hypertension portale.**

Lymphatiques. – Les lymphatiques du rectum se répartissent en trois groupes : inférieur, moyen et supérieur.

Les *lymphatiques inférieurs* prennent naissance de la zone cutanée anale, et se rendent aux groupes internes des ganglions inguinaux superficiels.

Les *lymphatiques moyens* ou hémorroïdaux moyens longent les vaisseaux hémorroïdaux moyens et se rendent dans un ganglion hypogastrique.

Les *lymphatiques supérieurs* ou hémorroïdaux supérieurs drainent surtout l'ampoule rectale, et se rendent aux ganglions de la chaîne mésentérique inférieure. Les collecteurs courts se rendent dans les ganglions situés dans la bifurcation de l'artère mésentérique inférieure ; cet amas ganglionnaire constitue le **ganglion principal de Mondor** ; – les collecteurs moyens et longs se jettent dans les ganglions de la chaîne mésentérique inférieure située au dessus de la bifurcation. Tous les collecteurs hémorroïdaux traversent au cours de leur trajet, de nombreux relais ganglionnaires ano-rectaux.

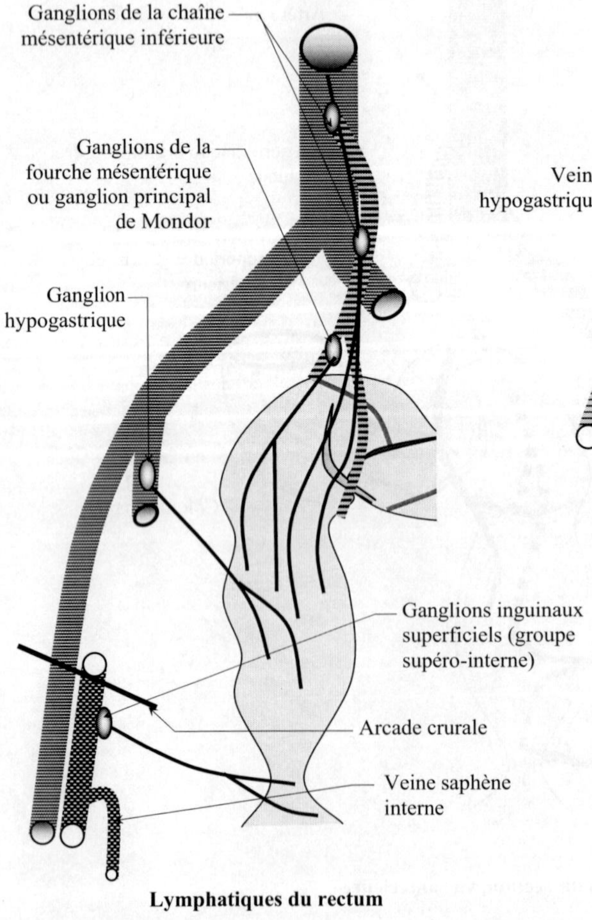

Lymphatiques du rectum

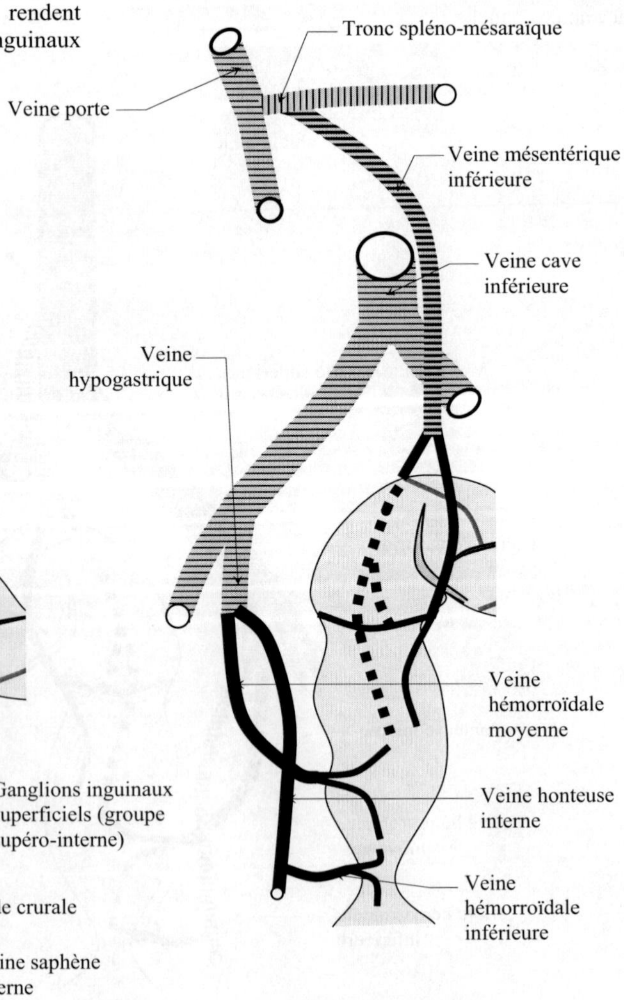

Veines du rectum

IV. Appareil urinaire

Reins

Uretères

Vessie

REINS

Les reins sont deux organes producteurs d'urine, profondément situés en avant de la paroi lombaire, en arrière du péritoine, de part et d'autre de la colonne vertébrale et des gros vaisseaux pré-vertébraux. Ils ont un rôle d'épuration du sang, en éliminant de la circulation sanguine, l'eau et les sels excédentaires ainsi que les substances toxiques comme l'urée. Ces produits sont transformés en urine, éliminée par les reins vers des canaux excréteurs appelés uretères, ces derniers vont transporter cette urine vers un réservoir, la vessie.

Morphologie externe. – Les reins présentent la forme assimilée à celle d'un haricot, ce sont deux organes allongés verticalement et aplatis dans le sens antéro-postérieur, c'est ainsi qu'on peut leur décrire : - une *face antérieure* convexe, une *face postérieure* plane, un *bord interne* concave échancré dans sa partie moyenne par le *hile,* un *bord externe* convexe et deux *pôles,* l'un, *supérieur,* l'autre, *inférieur.* Les reins ont une coloration rouge brun, une consistance ferme et une surface externe lise et régulière.

Dimensions et poids. – Les reins mesurent chacun, 12 cm de long, 6 cm de large et 3 cm d'épaisseur. Le poids de chaque rein est de 150 grammes pour l'homme et 130 grammes pour la femme.

Direction et orientation. – Le grand axe du rein est incliné de haut en bas et de dedans en dehors, si bien que le pôle inférieur est plus écarté de la ligne médiane que le pôle supérieur. L'axe transversal est incliné en arrière et en dehors, de telle sorte que la face antérieure regarde en avant et en dehors, tandis que la face postérieure regarde en arrière et en dedans.

Situation et projection. – Elles peuvent être visualisées chez le vivant, soit par la ***radiographie standard,*** ou bien par ***l'urographie intraveineuse.***

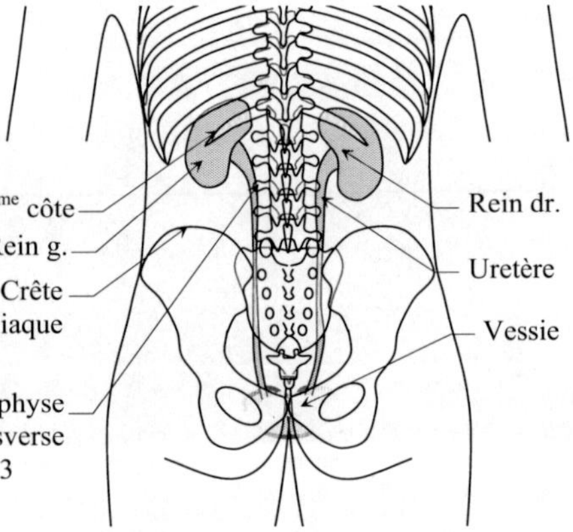

Vue postérieure du tronc, montrant la situation et la projection des reins, des uretères et de la vessie

En effet, les reins sont situés à la partie haute de la région lombaire, ils se projettent légèrement en dehors des apophyses transverses, depuis la onzième vertèbre thoracique jusqu'à la deuxième lombaire ; le pôle supérieur atteint le niveau de la 11° côte, la face postérieure est croisée au niveau de sa partie moyenne, par la 12° côte. Le rein droit se projette un peu plus bas que le gauche ; en effet le pôle inférieur du rein gauche se situe à hauteur du bord supérieur de l'apophyse transverse de L3, tandis que celui du rein droit se projette entre les apophyses transverse de L3 et L4. **Dans certaines circonstances, le rein occupe une position plus basse, comme par exemple dans la ptôse rénale ou dans l'ectopie rénale. Dans ce cas, il peut avoir une position iliaque, voire même pelvienne.**

STRUCTURE DU REIN

Une coupe frontale du rein, montre que celui-ci est formé d'une ***capsule fibreuse*** entourant le ***parenchyme rénal.***

Capsule. – Membrane fibreuse périphérique, qui tapisse la face superficielle du rein, elle est unie à celui-ci par des tractus conjonctifs qui s'introduisent à l'intérieur de l'organe. Cette capsule est facile à isoler du parenchyme rénal ; elle se réfléchit au niveau du hile, tapisse les parois du sinus pour se continuer avec l'adventice des calices et des vaisseaux.

Parenchyme rénal. – Il comprend deux parties : une partie centrale, foncée, qui constitue la zone ***médullaire*** et une partie périphérique, claire qui constitue la zone ***corticale.***

Zone médullaire. – Elle comprend des parties triangulaires à base externe, de couleur rouge foncé, appelées ***pyramides de Malpighi,*** leur sommet forme au niveau du sinus rénal des saillies arrondies ou ***papilles.***

Zone corticale. – De couleur rouge jaunâtre, elle comporte : - une partie périphérique qui sépare la base des pyramides de Malpighi de la surface du rein, et une partie située entre ces pyramides appelée ***colonnes de Bertin.*** La partie périphérique se compose des ***pyramides de Ferrein*** et les ***corpuscules de Malpighi.*** Les pyramides de Ferrein prolongent les pyramides de Malpighi vers la surface du rein, on dénombre en moyenne 500 pyramides de Ferrein par pyramide de Malpighi. Le corpuscule de Malpighi est constitué par du tissu granuleux qui sépare les pyramides de Ferrein les unes des autres et de la surface du rein, il contient les ***glomérules.***

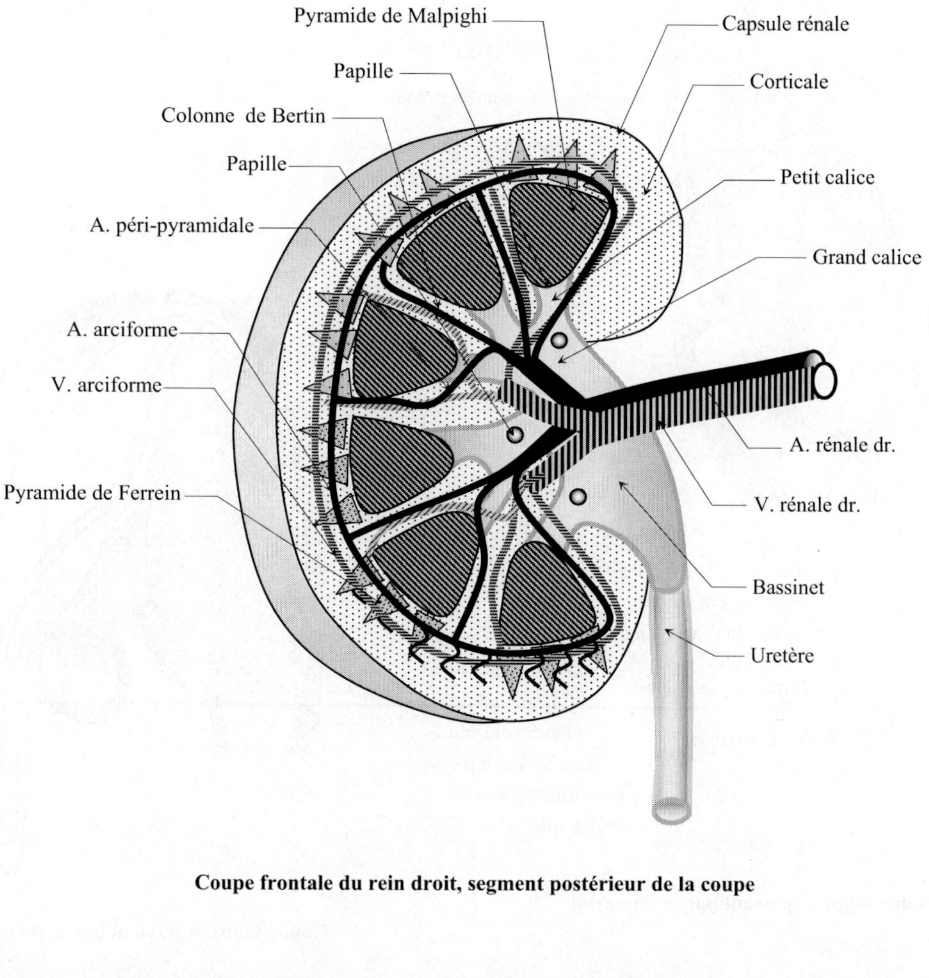

Coupe frontale du rein droit, segment postérieur de la coupe

MOYENS DE FIXITE DU REIN

Les reins sont maintenus dans leur situation et leur orientation normales, grâce à deux structures : l'enveloppe fibreuse périrénale ou *fascia périrénal* et la *capsule adipeuse périrénale.*

Enveloppe fibreuse. – L'enveloppe fibreuse du rein ou *fascia périrénal,* est une dépendance du fascia propria formé par le tissu conjonctif doublant le péritoine. En regard du bord externe du rein, le fascia périrénal se dédouble en deux feuillets ou fascias : l'un, antérieur ou *fascia prérénal,* l'autre, postérieur ou *fascia rétro-rénal.* Ces deux feuillets se réunissent entre eux, en haut au dessus de la capsule surrénale, en bas sous le pôle inférieur du rein et en dedans en s'unissant aux éléments du pédicule rénal. Ainsi, les fascias péri et rétrorénal, forment une loge fermée de toutes parts, entourant le rein et la capsule surrénale : c'est *la loge rénale.* Le fascia périrénal envoie un prolongement qui sépare le rein de la surrénale : c'est la *lame intersurréno-rénale.*

Capsule adipeuse. – La capsule adipeuse du rein est une lame cellulo-graisseuse, molle, fluide, qui sépare le fascia périrénal, du rein et de la capsule surrénale ; elle s'insinue entre le rein et la capsule surrénale. Cette capsule est particulièrement épaisse au niveau de l'extrémité inférieure, de la face postérieure du rein et surtout le long de son bord externe.

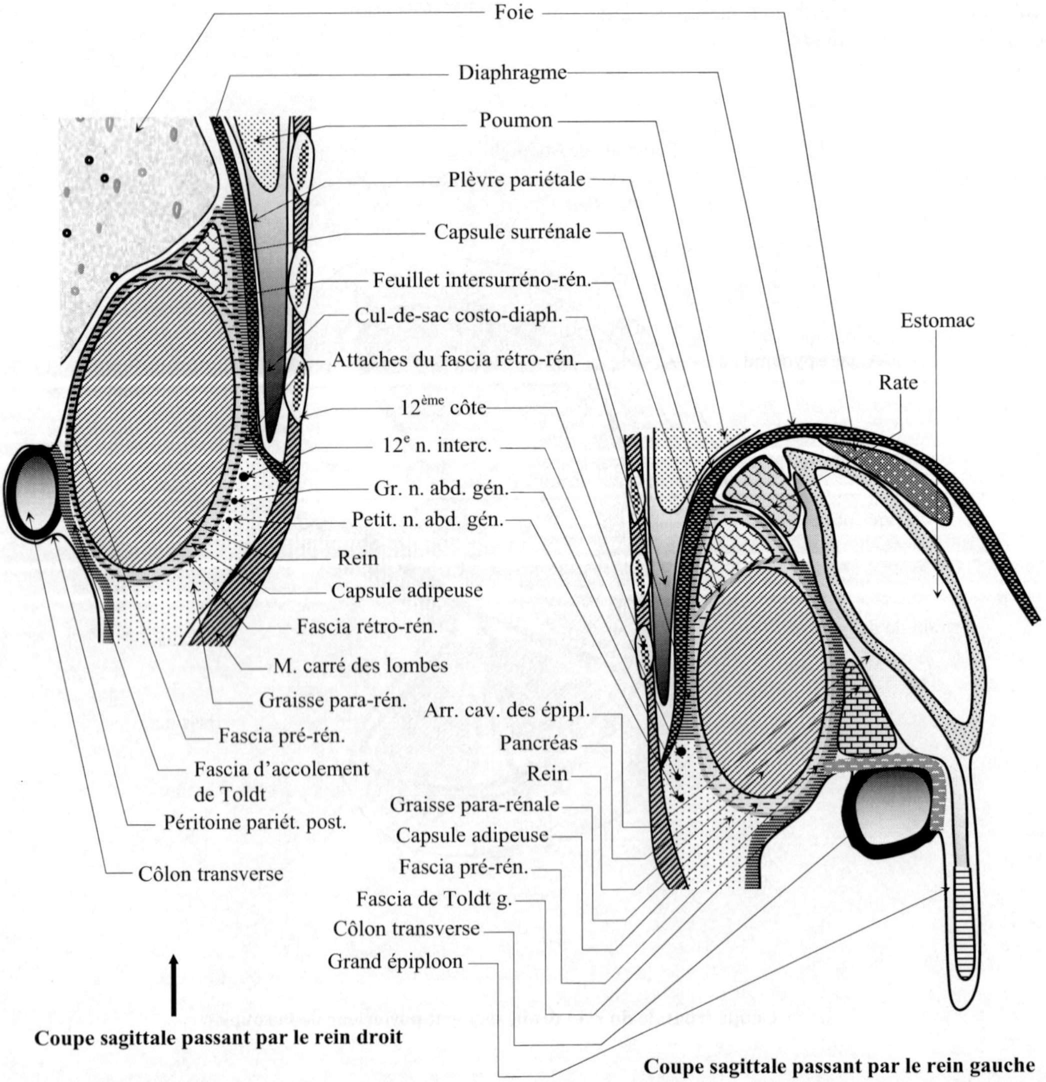

Coupe sagittale passant par le rein droit

Coupe sagittale passant par le rein gauche

RAPPORTS DES REINS

Les rapports des reins se font avec les organes voisins, par l'intermédiaire du fascia périrénal.

Face antérieure. – Scs rapports sont différents à droite et à gauche.

Rein droit. – Il est en rapport de haut en bas avec le foie, le deuxième duodénum et l'angle colique droit : - la face inférieure du foie est marquée par l'empreinte rénale correspondant à une grande partie de la face antérieure du rein droit ; - le deuxième duodénum entre en rapport par l'intermédiaire du *fascia de Treitz,* avec la face antérieure du pédicule rénal et la partie interne de la face antérieure du rein ; - l'angle colique droit entre en contact avec l'extrémité inférieure du rein droit.

Rein gauche. – La face antérieure du rein gauche présente les rapports suivants : - en haut, la queue du pancréas croise la partie supérieure du rein ; - plus en dehors, la face interne de la rate est en contact intime avec la face antérieure du rein, par l'intermédiaire du péritoine pariétal postérieur ; **ceci explique la possibilité de rupture traumatique associée des deux organes ;** - plus en avant, la face antérieure du rein gauche entre en rapport par l'intermédiaire de l'arrière cavité des épiploons, avec la grande courbure de l'estomac, le ligament gastro-splénique et l'extrémité gauche du ligament gastro-colique ; - en bas, la face antérieure du rein répond à la racine du mésocôlon transverse, à l'angle colique gauche et au mésocôlon gauche accolé contenant les vaisseaux coliques supérieurs gauches.

Bord interne. – Il répond : - en haut, à la glande surrénale séparée du rein par le feuillet intersurréno-rénal ; - plus loin, aux apophyses transverses des deux premières vertèbres lombaires ; - plus en dedans, aux piliers du diaphragme et aux gros vaisseaux pré-vertébraux, l'aorte à gauche et la veine cave inférieure à droite ; - plus bas, au psoas et au segment initial de l'uretère ; - au niveau du hile, au pédicule rénal formé d'avant en arrière par la veine rénale, l'artère rénale, le bassinet et les ganglions lymphatiques.

Bord externe. – Il répond à droite, au bord antérieur du foie ; à gauche, à la rate et au côlon descendant.

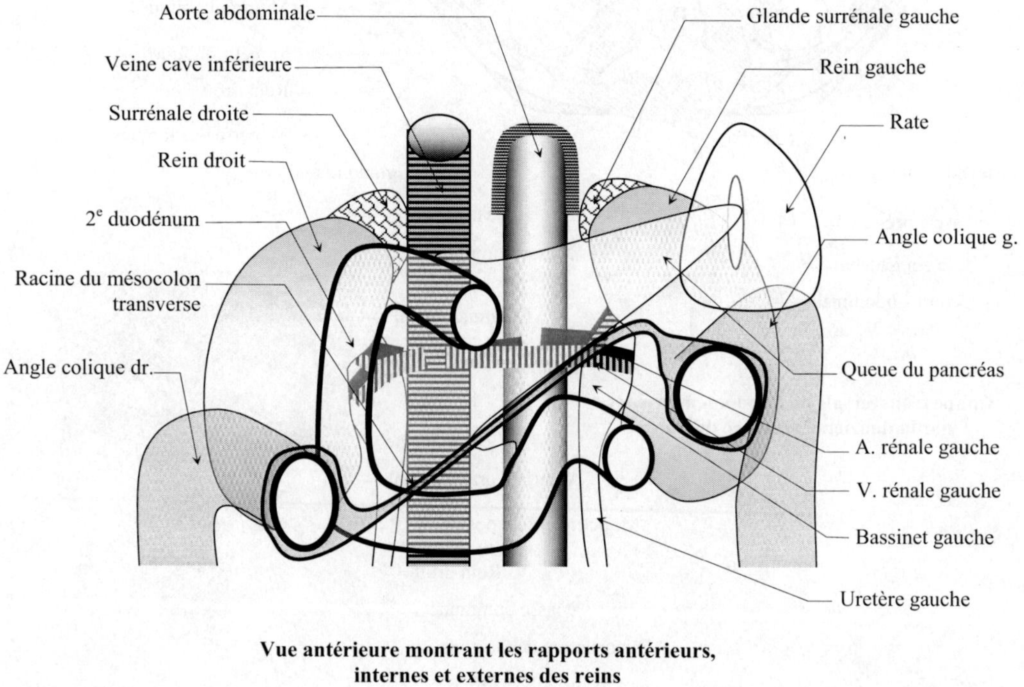

Vue antérieure montrant les rapports antérieurs, internes et externes des reins

Face postérieure. – Elle présente des rapports identiques à droite et à gauche ; ces rapports sont pariétaux, et sont subdivisés en deux étages : un étage supérieur ou thoracique, et un étage inférieur ou lombaire.

- Les rapports de l'étage thoracique, s'effectuent par l'intermédiaire de la partie verticale du diaphragme avec les éléments suivants : - *le cul-de-sac costo-diaphragmatique de la plèvre ;* - plus en arrière, la 11ème côte croisant le pôle supérieur du rein, la 12ème côte croisant obliquement la partie moyenne du rein quand celle-ci est longue mais ne dépasse pas le bord externe lorsqu'elle est courte ; - plus en arrière, le plan musculaire formé par les muscles petit dentelé postéro-inférieur et grand dorsal.

- Les rapports de l'étage lombaire, sont représentés par les plans musculo-aponévrotiques suivants ; d'avant en arrière : - un premier plan constitué par le muscle psoas en dedans et le carré des lombes en dehors ; - le deuxième plan est constitué par l'aponévrose postérieure du muscle transverse et le ligament lombo-costal de Henlé joignant les apophyses transverses des deux premières vertèbres lombaires et la douzième côte ; **ce ligament est considéré comme repère important au cours de l'abord chirurgical du rein, car il permet d'éviter l'effraction de la plèvre ;** - le troisième plan musculaire est formé de dedans en dehors, par la masse sacro-lombaire, le muscle petit dentelé postérieur et inférieur, et le muscle petit oblique ; ces trois muscles forment avec la 12ème côte, le quadrilatère de Grinfelt représentant un point faible de la paroi lombaire ; - le quatrième plan, superficiel, est formé par l'aponévrose du grand dorsal ; celle-ci forme avec le bord postérieur du grand oblique et la crête iliaque, le triangle de Jean-Louis Petit ; tous ces éléments sont recouverts par le tissu cellulaire sous-cutané et la peau.

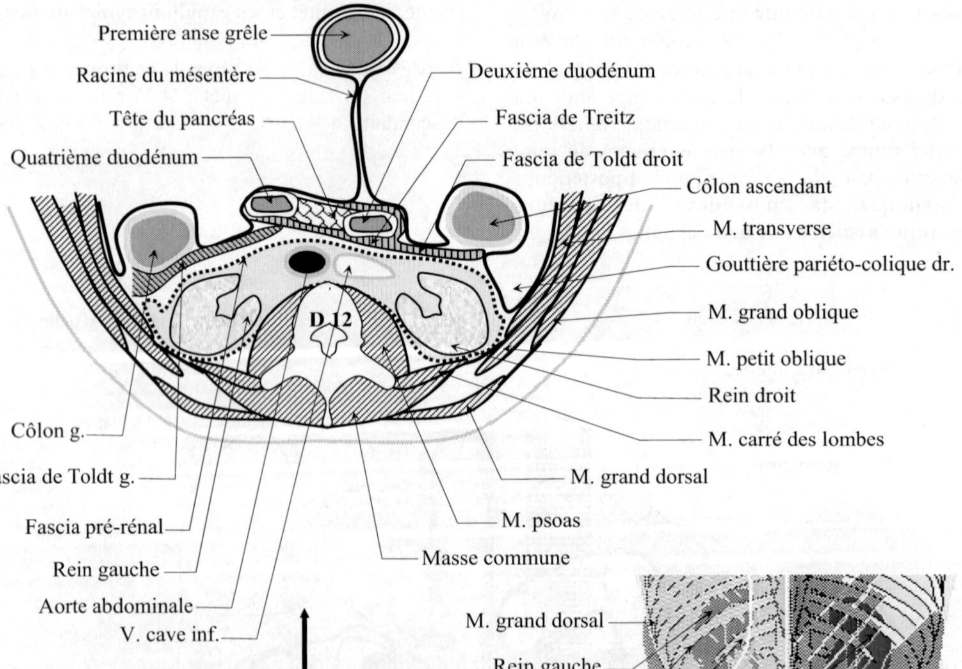

Coupe transversale de l'abdomen passant par la douzième vertèbre dorsale

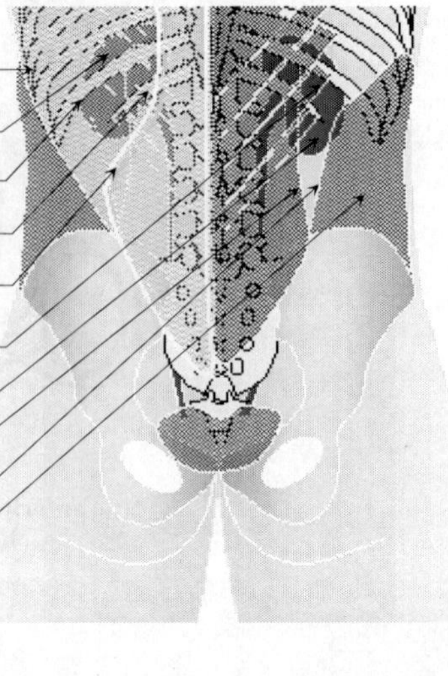

Vue postérieure de la paroi lombaire

VAISSEAUX DU REIN

Artères. – L'artère rénale provient du bord latéral de l'aorte abdominale, et se dirige horizontalement vers le rein qu'elle aborde au niveau du hile. A ce niveau, elle donne des branches collatérales et terminales, mais le mode de distribution de l'artère est très variable ; classiquement l'artère donne les branches suivantes.

- Les branches collatérales : - artère capsulaire inférieure pour la glande surrénale ; - quelques rameaux destinés à la capsule adipeuse périrénale, participant à la formation du cercle artériel exo-rénal ; - des branches pyélo-urétériques pour le bassinet et la partie initiale de l'uretère.

- Les branches terminales : leur distribution est de type terminal, par conséquent le sacrifice de l'une d'entre elles entraîne systématiquement la nécrose ischémique du territoire correspondant. Classiquement, il existe 2 branches terminales : une branche postérieure et une branche antérieure.

- La branche postérieure : ***rétro-pyélique***, présente une courbure à concavité inférieure, passe au dessus du bord supérieur du bassinet, dont elle croise la face postérieure avant de pénétrer dans le parenchyme rénal ; **la face postérieure du bassinet étant libre, elle ne présente donc pas de danger chirurgical.** Cette artère se ramifie en 3 à 4 branches qui irriguent la moitié postérieure du rein ; elle donne aussi *l'artère polaire supérieure*.

- La branche antérieure : ***pré-pyélique***, se divise en 3 à 4 branches irriguant la partie antérieure du rein ; elle forme avec ses branches terminales un **réseau pré-pyélique qui gène l'abord chirurgical du bassinet par voie antérieure.** Cette artère donne également *la polaire inférieure.*

Distribution intra-parenchymateuse.

Schématiquement, on peut décrire deux territoires vasculaires au niveau du rein :

- *un territoire antérieur :* tributaire de l'artère pré-pyélique ; celui-ci inclut également le pôle inférieur lorsque la polaire inférieure provient de l'artère pré-pyélique ;

- *un territoire postérieur :* tributaire de l'artère rétro-pyélique, comprenant la moitié postérieure du rein et le pôle supérieur lorsque la polaire supérieure vient de la rétro-pyélique.

A l'intérieur du parenchyme rénal, les branches de division des artères pré et rétro-pyéliques donnent des branches *inter-papillaires* qui se continuent par les artères *inter-pyramidales* ou péri-pyramidales cheminant entre les pyramides de Malpighi. Les artères inter-pyramidales se terminent au niveau de la base des pyramides en donnant les artères *radiées* d'où naissent les artères *glomérulaires.*

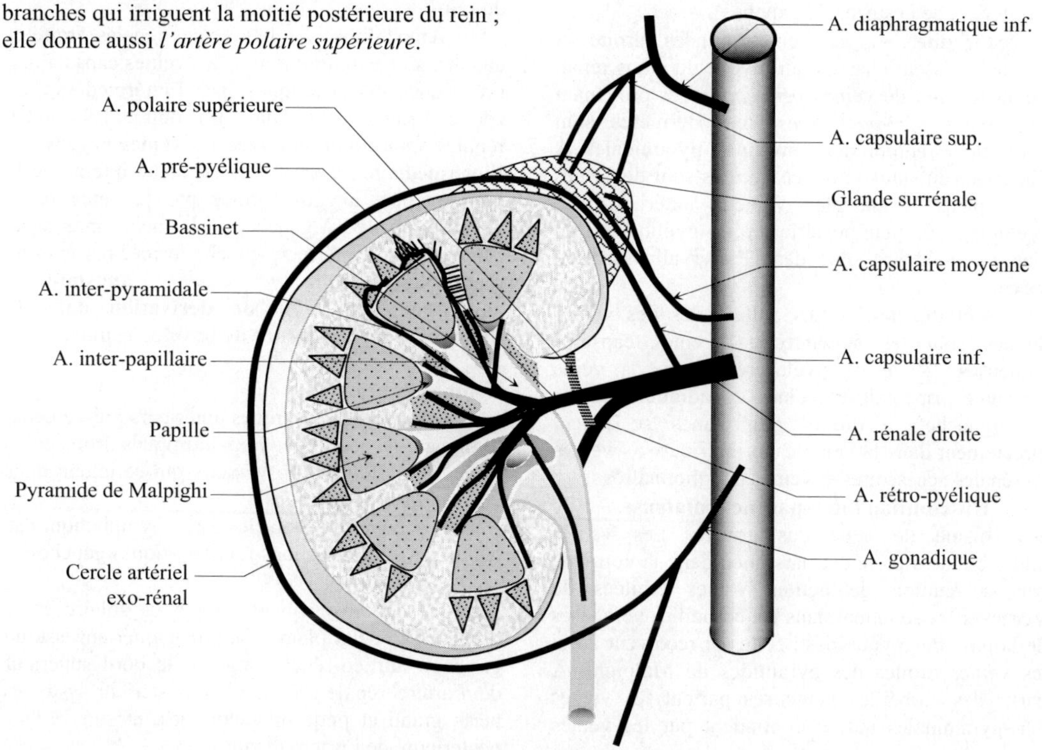

Artères du rein, vue antérieure

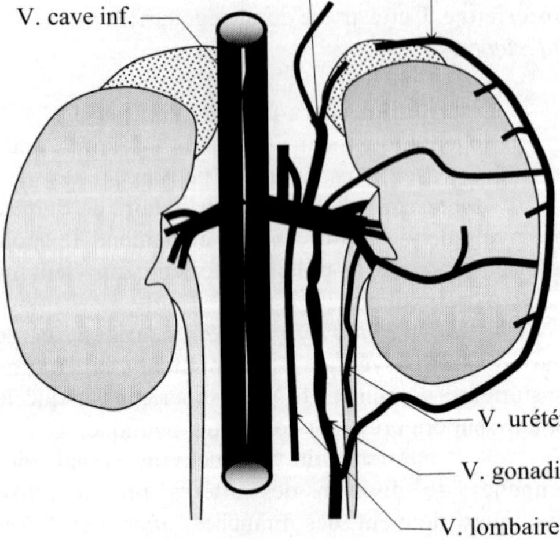

Les veines rénales et le cercle veineux exo-rénal gauche

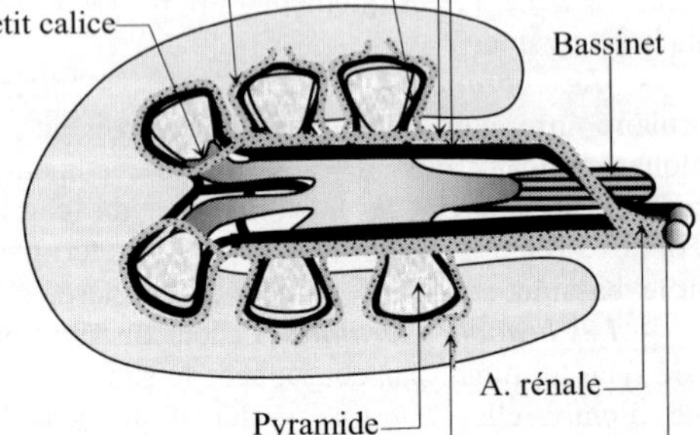

Coupe transversale du rein montrant la distribution intra-parenchymateuse des vaisseaux

Veines. – Les veines rénales droite et gauche, drainent le sang veineux de la capsule adipeuse péri-rénale, du bassinet, de la partie initiale de l'uretère et de la surrénale gauche.

Origine. – Les veines rénales droite et gauche, naissent chacune au niveau du sinus rénal, par la réunion de veines *péri-calicielles* provenant des veines *péri-papillaires ;* ces dernières sont issues de la réunion des veines péri-pyramidales. A l'intérieur du sinus rénal, ces veines sont disposées en 3 plans : - un plan veineux antérieur pré-pyélique ; - un plan postérieur rétro-pyélique, et un plan intermédiaire situé dans l'intervalle séparant les calices.

Collatérales. – Les collatérales des veines rénales sont les suivantes : - veines capsulo-adipeuses ; - veines pyélo-urétériques ; - veine surrénale principale et veines gonadiques pour le côté gauche ; à droite, ces veines se jettent directement dans la veine cave inférieure ; - veines surrénales accessoires et veines ganglionnaires.

Distribution intra-parenchymateuse. – Elle est voisine de celle des artères. Les veines interlobulaires prennent naissance dans la corticale par la réunion de petites veines étoilées de Verheyen, et se jettent dans les corbeilles veineuses de la base des pyramides ; celles-ci reçoivent aussi les veines droites des pyramides de Malpighi. A partir des corbeilles veineuses partent les veines péri-pyramidales qui se continuent par les veines inter-papillaires ; celles-ci gagnent ensuite le sinus du rein.

Anastomoses. – Les veines rénales droite et gauche, s'anastomosent avec les veines capsulaires, urétériques et gonadiques, par l'intermédiaire du cercle veineux exo-rénal. En outre, les veines rénales s'anastomosent avec les veines azygos par l'intermédiaire : à droite, de la racine interne de la grande veine azygos formée par la veine réno-azygo-lombaire ; à gauche, de la racine interne de l'hémi-azygos inférieure gauche formée par le tronc réno-azygo-lombaire. **Ces anastomoses constituent une voie de dérivation dans la thrombose ou la ligature de la veine rénale.**

Lymphatiques.

- A droite : - les troncs antérieurs pré-veineux, rejoignent les ganglions juxta-aortiques droits et les troncs postérieurs rétro-veineux qui se jettent dans les ganglions rétro-caves.

- A gauche : - tous les troncs lymphatiques se jettent dans les ganglions juxta-aortiques gauches.

Nerfs. – Ils proviennent du plexus solaire et se groupent en deux plans : - un plan antérieur issu du ganglion aortico-rénal, longeant le bord supérieur de l'artère rénale ; - un plan postérieur issu des nerfs grand et petit splanchniques, et suit la face postérieure de l'artère rénale.

CONDUITS EXCRETEURS DU REIN

Les voies excrétrices du rein débutent dans le sinus rénal par de petits conduits membraneux appelés *petits calices ;* ceux-ci se réunissent par groupes pour former des troncs collecteurs appelés *grands calices.* La réunion de plusieurs calices, forme le *bassinet* présentant la forme d'un entonnoir qui se rétrécit en bas pour se continuer par *l'uretère*. Les petits calices présentent une extrémité élargie qui s'insère autour d'une papille qui fait saillie dans le canal. Le nombre de grands calices est ordinairement de 3 ; ils se distinguent en supérieur, moyen et inférieur. Il existe deux variétés de bassinets, les bassinets renflés ou *ampullaires* et les bassinets *ramifiés.*

Pédicule rénal. – Le pédicule rénal est constitué par l'ensemble des éléments qui partent du sinus rénal ou qui y arrivent. Ceux-ci sont représentés par l'artère rénale, la veine rénale, le bassinet, les lymphatiques et les nerfs.

Organisation topographique. – Le bassinet est l'élément le plus postérieur du pédicule rénal ; - l'artère chemine en avant, de direction oblique en bas, en dehors et en arrière ; - la veine longe l'artère en se plaçant en dessous et en avant d'elle ; - les lymphatiques se distinguent en deux groupes, l'un antérieur situé en avant de la veine, l'autre postérieur en arrière de l'artère ; - les nerfs sont disposés en deux plans, l'un antérieur suivant le bord supérieur de l'artère, l'autre postérieur suivant sa face postérieure. Tous ces éléments sont enveloppés d'une gaine conjonctivo-vasculaire continuant les parois de la loge rénale.

Rapports.

Le pédicule rénal droit, répond : - en avant, au deuxième duodénum et à la tête du pancréas, séparés du pédicule par le fascia de Treitz ; - en bas, à l'origine de l'uretère ; - en haut et à distance, à la capsule surrénale droite ; - en arrière, au muscle psoas.

Le pédicule rénal gauche, répond : - en avant, à la racine du mésocolon transverse qui croise le pédicule et contenant les vaisseaux coliques, au dessus du mésocolon transverse au pancréas gauche, au dessous du mésocolon transverse à l'angle duodéno-jéjunal et au mésocolon descendant contenant les vaisseaux coliques gauches ; - en bas, à l'origine de l'uretère ; - en haut, à la glande surrénale gauche ; - en arrière, au muscle psoas.

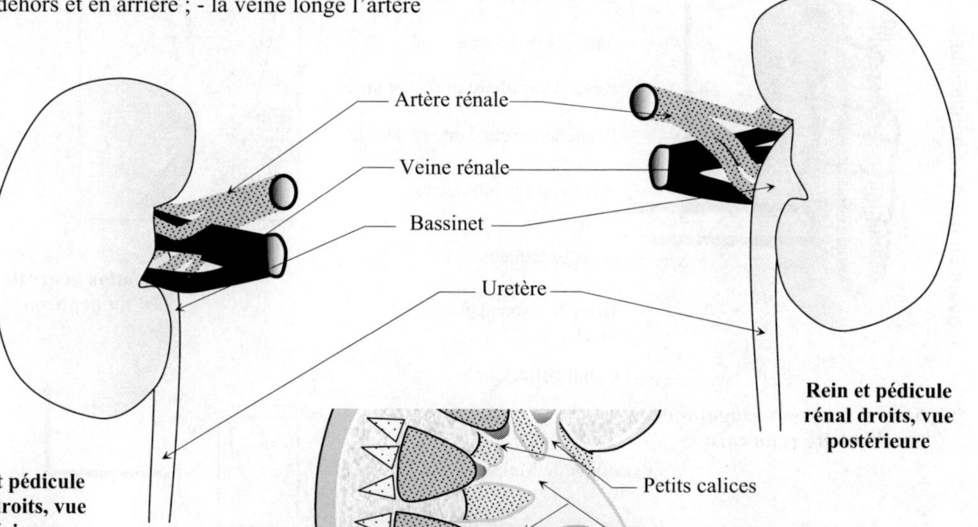

Rein et pédicule rénal droits, vue antérieure

Rein et pédicule rénal droits, vue postérieure

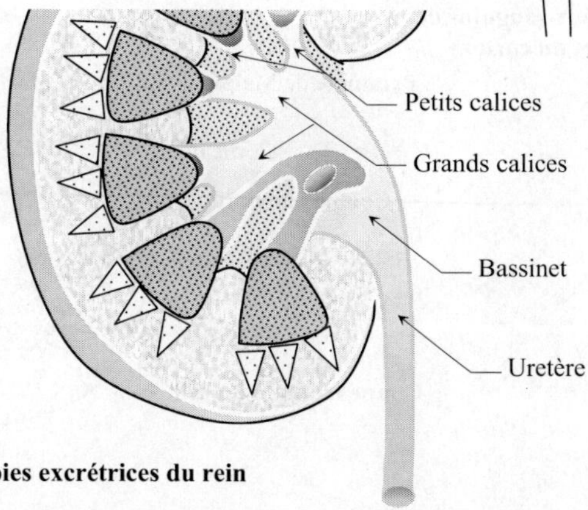

Voies excrétrices du rein

ANATOMIE FONCTIONNELLE DU REIN

Le rein joue un rôle important dans l'épuration du sang ; pour cela, il est doté d'un très grand nombre d'unités fonctionnelles qui lui permettent d'assurer cette fonction. Ces unités fonctionnelles qui s'appellent les *néphrons* sont au nombre de 1 à 1,5 millions d'unités pour chaque rein.

Le néphron, comporte deux parties : le glomérule et le tubule.

- ***Le glomérule rénal,*** est l'organe de *filtration* du sang ; il est composé : - d'un peloton vasculaire formé d'une artériole afférente et d'une artériole efférente ; - de la capsule de Bowman englobant ce peloton et qui s'ouvre dans le tubule rénal.
- ***Le tubule rénal,*** est l'organe de *dilution* et de *concentration* de l'urine ; il est composé d'un épithélium cubique reposant sur une membrane basale qui se continue avec celle de la capsule. Le tubule est formé de plusieurs segments : - le *tube contourné proximal,* court et sinueux, situé dans la corticale et qui fait suite au glomérule ; - *l'anse de Henlé* qui s'enfonce dans la profondeur de la médullaire, puis remonte dans la corticale ; elle est formée d'une branche descendante fine et d'une branche ascendante large ; - le *tube contourné distal* en continuité avec l'anse de Henlé ; il se jette dans le tube collecteur. La réunion de plusieurs tubes collecteurs forme les *tubes papillaires de Bellini* qui descendent vers la papille pour se jeter dans les petits calices. L'appareil juxta-glomérulaire est formé d'un amas de cellules, situé entre l'artériole et le tube contourné proximal ; il permet la régulation de la pression artérielle.

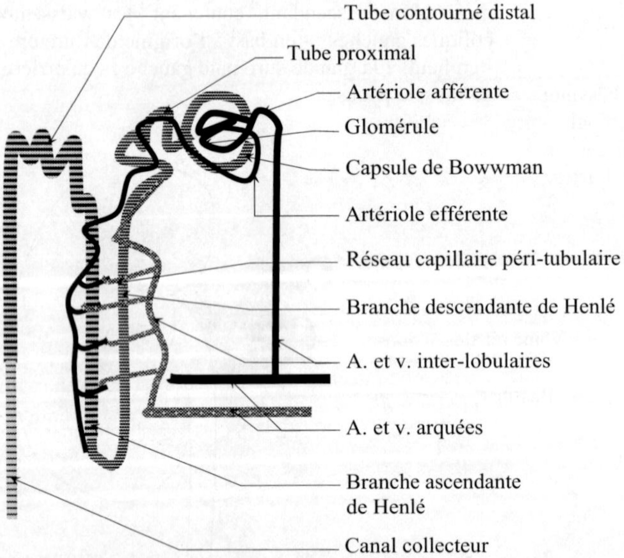

Néphron et vaisseaux sanguins de la médullaire et du cortex

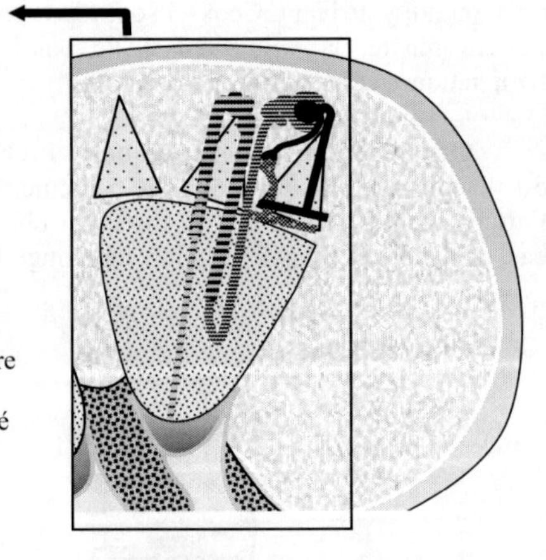

Situation générale d'un néphron

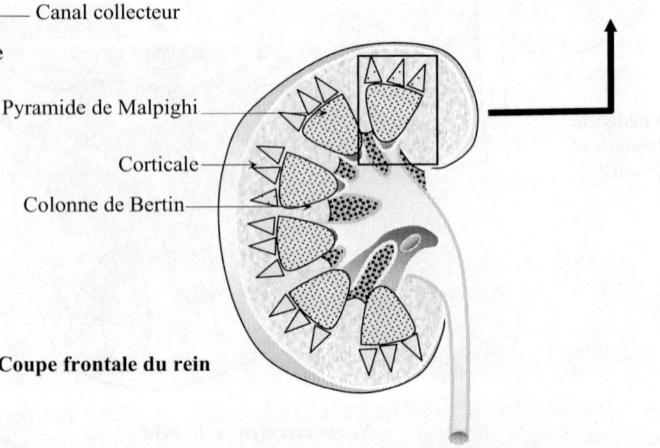

Coupe frontale du rein

Physiologie du rein. – Le rein assure 3 fonctions principales : - la formation de l'urine ; - le maintien des équilibres hydro-électrolytiques et acido-basiques ; - la régulation de la pression artérielle.

Formation de l'urine. – Elle dépend de 2 facteurs : la filtration glomérulaire et la réabsorption tubulaire.

La filtration glomérulaire. – Le glomérule est capable de filtrer quotidiennement jusqu'à 180 litres d'urine primitive ou ultrafiltrat dont la composition est la même que celle du plasma. **Certaines substances comme les protéines ne sont pas filtrées par le rein, car elles sont trop grosses pour traverser le filtre, par conséquent leur présence dans l'urine est un signe d'une atteinte glomérulaire (glomérulonéphrite). Par contre, d'autres substances comme la créatinine sont exclusivement filtrées par le rein, mais non réabsorbées ; leur clairance reflète donc la filtration glomérulaire.**

La réabsorption tubulaire. – Elle aboutit à la formation de l'urine définitive ou secondaire dont le volume est de 1 à 2 litres par jour ; le reste de l'urine primitive est réabsorbée par le tubule. **Il existe une limite de réabsorption pour certaines substances, tel que le glucose ; en effet, celui-ci est totalement réabsorbé à l'état normal ; il commence à apparaître dans les urines (glycosurie) lorsque son taux sanguin dépasse le seuil maximal, c'est le cas du diabète sucré.**

Maintien des équilibres hydro-éléctrolytiques et acido-basiques. – Le *tube proximal* assure 80 % d'absorption d'eau de l'urine primitive ; cette absorption est en relation avec le sodium.

L'anse de Henlé est le lieu de concentration progressive de l'urine.

Le tube contourné distal et le tube collecteur, assurent la réabsorption de l'eau, régulée au niveau du tube collecteur grâce à l'hormone anti-diurétique (ADH) ; celle-ci contrôle la perméabilité du tube en fonction de l'état d'hydratation de l'organisme.

Régulation de la tension artérielle. – Le contrôle de la volémie se fait grâce à deux mécanismes : - d'une part, par le taux de réabsorption de l'eau et du sodium par le tube proximal ; - d'autre part, par l'appareil juxta-glomérulaire qui sécrète la rénine permettant la synthèse d'angiotensine qui agit directement sur les centres vasomoteurs régulateurs de pression artérielle.

EXPLORATIONS DU REIN

On peut explorer le rein par des examens : clinique, radiologique, fonctionnel et histologique.

L'exploration clinique. – Elle peut se faire à l'aide d'un interrogatoire et d'un examen physique, notamment la palpation de la région lombaire, à la recherche d'un gros rein.

L'exploration radiologique. – Elle peut se faire à l'aide de différentes techniques, notamment :

- L'urographie intraveineuse, radiographie de l'appareil urinaire après injection d'un produit de contraste dans une veine du bras ; ce produit s'élimine par les reins, ce qui permet donc d'apprécier la forme et le volume du rein, ainsi que la morphologie des voies excrétrices.

L'exploration fonctionnelle. – L'examen chimique des urines, permet de détecter certaines substances, notamment l'albumine, dont la présence dans les urines traduit une atteinte du filtre glomérulaire. Le dosage dans le sang, de l'urée et de la créatinine, permet d'évaluer la qualité de l'épuration sanguine par le rein.

La biopsie rénale. – Elle se fait à l'aide d'une aiguille introduite à travers la paroi lombaire. Elle permet de prélever du tissu dont l'étude microscopique indique l'anomalie tissulaire du rein.

PATHOLOGIES MEDICALES DU REIN

Les néphropathies. – On distingue plusieurs types de néphropathies (atteinte du rein) : les glomérulopathies et les tubulopathies.

Les glomérulopathies, se traduisent cliniquement par une albuminurie, associée à une hématurie (présence de sang dans les urines), et parfois à une hypertension artérielle.

Les tubulopathies, se caractérisent par une atteinte des fonctions tubulaires : élimination d'eau, de sodium, et de glucose.

L'insuffisance rénale. – L'insuffisance rénale est une dégradation de la fonction d'épuration du rein, se traduisant par une augmentation de l'urée et de la créatinine sanguines, des œdèmes et une hypertension artérielle.

Malformations du rein. – Elles sont rares ; on distingue : la symphyse rénale ou rein en fer à cheval, l'ectopie rénale, reins doubles, la ptôse rénale (rein plus bas situé).

URETERES

L'uretère est un conduit excréteur de l'urine, qui s'étend du bassinet jusqu'à la vessie.

Trajet et direction. – Depuis le pôle inférieur du bassinet, l'uretère présente un trajet descendant légèrement oblique en bas et en dedans, appliqué par le péritoine pariétal postérieur sur la paroi abdominale postérieure jusqu'au détroit supérieur. Il croise les vaisseaux iliaques, puis s'engage dans le pelvis, appliqué sur la paroi pelvienne ; arrivé au dessus de l'épine sciatique, l'uretère s'infléchit et se dirige en avant, en dedans et en bas, jusqu'à la vessie où il s'abouche.

Forme et dimensions. – L'uretère a la forme d'un conduit membraneux aplati d'avant en arrière, sa couleur est blanchâtre, et il est doué de contractions péristaltiques chez le vivant. Sa longueur est de 25 cm en moyenne, son diamètre est de 1 cm environ. Il présente 2 rétrécissements : l'un, au niveau de la jonction avec le bassinet, le collet, l'autre, au niveau du croisement avec le détroit supérieur.

Projection osseuse et pariétale. – Le segment lombaire de l'uretère se projette selon une ligne verticale passant par le sommet des apophyses transverses des 3ème, 4ème et 5ème vertèbres lombaires. Le segment iliaque se projette sur l'articulation sacro-iliaque. L'extrémité supérieure se projette sur la paroi abdominale antérieure, un peu en dessous de l'ombilic à 7 cm de la ligne médiane. Le point de croisement avec le détroit supérieur est superposable au croisement de la ligne joignant les deux épines iliaques antéro-supérieures (ligne bi-iliaque) et la verticale passant par l'épine du pubis.

Structure. – L'uretère comporte 3 tuniques, de la superficie vers la profondeur :

- l'***adventice,*** membrane porte-vaisseaux ;

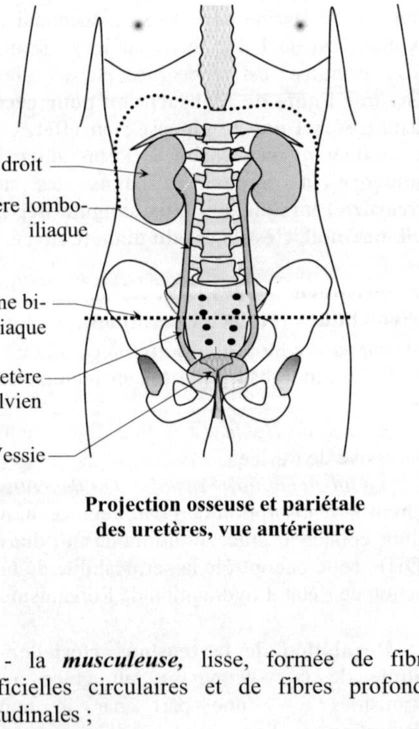

Projection osseuse et pariétale des uretères, vue antérieure

- la ***musculeuse,*** lisse, formée de fibres superficielles circulaires et de fibres profondes longitudinales ;
- la ***muqueuse,*** lisse, de coloration rose grisâtre.

Variations et anomalies. – Les variations de l'uretère sont : soit dans son trajet, où l'uretère peut être rétro-cave du côté droit ; – soit dans sa morphologie, où il peut exister un dédoublement de l'uretère uni ou bilatéral ; – soit dans son trajet, où l'existence d'une anomalie rénale peut le modifier.

RAPPORTS

L'uretère présente à décrire quatre segments : un segment lombaire, un segment iliaque, un segment pelvien et un segment vésical.

Rapports du segment lombaire. – *En arrière,* l'uretère est appliqué sur le fascia iliaca et le psoas ; il est croisé obliquement de haut en bas et de dedans en dehors par le nerf génito-crural.

– *En dehors,* il répond au bord interne sous-hilaire du rein, puis au muscle psoas longé par le nerf fémoro-cutané.

– *En dedans,* les rapports sont différents à droite et à gauche : à droite, l'uretère est en rapport avec la veine cave inférieure ; à gauche, avec le 4e duodénum, l'aorte et l'artère mésentérique inférieure.

– *En avant,* les rapports sont différents à droite et à gauche. L'uretère droit répond : en haut, au 2e duodénum dont il est séparé par le fascia de Treitz, et plus bas, au péritoine et au fascia d'accolement du mésocolon ascendant ; il est croisé à hauteur de la 3eme vertèbre lombaire par les vaisseaux gonadiques et par l'artère colique droite moyenne. L'uretère gauche est recouvert entièrement par le péritoine et le fascia d'accolement du mésocolon descendant contenant les vaisseaux coliques gauches qui croisent l'uretère ; les vaisseaux gonadiques croisent l'uretère, mais la veine le croise plus haut qu'à droite car elle se jette dans la veine rénale gauche.

Rapports du segment iliaque. – Avant de s'engager dans le bassin, l'uretère croise en avant les vaisseaux iliaques : l'uretère droit croise l'iliaque externe au dessous de son origine ; alors que l'uretère gauche croise l'iliaque primitive au dessus de sa bifurcation.

– *En avant,* l'uretère est croisé à droite par l'extrémité inférieure du mésentère et par l'artère iléo-colique. A gauche, l'uretère est recouvert par le péritoine et le mésocolon pelvien.

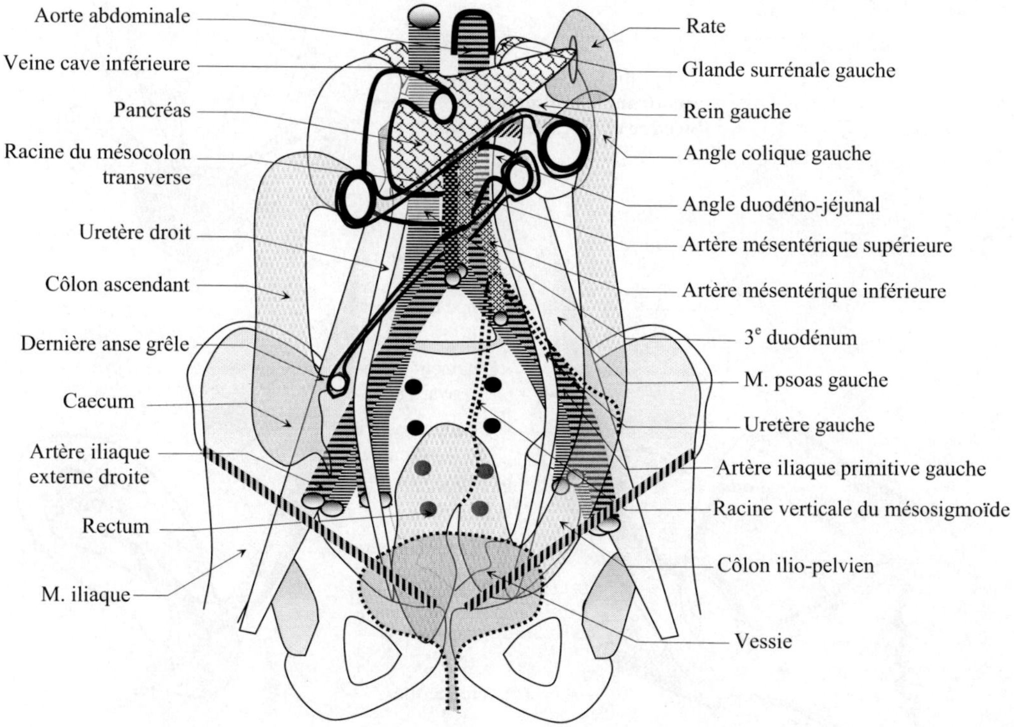

Rapports d'ensemble des uretères

Rapports du segment pelvien. – Dans le bassin, l'uretère se porte en avant et en dedans en décrivant une courbe qui présente deux segments : l'un, pariétal, l'autre, viscéral. Chacun de ces segments, présente des rapports différents chez l'homme et chez la femme.

Chez l'homme. – *Segment pariétal.* – L'uretère longe l'artère hypogastrique, le droit passe en avant de l'artère, tandis que le gauche est en arrière ; dans ce trajet, l'uretère répond à l'origine des branches de l'hypogastrique. – *En dedans,* l'uretère répond au rectum dont il est séparé par la partie latérale du cul-de-sac de Douglas. – *Segment viscéral.* – L'uretère contourne le rectum en dehors, puis en avant, croise le canal déférent en dessous et en arrière, et s'enfonce entre la vésicule séminale et la face postérieure de la vessie.

Chez la femme. – *Segment pariétal.* – L'uretère présente des rapports avec les vaisseaux hypogastriques, identiques à ceux de l'homme. Il est en rapport en avant, avec l'ovaire et le pavillon de la trompe ; il croise l'artère utérine en avant et en dedans. – *Segment viscéral.* – Lorsque l'uretère s'éloigne de la paroi pelvienne, il s'enfonce sous le paramètre ou base du ligament large, qu'il traverse obliquement en avant et en dedans. L'artère utérine qui se porte en dedans vers l'isthme utérin, croise l'uretère en passant en avant et au dessus de lui. Le point de croisement se trouve à 1,5 cm en dehors du col utérin. Il passe à 1 cm en dehors du cul-de-sac latéral du vagin, puis s'engage dans la paroi vésicale après un court trajet.

Rapports du segment vésical. – Lorsque les uretères s'enfoncent dans la paroi de la vessie, ils sont séparés l'un de l'autre de 4 cm ; puis, ils traversent la paroi en se dirigeant en bas et en dedans vers leur abouchement au niveau de la vessie, où ils sont séparés d'une distance de 2 cm. Les orifices vésicaux des uretères sont placés dans les angles du triangle de Lieutaud ; ils sont allongés et elliptiques. **Ces orifices sont bordés en haut par un repli muqueux qui se laisse comprimer par le contenu vésical et s'oppose ainsi au reflux de l'urine dans l'uretère.**

Vue postérieure de la vessie, montrant le croisement de l'uretère et du canal déférent

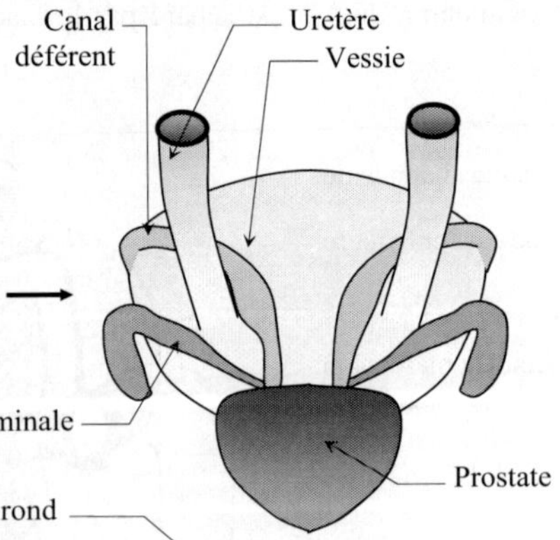

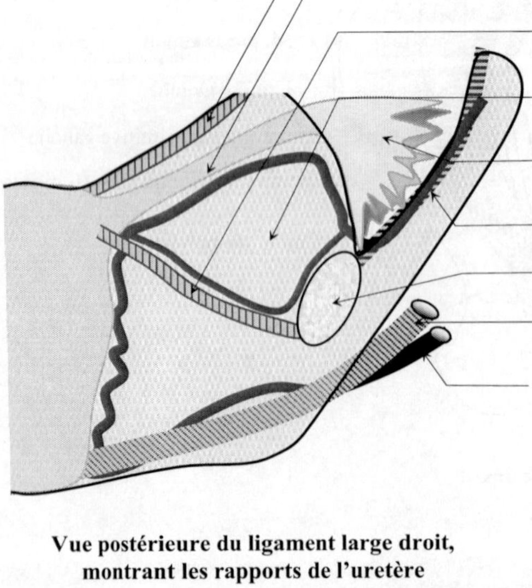

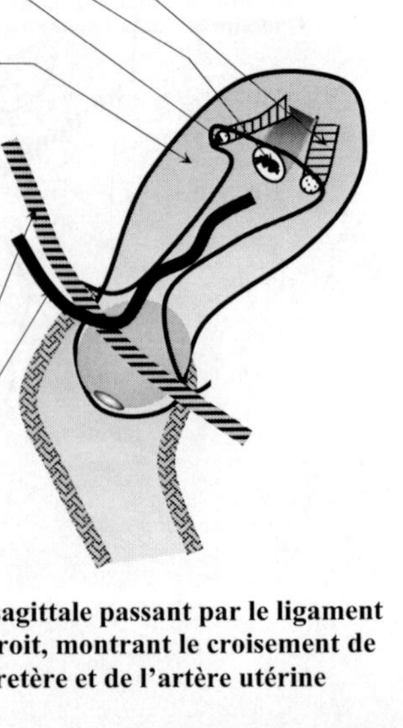

Vue postérieure du ligament large droit, montrant les rapports de l'uretère

Coupe sagittale passant par le ligament large droit, montrant le croisement de l'uretère et de l'artère utérine

APPLICATION PRATIQUE

Exploration radiologique. – Les uretères peuvent être visualisés par ***l'urographie intraveineuse*** : radiographie de l'appareil urinaire après injection dans une veine du bras d'un produit s'éliminant par les reins. Cet examen peut nous renseigner sur la présence éventuelle de calculs. Si la sécrétion des reins est satisfaisante, on voit apparaître au bout de 5 mn les images des calices et des bassinets ; des clichés pris à plusieurs intervalles : 30 mn, 45 mn et 60 mn renseignent sur la forme des calices et du bassinet, sur la forme et la perméabilité des uretères et sur la forme de la vessie.

Pathologies des voies urinaires.

- Les symptômes traduisant habituellement les ***troubles urinaires*** sont : les douleurs lombaires unilatérales irradiant vers les organes génitaux externes ; brûlures mictionnelles, mictions fréquentes (pollakiurie), ou absence totale de miction (rétention d'urine).

- Les ***obstructions*** du bassinet ou de l'uretère par un calcul ou une tumeur, entraînent une *dilatation* des voies excrétrices en amont de l'obstacle, un gros rein et une destruction du parenchyme rénal pouvant se compliquer d'insuffisance rénale.

- Les ***infections urinaires*** peuvent être secondaires à une malformation, une tumeur ou un calcul de l'appareil urinaire.

- Les ***calculs de l'appareil urinaire*** peuvent siéger au niveau du bassinet, de l'uretère ou de la vessie. – Un calcul du bassinet peut migrer spontanément, sinon une ablation chirurgicale par pyélotomie s'impose. – Un calcul de l'uretère peut entraîner une destruction progressive du rein par *hydronéphrose* ; il peut être extrait soit par cathétérisme rétrograde, soit chirurgicalement. – Un calcul de la vessie peut être dû à un obstacle en aval (adénome de la prostate) ; l'extraction chirurgicale du calcul, permet de traiter en même temps la cause.

VESSIE

La vessie est un réservoir musculo-membraneux dans lequel l'urine est stockée pendant l'intervalle des mictions.

Situation. – A l'état de vacuité, la vessie chez l'adulte est située entièrement dans la cavité pelvienne, en arrière du pubis. Lorsqu'elle est pleine, elle dépasse en haut le pelvis, et occupe une partie de l'abdomen.

Chez l'homme, la vessie est située au dessus du plancher pelvien et de la prostate, en avant et au dessus du rectum et des vésicules séminales.

Chez la femme, la vessie est située au dessus du plancher pelvien, en avant de l'utérus et du vagin.

Forme, capacité et dimensions. – La forme et les dimensions de la vessie varient selon : la quantité d'urine qu'elle contient, le sexe et l'âge.

Lorsque la vessie est vide, elle est aplatie de haut en bas et d'avant en arrière, épousant la face postérieure de la symphyse pubienne et la partie antérieure du plancher pelvien.

Lorsqu'elle est remplie, sa face postérieure se soulève, ses bords s'élargissent, et devient sphéroïde.

La capacité de la vessie est variable : sur le cadavre, elle peut contenir jusqu'à 1200 cm3 de liquide ; sur le vivant, sa capacité peut atteindre 2 à 3 litres après un remplissage progressif ; cependant, la capacité physiologique de la vessie qui déclenche le besoin d'uriner, est en moyenne de 300 cm3.

Chez la femme, la capacité de la vessie est légèrement plus grande.

Chez le nouveau-né, la vessie est allongée de haut en bas, prenant la forme d'une poire à grosse extrémité inférieure. Elle est placée entièrement dans l'abdomen en arrière de la paroi abdominale. Elle se repositionne progressivement dans le bassin, au fur et à mesure de l'âge ; l'ouraque s'allonge

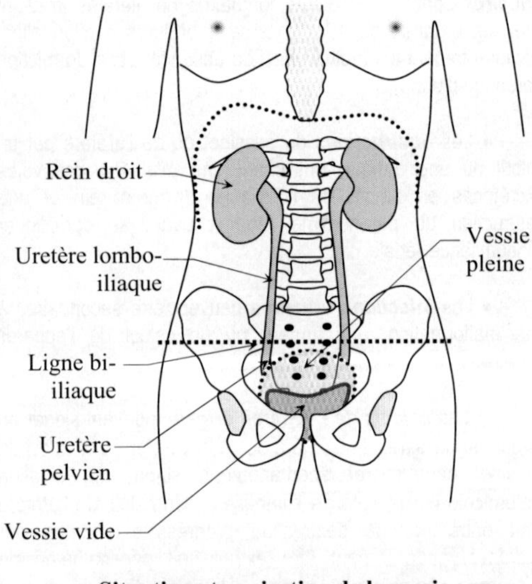

Situation et projection de la vessie : en trait continu, vessie vide ; en trait discontinu, vessie pleine

vers le bas, pendant que la partie supérieure se rétrécit puis s'oblitère.

Structure. – La vessie est formée de 3 tuniques, de la superficie vers la profondeur : – ***l'adventice***, doublée par le péritoine ; – la ***musculeuse*** ou ***détrusor***, formée de 3 couches de fibres musculaires : une superficielle formée de fibres longitudinales, une moyenne formée de fibres circulaires, une profonde plexiforme formée de fibres anastomosées entre elles ; – la ***muqueuse,*** lisse, mince, résistante et de coloration rosée.

MORPHOLOGIE EXTERNE ET RAPPORTS

La morphologie externe et les rapports de la vessie sont variables selon l'état de l'organe.

Vessie vide. – Elle présente : une face supérieure, une face antéro-inférieure, une face postéro-inférieure, un bord postérieur, deux bords latéraux et trois angles.

Face supérieure. – Elle est triangulaire et concave en haut. Elle est recouverte entièrement par le péritoine, par l'intermédiaire duquel elle est en rapport avec : le côlon ilio-pelvien, les anses grêles et, chez la femme, avec le corps de l'utérus et avec le ligament large.

Face antéro-inférieure. – Elle est convexe et orientée en bas et en avant, reliée à la paroi antérieure de la cavité pelvienne par les deux ligaments pubo-vésicaux. Ses rapports sont : la symphyse pubienne, les pubis, la partie antérieure du releveur de l'anus, l'obturateur interne, les vaisseaux et nerfs obturateurs ; ils se font par l'intermédiaire du fascia ombilico-prévésical et de l'espace prévésical ou espace de Retzius.

Face postéro-inférieure ou base. – Elle est orientée en bas et en arrière, triangulaire dont le sommet est occupé par l'orifice de l'urètre et la base correspond au bord postérieur. Ses rapports sont différents chez l'homme et chez la femme.

Chez l'homme. – Elle est en rapport en bas et en avant, avec la prostate. En arrière de la prostate, la base vésicale répond : – aux ampoules des canaux déférents qui descendent vers la base de la prostate en dedans des vésicules séminales ; – aux uretères qui s'introduisent entre les vésicules séminales et la paroi vésicale. Elle est isolée de ces organes par le péritoine et l'aponévrose prostato-péritonéale de Denonvilliers. Le péritoine descend un peu sur la base de la vessie, puis se réfléchit sur la face antérieure du rectum et forme le cul-de-sac vésico-rectal ou cul-de-sac de Douglas.

Chez la femme. – La base de la vessie répond dans son tiers supérieur au col de l'utérus dont elle est séparée par du tissu cellulaire lâche permettant d'isoler facilement les deux organes ; dans tout le reste de son étendue, la base vésicale repose sur le vagin dont elle est séparée par la cloison vésico-vaginale où cheminent les uretères. Le péritoine de la face supérieure de la vessie se réfléchit sur l'utérus pour former le cul-de-sac vésico-utérin.

Bords latéraux. – Ils sont longés par l'artère ombilicale ; le péritoine de la face supérieure se réfléchit le long de ces bords sur la paroi latérale du bassin.

Bord postérieur. – Il sépare la face supérieure de la base vésicale ; il est concave en arrière, et répond : au rectum chez l'homme, à l'isthme utérin chez la femme.

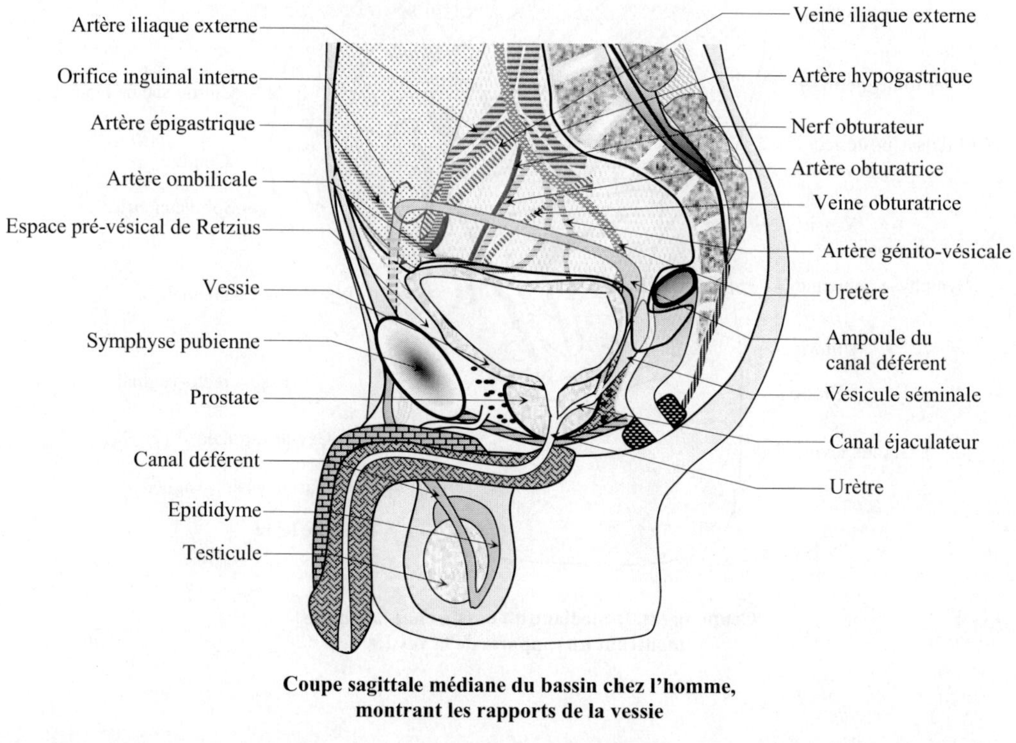

Coupe sagittale médiane du bassin chez l'homme, montrant les rapports de la vessie

Angle antérieur ou sommet. – Lorsque la vessie est vide le sommet se prolonge par l'ouraque ; il est placé en arrière et un peu au dessous du bord supérieur de la symphyse pubienne.

Angles latéraux. – Ils sont situés à l'union des bords latéraux et du bord postérieur.

Vessie pleine. – Lorsque la vessie est pleine, toutes ses parois se distendent.

Parois supérieure et antéro-inférieure. – La distension de la paroi supérieure entraîne une élévation du point d'implantation de l'ouraque au dessus de la symphyse pubienne. Le point culminant de la vessie s'éloigne en haut et en arrière du point d'implantation de l'ouraque. Le péritoine entraîné par le déplacement de la vessie, aboutit à la formation d'un cul-de-sac d'autant plus profond que la distension vésicale est plus grande.

Parois latérales. – Quand la vessie se dilate, les bords latéraux deviennent larges et attirent vers eux le péritoine des parois latérales du pelvis.

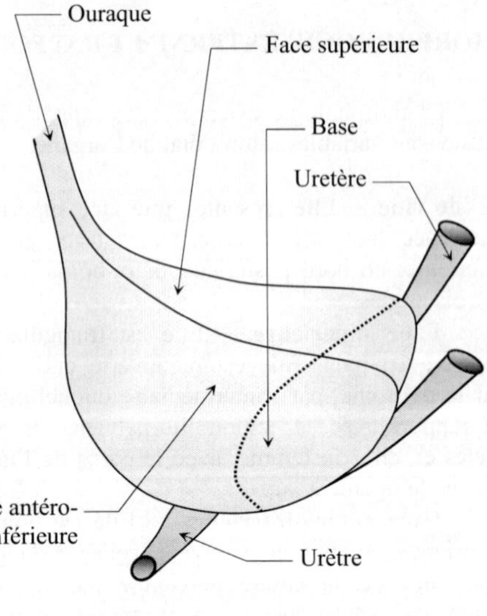

Morphologie externe de la vessie

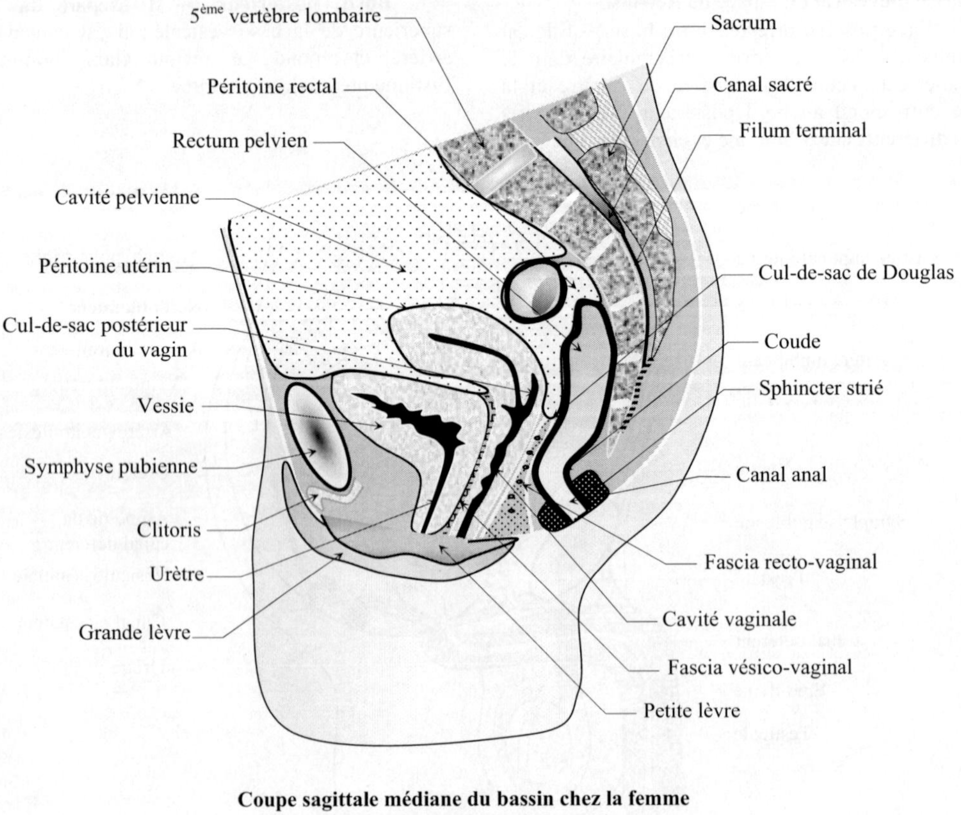

Coupe sagittale médiane du bassin chez la femme montrant les rapports de la vessie

CONFIGURATION INTERNE

La surface interne de la vessie peut être observée à l'aide d'un endoscope **(cystoscopie).** Elle est lisse chez le jeune ; d'aspect aréolaire chez le sujet âgé, présentant des colonnes qui délimitent des dépressions ou cellules vésicales pouvant être le point de départ de diverticules vésicaux. On observe sur la surface interne de la vessie plusieurs zones : le trigone vésical, le col vésical, le bas fond vésical et le dôme vésical.

Le trigone vésical. – Le trigone vésical ou trigone de Lieutaud occupe la base de la vessie ; ses limites sont représentées par trois orifices : en arrière, les deux orifices urétéraux, elliptiques et allongés, réunis entre eux par le bourrelet inter-urétéral ; en avant, l'orifice urétral qui correspond au col vésical.

Le col vésical. – Il présente la forme d'une fente transversale avec une lèvre antérieure et une autre postérieure.

Le bas fond vésical. – Il correspond à la partie de la face postéro-inférieure placée en arrière du bourrelet inter-urétéral ; la profondeur de ce bas fond augmente avec l'âge.

Le dôme vésical. – Il correspond au reste de la vessie.

VAISSEAUX ET NERFS DE LA VESSIE

Artères. – La vascularisation artérielle de la vessie est assurée de chaque côté par : en bas et latéralement, l'artère vésicale inférieure provenant de l'hypogastrique ; – en bas et en arrière, des rameaux vésicaux issus des artères : hémorroïdale moyenne, vésiculo-déférentielle et prostatique chez l'homme, utérine et vaginale chez la femme ; – en bas et en avant, l'artère vésicale antérieure issue de la honteuse interne ; – en haut, les artères vésicales supérieures en provenance de l'obturatrice et de l'ombilicale.

Veines. – Les veines de la vessie se rendent dans un réseau veineux superficiel ; à partir de ce réseau, les veines vont rejoindre : en avant la partie antérieure du plexus de Santorini, latéralement les plexus vésico-prostatiques, en arrière le plexus séminal. Les veines de ces plexus et les veines vésicales vont se jeter dans les veines hypogastriques.

Lymphatiques. – Les lymphatiques de la vessie prennent naissance de la muqueuse et de la musculeuse. Les lymphatiques de la face antérieure gagnent les ganglions iliaques externes ; ceux de la face postérieure se jettent dans les ganglions de la bifurcation de l'hypogastrique ; ceux du col se rendent dans les ganglions du promontoire.

Nerfs. – Ils sont issus des 3e et 4e nerfs sacrés, et du plexus hypogastrique.

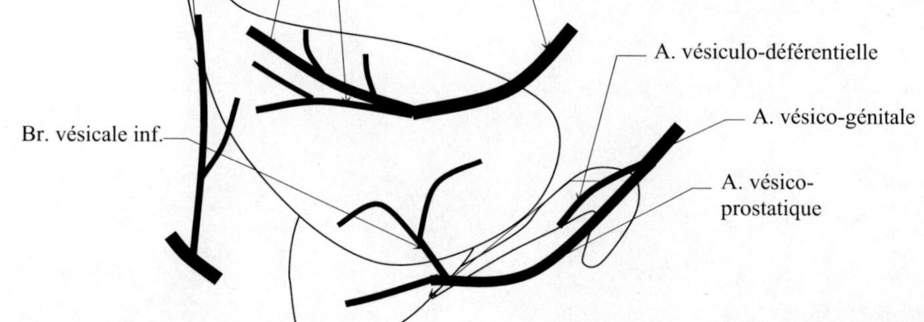

Artères de la vessie

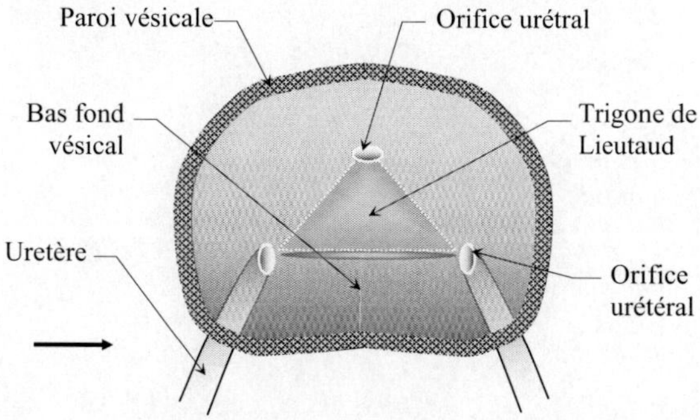

Configuration interne de la vessie →

V. Appareil génital de l'homme

Testicules

Voies spermatiques

Verge

Prostate

APPAREIL GENITAL DE L'HOMME

L'appareil génital ou reproducteur de l'homme est chargé de l'élaboration du sperme et de son transfert par les voies génitales. Il est composé de deux parties.

- Les organes génitaux externes qui comprennent : les testicules, glandes sexuelles ; la verge, organe de la copulation.
- Les organes génitaux internes qui comprennent : le canal déférent, la prostate, les vésicules séminales, les canaux éjaculateurs et les glandes bulbo-urétrales ou de Cooper.

Les testicules. – Les testicules sont deux glandes sexuelles situées dans les bourses. Elles sont douées d'une double fonction sécrétoire, à la fois exocrine et endocrine. La fonction exocrine aboutit à la formation de spermatozoïdes ; la fonction endocrine consiste en la sécrétion de l'hormone mâle ou testostérone.

La verge. – Organe de la copulation, dont la partie mobile est appendue au dessous de la symphyse pubienne. La verge est composée d'une partie antérieure, le gland ; et d'une partie postérieure formée de trois corps érectiles : les deux corps caverneux et le corps spongieux traversé par l'urètre.

Le canal déférent. – Conduit qui transporte le sperme arrivé à maturation, depuis l'épididyme jusqu'à l'urètre. Il rentre dans le bassin en cheminant à l'intérieur du cordon spermatique qui traverse le canal inguinal, accompagné d'autres éléments.

La prostate. – Glande sexuelle mâle, située sous la vessie et autour de l'urètre. Elle sécrète un liquide qui se mélange avec les spermatozoïdes et d'autres sécrétions pour former le sperme.

Les vésicules séminales. – Ce sont deux glandes allongées, situées sous la vessie et la prostate. Elles sécrètent un liquide qui se mêle avec les spermatozoïdes et d'autres sécrétions.

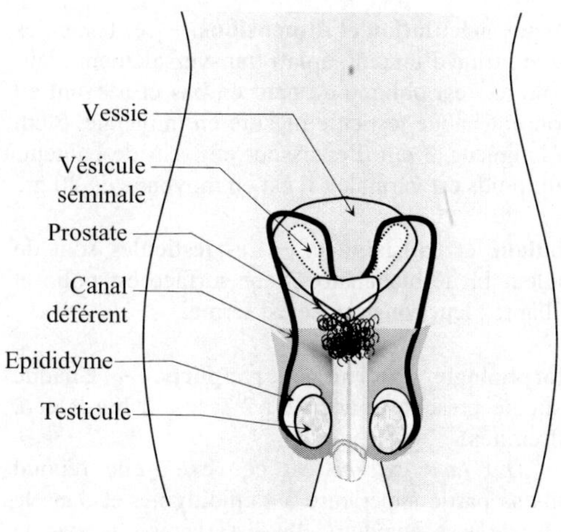

Vue antérieure de l'ensemble des organes génitaux de l'homme

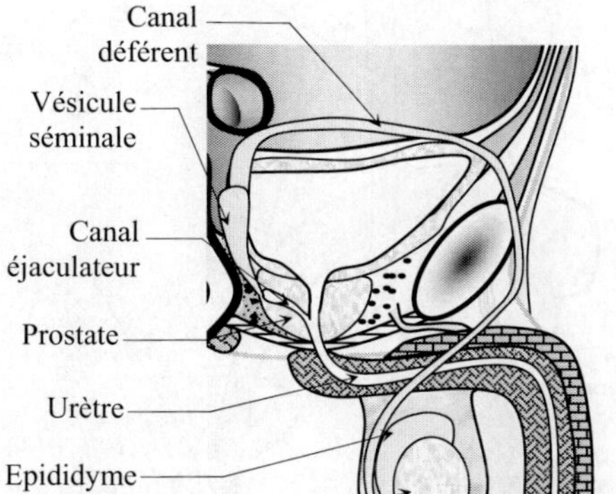

Vue latérale de l'ensemble des organes génitaux de l'homme

TESTICULES

Les testicules sont deux glandes sexuelles mâles qui élaborent des spermatozoïdes et sécrètent une hormone, la testostérone responsable des caractères sexuels secondaires, après la puberté.

Situation. – Après leur descente de l'abdomen dès le 8e mois de la vie intra-utérine, les testicules sont situés normalement dans les bourses, au dessous de la verge. Le gauche se place généralement un peu plus bas que le droit. **La descente du testicule s'arrête parfois dans l'abdomen ou bien dans le canal inguinal ; on parle alors *d'ectopie* testiculaire, qui peut être unilatérale ou bilatérale.**

Forme, orientation et dimensions. – Les testicules ont la forme d'un œuf, aplati transversalement ; leur grand axe est oblique de haut en bas et d'avant en arrière. Chaque testicule mesure en moyenne, 5 cm de longueur, 3 cm d'épaisseur et 3 cm de hauteur. Leur poids est variable ; il est en moyenne de 20 gr.

Couleur et consistance. – Les testicules sont de couleur bleue blanchâtre ; leur surface est polie et brillante ; leur consistance est ferme.

Morphologie externe et rapports. – Chaque testicule présente à décrire : 2 faces, 2 bords et 2 extrémités.

La face externe est convexe ; elle répond dans sa partie supérieure à l'épididyme, et dans le reste de son étendue, elle est recouverte par la séreuse.

La face interne est aussi convexe ; elle est tapissée presque entièrement par la séreuse vaginale, sauf sa partie supérieure située près du bord postérieur.

Le bord supérieur répond à l'épididyme et aux vaisseaux du cordon spermatique.

Le bord inférieur, convexe, est tapissé entièrement par la séreuse vaginale.

L'extrémité antérieure est surplombée par la tête de l'épididyme dont elle est séparée par un sillon. Un vestige du canal de Müller, appelé *hydatide sessile de Morgagni,* est attaché à cette extrémité antérieure.

L'extrémité postérieure, extra-vaginale, donne attache au ligament scrotal ; celui-ci fixe le testicule à la face profonde du scrotum.

Structure. – Une coupe verticale faite selon le grand axe du testicule indique que cet organe est enveloppé d'une membrane, *l'albuginée.* Cette membrane est fibreuse, résistante et inextensible. L'albuginée s'épaissit au niveau de la partie antérieure du bord supérieur pour former le *corps d'Highmore.* A partir du corps d'Highmore, divergent de nombreuses cloisons qui se dirigent vers la face profonde de l'albuginée. Ces cloisons divisent le testicule en plusieurs lobules. Ces lobules, au nombre de 250 à 300, sont formés par les canalicules séminipares anastomosés entre eux et dont le nombre pour chaque lobule, varie de un à quatre.

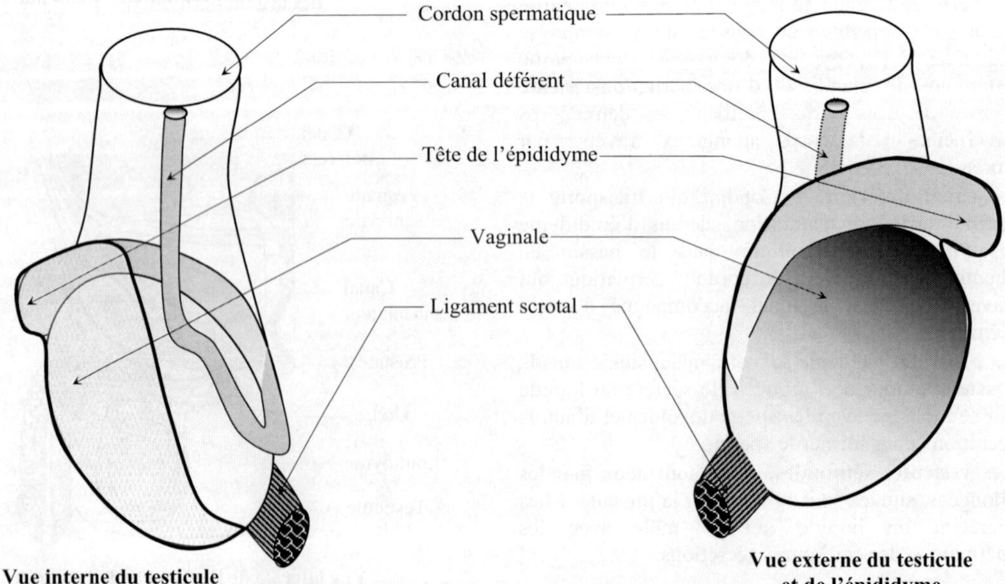

Vue interne du testicule et de l'épididyme

Vue externe du testicule et de l'épididyme

VOIES SPERMATIQUES

Les voies spermatiques sont chargées du transport de sperme des testicules jusqu'à l'urètre. Elles comprennent plusieurs segments qui se suivent à partir des testicules : les tubes droits, le rete testis, les cônes efférents, le canal épididymaire, le canal déférent, les vésicules séminales et les canaux éjaculateurs.

Les tubes droits. – Ce sont des tubes collecteurs formés par la réunion de plusieurs canalicules séminipares. Leur nombre est le même que celui des lobules dont ils occupent la partie supérieure. Ils se jettent dans le rete testis.

Le rete testis. – Il est formé par un réseau de canaux qui se trouvent au niveau du corps d'Highmore.

Les cônes efférents. – Ce sont de fins canaux qui unissent le rete testis ou réseau testiculaire à l'épididyme. Ils sont au nombre de 10 environ dont le plus antérieur se poursuit avec l'extrémité antérieure du canal épididymaire, les autres s'abouchent le long de la tête de l'épididyme.

L'épididyme. – Organe allongé, courbe, placé sur le bord postéro-supérieur du testicule à la manière d'un cimier de casque.

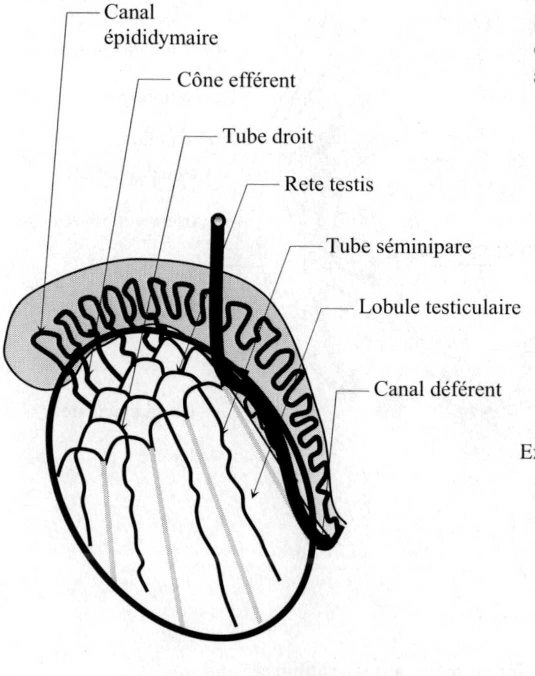

Structure du testicule et des voies spermatiques

• **Forme et dimensions.** – L'épididyme présente 3 parties : une extrémité antérieure dilatée ou *tête ;* une partie moyenne ou *corps ;* une extrémité postérieure ou *queue.* Sa longueur est en moyenne de 5 cm, sa largeur est de 12 mm au niveau de la tête et de 10 mm pour le corps et la queue.

• **Morphologie externe et rapports.** – *La tête* de l'épididyme repose sur la partie antérieure du testicule à laquelle elle est unie par du tissu cellulo-fibreux, par les canaux efférents et par la vaginale. Le feuillet viscéral de la vaginale tapisse la tête de l'épididyme en avant et latéralement ; il se poursuit en haut sur le cordon et en bas sur le testicule. Sur l'extrémité antérieure de la tête est appendu l'hydatide pédiculée de Morgani, qui est un reliquat embryonnaire de l'extrémité antérieure du canal de Wolff.

Le corps est tapissé sur sa face supéro-externe, convexe, par la vaginale ; sa face interne est croisée par les vaisseaux du cordon ; sa face inférieure, concave, est recouverte par la vaginale qui se prolonge par un cul-de-sac qui s'insinue entre l'épididyme et le testicule.

La queue présente une face supérieure qui répond en dehors à la séreuse et en dedans aux éléments du cordon. Sa face inférieure est rattachée au testicule. Son extrémité postérieure est extra-vaginale, et se poursuit avec le canal déférent avec lequel elle forme un angle aigu.

• **Constitution anatomique.** – L'épididyme est constitué par un canal enroulé plusieurs fois sur lui-même. Déroulé, sa longueur atteint 6 m environ. Son diamètre est de 0,3 mm. Le canal épididymaire est entouré par une enveloppe fibreuse, résistante, appelée *albuginée épididymaire.*

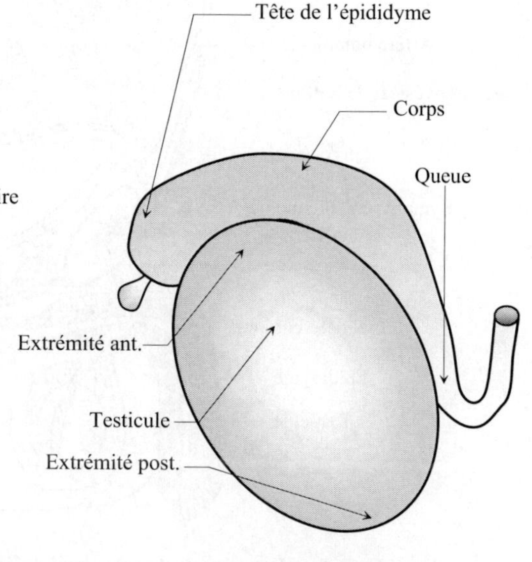

Morphologie du testicule et de l'épididyme

Canal déférent. – Le canal déférent fait suite à la queue de l'épididyme, et se termine au niveau de l'union de la vésicule séminale avec le canal éjaculateur.

• **Forme et consistance.** – Le canal déférent est de forme cylindrique, régulier, à l'exception du segment situé près de sa terminaison, qui est dilaté et qui forme *l'ampoule du canal déférent.* Sa consistance est ferme, ce qui permet de le distinguer des autres éléments du cordon spermatique.

• **Dimensions.** – Il a une longueur moyenne de 40 cm ; un diamètre moyen de 2 mm, dont la lumière ne dépasse pas 0,5 mm car la paroi du conduit est épaisse. Le diamètre de l'ampoule est 2 à 3 fois plus grand que celui du reste du canal.

• **Trajet et rapports.** – Le canal déférent présente à décrire 5 segments successifs : épididymo-testiculaire, funiculaire, inguinal, iliaque et pelvien.

Le segment épididymo-testiculaire. – Il fait suite à la queue de l'épididyme, puis s'oriente vers le haut et vers l'avant, en cheminant le long du bord supérieur du testicule et de la face interne de l'épididyme. Dans cette partie du trajet, le canal déférent est séparé de l'épididyme par les veines spermatiques antérieures, de plus le canal n'est pas tapissé par la vaginale.

Le segment funiculaire. – Il se continue avec le segment précédent au niveau de la partie antérieure de l'épididyme ; ici, le canal se coude vers le haut pour arriver jusqu'à l'orifice externe du canal inguinal. Au cours de ce trajet le canal chemine à l'intérieur du cordon spermatique, accompagné par les autres éléments.

Le cordon spermatique. – Le cordon spermatique est formé par l'ensemble des éléments qui partent du testicule et de l'épididyme, où qui y arrivent. Il forme un pédicule contenu à l'intérieur de la tunique fibreuse des bourses, et qui suspend le testicule et l'épididyme. Le cordon spermatique se compose des éléments suivants : le canal déférent, les artères spermatique et déférentielle, les plexus veineux spermatiques antérieur et postérieur, les vaisseaux lymphatiques, les nerfs et le ligament de Cloquet. Le plexus veineux spermatique antérieur et l'artère spermatique sont en avant du canal déférent. Le plexus veineux spermatique postérieur est en arrière du canal. L'artère déférentielle longe le canal déférent. Le ligament de Cloquet, vestige du canal péritonéo-vaginal oblitéré, est en avant du canal déférent. Les vaisseaux lymphatiques accompagnant les veines cheminent à la surface de celles-ci.

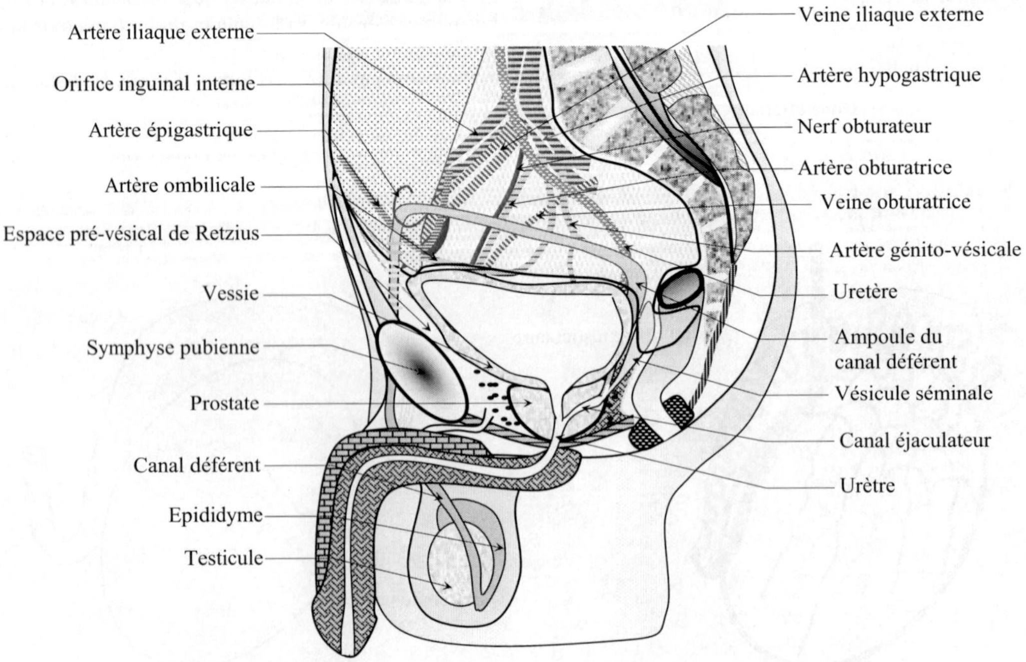

Vue d'ensemble du canal déférent montrant ses rapports

Le segment inguinal. – Il correspond à la partie qui chemine dans le canal inguinal. A l'intérieur du canal inguinal, les rapports du canal déférent sont les mêmes que ceux du segment funiculaire. En outre, le rameau génital du nerf abdomino-génital descend en avant du cordon, le rameau génital du nerf génito-crural et l'artère funiculaire descendent en arrière.

Le segment iliaque. – Au niveau de l'orifice profond du canal inguinal, les éléments du cordon spermatique se dispersent. En effet, les veines du plexus spermatique postérieur et l'artère funiculaire s'arrêtent aux vaisseaux épigastriques, tandis que les veines du plexus spermatique antérieur, l'artère, les lymphatiques et les nerfs spermatiques se dirigent en haut vers la paroi abdominale postérieure. Le ligament de Cloquet se fixe à la fossette inguinale externe. Le canal déférent accompagné de son artère, se dirige vers le bassin en décrivant une courbe qui surcroise tous les éléments qu'il rencontre : les artères épigastrique et ombilical, et l'uretère ; ceci s'explique embryologiquement : en suivant la descente du testicule, le canal déférent se rabat sur les organes pelviens.

Le segment pelvien. – Il comporte deux portions : latéro-vésicale et rétro-vésicale.

Dans la portion latéro-vésicale : le canal déférent chemine au dessus de la partie latérale de l'espace de Retzius, sous le péritoine. Il croise la veine iliaque externe et le pédicule vasculo-nerveux obturateur. Ensuite, il se dirige en arrière et en dedans en surcroisant l'artère ombilicale au contact de la vessie.

Dans la portion rétro-vésicale : le canal déférent se dilate en formant l'ampoule du déférent qui chemine entre les deux feuillets de l'aponévrose prostato-péritonéale de Dénonvilliers. A ce niveau, il entre en rapport avec la partie terminale de l'uretère, la vésicule séminale et l'artère vésiculo-déférentielle.

Vésicules séminales. – Les vésicules séminales sont deux réservoirs de stockage de sperme, durant l'intervalle des éjaculations. La vésicule séminale présente la forme d'une poire à sommet inférieur, sa surface présente des bosselures. Sa direction est oblique en bas et en dedans, en longeant en dehors la portion terminale du canal déférent. Elle mesure 5 cm de longueur, 15 mm de largeur et 5 mm d'épaisseur.

• **Rapports.** – Les vésicules séminales sont situées entre les deux feuillets de l'aponévrose prostato-péritonéale de Dénonvilliers ; par l'intermédiaire de cette aponévrose elles entrent en rapport en avant avec la vessie, en arrière avec le rectum. En haut, leur fond soulève le péritoine, et s'interpose entre le cul-de-sac génito-rectal ou de Douglas en arrière et le cul-de-sac génito-vésical en avant. **Les vésicules séminales ainsi que le canal déférent peuvent être explorés par le toucher rectal.**

• **Configuration interne.** – La vésicule séminale est un conduit tortueux, plusieurs fois enroulé sur lui-même, si bien qu'une fois étiré, sa longueur atteint le double que celle de la vésicule.

Canaux éjaculateurs. – Chacun des deux canaux éjaculateurs, est formé par la réunion du canal déférent et de la vésicule séminale. Ces canaux présentent un trajet oblique en bas et en avant, de chaque côté de l'utricule prostatique, et débouchent au niveau de la paroi postérieure de l'urètre de part et d'autre du véru montanum. Ils divisent la prostate en deux segments sus-génital et sous-génital. **L'énucléation de l'adénome prostatique par voie transvésicale ne compromet pas les voies génitales.**

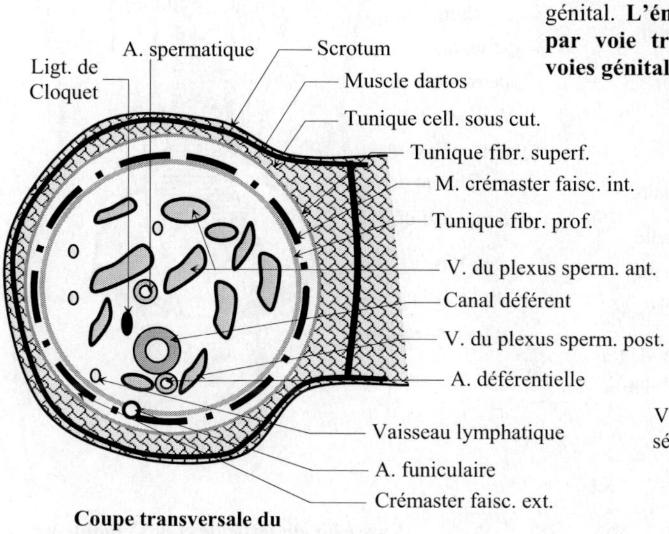

Coupe transversale du cordon spermatique

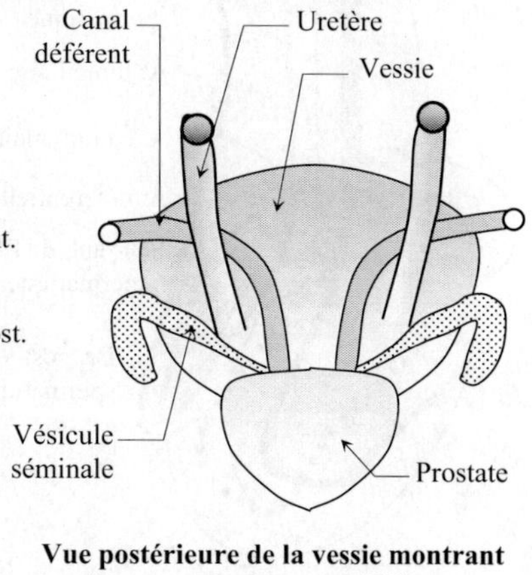

Vue postérieure de la vessie montrant les rapports du canal déférent

VAISSEAUX DU TESTICULE ET DES VOIES SPERMATIQUES

Artères. – On distingue plusieurs artères : - *l'artère spermatique* irriguant le testicule et l'épididyme ; - *l'artère déférentielle* irriguant l'épididyme et le canal déférent ; - *les artères : vésicale inférieure, prostatique, hémorroïdale moyenne,* et les branches *vésiculaire* et *déférentielle* de la vésiculo-déférentielle, qui irriguent l'ampoule du canal déférent, les vésicules séminales et les canaux éjaculateurs.

• **L'artère spermatique.** – Elle provient de l'aorte abdominale, au niveau du disque L2-L3, puis chemine en arrière du péritoine jusqu'au canal inguinal où elle fait partie des éléments du cordon spermatique. Au niveau de la tête de l'épididyme, elle se divise en deux branches : l'une, épididymaire, l'autre, testiculaire.

La branche épididymaire longe la face interne de l'épididyme jusqu'à la queue, où elle s'anastomose avec les artères déférentielle et funiculaire.

La branche testiculaire se dirige vers le bord supérieur du testicule en croisant la face interne de l'épididyme. Elle pénètre dans l'albuginée du testicule et donne deux branches terminales interne et externe. Chacune de ces branches, chemine le long de la face correspondante du testicule. Sur chaque face, l'artère chemine dans l'épaisseur de l'albuginée, se porte en arrière jusqu'à l'extrémité inférieure où elle s'incurve pour remonter le long du bord antéro-inférieur. Les artères des faces donnent des rameaux courts et longs qui cheminent dans les cloisons interlobulaires. Les rameaux longs arrivent jusqu'au corps d'Highmore où ils s'anastomosent entre eux.

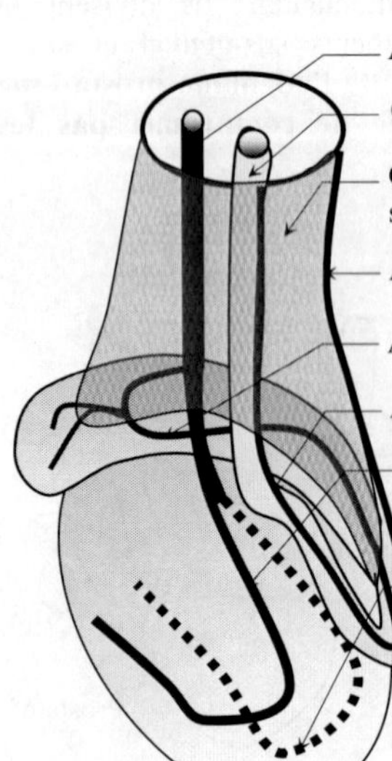

Artères du testicule et de l'épididyme

• **L'artère déférentielle.** – Branche de la vésiculo-déférentielle, elle longe la face postérieure du canal déférent jusqu'à l'extrémité postérieure du testicule, où elle s'anastomose avec la branche épididymaire de la spermatique.

• **L'artère funiculaire.** – Elle s'anastomose avec les artères, spermatique et déférentielle.

• **Les artères : prostatique, vésicale inférieure, hémorroïdale moyenne** et la **branche vésiculaire** de la vésiculo-déférentielle, irriguent de façon variée, les vésicules séminales, l'ampoule du canal déférent et les canaux éjaculateurs.

Veines. – Les veines du testicule et de la tête de l'épididyme forment le plexus veineux spermatique antérieur ; - les veines du corps et de la queue de l'épididyme constituent le plexus veineux spermatique postérieur ; - les veines du canal déférent vont aux veines du cordon spermatique et aux plexus veineux vésico-prostatiques ; - les veines des vésicules séminales et des canaux éjaculateurs se rendent dans les plexus vésico-prostatiques.

Lymphatiques. – Les lymphatiques du testicule et de l'épididyme longent vers le haut les vaisseaux spermatiques et se jettent dans le groupe moyen des ganglions latéro-aortiques ; - les lymphatiques du canal déférent se rendent dans les ganglions iliaques externes ; - les lymphatiques des vésicules séminales se jettent dans les ganglions hypogastriques.

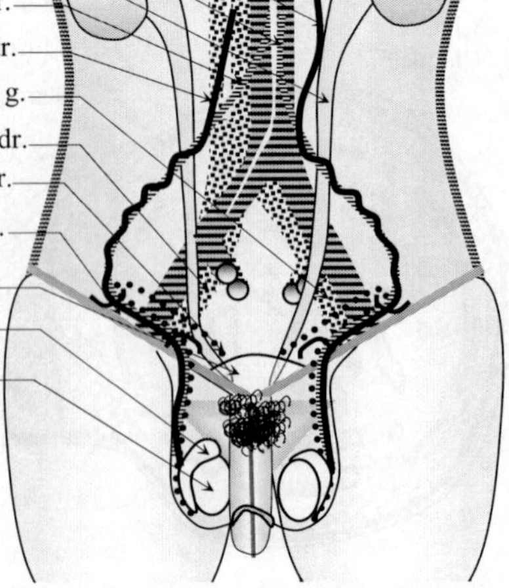

Vaisseaux du testicule et de l'épididyme

ENVELOPPES DU TESTICULE

Les enveloppes du testicule forment un sac allongé verticalement, situé au dessous du pénis et du périnée ; ce sac est appelé bourses. Il est séparé par une cloison médiane, en une bourse droite et une bourse gauche habituellement plus basse. Les différentes tuniques constituant les bourses sont une continuité des différents plans de la paroi abdominale ; **ceci s'explique par la migration testiculaire qui refoule ces tuniques le long du canal inguinal.** Ces enveloppes sont disposées de la profondeur vers la superficie ; on trouve : la séreuse vaginale ; la tunique fibreuse ; la tunique musculaire ; la tunique aponévrotique ; la tunique celluleuse sous-cutanée ; le dartos ou muscle peaucier et la peau ou scrotum.

Séreuse vaginale. – C'est une dépendance de la séreuse péritonéale avec laquelle elle était en continuité par l'intermédiaire du canal péritonéo-vaginal avant la fermeture de celui-ci. Elle se compose d'un feuillet viscéral recouvrant le testicule et l'épididyme et d'un feuillet pariétal en contact de la face profonde de la tunique fibreuse. Ces deux feuillets en continuité l'un avec l'autre, sont séparés par une cavité virtuelle contenant un peu de liquide qui favorise leur glissement. **L'augmentation anormale de la quantité de liquide à l'intérieur de la cavité, réalise une *hydrocèle.***

Tunique fibreuse. – Elle provient du fascia transversalis ; elle forme un sac résistant qui entoure le testicule et l'épididyme.

Crémaster. – C'est une émanation des muscles transverse et petit oblique de l'abdomen. Il comporte deux faisceaux : l'un externe, tapissant la face externe de la tunique fibreuse, l'autre, interne, tapissant la face interne de la tunique. **Le réflexe crémastérien qui consiste à faire contracter le muscle crémaster, s'accompagne d'une ascension du testicule du même côté. Ce réflexe s'obtient en stimulant la face interne de la cuisse.**

Tunique aponévrotique. – C'est une émanation de l'aponévrose superficielle du muscle grand oblique ; elle est fragile et mince.

Tunique celluleuse sous-cutanée. – Elle est formée de tissu conjonctif lâche qui se continue avec le tissu cellulaire sous-cutané de la paroi abdominale, du périnée et de la verge. Elle est parcourue par de nombreux vaisseaux et nerfs superficiels.

Dartos. – C'est l'équivalent d'un muscle peaucier ; il est formé d'un ensemble de fibres musculaires lisses, conjonctives et élastiques. Au niveau de la ligne médiane, le dartos d'un côté s'adosse au dartos du côté opposé pour former la cloison médiane des bourses. Le dartos se continue avec le dartos pénien et périnéal ; il s'étend latéralement jusqu'au sillon génito-crural, et se fixe sur les branches ischio-pubiennes.

Peau ou scrotum. – Elle est fine, pigmentée, parcourue transversalement par de nombreux plis dus à la contraction du dartos. Elle est de coloration foncée et recouverte de poils. Cette enveloppe est commune aux deux bourses.

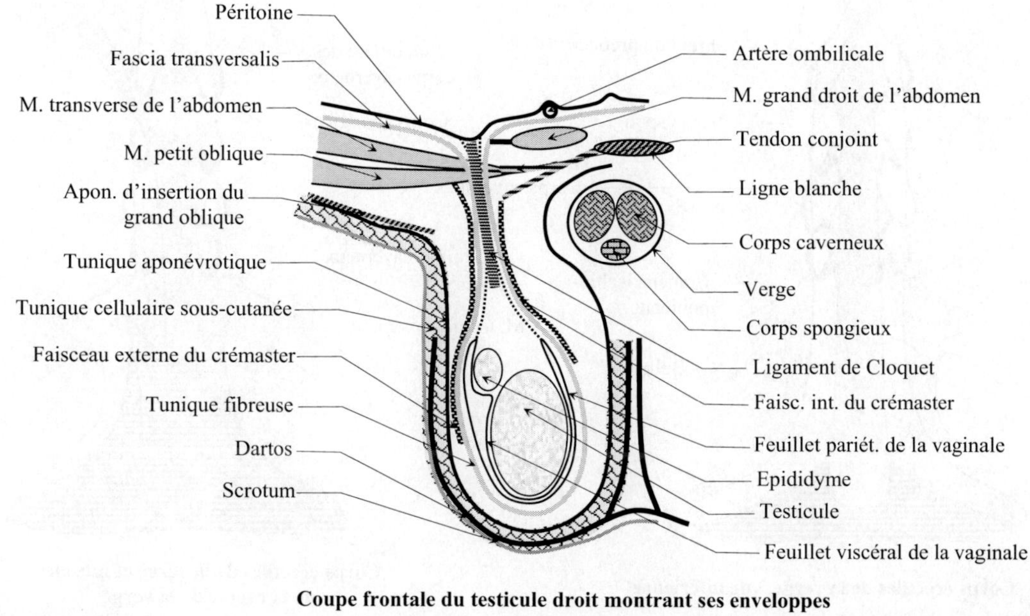

Coupe frontale du testicule droit montrant ses enveloppes

VERGE

Organe de la copulation chez l'homme, la verge est située en avant de la symphyse pubienne et au dessus des bourses.

Forme, direction et dimensions. – La forme et la direction du pénis varient selon son état.

A l'état de flaccidité, la verge prend la forme d'un cylindre aplati d'avant en arrière, appendu en avant des bourses ; elle mesure environ 10 cm de longueur.

A l'état d'érection, la verge devient rigide, son volume augmente et se redresse vers le haut en avant de l'abdomen, sa longueur atteint 15 à 18 cm. L'extrémité antérieure de la verge se termine par un renflement, appelé ***gland***, de surface lisse et de coloration rosée. Le gland est percé à son extrémité antérieure par un orifice, le ***méat urétral.*** Sa base, appelée couronne, est saillante, séparée du corps par le sillon balano-préputial. Au niveau de la face inférieure, le sillon balano-préputial se continue vers le méat urétral par un repli cutané médian, appelé *frein.* Les téguments de la verge forment autour du sillon balano-préputial, un repli cutané en forme d'anneau, appelé ***prépuce.*** Le prépuce peut recouvrir complètement le gland, en laissant un orifice antérieur qui permet de découvrir celui-ci. **Lorsque cet orifice est étroit, le gland ne peut pas être découvert, ce qui constitue une malformation congénitale appelée *phimosis.***

Constitution. – La verge est constituée de trois corps érectiles : deux corps caverneux et un corps spongieux. Ces corps sont entourés par des enveloppes.

Organes érectiles.

• **Corps caverneux.** – Au nombre de deux, les corps caverneux ont la forme d'un cylindre aplati transversalement. Ils prennent naissance par leur racine au niveau des branches ischio-pubiennes, et se dirigent en avant pour se terminer au niveau du gland. Les corps caverneux sont disposés parallèlement à la manière de deux canons d'un fusil. Leurs faces supérieures délimitent une gouttière médiane, livrant passage à la veine profonde, aux artères dorsales et aux nerfs dorsaux de la verge. Leurs faces inférieures délimitent une gouttière médiane plus profonde, contenant le corps spongieux et l'urètre.

• **Corps spongieux.** – Impair et médian, le corps spongieux entoure l'urètre antérieur, en lui formant une gaine érectile. Il présente une extrémité postérieure, le bulbe, et une extrémité antérieure, le gland.

• **Gland.** – Il se développe au dépens de la partie sus-urétrale du corps spongieux qui entoure l'urètre à la manière d'une gaine fibreuse mince, délimitée par : - en haut, la lame sus-urétrale qui prolonge en avant le septum des corps caverneux ; - en bas, la lame sous-urétrale, formée par la réunion sous l'urètre, des prolongements latéraux de la lame sus-urétrale.

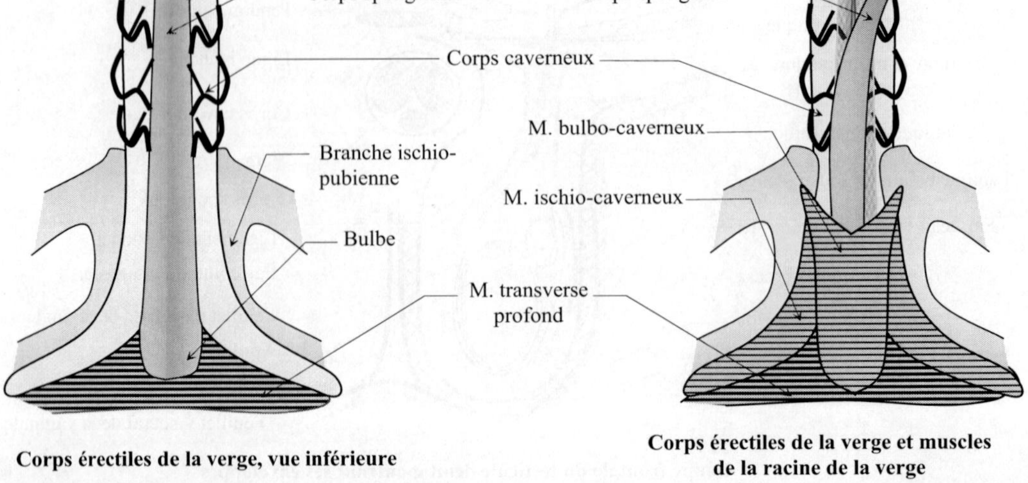

Corps érectiles de la verge, vue inférieure

Corps érectiles de la verge et muscles de la racine de la verge

Enveloppes de la verge. – Les organes érectiles sont enveloppés par quatre tuniques, disposées de la superficie vers la profondeur : la peau, le dartos pénien, la couche celluleuse et l'enveloppe fibro-élastique.

• **La peau ou enveloppe cutanée.** – Elle est fine, très mobile, pigmentée et recouverte à sa base par des poils. Elle présente au niveau de sa face inférieure, un raphé médian, vestige de la soudure des replis génitaux de l'embryon.

• **Le dartos pénien.** – C'est une enveloppe formée par des fibres musculaires lisses, qui adhère à la face profonde de la peau. Elle se continue en arrière par le dartos des bourses.

• **La couche celluleuse.** – C'est une couche de tissu conjonctif lâche qui permet le glissement de la peau sur les plans sous-jacents. Elle contient les vaisseaux et les nerfs superficiels de la verge.

• **L'enveloppe fibroblastique.** – Appelée fascia pénis, elle entoure directement les corps érectiles auxquels elle adhère. Cette tunique engaine aussi les vaisseaux profonds de la verge et les nerfs dorsaux, ainsi que leurs ramifications qui parcourent la surface des corps érectiles. Cette enveloppe s'interrompt en avant au niveau du gland et ne participe pas à la formation du prépuce. En arrière, elle se continue par l'aponévrose périnéale superficielle et le ligament suspenseur de la verge.

• **Le prépuce.** – Il forme un capuchon autour du gland. Il est formé par les 3 couches les plus superficielles qui se prolongent en avant, puis se replient sur elles-mêmes pour aller s'attacher au niveau du sillon balano-préputial.

Vaisseaux et nerfs de la verge.

Artères. – On distingue les artères superficielles et les artères profondes.

Les artères superficielles, irriguent les enveloppes. Elles sont issues des honteuses externes et de la périnéale superficielle qui circulent à l'intérieur de la couche celluleuse.

Les artères profondes, vascularisent les corps érectiles et l'urètre pénien. Elles prennent toutes leur origine au niveau de la honteuse interne. On distingue : - les artères caverneuses ; - les artères bulbaires et urétrales destinées pour le bulbe, l'urètre et le corps spongieux ; - les artères dorsales de la verge qui distribuent des branches au corps spongieux, aux corps caverneux et au gland.

Veines. – *Les veines superficielles* se jettent dans la veine dorsale superficielle qui remonte le long de la face dorsale de la verge, à l'intérieur de la couche celluleuse sous-cutanée. Elle parvient jusqu'à la racine de la verge où elle se jette dans la veine saphène interne.

Les veines profondes se collectent dans la *veine dorsale profonde ;* celle-ci est formée par la réunion de deux plexus situés de part et d'autre du sillon balano-préputial. La veine dorsale profonde chemine sur la face dorsale de la verge, entre les deux artères dorsales, puis traverse la lamelle sous-pubienne de l'aponévrose périnéale moyenne, et se termine dans le plexus de Santorini. Au cours de son trajet, la veine dorsale profonde reçoit des branches provenant du corps spongieux et des corps caverneux.

Lymphatiques. – *Les lymphatiques superficiels* accompagnent la veine dorsale superficielle ; ils rejoignent les *ganglions inguinaux du groupe supéro-interne.*

Les lymphatiques profonds accompagnent la veine dorsale profonde ; ils drainent les vaisseaux lymphatiques des organes érectiles, du gland et de l'urètre spongieux. Ils se rendent, soit dans les ganglions inguinaux, soit dans les ganglions iliaques externes.

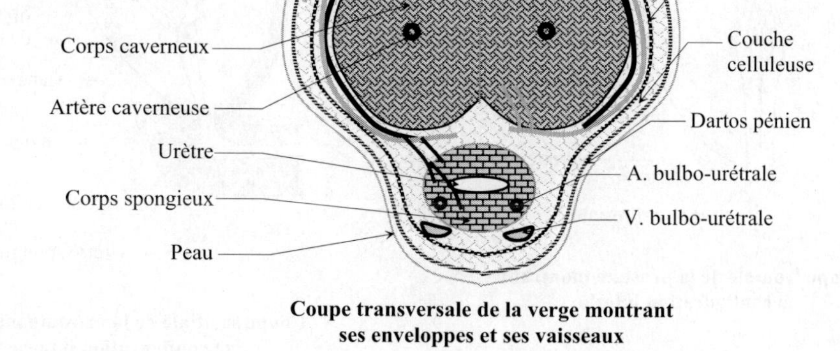

Coupe transversale de la verge montrant ses enveloppes et ses vaisseaux

PROSTATE

La prostate est une glande sexuelle mâle, impaire et médiane, qui entoure la partie initiale de l'urètre.

Situation. – La prostate est située dans le bassin, au dessus du périnée, au dessous de la vessie, en arrière du pubis, en avant du rectum et entre les deux muscles releveurs.

Forme, couleur et consistance. – La prostate a la forme d'un cône aplati d'avant en arrière, dont la base est orientée vers le haut et le sommet en bas et en avant. Sa coloration est gris blanchâtre ; sa consistance est ferme, régulière, et peut être appréciée par le toucher rectal.

Dimensions. – Chez l'adulte la prostate a une largeur de 40 mm, une hauteur de 30 mm et une épaisseur de 20 mm.

Rapports. – La prostate est entourée par une loge ; elle présente donc des rapports à l'intérieur de la loge et des rapports à l'extérieur de la loge.

– *La loge prostatique* est inextensible, lâche, et peut être décollée facilement au cours de l'ablation de la prostate. C'est une loge aponévrotique formée par plusieurs feuillets : - *en arrière,* l'aponévrose prostatato-péritonéale de Denonvilliers ; - *en avant,* la lame pré-prostatique ; - *en haut,* le feuillet intervésico-prostatique ; – *en bas,* l'aponévrose périnéale moyenne ; - *latéralement,* l'aponévrose latérale de la prostate.

Rapports intrinsèques (à l'intérieur de la loge).

• **Rapports à l'intérieur de la prostate.** – La prostate est traversée par l'urètre prostatique et les voies génitales.

L'urètre prostatique, traverse verticalement la prostate ; il présente une paroi antérieure lisse et une paroi postérieure soulevée par une saillie médiane, appelée *veru montanum.* **La turgescence du veru montanum, empêche la miction pendant l'éjaculation.** Le veru montanum présente sur la ligne médiane, l'orifice de l'utricule prostatique, de part et d'autre duquel se trouvent les orifices des canaux éjaculateurs. Autour de l'urètre se trouve le *sphincter lisse.*

Les canaux éjaculateurs issus de la réunion du canal déférent et de la vésicule séminale, traversent la prostate obliquement en bas et en avant et s'ouvrent dans la paroi postérieure de l'urètre.

L'utricule prostatique est une cavité creusée dans la prostate ; il s'ouvre dans le veru montanum. C'est un vestige des canaux de Müller accolés

• **Rapports autour de la prostate.** – *Le sphincter strié de l'urètre* est un anneau disposé autour de l'urètre membraneux et du sommet de la prostate. **Fonctionnellement, il permet la miction volontaire, contrairement au sphincter lisse qui est automatique.**

- *Les veines périprostatiques :* ce sont des plexus veineux qui se trouvent dans l'épaisseur des parois de la loge.

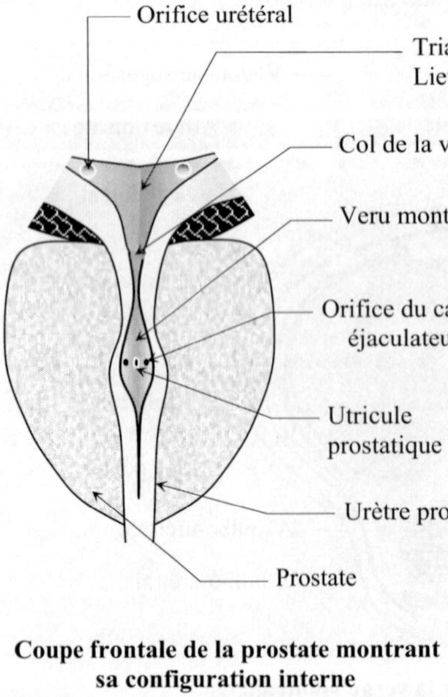

Coupe frontale de la prostate montrant sa configuration interne

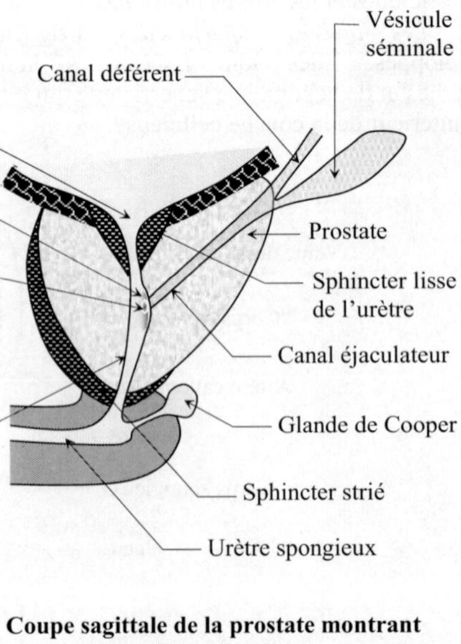

Coupe sagittale de la prostate montrant sa configuration interne

Rapports extrinsèques (en dehors de la loge).

• **La face antérieure.** – Elle est convexe, et répond à l'espace préprostatique qui se trouve entre la symphyse pubienne et la lame préprostatique. Cet espace contient le plexus veineux de Santorini et les artères issues de la honteuse interne. Il est limité en haut par les ligaments pubo-vésicaux, en bas par le ligament transverse du pelvis et le ligament arqué sous-pubien.

• **La face postérieure.** – Elle répond à l'aponévrose prostato-péritonéale de Denonvilliers qui la sépare du rectum. **Le toucher rectal permet de palper la face postérieure de la prostate, à la recherche d'un adénome.**

• **Latéralement.** – La prostate répond aux muscles releveurs de l'anus, et plus loin à l'espace ischio-rectal.

• **La base.** – Elle présente un versant antérieur ou vésical et un versant postérieur ou séminal.

Le versant antérieur répond à la vessie ; il présente en avant l'orifice supérieur de l'urètre prostatique entouré par le sphincter lisse.

Le versant postérieur présente une dépression profonde, transversale, où pénètrent les vésicules séminales et les canaux déférents, qui vont se poursuivre par les canaux éjaculateurs.

• **Le sommet.** – Il est allongé transversalement, et répond : en avant, au ligament transverse du pelvis et à la symphyse pubienne ; en arrière, au coude du rectum. Il donne issue à l'urètre.

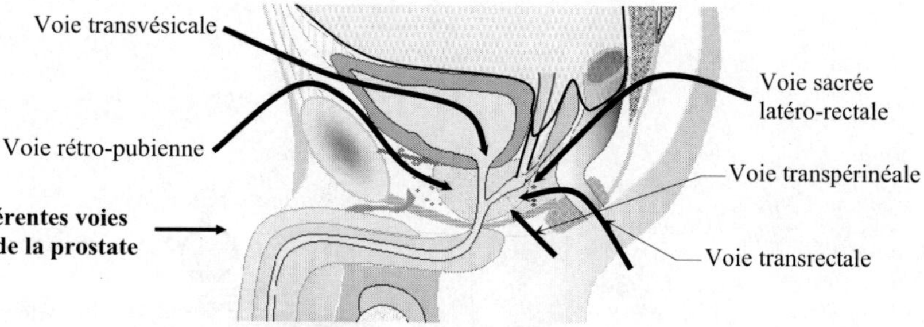

Les différentes voies d'abord de la prostate

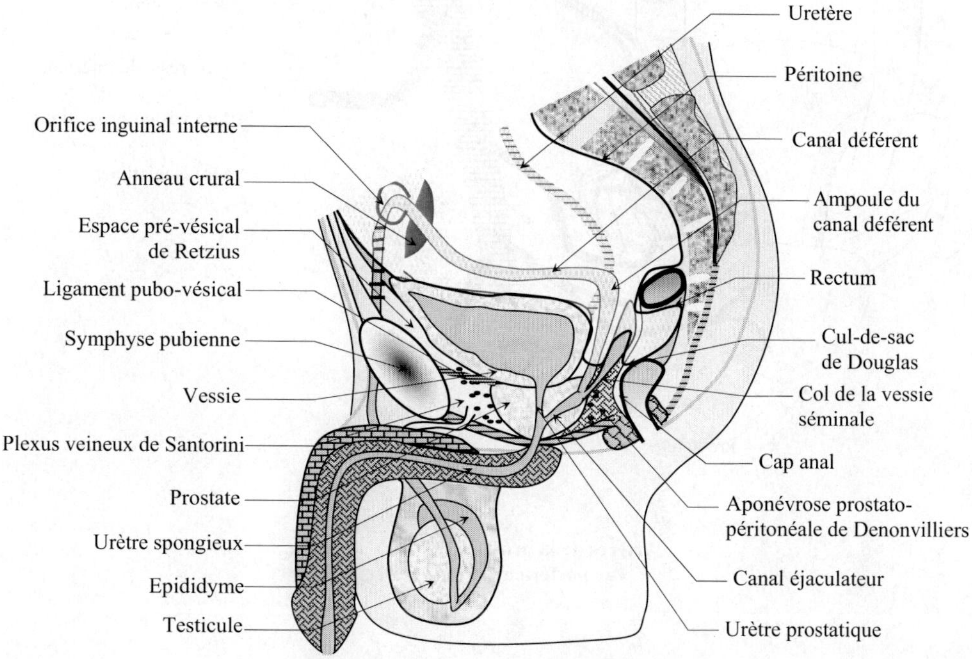

Coupe sagittale du bassin chez l'homme montrant les rapports de la prostate

Vascularisation.

Artères. – La prostate est vascularisée par :

- *la branche prostatique* de l'artère vésico-prostatique, elle-même branche de l'artère hypogastrique ;
- *des rameaux* provenant de l'artère hémorroïdale moyenne, branche de l'artère hypogastrique.

Ces artères se divisent en donnant : des rameaux de premier ordre, intra-capsulaires ; et des rameaux de deuxième ordre, intra-glandulaires.

Veines. – Elles se jettent dans le plexus veineux latéro-prostatique, où se rend le plexus de Santorini. Ces plexus sont drainés vers la veine hypogastrique, par les veines vésicale et honteuse interne.

Lymphatiques. – Les vaisseaux lymphatiques cheminent avec les vaisseaux sanguins ; ils aboutissent aux groupes ganglionnaires suivants : les ganglions pré-vésicaux, iliaques internes, iliaques externes, sacrés latéraux, et du promontoire.

Nerfs. – *Le plexus sympathique prostatique* est constitué par des filets nerveux situés sur les faces latérales de la prostate. Ces nerfs proviennent du ganglion hypogastrique.

L'innervation parasympathique est assurée par les nerfs viscéraux provenant du plexus sacré (S3 et S4). **Ces nerfs stimulent la sécrétion de liquide alcalin diluant le sperme au moment du coït ; ils assurent aussi la contraction des fibres musculaires permettant le transport de ce liquide jusqu'à l'urètre.**

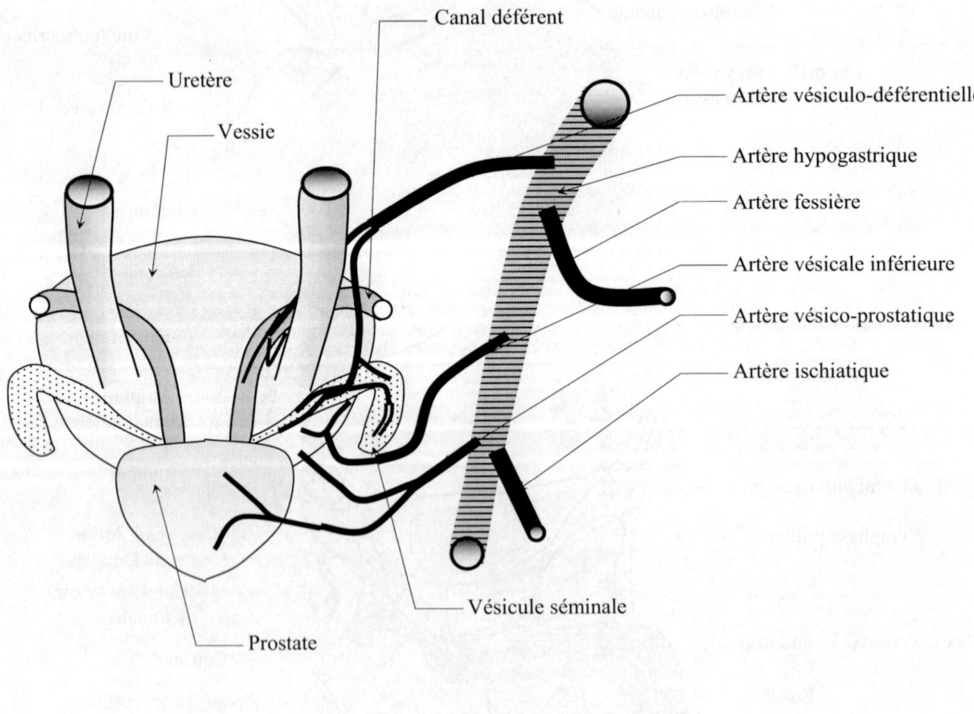

Artères de la prostate, vue postérieure

VI. Appareil génital de la femme

Utérus

Trompes utérines

Ovaires

Vagin

Vulve

APPAREIL GENITAL DE LA FEMME

L'appareil génital ou reproducteur de la femme, est constitué par : - les deux ovaires, glandes produisant les gamètes ou ovules ; - les deux trompes utérines, acheminant les ovules vers l'utérus ; - l'utérus, organe de la gestation dans lequel l'œuf fécondé se développe ; - le vagin et la vulve, organes de la copulation. On distingue :

- les organes génitaux internes, comprenant les ovaires, les trompes utérines, l'utérus et le vagin ; ils sont situés dans le petit bassin ;

- les organes génitaux externes, formés par les grandes et les petites lèvres, le clitoris, le vestibule du vagin et les glandes vestibulaires.

Les ovaires. – Les ovaires sont deux organes de forme arrondie, aplatis transversalement, mesurant 4 cm de long sur 2 cm de large. Ils sont situés dans le petit bassin, en arrière des trompes, et latéralement par rapport à l'utérus. Ils présentent une double fonction : - d'une part, une fonction exocrine, en sécrétant un ovule tous les 28 jours qu'ils libèrent dans la trompe, pendant la période allant de la puberté jusqu'à la ménopause ; - d'autre part, une fonction endocrine, en sécrétant des hormones qui agissent sur la muqueuse utérine, afin de permettre le développement de l'œuf fécondé.

Les trompes utérines de Fallope. – Ce sont deux conduits musculo-membraneux, reliant les ovaires à l'utérus. Ils sont le lieu de la fécondation de l'ovule par le spermatozoïde ; l'œuf ainsi formé, s'achemine à l'intérieur de la trompe pour arriver dans la cavité utérine où a lieu la nidation.

L'utérus. – Muscle creux, impair, en forme de poire aplatie d'avant en arrière ; il est situé dans le petit bassin. Il reçoit l'ovule fécondé, et il en assure son développement pendant toute la durée de la gestation, depuis la nidation jusqu'à l'accouchement.

Le vagin. – Le vagin est une cavité musculaire communiquant avec l'utérus par l'intermédiaire de l'orifice cervical, et avec l'extérieur par l'orifice vulvaire. Il recueille le pénis pendant la copulation ; c'est le lieu de passage du sang pendant les règles.

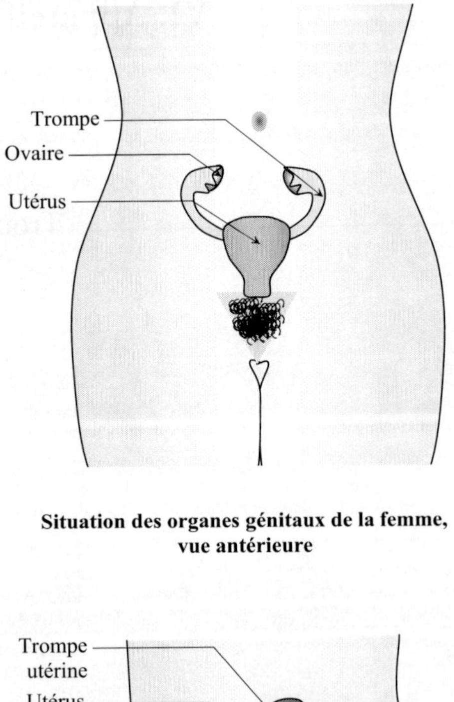

Situation des organes génitaux de la femme, vue antérieure

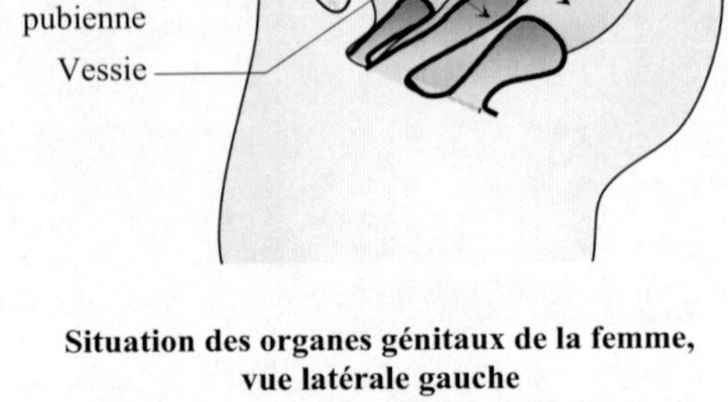

Situation des organes génitaux de la femme, vue latérale gauche

UTERUS

Situation. – L'utérus est situé dans la partie médiane de la cavité pelvienne, entre la vessie en avant et le rectum en arrière, au dessus du vagin avec lequel il communique par l'orifice cervical, au dessous des anses intestinales et du côlon ilio-pelvien.

Forme. – Elle peut être étudiée sur le vivant par la *laparotomie* ou la *ceolioscopie ;* en effet, quand l'utérus est vide il a la forme d'une poire aplatie d'avant en arrière, à base supérieure et à sommet inférieur. Il présente une partie rétrécie appelée l'isthme, qui sépare l'utérus en deux parties : l'une supérieure, *le corps* ; l'autre inférieure, *le col*.

Le corps : de consistance ferme, sa forme est triangulaire avec une base supérieure convexe vers le haut correspondant au fond, et un sommet inférieur qui répond à l'isthme. A partir des angles supéro-latéraux appelés **cornes utérines**, se détachent vers l'avant le *ligament rond,* et vers l'arrière la *trompe utérine de Fallope* ainsi que le *ligament utéro-ovarien.* Sa face antérieure est aplatie ; sa face postérieure est convexe ; ses bords latéraux sont épais et arrondis, et donnent insertion au ligament large.

Le col utérin : est plus étroit ; il est surtout bien individualisé chez la nullipare. Il est cylindrique, de consistance ferme ; il donne attache en bas au dôme vaginal ; **il est donc possible d'explorer son extrémité inférieure par le toucher vaginal et l'examen au spéculum.**

L'extrémité inférieure de la partie intra-vaginale ou museau de tanche, est arrondie, de coloration rosée, rénitente et percée au centre par **l'orifice cervical externe** qui se poursuit en haut par le canal cervical et la cavité utérine. Chez la nullipare, l'orifice cervical est arrondi, puis devient transversal chez la primipare, et irrégulier chez la multipare.

Dimensions. – *Chez la nullipare,* l'utérus mesure en moyenne 6 cm de long, dont 3 cm pour le corps, 2 cm pour le col et 1 cm pour l'isthme ; sa largeur est de 4 cm pour le corps, 2 cm pour le col ; l'épaisseur est de 2 cm. *Chez la multipare,* l'isthme tend à s'effacer ; la longueur moyenne de l'utérus est de 8 cm, dont 5 cm pour le corps et 3 cm pour le col ; sa largeur est de 5 cm au niveau de la base et 3 cm au niveau de la partie moyenne ; l'épaisseur est de 3 cm environ.

Direction. – Chez la femme présentant un bassin normal, l'utérus est à la fois en position d'*antéflexion* et *d'antéversion.*

L'antéflexion : est réalisée par l'inclinaison du corps vers l'avant sur le col en formant avec lui un angle ouvert qui varie de 100 à 120°.

L'antéversion : se traduit par un angle ouvert en bas et en avant, formé par l'axe d'ensemble de l'utérus incliné vers l'avant avec l'axe du vagin.

Il existe des variations de position par rapport à la position normale, c'est ainsi qu'on peut observer : une *rétroversion* de l'utérus lors de la bascule du fond en arrière ; une *rétroflexion* réalisant un angle entre le corps et le col ouvert en arrière.

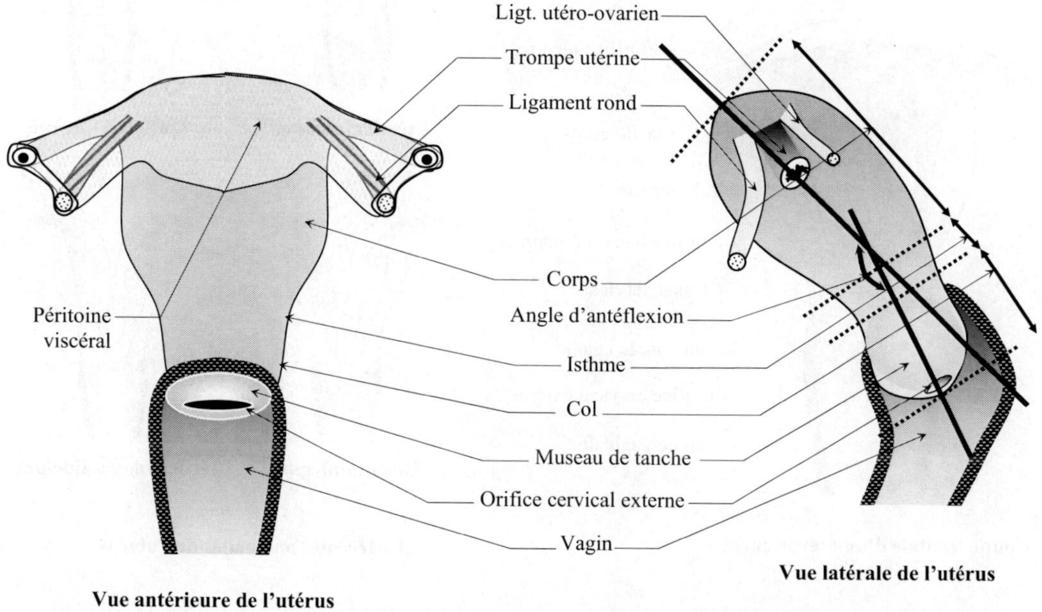

Vue antérieure de l'utérus

Vue latérale de l'utérus

Configuration interne. – Elle peut être étudiée par ***l'hystérographie*** : radiographie de l'utérus après introduction d'un liquide opaque dans la cavité utérine. En effet, la cavité utérine est aplatie d'avant en arrière ; elle est virtuelle et présente à décrire deux parties.

- ***La cavité du corps :*** triangulaire, avec une base supérieure, deux bords latéraux convexes, et deux angles supérieurs et latéraux présentant les orifices d'ouverture des trompes. Son sommet inférieur situé au niveau de l'isthme, communique avec le canal cervical.
- ***La cavité du col :*** ou canal cervical, communique en haut avec la cavité du corps, par l'intermédiaire de l'orifice cervical interne ; en bas, elle s'ouvre dans le vagin par l'orifice cervical externe. Ses parois antérieure et postérieure présentent des colonnes longitudinales d'où partent des plis palmés latéraux, dont l'ensemble est appelé *arbre de vie.*

Anomalies morphologiques de l'utérus. – Elles sont liées à une fusion incomplète ou même absente des canaux de Müller ; c'est ainsi qu'on peut observer : un utérus cloisonné ; - un utérus didelphe associé à deux vagins ou pseudo-didelphe associé a un seul vagin ; - un utérus bicorne.

Structure. – L'utérus est constitué de 3 tuniques qui sont de la profondeur vers la superficie : la muqueuse, la musculeuse et la séreuse.

- ***La muqueuse,*** est variable selon la région considérée :

- au niveau du *corps :* elle forme **l'endomètre** qui revêt l'ensemble de la cavité utérine, celle-ci se poursuit en haut avec la muqueuse tubaire et en bas avec la muqueuse cervicale. Elle est épaisse dans la partie moyenne, mince au niveau du fond et de l'isthme. Elle est de type glandulaire, bien vascularisée, présentant deux couches, l'une profonde, l'autre superficielle appelée couche fonctionnelle à cause de ses modifications cycliques lors de la menstruation.

- au niveau du *col :* la muqueuse est mince, de type glandulaire dans le canal cervical ; au niveau de l'exocol, sa structure est identique à celle de la muqueuse vaginale.

- ***La musculeuse ou myomètre,*** est très développée.

- Au niveau du *corps :* elle présente 3 couches : - externe, mince, formée de fibres transversales se continuant sur les ligaments ronds et utéro-sacrés ; - moyenne, épaisse et constituée de fibres plexiformes enchevêtrées, entourant les vaisseaux qu'elles peuvent ligaturer en se contractant ; - interne, circulaire, plus importante au niveau de l'orifice tubaire et de l'isthme.

- Au niveau du *col :* la musculeuse présente un aspect fibreux.

- ***La séreuse,*** est constituée par le péritoine viscéral qui recouvre seulement le corps utérin.

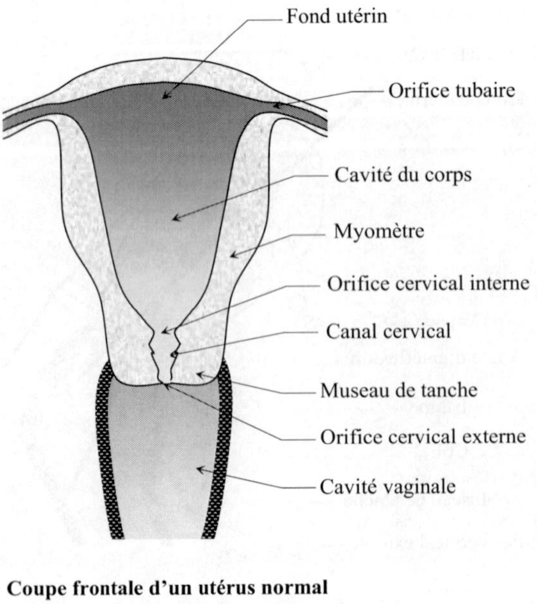

Coupe frontale d'un utérus normal

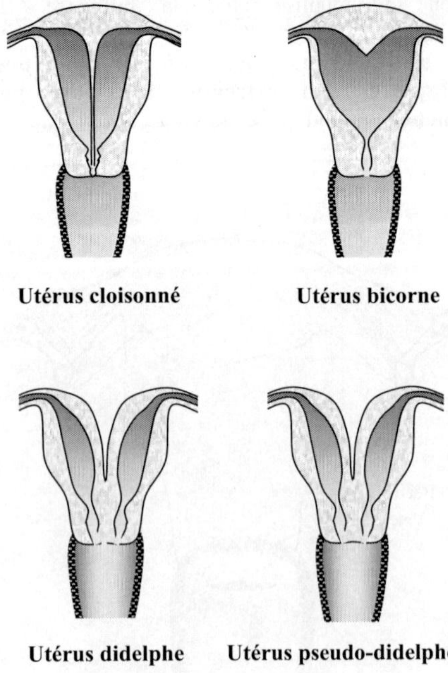

Différentes anomalies de l'utérus

Ligaments de l'utérus. – L'utérus est amarré aux parois pelviennes par 3 ligaments pairs : - 2 ligaments latéraux ou ligaments larges ; - 2 ligaments antérieurs ou ligaments ronds ; - 2 ligaments postérieurs ou ligaments utéro-sacrés.

Ligament large. – Le ligament large est un repli péritonéal transversal, qui s'étend du bord latéral de l'utérus jusqu'à la paroi pelvienne. Il est constitué par les deux feuillets du péritoine viscéral qui tapisse les faces antérieure et postérieure de l'utérus. Ces deux feuillets se réunissent au niveau des bords latéraux de l'utérus et se dirigent latéralement vers la paroi pelvienne, où ils se réfléchissent sur le péritoine pariétal.

Orientation et direction. – Elle suit celle de l'utérus, c'est ainsi qu'on leur reconnaît : - une face antéro-inférieure ; - une face postéro-supérieure ; - un bord interne fixé sur le bord latéral de l'utérus ; - un bord externe répondant à la paroi pelvienne ; - un bord supérieur libre et un bord inférieur ou base reposant sur le plancher pelvien.

Configuration et rapports. – Le ligament rond soulève la face antéro-inférieure sous forme de repli, appelé *aileron antérieur,* celui-ci s'étend de l'angle latéral de l'utérus jusqu'à la paroi pelvienne. Cet aileron délimite avec le bord supérieur du ligament large, la *fossete pré-ovarienne.* La face antéro-inférieure est en rapport avec la vessie.

La face postéro-supérieure est soulevée par le ligament utéro-ovarien, en un repli qui s'étend de l'angle externe de l'utérus jusqu'à l'ovaire ; ce repli se poursuit en dehors par le *mésovarium* qui unit l'ovaire au ligament large. Le repli constitué par le ligament utéro-ovarien, l'ovaire et le mésovarium, forme l'aileron postérieur du ligament large. Au dessous de cet aileron, se trouve le repli formé par le ligament utéro-sacré croisant la face postéro-supérieure du ligament large. La face postéro-supérieure supporte les anses intestinales et le côlon ilio-pelvien.

Le bord interne est fixé au bord latéral de l'utérus ; il contient l'artère utérine, les veines, les lymphatiques et les nerfs de l'utérus.

Le bord externe est rattaché à la paroi latérale du bassin.

Le bord inférieur est isolé du plancher pelvien par l'espace pelvi-rectal supérieur où passent l'uretère et de nombreux vaisseaux. Au niveau de ce bord, les deux feuillets péritonéaux s'éloignent l'un de l'autre pour se poursuivre en avant et en arrière par le péritoine pariétal pelvien.

Le bord supérieur est libre, et comporte la trompe utérine ; il est rattaché au ligament large par un repli péritonéal appelé *mésosalpinx.*

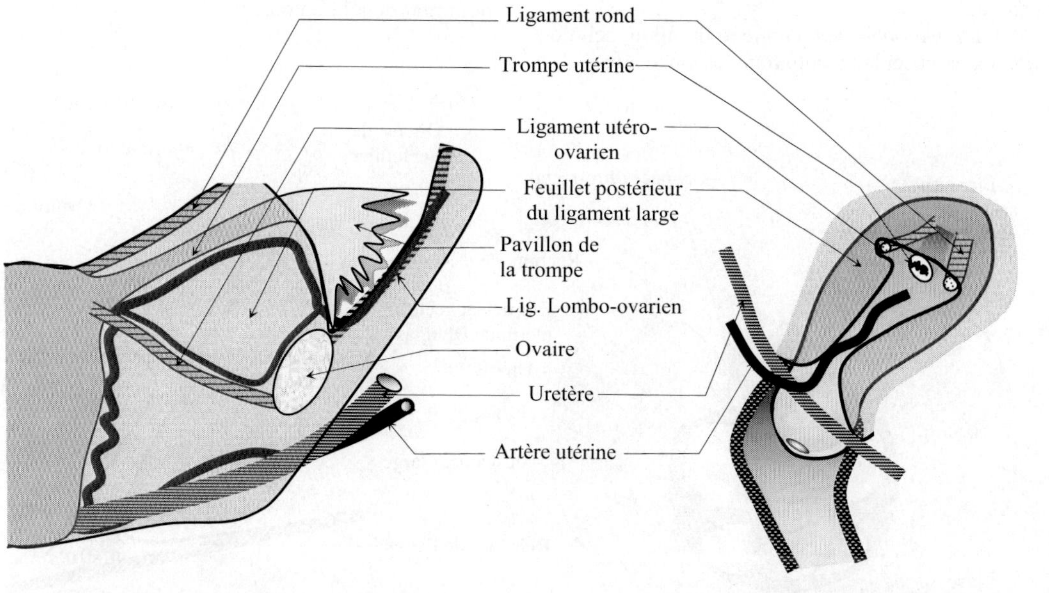

Vue postérieure du ligament large droit

Coupe sagittale passant par le ligament large droit

Subdivision du ligament large. – Le ligament large comporte deux parties : l'une, supérieure appelée *mésosalpinx,* l'autre, inférieure, la base du ligament large appelée *mésométrium.*

Le mésosalpinx est formé par les deux feuillets péritonéaux qui entourent la trompe utérine et qui se rapprochent l'un de l'autre plus bas. Il est de forme triangulaire avec un sommet répondant à l'angle externe de l'utérus, une base formée par le ligament tubo-ovarien, un bord inférieur se continuant avec le mésométrium et un bord supérieur contenant la trompe. Le mésosalpinx et la trompe forment *l'aileron supérieur* du ligament large.

Le mésométrium est situé au dessous du mésosalpinx ; il est formé par, les deux feuillets du ligament large qui s'écartent en bas l'un de l'autre. Il est limité par : un bord supérieur répondant au mésosalpinx, un bord interne en contact du bord externe de l'utérus, un bord externe en rapport avec la paroi pelvienne latérale et un bord inférieur reposant sur le plancher pelvien.

Contenu du ligament large. – Le ligament contient entre ses deux feuillets, des éléments embryonnaires et vasculaires.

Dans le *mésosalpinx* se trouvent les branches tubaires des artères et des veines ovariennes et utérines, ainsi que des éléments embryonnaires, le *paroophore* et *l'époophore* ou *organe de Rosenmüller.* Le paroophore est un vestige embryonnaire de la partie urinaire du corps de Wolff ; l'époophore est un vestige de la partie génitale.

Le *mésométrium* contient du tissu cellulo-fibreux et musculaire, entourant les vaisseaux.

Ligaments ronds. – Les ligaments ronds sont deux cordons qui s'étendent depuis les angles latéraux de l'utérus jusqu'aux régions inguinale et pubienne. Le ligament rond sort du bassin en s'engageant dans le canal inguinal qu'il traverse, puis sort de ce canal par l'orifice superficiel, et se termine au niveau du mont de Vénus et de la grande lèvre.

Ligaments utéro-sacrés. – Ce sont deux faisceaux conjonctifs et musculaires qui s'étendent du col utérin, puis se dirigent en arrière en contournant latéralement le rectum, pour se terminer sur la face antérieure du sacrum. Ils soulèvent le péritoine sous forme de deux replis, situés de part et d'autre du cul-de-sac da Douglas.

Ligaments utéro-ovariens. – Ils s'étendent des angles utérins jusqu'à l'ovaire.

Moyens de fixité de l'utérus. – L'utérus est à la fois un organe mobile et fixe ; sa fixité est assurée par deux éléments.

- Essentiellement le vagin qui est solidaire du plancher pelvien ; en effet, le corps utérin repose sur la vessie qui s'appuie sur le vagin, alors que le col repose sur la face antérieure du vagin, celui-ci est supporté par le noyau fibreux central du périnée, le diaphragme pelvien et le rectum.
- Le système d'orientation formé par les ligaments de l'utérus, ceux-ci ont pour effet de remettre l'utérus dans sa position normale, à chaque fois qu'il s'est déplacé sous l'effet de la pression des organes qui l'entourent.

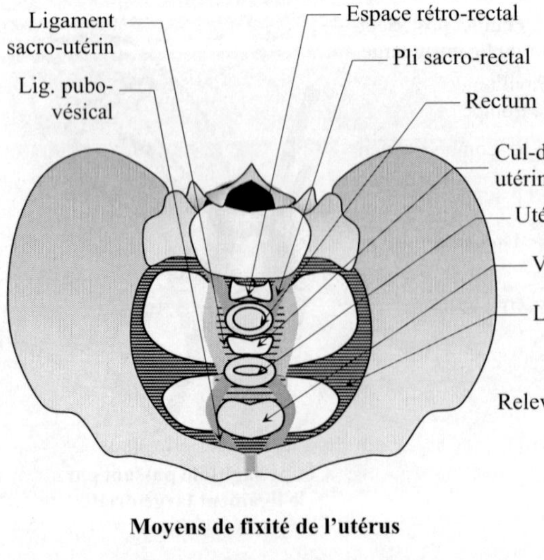

Moyens de fixité de l'utérus

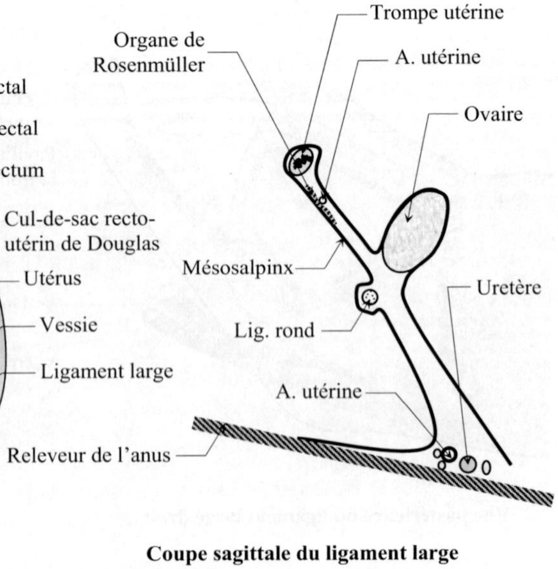

Coupe sagittale du ligament large

Rapports de l'utérus.

Rapports du corps. – La *face antérieure* répond à la vessie dont elle est séparée par le péritoine viscéral et le cul-de-sac vésico-utérin ; - la *face postérieure* tapissée par le péritoine dans sa totalité, répond au rectum par l'intermédiaire du **cul-de-sac utéro-rectal de Douglas** ; - le *fond utérin* est en rapport avec le côlon ilio-pelvien et les anses grêles ; - les *bords latéraux* répondent au ligament large contenant entre ses deux feuillets l'artère utérine.

Rapports de l'isthme et du segment sus-vaginal du col. – Ils répondent : - en *avant,* au fascia vésico-utérin qui les sépare de la base de la vessie ; - en *arrière,* l'isthme est en rapport avec la face antérieure du rectum ; - *latéralement,* ils répondent au ligament large contenant : l'uretère qui se dirige vers la base de la vessie, l'artère utérine surcroisant l'uretère d'arrière en avant et de dehors en dedans, les veines utérines pré et rétro-urétérales, les lymphatiques utérins et le plexus hypogastrique.

Rapports du segment intra-vaginal du col. – Ce segment répond aux culs-de-sac vaginaux et par leur intermédiaire : - en *avant,* à la base de la vessie séparée du vagin par le fascia d'Halban ; - en *arrière,* au fascia recto-vaginal qui le sépare du rectum ; - *latéralement,* le cul-de-sac du vagin répond au paravagin contenant l'artère vaginale longue.

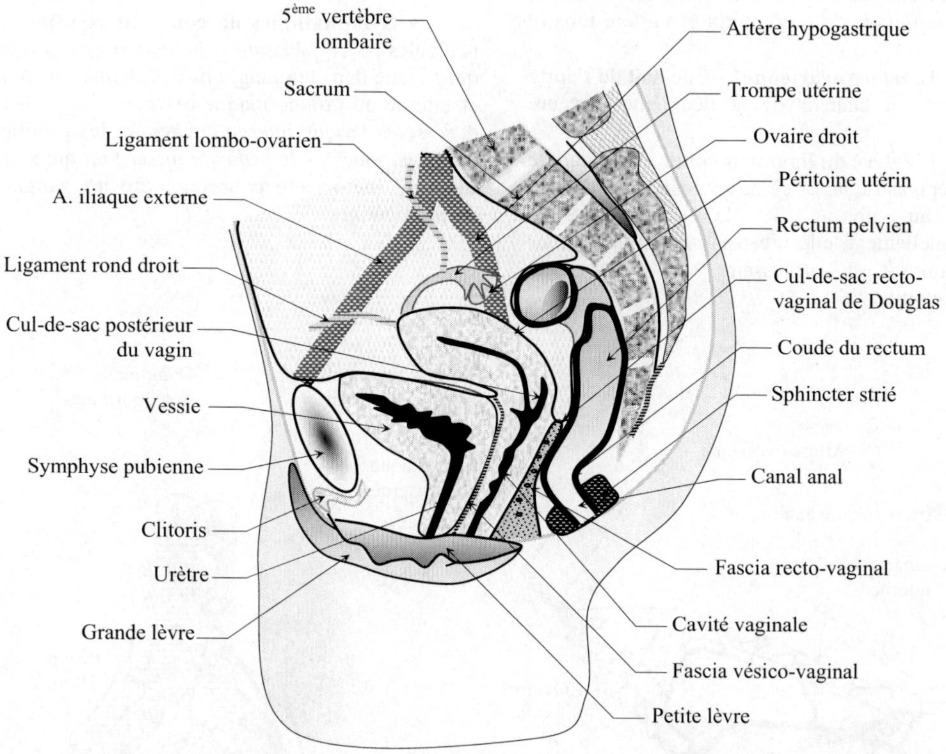

Coupe sagittale médiane du bassin féminin montrant les rapports de l'utérus

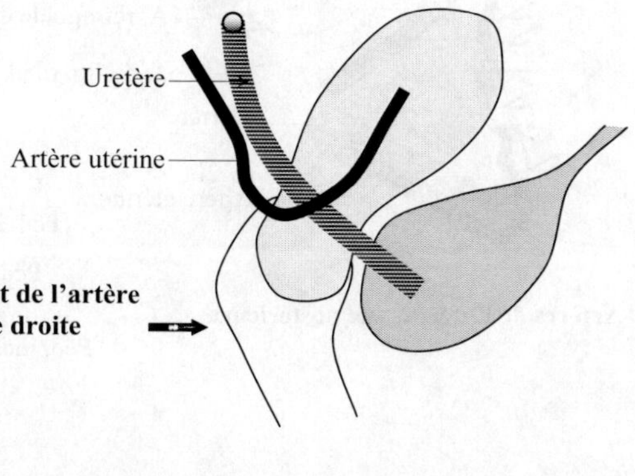

Croisement de l'uretère et de l'artère utérine ; vue latérale droite

Vaisseaux de l'utérus.

Artères. – Les artères de l'utérus proviennent : - essentiellement, des artères utérines droite et gauche ; - accessoirement, des artères ovariennes et du ligament rond.

• **L'artère utérine.** – Elle provient de l'artère hypogastrique ; elle aborde le col utérin après avoir surcroisé l'uretère au dessus du cul-de-sac latéral du vagin, puis monte, sinueuse le long du bord latéral de l'utérus. Au niveau de l'angle latéral du corps, elle se coude pour se diriger transversalement en dehors, et se termine au niveau de l'ovaire en s'anastomosant avec l'artère ovarienne.

Branches collatérales : l'artère utérine donne successivement : les artères vésico-vaginales, l'artère urétérale, l'artère cervico-vaginale, les artères du col utérin, les artères du corps utérin, l'artère rétrograde du fond utérin et l'artère tubaire interne.

• **L'artère ovarienne.** – Elle naît de l'aorte abdominale, à hauteur de la deuxième vertèbre lombaire.

• **L'artère du ligament rond.** – Elle naît de l'artère épigastrique, et s'anastomose avec l'artère utérine au niveau de la corne utérine. Fonctionnellement, elle n'est pas importante, mais sa ligature est nécessaire au cours de l'hystérectomie.

Veines. – Elles forment des plexus veineux situés de chaque côté de l'utérus, puis se drainent dans les veines hypogastriques par l'intermédiaire des veines utérines.

Lymphatiques. – Ils prennent naissance au niveau des réseaux, muqueux, musculeux et séreux, et se groupent en plusieurs collecteurs lymphatiques.

• **Lymphatiques du corps.** – Ils se groupent en 3 pédicules : - *le pédicule principal utéro-ovarien* qui rejoint les ganglions juxta-aortiques, pré et latéro-aortiques à gauche et pré-caves à droite ; - *le pédicule accessoire iliaque externe* qui se rend aux ganglions de la chaîne moyenne du groupe iliaque externe ; - *le pédicule inconstant* qui suit le ligament rond pour se rendre aux ganglions inguinaux superficiels supéro-internes.

• **Lymphatiques du col.** – Ils constituent 3 pédicules : - *le pédicule principal iliaque externe* qui se jette dans les ganglions des chaînes moyenne et interne du groupe iliaque externe ; - *le pédicule accessoire iliaque interne* qui rejoint les ganglions hypogastriques ; - *le pédicule inconstant* qui suit le ligament utéro-sacré pour rejoindre les ganglions du promontoire.

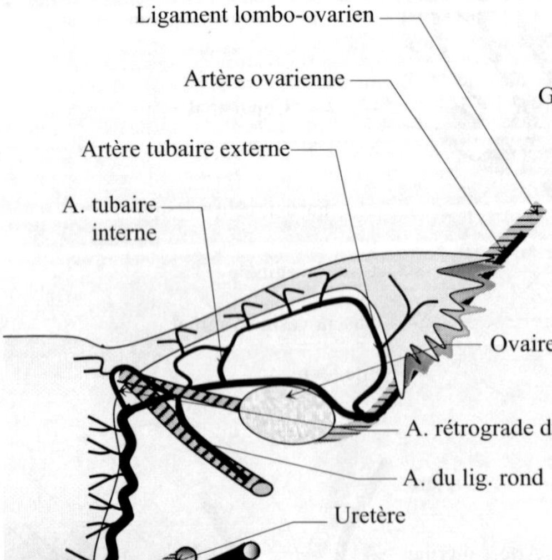

Artères de l'utérus, vue postérieure

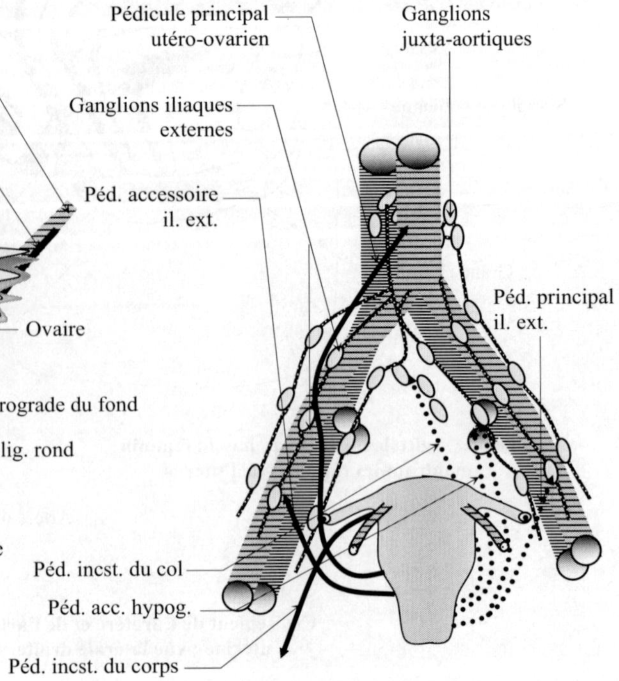

Lymphatiques de l'utérus, vue antérieure

TROMPES UTERINES

Les trompes utérines de Fallope, sont deux conduits musculo-membraneux situés de part et d'autre de l'utérus, et s'étendant depuis les cornes utérines jusqu'à l'ovaire.

Dimensions. – La longueur moyenne des trompes est de 12 cm ; leur diamètre mesurant 3 mm au niveau de l'angle utérin, augmente graduellement de dedans en dehors pour atteindre 8 mm à son extrémité externe.

Morphologie et subdivision. – La forme de la trompe peut être visualisée par la **laparotomie** ou la **cœlioscopie.** Elle est de nature souple, de coloration rouge foncé, de consistance molle et friable. **L'hystérosalpingographie** permet de mettre en évidence quatre segments, disposés de dedans en dehors.

- **Le segment interstitiel.** – Situé dans l'épaisseur du muscle de la corne utérine, il s'ouvre dans la cavité utérine par l'orifice tubaire. Sa longueur est de 1 cm, son diamètre intérieur est de 0,5 mm.
- **Le segment isthmique.** – Faisant suite à la partie interstitielle, il se détache de l'angle utérin en arrière du ligament rond et en avant du ligament utéro-ovarien. Ce segment est de forme cylindrique, mesure 3 cm de longueur et 3 mm de diamètre.
- **Le segment ampullaire.** – Appelé également ampoule tubaire, ce segment est souple, décrit un trajet sinueux en longeant le bord antérieur de l'ovaire, puis s'infléchit en bas au niveau du pôle supérieur de l'organe pour se continuer avec le pavillon. Il mesure 7 à 8 cm de longueur et 7 à 8 mm de diamètre.
- **Le pavillon tubaire.** – Il constitue le segment le plus externe et le plus mobile de la trompe. Il présente la forme d'un entonnoir a bord libre ou circonférentiel festonné formant les franges tubaires au nombre de 10 à 15, dont la plus longue s'appelle la *frange de Richard* unie au pôle supérieur de l'ovaire. La surface axiale présente au centre un orifice qui donne accès à l'ampoule tubaire ; cet orifice est appelé orifice abdominal, car il fait communiquer directement le canal tubaire avec la cavité abdominale.

Péritonisation et moyens de fixité. – La trompe est entourée par le péritoine du ligament large, à l'exception du segment interstitiel. Les deux feuillets de ce péritoine forment au dessous d'elle le mésosalpinx. Au niveau du pavillon, le péritoine s'arrête sur le pourtour des franges, pour se continuer par la muqueuse tubaire. **La limite entre la surface externe péritonisée de la trompe et la surface interne non péritonisée du pavillon, constitue la *ligne de Farre.* A ce niveau, la lumière tubaire communique directement avec la cavité péritonéale ; ceci explique la possibilité de péritonite d'origine gynécologique.**

La trompe est un organe très mobile ; ses moyens de fixité sont représentés par : - la fixation dans la corne utérine ; - le mésosalpinx qui la rattache au ligament large ; - le ligament tubo-ovarien qui unit la frange de Richard au pôle supérieur de l'ovaire.

Structure. – La trompe est constituée de 4 tuniques, de la profondeur vers la superficie : - la *muqueuse* comportant des cellules ciliées, représente le siège de modifications cycliques durant toute la vie génitale ; - la *musculeuse* présentant des fibres musculaires superficielles plexiformes et des fibres profondes circulaires ; - la *sous-séreuse,* très vascularisée ; - la *séreuse* correspondant au péritoine viscéral.

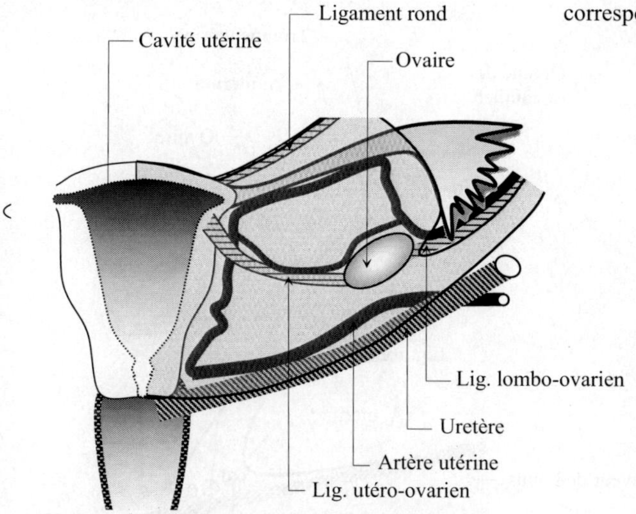

Vue postérieure des organes génitaux internes et du ligament large ; la cavité utérine est vue par transparence

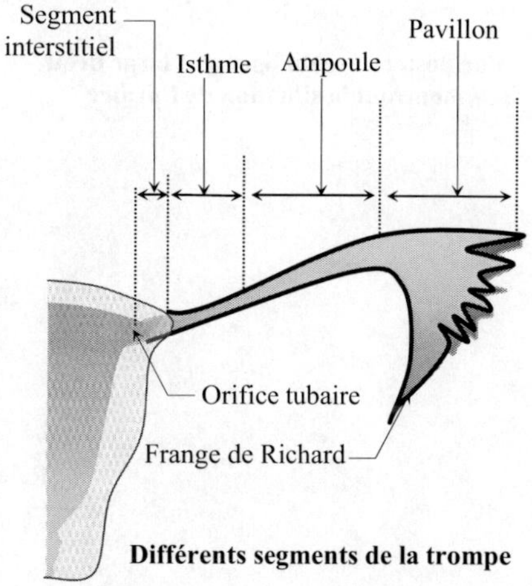

Différents segments de la trompe

OVAIRES

Situation. – Organes pairs, les ovaires sont situés dans la cavité pelvienne, en arrière du ligament large et contre la paroi pelvienne latérale.

Forme et aspect. – Les ovaires ont la forme d'une amande, à grand axe vertical chez la nullipare ; on peut leur distinguer : 2 faces interne et externe, 2 bords antérieur et postérieur et 2 extrémités supérieure et inférieure. Son aspect change avec l'âge ; en effet, l'ovaire est lisse jusqu'à la puberté, puis devient de plus en plus irrégulier à cause des cicatrices occasionnées par la rupture des follicules de De Greaf. Après la ménopause, l'ovaire régresse, sa surface redevient lisse et régulière.

Dimensions, consistance et couleur. – Les ovaires mesurent en moyenne, 3 cm de hauteur, 2 cm de largeur et 1 cm d'épaisseur. Leur consistance est ferme et de couleur blanc rosé chez le vivant.

Rapports péritonéaux et fixité. – L'ovaire est libre dans la cavité péritonéale ; il est disposé entre le péritoine pelvien en arrière et le péritoine du ligament large en avant. Il est entouré de nombreux replis qui l'amarrent aux organes voisins.

• **Le ligament tubo-ovarien :** unit le pôle supérieur de l'ovaire au pavillon de la trompe.

• **Le ligament utéro-ovarien :** unit le pôle inférieur de l'ovaire à la corne utérine.

• **Le mésovarium :** unit le bord antérieur de l'ovaire à la face postérieure du ligament large. Il se fixe sur le pourtour du hile de l'ovaire suivant une ligne sinueuse : la ligne de Farre où le péritoine s'arrête.

• **Le ligament lombo-ovarien :** est un repli péritonéal soulevé par les vaisseaux ovariens entourés par des fibres conjonctives et musculaires lisses. Il s'étend depuis l'origine des vaisseaux ovariens jusqu'au pôle supérieur de l'ovaire

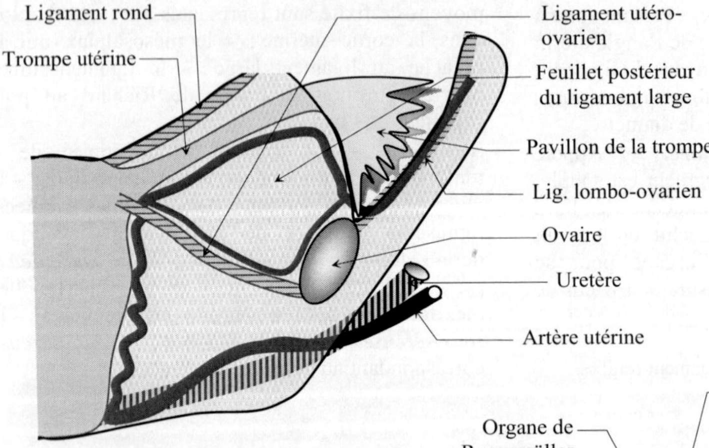

Vue postérieure du ligament large droit montrant la situation de l'ovaire

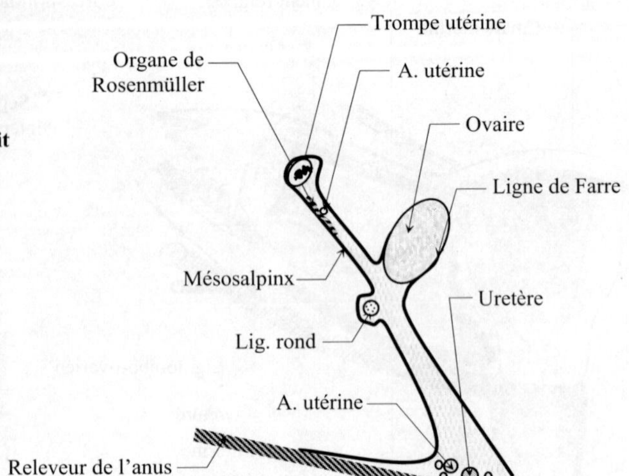

Coupe sagittale du ligament large

Rapports avec les organes. – *La face externe* répond au péritoine pariétal déprimé en fossette et par son intermédiaire aux éléments qui cheminent sur la paroi latérale pelvienne, à savoir : l'uretère, l'artère hypogastrique et ses branches, les veines et les lymphatiques satellites, le nerf obturateur et le plexus nerveux hypogastrique. Ces éléments soulèvent le péritoine en formant des saillies qui délimitent deux fossettes.

- **La fossette ovarienne de Krause** qui contient l'ovaire chez la nullipare ; elle est limitée par : - en arrière, l'uretère et les vaisseaux hypogastriques ; - en haut, les vaisseaux iliaques externes ; - en bas et en avant, le ligament large.

- **La fossette ovarienne de Claudius** contenant l'ovaire chez la multipare ; elle est limitée par : - en avant, l'uretère ; - en bas et en dedans, le ligament utéro-sacré ; - et en arrière, la paroi pelvienne postérieure.

La face interne est en rapport avec la trompe utérine, le mésosalpinx et les organes pelviens : anses grêles et côlon ilio-pelvien.

Le bord antérieur répond au mésovarium contenant entre ses deux feuillets les vaisseaux et les nerfs qui abordent le hile de l'ovaire.

Le bord postérieur est en rapport avec la limite postérieure de la fossette ovarienne.

Le pôle supérieur est en rapport avec : - les ligaments tubo-ovariens, lombo-ovariens, et les vaisseaux ovariens ; - l'ampoule tubaire et le mésosalpinx ; - le pédicule vasculo-nerveux obturateur et les vaisseaux iliaques externes.

Le pôle inférieur est en rapport avec le ligament utéro-ovarien et le plancher pelvien.

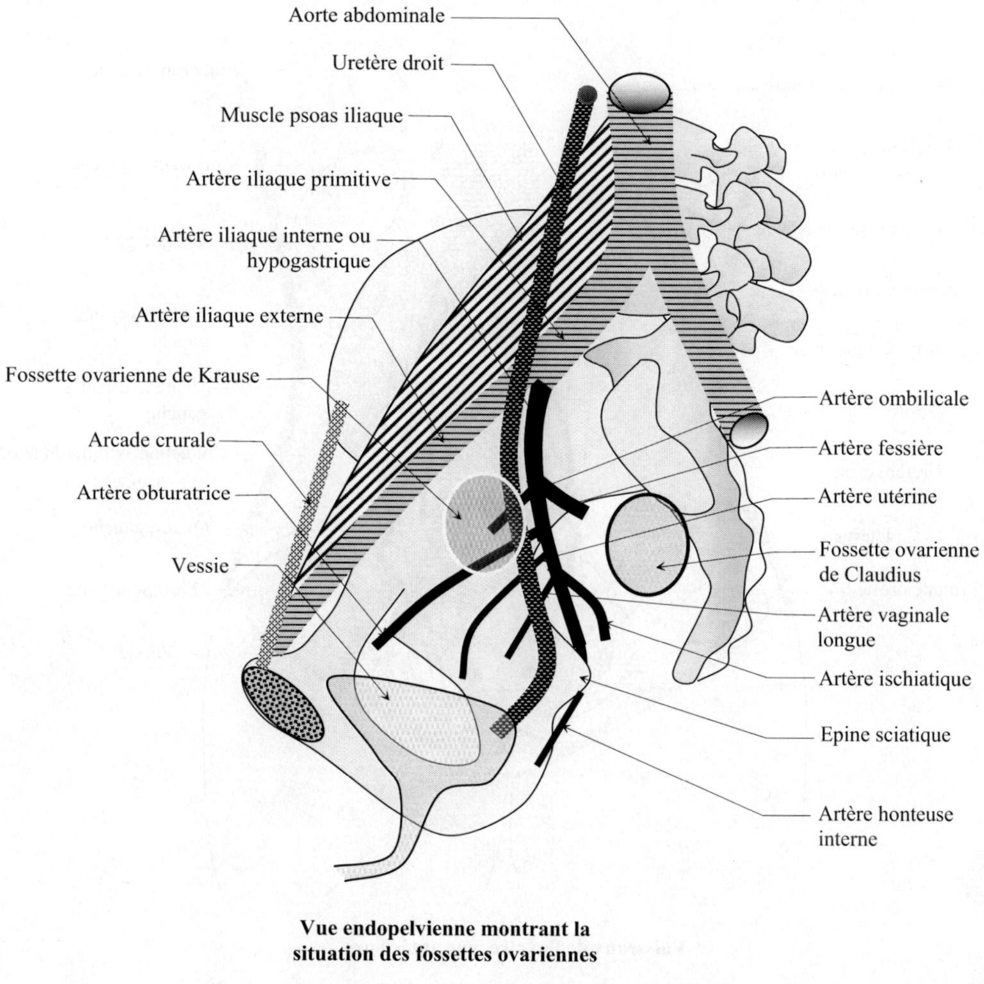

Vue endopelvienne montrant la situation des fossettes ovariennes

Vascularisation.

Artères. – Elles proviennent des artères ovariennes et utérines.

• **Artère ovarienne.** – Elle prend naissance au niveau de l'aorte abdominale, à hauteur de la deuxième vertèbre lombaire, puis elle descend dans le ligament lombo-ovarien et se termine au pôle inférieur de l'ovaire, dans le mésovarium, en s'anastomosant avec l'artère utérine.

Branches collatérales : tout au long de son trajet, l'artère ovarienne donne les branches suivantes : - rameaux pour la capsule adipeuse du rein et l'uretère ; - rameaux coliques ; - artère tubaire externe qui naît du pôle supérieur de la glande à laquelle elle donne quelques rameaux, et qui se termine en s'anastomosant avec l'artère tubaire interne, branche de l'utérine.

• **Artère utérine.** – Elle provient de l'artère hypogastrique, et arrive au pôle inférieur de l'ovaire en longeant le ligament utéro-ovarien ; elle donne des branches ovariennes avant de s'anastomoser avec l'artère ovarienne.

Veines. – Les veines ovariennes sont constituées : - essentiellement par les veines en provenance de l'ovaire et qui forment un important plexus au niveau du hile et du mésovarium ; - par les veines de la trompe utérine ; - par les veines du ligament rond ; - par la partie supérieure du plexus utérin. Toutes ces veines forment le plexus panpiniforme qui suit l'artère ovarienne le long du ligament rond ; ce plexus se poursuit par la veine ovarienne qui se jette à droite dans la veine cave inférieure, à gauche dans la veine rénale gauche.

Lymphatiques. – Les lymphatiques ovariens suivent le trajet des vaisseaux ovariens et se rendent aux ganglions juxta-aortiques proches du pédicule rénal : à droite, dans les ganglions pré et latéro-aortiques ; à gauche, dans les ganglions latéro-aortiques.

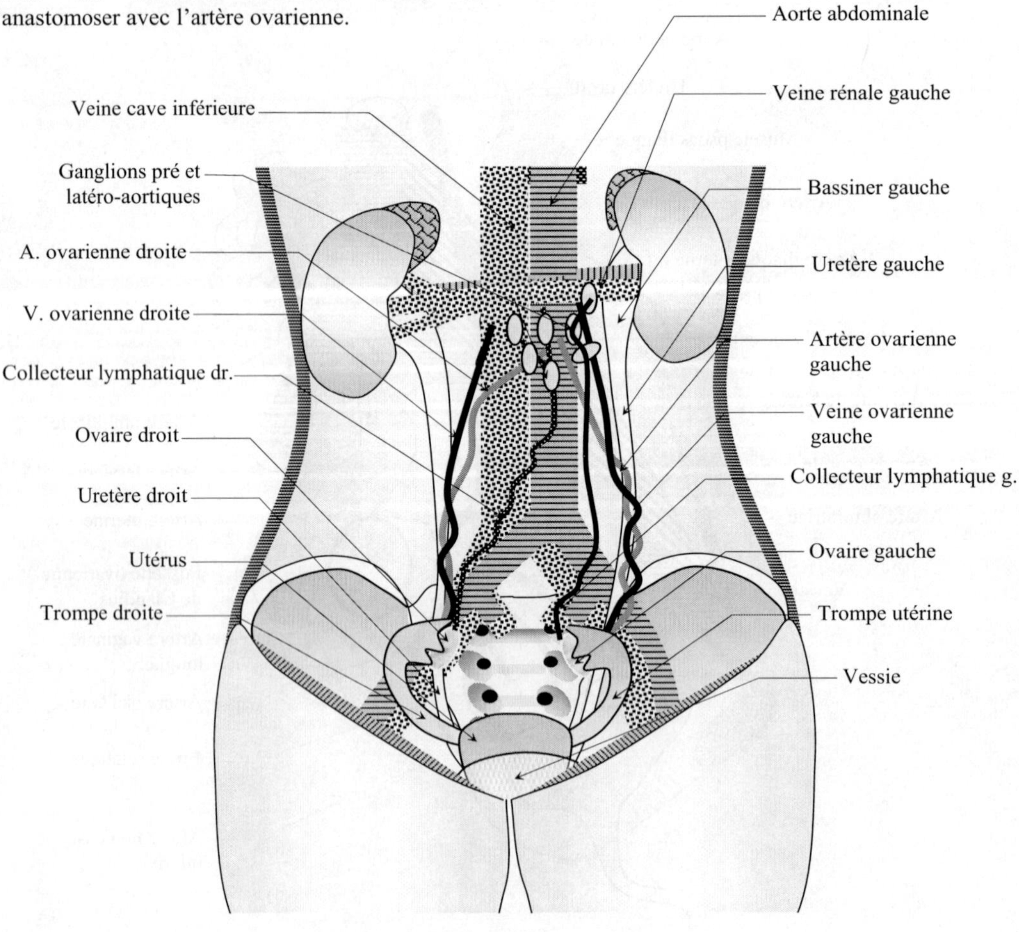

Vaisseaux de l'ovaire, vue antérieure

VAGIN

Situation. – Le vagin est un canal musculo-membraneux qui s'étend depuis le col utérin jusqu'à l'orifice vulvaire. C'est un organe qui traverse le plancher pelvien ; de ce fait, il a une situation à la fois pelvienne et périnéale. Dans le bassin, le vagin est situé en arrière de la base de la vessie et en avant du rectum. **Le vagin est très solidaire du plancher pelvien formé par les muscles releveurs dont la déficience est souvent à l'origine des prolapsus de cet organe.**

Morphologie externe. – Le vagin présente la forme d'un cylindre aplati d'avant en arrière, dont les parois antérieure et postérieure sont accolées entre elles lorsque celui-ci est vide. Sa longueur est de 8 cm en moyenne, la paroi antérieure étant plus petite que la postérieure. Son diamètre est plus large au niveau de la partie supérieure que dans la partie inférieure qui traverse le plancher pelvien. L'élasticité de ses parois, permet au vagin de se dilater et d'augmenter son diamètre au cours de l'accouchement. L'extrémité supérieure du vagin ou dôme vaginal se fixe autour du col utérin ; celui-ci délimite avec les parois du vagin des **culs-de-sac vaginaux :** l'un antérieur, l'autre postérieur plus profond et deux autres latéraux. L'orifice inférieur du vagin correspond au fond du vestibule vulvaire, fermé par l'hymen.

Direction. – Le grand axe du vagin est dans l'ensemble incliné de bas en haut et d'avant en arrière ; il forme avec l'horizontale un angle de 70° environ. La cavité du vagin forme une courbe concave en bas et en arrière ; son sommet correspond au cap vaginal.

Morphologie interne. – Elle peut être étudiée au spéculum. En effet, la muqueuse vaginale a une coloration rosée à l'état normal ; elle devient violacée chez la femme enceinte. Elle est recouverte par des **replis transversaux** ou crêtes vaginales. Elle est également soulevée par deux saillies longitudinales ou **colonnes du vagin**, l'une antérieure, l'autre postérieure. La colonne antérieure est plus épaisse, notamment au niveau de l'extrémité inférieure où elle forme le **tubercule vaginal.** Cette colonne se bifurque en haut à hauteur du col de la vessie, en deux branches qui forment avec un pli transversal situé sous le col utérin, le **triangle de Pawlick.**

Structure. – La paroi du vagin est formée par 3 tuniques, qui sont de dedans en dehors : - la **muqueuse** présentant des modifications cycliques au cours de la période d'activité génitale, cette muqueuse comprend un chorion et un épithélium de type malpighien ; - la **musculeuse** comprenant des fibres superficielles longitudinales et des fibres profondes circulaires ; - **l'adventice** de type fibro-celluleux.

Anomalies morphologiques. – Le vagin peut être le siège d'anomalies, liées au développement embryologique de l'organe. Parmi ces malformations, on distingue : - **l'aplasie vaginale** ou absence congénitale de vagin, c'est l'anomalie la plus fréquente, qui s'accompagne souvent de l'absence d'ovaires et de l'utérus ; - **cloisonnement du vagin**, soit longitudinal associé à un cloisonnement utérin, soit transversal formant un diaphragme vaginal à la partie supérieure de l'organe ; - **abouchement anormal de l'uretère** ; - **fistule vésico-vaginale** ou **recto-vaginale.**

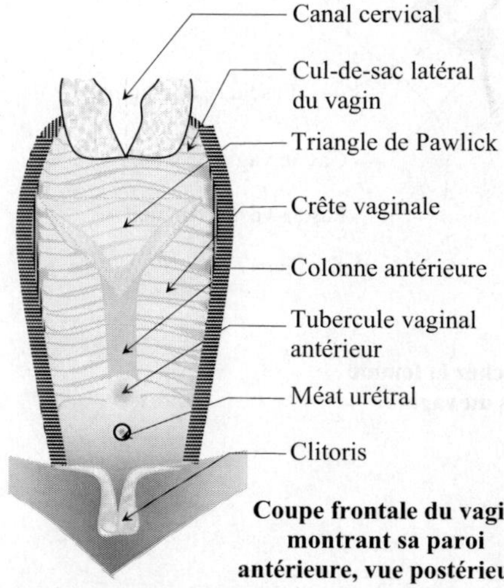

Coupe frontale du vagin montrant sa paroi antérieure, vue postérieure

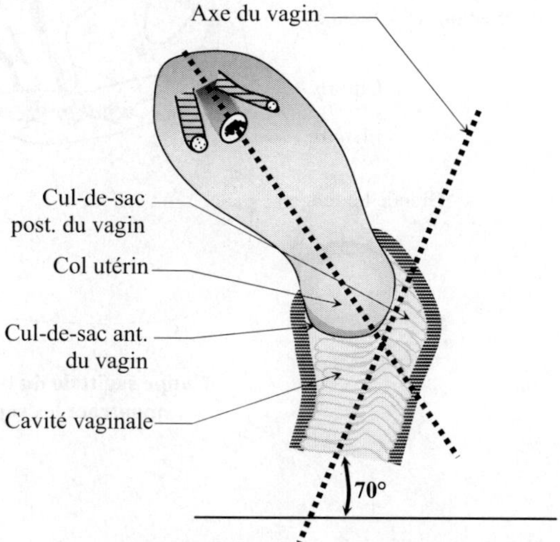

Vue latérale du vagin et de l'utérus

Rapports.

• **En haut :** le dôme vaginal s'insère autour du col utérin avec lequel il se poursuit.

• **En avant :** la paroi antérieure est en rapport avec la base vésicale par l'intermédiaire du fascia d'Halban contenant le segment terminal des uretères ; c'est ainsi que le triangle de Pawlick répond au trigone de lieutaud délimité par les deux orifices urétéraux et le col vésical. Dans la partie inférieure, la paroi vaginale est en rapport avec l'urètre par l'intermédiaire de la cloison urétro-vaginale.

• **En arrière :** le vagin est en rapport avec la face antérieure du rectum pelvien par l'intermédiaire du cul-de-sac de Douglas. **Le cul-de-sac de Douglas étant le point le plus déclive de la cavité péritonéale, par conséquent des collections liquidiennes peuvent se former à ce niveau. Ces collections peuvent être évacuées en ouvrant le cul-de-sac postérieur du vagin : c'est la *colpotomie*.** Dans sa partie inférieure, le vagin répond à la face antérieure du rectum par l'intermédiaire de la cloison recto-vaginale qui se poursuit en bas jusqu'au noyau fibreux central du périnée.

• **Latéralement :** le cul-de-sac du vagin est en rapport avec la partie inférieure du ligament large à l'intérieur duquel cheminent : les branches cervico-vaginales de l'artère utérine, l'artère vaginale longue, les veines et les lymphatiques. Plus en dehors, se trouve le croisement de l'uretère avec l'artère utérine ; plus bas, le vagin répond de chaque côté aux muscles releveurs. Dans la partie toute inférieure, le vagin traverse le périnée en étant entouré par : les bulbes vestibulaires, les muscles bulbo-caverneux, le muscle constricteur du vagin et les glandes de Bartholin.

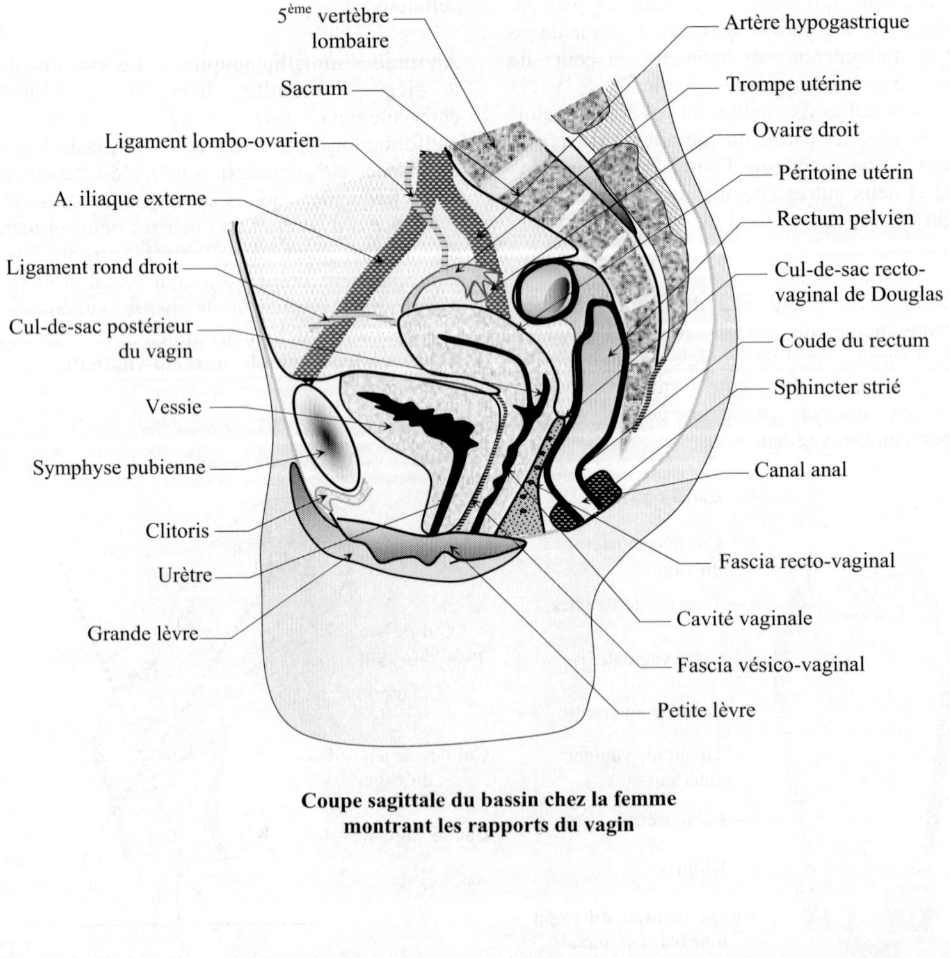

Coupe sagittale du bassin chez la femme montrant les rapports du vagin

VULVE

La vulve est formée par l'ensemble des organes génitaux externes de la femme.

Forme générale. – La vulve est marquée dans sa partie médiane par une dépression où se trouvent les orifices de l'urètre et du vagin. De chaque côté de la dépression ou vestibule, se placent les petites lèvres en dedans et les grandes lèvres en dehors. Le mont de Vénus est une saillie médiane qui se trouve en avant des grandes lèvres. Le clitoris est un organe érectile médian, fixé aux extrémités antérieures des petites lèvres.

• **Les grandes lèvres.** – Elles représentent deux replis cutanés, aplatis transversalement, situés de part et d'autre du vestibule. Elles présentent à décrire : - *une face interne,* de coloration rosée, lisse, séparée de la petite lèvre par le sillon interlabial ; - *une face externe,* recouverte de poils et limitée en dehors par le sillon génito-crural ; - *un bord supérieur,* recouvrant les branches ischio-pubiennes ; - *un bord inférieur,* libre, recouvert de poils ; - *une extrémité antérieure* qui se perd dans le mont de Vénus et *une extrémité postérieure* qui forme avec celle du coté opposé, la commissure postérieure des grandes lèvres.

Structure. – Les grandes lèvres sont composées de 5 couches superposées de la superficie vers la profondeur : - la *peau* recouverte de poils ; - *la couche de fibres musculaires lisses* correspondant au dartos des grandes lèvres ; - la couche de *pannicule adipeux sous-cutané ; - la membrane fibro-élastique* qui est l'équivalent de la tunique fibreuse des bourses ; - *le corps adipeux des grandes lèvres.*

• **Les petites lèvres.** – Les petites lèvres sont deux replis cutanés appelés nymphes, limités en dehors par les grandes lèvres. Elles présentent à décrire : - *une face interne* en rapport avec le vestibule ; - *une face externe* lisse, en rapport avec la face interne des grandes lèvres ; - *un bord supérieur* en rapport avec le bulbe vestibulaire ; - *un bord inférieur,* libre, irrégulier ; - *une extrémité antérieure* qui se dédouble en deux replis secondaires : l'un antérieur formant avec son homologue opposé le *capuchon du clitoris*, l'autre postérieur, qui constitue avec son homologue opposé le *frein du clitoris* ; - *une extrémité postérieure* qui forme avec celle du côté opposé, la *commissure postérieure des petites lèvres ou fourchette.*

• **Le clitoris.** – Le clitoris est constitué par les deux corps caverneux analogues à ceux du pénis. Ceux-ci se fixent au bord inférieur des branches ischio-pubiennes, puis se dirigent en avant et en dedans jusqu'à l'extrémité inférieure de la symphyse pubienne, où ils forment sur la ligne médiane le corps du clitoris. Celui-ci poursuit d'abord la direction des corps caverneux en se dirigeant en haut et en avant, puis change de direction en formant le *genou du clitoris*, et se dirige en bas et en arrière pour se terminer par le *gland* du clitoris. Le clitoris est recouvert par le fascia clitoridien équivalent au fascia pénien ; il est fixé par un ligament suspenseur semblable à celui du pénis.

• **Les glandes de Bartholin.** – Les glandes de Bartholin ou *glandes vestibulaires* ou *glandes vulvo-vaginales,* sont disposées de part et d'autre de la partie postérieure du vestibule. Elles disposent d'un canal excréteur qui prend naissance au niveau de la face interne de la glande, et qui s'ouvre dans le sillon séparant l'hymen de la petite lèvre. Elles sécrètent un mucus qui joue un rôle de lubrifiant au cours des rapports sexuels. **La bartholinite est une infection des glandes de Bartholin ; elle se traduit par une douleur vive et de la fièvre. Le traitement consiste à faire une incision de drainage, lorsque le pus s'est formé.**

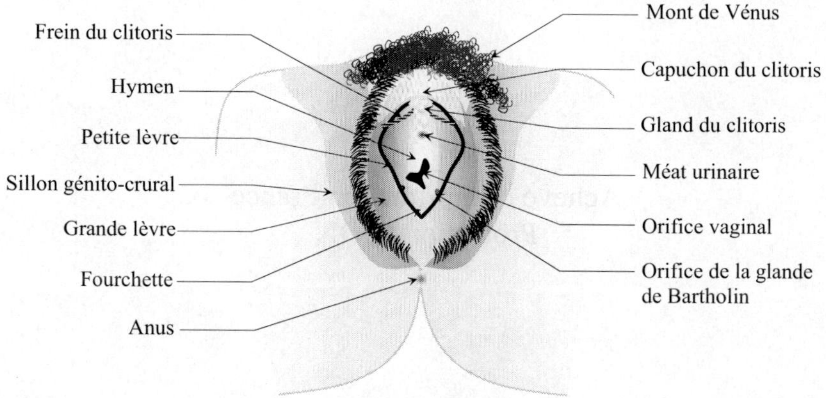

Vue antérieure de la vulve

Achevé d'imprimer en France
Protection IDDN